国家卫生健康委员会"十三五"规划教材

全国高等职业教育教材

供放射治疗技术专业用

临床肿瘤学

U0292792

主　编　李宝生

副主编　董丽华　王　军　常　金

编　者　（以姓氏笔画为序）

丁秀平（山东第一医科大学附属肿瘤医院）

王　军（河北医科大学第四医院）

王　峰（滨州医学院附属医院）

朱翠敏（承德医学院附属医院）

刘文稚（泰安市中心医院）

闫　雷（吉林大学第一医院）

孙洪福（山东第一医科大学附属肿瘤医院）

李苗苗（山东医学高等专科学校）（兼编写秘书）

李宝生（山东第一医科大学附属肿瘤医院）

宋建元（福建医科大学附属协和医院）

常　金（山东第一医科大学第二附属医院）

董丽华（吉林大学第一医院）

景绍武（河北医科大学第四医院）

缪继东（四川卫生康复职业学院附属自贡市第四人民医院）

人民卫生出版社

·北　京·

图书在版编目（CIP）数据

临床肿瘤学/李宝生主编. —北京：人民卫生出版社,2020.8

ISBN 978-7-117-29289-4

Ⅰ.①临… Ⅱ.①李… Ⅲ.①肿瘤学-高等职业教育-教材 Ⅳ.①R73

中国版本图书馆 CIP 数据核字（2019）第 254201 号

| 人卫智网 | www.ipmph.com | 医学教育、学术、考试、健康，购书智慧智能综合服务平台 |
| 人卫官网 | www.pmph.com | 人卫官方资讯发布平台 |

临床肿瘤学

Linchuang Zhongliuxue

主　　编：李宝生

出版发行：人民卫生出版社（中继线 010-59780011）

地　　址：北京市朝阳区潘家园南里 19 号

邮　　编：100021

E - mail：pmph @ pmph. com

购书热线：010-59787592　010-59787584　010-65264830

印　　刷：三河市潮河印业有限公司

经　　销：新华书店

开　　本：850×1168　1/16　印张：17　彩插：12

字　　数：538 千字

版　　次：2020 年 8 月第 1 版

印　　次：2020 年 8 月第 1 次印刷

标准书号：ISBN 978-7-117-29289-4

定　　价：60.00 元

打击盗版举报电话：010-59787491　E-mail：WQ @ pmph. com

质量问题联系电话：010-59787234　E-mail：zhiliang @ pmph. com

为深入贯彻十九大及全国教育大会精神,落实《国家职业教育改革实施方案》对高等卫生职业教育改革发展的新要求,服务新时期经济社会发展和"健康中国"战略的实施,人民卫生出版社经过充分的调研论证,组织成立了全国高等职业教育医学影像技术、放射治疗技术专业教育教材建设评审委员会,于2018年启动了医学影像技术、放射治疗技术专业规划教材第四轮修订。

全国高等职业教育医学影像技术专业规划教材第一轮共8种于2002年出版,第二轮共10种于2010年出版,第三轮共11种于2014年出版。本次修订结合《普通高等学校高等职业教育(专科)专业目录(2015年)》新增放射治疗技术专业人才培养的迫切需要,在全国卫生行指委及相关专指委、分委会的全程指导和全面参与下,以最新版专业教学标准为依据,经过全国高等职业教育医学影像技术、放射治疗技术专业教育教材建设评审委员会广泛、深入、全面地分析与论证,确定了本轮修订的基本原则。

1. **统筹两个专业** 根据医学影像技术、放射治疗技术专业人才培养需要,构建各自相对独立的教材体系。由于两个专业的关联性较强,部分教材设置为专业优选或共选教材,在教材适用专业中注明。

2. **对接岗位需要** 对接两个专业岗位特点,全面贴近工作过程。本轮修订对课程体系作了较大调整,将《医学影像成像原理》《医学影像检查技术》调整为《X线摄影检查技术》《CT检查技术》《MRI检查技术》,将《超声诊断学》《核医学》调整为《超声检查技术》《核医学检查技术》,并根据医学影像技术、放射治疗技术专业特点编写了相应的《临床医学概要》。

3. **融合数字内容** 本轮修订充分对接两个专业工作过程与就业岗位需要,工作原理、设备结构、操作流程、图像采集处理及识读等岗位核心知识与技能,通过精心组织与设计的图片、动画、视频、微课等给予直观形象的展示,以随文二维码的形式融入教材,拓展了知识与技能培养的手段和方法。

本套教材共18种,为国家卫生健康委员会"十三五"规划教材,将于2019年秋陆续出版,供全国高等职业教育医学影像技术、放射治疗技术专业选用。

教材目录

序号	教材名称	版次	主编		适用专业	配套教材
1	影像电子学基础	第4版	鲁雯	郭树怀	医学影像技术、放射治疗技术	√
2	临床医学概要		周建军	王改芹	医学影像技术、放射治疗技术	
3	医学影像解剖学	第2版	辛春	陈地龙	医学影像技术、放射治疗技术	√
4	医学影像设备学	第4版	黄祥国	李燕	医学影像技术、放射治疗技术	√
5	X线摄影检查技术		李萌	张晓康	医学影像技术	√
6	CT检查技术		张卫萍	樊先茂	医学影像技术	√
7	MRI检查技术		周学军	孙建忠	医学影像技术	√
8	超声检查技术		周进祝	吕国荣	医学影像技术	√
9	核医学检查技术		王辉		医学影像技术	
10	介入放射学基础	第3版	卢川	潘小平	医学影像技术	√
11	医学影像诊断学	第4版	夏瑞明	刘林祥	医学影像技术、放射治疗技术	√
12	放射物理与防护	第4版	王鹏程	李迅茹	医学影像技术、放射治疗技术	
13	放射生物学		姚原		放射治疗技术	
14	放射治疗设备学		石继飞		放射治疗技术	√
15	医学影像技术		雷子乔	郑艳芬	放射治疗技术	√
16	临床肿瘤学		李宝生		放射治疗技术	
17	放射治疗技术	第4版	张涛		放射治疗技术、医学影像技术	√
18	放射治疗计划学		何侠	尹勇	放射治疗技术	√

第二届全国高等职业教育医学影像技术、放射治疗技术专业教育教材建设评审委员会名单

主 任 委 员

舒德峰　周进祝

副主任委员

付海鸿　李宝生　王鹏程　余建明　吕国荣

秘 书 长

李　萌　窦天舒

委　　员（以姓氏笔画为序）

韦中国　邓小武　田　野　刘媛媛　齐春华　李迅茹
李真林　辛　春　张卫萍　张晓康　张景云　陈　凝
陈　懿　罗天蔚　孟　祥　翁绳和　唐陶富　崔军胜
傅小龙　廖伟雄　樊先茂　濮宏积

秘　　书

裴中惠

主　编　李宝生

副主编　李苗苗　闫　雷　宋建元

编　者（以姓氏笔画为序）

丁丽娟（吉林大学第一医院）

丁秀平（山东第一医科大学附属肿瘤医院）

王　军（河北医科大学第四医院）

王　峰（滨州医学院附属医院）

朱翠敏（承德医学院附属医院）

刘文稚（泰安市中心医院）

闫　雷（吉林大学第一医院）

孙洪福（山东第一医科大学附属肿瘤医院）

李苗苗（山东医学高等专科学校）

李宝生（山东第一医科大学附属肿瘤医院）

宋建元（福建医科大学附属协和医院）

姜　新（吉林大学第一医院）

常　金（山东第一医科大学第二附属医院）

董丽华（吉林大学第一医院）

景绍武（河北医科大学第四医院）

缪继东（四川卫生康复职业学院附属自贡市第四人民医院）

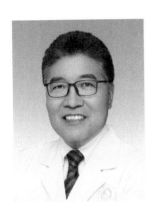

李宝生,教授/主任医师,博士生导师,泰山学者。现任山东第一医科大学附属肿瘤医院副院长,中国医师协会放射肿瘤治疗医师分会会长、中华医学会放射肿瘤治疗学分会副主任委员、中国抗癌协会肿瘤放射治疗专业委员会副主任委员、山东省医师协会肿瘤放疗医师分会主任委员。《国际肿瘤学杂志》总编辑、《中华肿瘤防治杂志》副总编、《中华放射肿瘤学杂志》等学术期刊编委。

获国家自然科学基金资助项目6项,其中重点项目1项;主持国家重大科技攻关项目1项,发表SCI论文90余篇;获国家发明专利7项。获国家科技进步二等奖3项、山东省科技进步奖及中华医学科学技术奖等多项。

寄语:

放疗是一个多环节的过程,由放疗医师、物理师和放疗技师协同合作完成。放疗技师作为放疗计划的最终执行者,直接关系到治疗目标——肿瘤控制及病人生存质量的实现,责任重大。希望同学们在医学实践中,注重提升放疗专业素养,练就精湛放疗技能,塑造人文关怀品质,敬畏生命,从帮助他人中不断提升自我。

前 言

恶性肿瘤严重危害人类健康,已超过心脑血管疾病成为城乡居民首要致死原因。近年来,我国恶性肿瘤的发病率以 3%~5% 的速率上升,且总体 5 年生存率低于发达国家。为响应《"健康中国 2030"规划纲要》,适应我国高等职业教育教学改革和发展的需求,亟须提高肿瘤放射治疗技术专业学生的综合素养,使其全面、系统、准确地掌握肿瘤学基础理论和肿瘤临床诊治原则。

近年来临床肿瘤学发展迅速,生物靶向治疗、免疫治疗等新的治疗手段不断涌现,放射治疗技术快速发展,肿瘤规范化综合诊疗理念不断深化,这对肿瘤放射治疗技术专业人员提出了更高的要求。

全书共分为十二章。第一章至第四章为总论,简要介绍了肿瘤基本概念、肿瘤病因学、肿瘤诊断、肿瘤治疗等基本理论知识。第五章至第十二章为各论,详细介绍了各种临床常见肿瘤的诊断方法、分类与分期、治疗原则与预后等内容。

全书强调了肿瘤放射治疗的临床实际应用,力求使读者所学到的知识更切合于临床,学以致用。本教材设置了"案例导学"及"病例讨论"等栏目,引导学生学习,培养学生分析问题和解决问题的能力;在正文中有"知识拓展"和彩色图片、视频等可以提升学生学习兴趣,开阔学生视野;在章后附有精练的"本章小结",还有"扫一扫,测一测"和"思考题"来巩固每章内容。

本书的编委来自全国 10 所单位,他们长期工作在医、教、研第一线,有着丰富的临床及教学经验,保证了本教材的权威性和代表性。由于国内目前没有高职放射治疗技术专业临床肿瘤学的相关教材,所以本书的编写任务繁重而且没有同类教材可以参考,这对我们来说也是一个挑战。所有参编人员以高度的责任感和使命感努力工作,确保了编写工作的顺利完成。

由于编写时间仓促和编写人员水平所限,书中难免有不妥之处,敬请读者和专家在使用过程中不吝指正,以便本书得到不断修正,在此表示衷心感谢。

李宝生

2020 年 2 月

教学大纲

(参考)

目　录

上篇　总　论

下篇　各　论

上篇 总 论

第一章 绪论

案例导学

病人，张某，女，75 岁，因"咳嗽、咳白色黏痰 3 个月，痰中带血 7 天"就诊，入院后查体：右侧锁骨上可触及多个肿大淋巴结，融合成团，最大者约 2cm×2cm，质硬，活动度差，与周围分界不清，无压痛，双肺呼吸音清，未闻及干湿性啰音，余无阳性体征。胸部增强 CT 提示：左肺下叶可见约 3cm×2cm 肿块伴纵隔淋巴结肿大，双肺多发结节灶，考虑肺癌多发转移。颅脑、腹部增强 CT 及全身骨显像检查未发现转移灶。进一步完善活检提示左肺腺癌，*EGFR* 检测 19 外显子缺失突变。诊断为左肺腺癌（Ⅳ期）。给予"吉非替尼"靶向治疗，1 个月后复查，左肺肿块、纵隔和右锁骨上肿大淋巴结及双肺小结节灶较前明显缩小。

问题：

1. 恶性肿瘤有哪些治疗方法，该病人应用了哪种治疗方法？
2. 对其进行积极的抗肿瘤治疗属于恶性肿瘤的哪级预防？

随着社会的发展，恶性肿瘤已经成为威胁人类生命健康的首要原因，据世界卫生组织（WHO）2018 年年报资料，全球范围内每年超过 960 万病人死于癌症。我国恶性肿瘤在各种死亡原因中也已经攀升至第 1 位。很显然，恶性肿瘤是当前危害人类健康的重大疾病之一，已越来越成为人们关注的重点。

第一节 肿瘤的基本概念

肿瘤（tumor）是机体细胞在不同致瘤因素长期作用下，在基因水平上失去了对其生长的正常调控而导致的克隆性异常增生，所形成的新生物称为肿瘤。肿瘤分为良性肿瘤和恶性肿瘤，恶性肿瘤又称癌症（cancer）。恶性肿瘤包括来源于上皮组织的癌（carcinoma）与来源于间叶组织的肉瘤（sarcoma）两大类。肿瘤的定义中主要包括 4 方面的内容：①不同致瘤因素，病因多种多样，非常复杂，目前研究尚未十分清楚；②致瘤因素长期作用，导致机体细胞异常增生发生质变；③机体细胞过度增生，即超出正常的增生能力，并且这种增生不受机体调节，一旦形成肿瘤，致瘤因素消除，肿瘤也不消退；④分化异常,也称异型性,即肿瘤细胞与正常细胞相比,越是相似(异型性小)则分化程度越高(Ⅰ级),而恶性程度越低;越是不相似则分化程度越低(Ⅲ级),而恶性程度越高。

一、肿瘤的命名

人体任何部位都可发生肿瘤,所以肿瘤的种类繁多,命名也复杂。常根据组织来源和生物学行为命名。肿瘤的命名原则如下:

1. 良性肿瘤(benign tumor) 在来源组织名称后加一"瘤"字,如囊腺瘤、纤维瘤及腺瘤等。有时还结合肿瘤的形态特点命名,如乳头状囊腺瘤。

2. 癌 上皮组织来源的恶性肿瘤统称为癌,在来源组织或器官名称之后加一"癌"字,如腺癌、鳞状细胞癌、胃癌、肺癌。

3. 肉瘤 间叶组织发生的恶性肿瘤统称为肉瘤,在来源组织名称之后加"肉瘤"二字,如平滑肌肉瘤、软骨肉瘤、纤维肉瘤等。

4. 母细胞瘤(blastoma) 来源于胚胎、未成熟组织或神经组织的肿瘤称母细胞瘤,如肾母细胞瘤(Wilms瘤)、视网膜母细胞瘤、神经母细胞瘤、肝母细胞瘤等。良性的母细胞瘤应冠以限定词"良性"二字,如良性脂肪母细胞瘤、良性软骨母细胞瘤等。

5. 有些恶性肿瘤成分复杂或由于习惯沿袭,则在肿瘤的名称前冠以"恶性"二字,如恶性畸胎瘤、恶性脑膜瘤、恶性神经鞘瘤等。

6. 其他 尚有按姓名命名、按含有肿瘤的成分命名及习惯叫法等。如霍奇金淋巴瘤(Hodgkin lymphoma)、癌肉瘤、精原细胞瘤、白血病、蕈样霉菌病等。

二、肿瘤的分类与区别

(一)分类

肿瘤的分类通常以它的组织发生为依据。每一类别又按其分化程度及对机体的影响不同而分为良性与恶性两大类(表1-1)。

表1-1 肿瘤的分类

组织来源	良性肿瘤	恶性肿瘤
上皮组织		
鳞状上皮	乳头状瘤	鳞状细胞癌
基底细胞		基底细胞癌
腺上皮	腺瘤	腺癌
	乳头状瘤	乳头状癌
	囊腺瘤	囊腺癌
	多形性腺瘤	恶性多形性腺瘤
移行上皮	乳头状瘤	移行上皮癌
间叶组织		
纤维结缔组织	纤维瘤	纤维肉瘤
纤维组织细胞	纤维组织细胞瘤	恶性纤维组织细胞瘤
脂肪组织	脂肪瘤	脂肪肉瘤
平滑肌组织	平滑肌瘤	平滑肌肉瘤
横纹肌组织	横纹肌瘤	横纹肌肉瘤
血管组织	血管瘤	血管肉瘤
淋巴管组织	淋巴管瘤	淋巴管肉瘤

续表

组织来源	良性肿瘤	恶性肿瘤
骨组织	骨瘤	骨肉瘤
软骨组织	软骨瘤	软骨肉瘤
滑膜组织	滑膜瘤	滑膜肉瘤
间皮	间皮瘤	恶性间皮瘤
淋巴造血组织		
淋巴组织		淋巴瘤
造血组织		各种白血病
神经组织		
神经鞘膜组织	神经纤维瘤	神经纤维肉瘤
神经鞘细胞	神经鞘瘤	恶性神经鞘瘤
胶质细胞	胶质细胞瘤	恶性胶质细胞瘤
原始神经细胞		髓母细胞瘤
脑膜组织	脑膜瘤	恶性脑膜瘤
交感神经节	节细胞神经瘤	神经母细胞瘤
其他肿瘤		
黑色素细胞	黑痣	恶性黑色素瘤
胎盘滋养叶细胞	葡萄胎	绒毛膜上皮癌、恶性葡萄胎
生殖细胞		精原细胞瘤
无性细胞瘤		
胚胎性癌		
性腺或胚胎剩件中全能细胞	畸胎瘤	恶性畸胎瘤

(二)良性与恶性肿瘤的区别

临床上区别良、恶性肿瘤十分重要,也非常困难。良性肿瘤和恶性肿瘤在生物学特点、对机体的影响、治疗方法选择以及预后等方面都不同。良、恶性肿瘤的区别见表 1-2。

表 1-2 良性与恶性肿瘤的区别

比较方面	良性肿瘤	恶性肿瘤
组织分化程度	分化好,异型性小,与原有组织的形态相似	分化不好,异型性大,与原有组织的形态差别大
核分裂	无或稀少,不见病理核分裂象	多见,并可见病理核分裂象
生长速度	缓慢	较快
生长方式	膨胀性生长,常有包膜形成,与周围组织一般分界清楚,故通常可推动	浸润性和外生性生长,无包膜,一般与周围组织分界不清楚,通常不能推动,多伴有浸润性生长
继发改变	很少发生出血、坏死	常发生出血、坏死、溃疡形成等
转移	不转移	常有转移
复发	手术后很少复发	手术等治疗后易复发
对机体影响	较小,主要为局部压迫或阻塞作用,如发生在重要器官也可引起严重后果	较大,除压迫、阻塞外,还可以破坏原发处和转移处的组织,引起坏死出血合并感染,甚至造成恶病质

常见肿瘤良、恶性鉴别较容易,但有些肿瘤鉴别非常困难,有的肿瘤良、恶性之间并无绝对界限,有的是交界性肿瘤。同一部位发生的肿瘤有的恶性程度高,有的恶性程度低,有的容易转移,有的很少转移。肿瘤良、恶性也并非一成不变,随着时间的延长,有的良性肿瘤会变成恶性肿瘤,称为恶变(malignant change)。如结肠腺瘤性息肉可恶变为腺癌,而极个别的恶性肿瘤可变成良性肿瘤或消退,如恶性黑色素瘤、神经母细胞瘤。使恶性肿瘤转变成良性肿瘤或使恶性肿瘤自然消退,这是目前肿瘤研究的重要课题之一。

（三）癌前病变、非典型增生及原位癌

1. 癌前病变(precancerous lesions)　癌前病变是指某些具有潜在癌变可能的病变,癌前病变如长期存在有可能转变为癌。变成癌的时间一般较长,平均为15~20年,而且并非所有的癌前病变都会转变成癌。

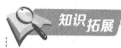

常见的癌前病变

1. 乳腺增生性纤维囊性变　常见于40岁以上的妇女,由内分泌失调引起,可变成乳腺癌。

2. 慢性子宫颈糜烂　宫颈癌常发生于慢性宫颈糜烂,基础是宫颈炎,反复糜烂,有可能发展成子宫颈癌。

3. 结肠、直肠的息肉状腺瘤　多有家族史,可单发也可多发,均可发展成肠癌。

4. 慢性萎缩性胃炎及胃溃疡　慢性萎缩性胃炎时可有肠上皮化生,肠上皮化生与胃癌的发生有一定关系。慢性胃溃疡时,溃疡边缘的黏膜因受刺激而不断增生,可转变为癌,其癌变率约为1%。另外,幽门螺杆菌性胃炎可引起B细胞性淋巴瘤。

5. 其他　如黏膜白斑、皮肤慢性溃疡、慢性溃疡性结肠炎及肝硬化等均为癌前病变。

2. 非典型性增生(dysplasia;atypical hyperplasia)　又称为异型增生、间变等。非典型性增生不但表现为细胞数量的增多,而且表现为细胞的异型性,但还不能诊断为癌。根据其异型性程度和累及范围可分为轻、中、重三度。轻度和中度的非典型性增生只累及上皮下部的1/3~2/3处,病因消除后可恢复正常,而累及2/3以上的重度非典型性增生多转变为癌。化生是一处细胞或组织在某些因素刺激下转变成另一种同源性质的组织或细胞。

3. 原位癌(carcinoma in situ)　原位癌一般指鳞状上皮层内或皮肤表皮层内的重度非典型增生,可累及上皮的全层,但尚未突破基底膜。原位癌是一种早期癌。

第二节　肿瘤发生的分子机制

肿瘤分子生物学研究已表明,肿瘤的发生是一个涉及多种因素、多个步骤的病理变化过程。目前肿瘤发生的多阶段学说认为肿瘤是正常细胞经多种因素长期相互作用后,依次经过始动、促进和发展三个阶段,导致恶性表型而出现的疾病。在肿瘤发生的三个阶段中,始动阶段是肿瘤发生的最早事件,促进阶段是决定肿瘤可否出现和何时出现的关键阶段,发展阶段则是已形成的肿瘤细胞恶性程度进一步增加的过程。

现已了解,有两类基因直接参与肿瘤的发生,它们是癌基因和抑癌基因。癌基因的表达产物对细胞增殖起正调节作用,当它发生突变或过度表达时,可致细胞过度增生。反之,抑癌基因的表达产物,则对细胞的增殖起抑制作用。当抑癌基因失活后,其对细胞增殖的抑制作用消失,也会导致肿瘤的发生。癌变发生过程是癌基因激活和抑癌基因失活的多步骤过程。致癌过程的关键是始动阶段两种不同的生长调节因子(即癌基因和抑癌基因)的调节失衡,其间伴随着许多分子和细胞遗传学的改变。对相关的基因及其多种产物的检测和分析将对肿瘤的早期诊断、治疗方案选择和疗效观察具有重要意义。

近年来还发现凋亡基因和DNA修复调节基因及端粒与肿瘤的发生、发展及转归有关。对这些肿瘤相关基因及其产物的深入研究无疑将对肿瘤高危人群的筛选且进而对亚临床期病人的早期诊断有很大的指导意义,对肿瘤的化学预防也将有重大的作用。随着研究的进一步深入,针对各种基因靶点的分子靶向治疗已应用于临床,针对免疫检测点的免疫治疗也逐步投入使用,这些均标志着肿瘤的治疗跨入新的时代。

第三节　肿瘤流行病学

一、肿瘤流行病学定义

肿瘤流行病学是研究人群中恶性肿瘤的分布、阐明分布的原因并采取相应对策和措施的一门科学。肿瘤流行病学研究的主要目的在于识别与肿瘤发生有关的各种因素,以便采取措施来预防肿瘤的发生。其研究的特点是收集人群中暴露于主要因素的各种癌症发生的资料,以检验暴露因素与癌症发生之间的关联性。流行病学研究内容可归纳为以下5方面:

1. 阐明导致不同地区之间的差别(空间分布)和随时间上升或下降趋势(时间趋势)的影响因素。
2. 研究不同社区间发病率与人们生活习惯和生存环境之间的相互关系。
3. 比较患恶性肿瘤与不患恶性肿瘤人群之间的异同。
4. 对可疑致恶性肿瘤因素进行干预并评估其效果。
5. 对发病的机制和模型进行定性与定量的研究,阐明其发病机制。

迄今为止,恶性肿瘤病因尚不够清楚,不同的恶性肿瘤其病因各不相同,同时亦受年龄、性别、种族、生活方式、遗传背景、病人健康状况等多种混杂因素影响或交互作用,肿瘤病因相当复杂,需要用流行病学的方法进行研究。

知识拓展

肿瘤流行环节

病因、宿主和环境是肿瘤流行的3个环节,就像种子、土壤和空气的关系一样。宿主的遗传易感性是发生恶性肿瘤的基础。宿主的免疫、内分泌状态等亦与某些肿瘤的发生有关。环境可分为生物、物理、化学和社会几部分。生物学环境包括人们所处的生态环境、动植物环境,如不同食物来源,不同的温度和湿度下,黄曲霉毒素的生成条件不同,对人群发生肿瘤的作用亦不同。人们所处的理化环境更为复杂,生活在不同纬度由于紫外线等照射的不同,皮肤癌的发病率也不同。在不同的社会环境和社会经济环境中,恶性肿瘤的发病率不同。病因可分为生物因素、化学因素、物理因素和营养因素等。

二、肿瘤流行病学应用

随着现代流行病学的迅速发展及统计学方法、分子生物学的进步,肿瘤流行病学的应用越来越广泛,肿瘤流行病学方法已渗入到医药卫生的各方面。其主要应用范围如下:

(一)恶性肿瘤的预防与控制

肿瘤的预防是肿瘤流行病学的主要研究内容和任务之一。其最终目的是降低恶性肿瘤的发病率和死亡率,延长肿瘤病人的生存期,提高肿瘤病人的生存质量。

(二)恶性肿瘤的监测

恶性肿瘤的监测是预防和控制恶性肿瘤的重要措施,是贯彻恶性肿瘤预防的重要方针。目前已建立区域恶性肿瘤发病与死亡监测系统,对掌握恶性肿瘤的流行状况,制订预防措施发挥重要作用。

(三)肿瘤病因和危险因素的研究

恶性肿瘤的发病原因非常复杂,是多种因素综合作用的结果。运用现代流行病学方法,发掘恶性肿瘤的病因及高危因素,并对其加以控制,是肿瘤流行病学的重要用途之一。

(四)恶性肿瘤防治效果的评价

恶性肿瘤防治效果的最终评价是通过肿瘤流行病学来实现的。如全球范围内宫颈癌疫苗的应用能否降低宫颈癌的发病率,减少吸烟能否降低肺癌的发生等,均需要肿瘤流行病学去分析评价。

总之,肿瘤流行病学的应用非常广泛,涵盖肿瘤的基础及临床,涉及医疗卫生的各方面。

三、肿瘤流行病学研究方法

肿瘤流行病学研究方法可分为描述性研究(descriptive studies)、分析性研究(analytic studies)、实验和干预性研究(experimental and intervention studies)。通过全国死因回顾调查、部分市县死因登记报告以及全世界肿瘤流行情况来描述各恶性肿瘤死亡率上升或下降趋势,称为描述流行病学;根据描述流行病学调查结果,通过生态学研究、病例对照调查、前瞻性调查等进一步寻找发病高低的原因,称为分析流行病学。上述两种研究方法均属于非控制性研究。实验和干预流行病学最广泛应用的是随机双盲现场对照试验、社区干预试验和临床试验,对研究病因、开展预防、寻找新的防治办法等有重要意义。

四、肿瘤流行特征及趋势

(一)全球恶性肿瘤发病情况与趋势

随着经济和社会的发展与进步,人类平均寿命明显延长,疾病谱也发生了改变,多数传染病得到了有效控制,而恶性肿瘤则成为严重威胁人类健康的重要疾病。2018 年全世界新增癌症病人 1 810 万,死亡 960 万。值得注意的是全球癌症发病和死亡人数均呈明显的上升趋势且发展中国家的新发病例及死亡病例分别占全球的 57% 和 65%。但在世界不同的国家和地区,恶性肿瘤的发病情况明显不同,总的发病率以北美、澳大利亚和西欧最高,西非最低。发达国家的前列腺癌及乳腺癌发病率较高,大肠癌亦有较高的发病率。发展中国家肺癌、食管癌、胃癌的发病率较高。从流行趋势分析,肺癌无论发病率还是死亡率均高居全球首位。

(二)我国恶性肿瘤发病情况与趋势

近年来,我国恶性肿瘤发病趋势呈现出新的特征,同时保留了发展中国家及发达国家的双重特征。国家癌症中心发布的《2017 中国肿瘤登记年报》数据显示,2014 年我国新发病例 380.4 万,平均每天超过 1 万人确诊癌症,相当于平均每分钟就有 7 人确诊癌症,我国癌症患病率处于国际中等偏上水平。另外,研究显示肺癌、胃癌、结直肠癌、肝癌及乳腺癌成为发病率位于前五的癌症,肺癌和乳腺癌分别位居男、女性发病的第 1 位。

总之,恶性肿瘤的流行趋势不容乐观,这需要全社会积极努力,从预防下手,早诊早治,最终达到降低肿瘤发病率和死亡率,改善人类健康状况的目标。

五、肿瘤流行病学常用统计指标

描述恶性肿瘤在人群、地区、时间上的分布特征是肿瘤流行病学研究的起点。人群中某种恶性肿瘤发生和死亡的常用统计指标有以下几种:

1. 恶性肿瘤发病率(cancer incidence) 指在一定时期内,一定人群内发生的新病例数。一般指 1 年中发生的新病例数,常以 10 万分率(×100 000/10 万)来表示。如 2010 年我国恶性肿瘤发病率为 235.23/10 万(男性 268.65/10 万,女性 200.21/10 万)。

2. 恶性肿瘤患病率(cancer prevalence) 指某特定时间内一定人群中恶性肿瘤所有新旧病例所占比例,用于衡量某一时点或期间人群中恶性肿瘤存在多少的指标。在现况调查时,由于很难区分新旧病例,因此只能计算某一时点和期间的患病率。时点患病率一般不超过 1 个月,期间患病率通常超过 1 个月。常以 10 万分率(×100 000/10 万)来表示。

3. 恶性肿瘤死亡率(cancer mortality rate) 指在一定期间内,一定人群中死于恶性肿瘤的频率,是测量人群中恶性肿瘤死亡危险最常用的指标。常以 10 万分率(×100 000/10 万)来表示,如 2010 年我国恶性肿瘤死亡率为 148.81/10 万(男性 186.37/10 万,女性 109.42/10 万)。死亡率可按病种、地区、年龄、性别、职业等分别计算,称死亡专率。

4. 恶性肿瘤生存率(cancer survival rate) 即存活率,指接受某种治疗的恶性肿瘤病人,经过若干年(通常是 1 年、3 年、5 年)后,尚存活的病人数所占的比例(×100%)。

生存率反映了恶性肿瘤对生命的危害程度,也可用于评价某种治疗方式的远期疗效。5 年生存率是临床评价预后的重要指标。

六、临床试验概念与分期

(一)临床试验的概念

临床试验是一种前瞻性试验研究,指在指定的条件要求下,以特定人群为受试对象(病人或健康志愿者),以发现和证实干预措施(药品、特殊检查、特殊治疗手段)对特定疾病的防治、诊断的有效性(包括药品的作用、吸收、分布、代谢、排泄)和安全性(不良反应)。临床试验为比较两种或更多种诊断或治疗措施提供基础;为诊断或治疗结果的正确性提供最大程度的可信性;为观察结果的差异提出有参考意义的结论。狭义的临床试验指药物,尤其是新药在人体进行的 Ⅰ~Ⅳ 期新药临床研究,目的是获得新药在人体的药动学参数及评价新药临床应用的疗效、适应证和安全性。

(二)临床试验的分期

新药临床试验通常分为 4 期,每一期需要的病例数不同,要求不同,所要达到的目的亦不同。

1. Ⅰ期临床试验　目的是确定一个合适的剂量供 Ⅱ 期临床试验使用。Ⅰ期临床试验是起始的小规模试验,主要是观察药物的安全性,确定用于临床的安全有效剂量,因此主要进行的是临床药动学研究,包括病人对药物的最大耐受剂量(maximum tolerated dose,MTD)、剂量限制性毒性(dose-limiting toxicity,DLT)等。研究对象一般为 10~30 人。由于 Ⅰ 期临床试验的研究重点不是抗肿瘤作用,一般选择对常规治疗不再有效、经确诊的晚期癌症病人,但需要病人的一般状况良好,肝、肾、心脏等脏器有正常的功能,以便客观评价药物的毒副作用。

2. Ⅱ期临床试验　目的是找出对该药有效的肿瘤类型,并初步评价药物的疗效,注意观察疗效与剂量及给药方案的关系,进一步评价药物的安全性。研究对象一般 100~300 人。Ⅱ期临床试验应该首先在最可能产生疗效的病人中试用,而这些病人通常无其他有效的治疗方案可采用。

3. Ⅲ期临床试验　也称为随机对照临床试验(randomized controlled trial,RCT),其目的是在较大的范围内进一步评价新药的疗效适应证、不良反应、药物相互作用等,为药政部门批准新药从试生产转为正式生产提供科学依据。研究对象一般为 1 000~3 000 人。Ⅲ期临床试验应采用多中心,入选的病人标准也应具有普遍性,以便推广应用。

4. Ⅳ期临床试验　该期试验是新药上市后开展的进一步研究,通常是开放试验或者队列研究,其目的是监测不同人群的用药效果,药物新的适应证,药物的相互作用及远期或罕见的不良反应等。

第四节　肿瘤的三级预防

由于肿瘤的发病原因非常复杂,人们对其生物学行为仍缺乏足够的了解,并且大多数病人就诊时已属晚期,治疗效果欠佳。因此,恶性肿瘤的预防胜于治疗。根据世界卫生组织研究报告,多达 1/3 的肿瘤是可以预防的。一般情况下,肿瘤预防分为三级。肿瘤预防包括人群筛查、早期诊断、健康教育、行为干预、化学预防和康复治疗等众多方面。

一、一级预防

一级预防即病因学预防,针对危险因素进行干预,消除或减少可能致癌的因素,防止癌症的发生。控制危险因素是癌症预防的重点。如控制乙型肝炎、人乳头瘤病毒(HPV)、幽门螺杆菌(Hp)等可以引发癌症的感染源,以及对饮食习惯、行为、营养、职业危害和化学药物进行干预。常用的一级预防方法有以下几种:

1. 改变不良卫生习惯,保持健康生活方式　这是一种最节约卫生资源、最有效的预防措施。不吸烟,因为吸烟可以导致肺癌、口腔癌、喉癌、食管癌等,危害极大。不酗酒,过量饮酒会伤害人的胃肠道和肝脏,导致胃癌和肝癌。避免高脂、高糖、高热量饮食,保持正常体重。不吃发霉变质的食品,少吃腌制食品。尽量避免曝晒,减少皮肤癌的发生。不过早有性生活、保持单一性伴侣、避免性混乱和保持卫生健康的性生活是预防宫颈癌的有效措施。另外,坚持锻炼身体,保持乐观的情绪,健康豁达,对预防肿瘤十分重要。

2. 避免职业暴露,远离环境中的致癌物和促癌物　加强对已研究明确的致癌物和促癌物的科普宣传、检测、控制和消除,防止环境污染。对于职业暴露(如煤矿、矿物纤维与肺癌相关),易患相关肿瘤的危险工种应做好防护措施。

3. 建立疫苗接种和化学预防方法　对已经明确的病毒感染或细菌感染导致的恶性肿瘤,可以通过疫苗接种或者化学药物根除细菌感染。如宫颈癌(与 HPV 有关)、肝癌(与 HBV/HCV 有关)、胃癌(与 Hp 有关)等是由于慢性感染等疾病造成的癌症,人们可以通过疫苗、抗生素、先进的医学措施、简单的干预方法等手段来减少感染,从而预防相关肿瘤的发病。

二、二级预防

二级预防即采取肿瘤的早发现、早诊断、早治疗等有效手段防患于开端,防止肿瘤发展,提高肿瘤的治愈率和病人生存率,减少癌症病人的死亡率。人体所患的恶性肿瘤有 75% 以上发生在身体易于查出和易于发现的部位。多种肿瘤均可以通过健康检查、肿瘤普查以及定期随访而早期发现。筛查是早期发现肿瘤、提高癌症治愈率、降低死亡率的关键手段。目前常见的包括:HPV 感染的检测及宫颈脱落细胞涂片检查筛检宫颈癌,乳腺自检、B 超及钼靶 X 线检查筛检乳腺癌,大便潜血、肛门指诊及结肠镜检查筛查结直肠癌,血清前列腺特异性抗原检测前列腺癌等。另外建议 40 岁以上的成年人应该每年体检一次。科学、及时的体检是一种有效而经济的健康投资。世界卫生组织专家提出了恶性肿瘤的十个早期征兆提醒公众注意。比如:身体出现硬结或肿块、食管有异物感、持续性消化不良、干咳或痰中带血、原因不明的大便带血、无痛性血尿、不规则阴道出血、久治不愈的溃疡、原因不明的体重减轻或低热等都是癌症的早期信号。如发生这些症状应高度警惕,立刻检查治疗。留心自身发出的报警信号同样可以达到早期发现。

三、三级预防

三级预防即通过临床规范化、康复和姑息性治疗提高肿瘤病人的治愈率、生存率和生存质量,预防癌症复发和转移,防止并发症和后遗症。即对已经确诊的癌症病人进行积极、合理的多学科综合治疗,以期获得最佳疗效。即使是晚期病人,也可以帮助他们减轻痛苦,改善生活质量,延长生存期。

第五节　临床肿瘤学研究内容及治疗进展

一、肿瘤学研究内容

肿瘤学是研究肿瘤的发生、发展和防治的学科。其研究内容包括:肿瘤的定义、流行病学、病因和发病机制、病理类型、临床表现及治疗方法等。通过研究来揭示癌症的本质,了解癌症发生发展的过程,寻找预防和治疗癌症的有效途径。

二、肿瘤治疗学进展

随着医学科学的发展,在肿瘤的治疗方面,作为传统的三大治疗武器,手术治疗、放射治疗、化学治疗近些年有了长足的进步。

（一）手术治疗

随着外科技术、手术器材、麻醉、抗生素和术后护理等各方面的进步,各种肿瘤的手术日趋规范。近 20 年来,显微外科技术、微创外科技术发展迅速,肿瘤外科的应用更加广泛,除了根治性切除外,更有器官移植、重建和康复手术等。加之与肿瘤放疗、化疗的有机融合(如食管癌新辅助放化疗),降低了手术创伤,提高了病人的生存率和生活质量。

（二）放射治疗

随着计算机等技术的发展,放疗技术突飞猛进,从传统的二维放射治疗到三维适形放射治疗(three dimensional conformal radiotherapy, 3D-CRT)、调强放射治疗(intensity-modulated radiotherapy,

IMRT)、立体定向放射治疗(stereotactic radiotherapy,SRT)、图像引导放射治疗(image guide radiotherapy,IGRT)。图像引导的方式也从二维到三维,从X线到磁共振,从离线到在线,为肿瘤精准放疗奠定了基础。放疗设备从电子直线加速器到质子、重离子加速器都得到了快速发展,并且近距离放疗技术迅速提升,应用越来越广泛,与外照射的结合也越来越密切。加之放射生物学及放射物理学的发展,使肿瘤放射治疗的局部控制率明显提高,放疗并发症显著下降,从而使放疗成为肿瘤治疗性价比最高的治疗手段。

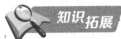

知识拓展

细胞增殖周期和放射敏感性的关系

正常细胞群和肿瘤细胞群受照射后可发生不同反应。正常组织放射损伤后,自动稳定控制系统开始起作用,细胞周期缩短,S期的干细胞增加,G_0期细胞参加增殖活动,生长指数(growth index,GI)增加,很快地完成正常组织损伤的修补过程。肿瘤细胞群的反应体系不同于正常细胞群,肿瘤类型不同,反应亦不相同。总之,凡是生长速度快、生长指数及细胞更新率高的肿瘤,对放射也较敏感。

(三)化学治疗

由于新的抗癌药物不断涌现,在抗癌作用提高的同时,毒性亦比先前的化疗药物有所降低;另外,对化疗药物的毒副反应的预防与治疗也有了明显进步,如盐酸帕洛诺司琼、粒细胞集落刺激因子等,使病人的耐受性大大提高。

(四)其他治疗

除了三大传统手段外,其他治疗方式不断出现。局部治疗手段如:射频消融治疗、微波消融治疗、超声聚焦刀及氩氦刀等。全身治疗新武器更是层出不穷,目前发展前景最好的是生物治疗,包括免疫治疗、基因治疗和分子靶向治疗等,目前生物治疗研究的进展是极其令人鼓舞的。多年来一直未能用于肿瘤临床的单克隆抗体技术终于在1997年底有了突破。经FDA首次批准的治疗性单抗利妥昔单抗(rituximab)就是一个例证。曲妥珠单抗(trastuzumab)针对*HER 2/neu*受体,为近1/3的常规治疗困难的乳腺癌病人带来了希望。分子靶向性药物甲磺酸伊马替尼(imatinib mesylate)在慢性粒细胞白血病和胃肠间质肿瘤(GISTs)中的突出治疗作用令人兴奋。吉非替尼、厄洛替尼、奥希替尼等治疗*EGFR*基因突变的非小细胞肺癌,获得了显著疗效。还有抗CTLA-4抗体伊匹单抗(ipilimumab)于2011年被批准用于治疗转移性黑色素瘤。近年来针对PD-1及PD-L1等免疫检测点抑制剂的研究成为热点,纳武利尤单抗(nivolumab)、帕博利珠单抗(pembrolizumab)及阿特珠单抗(atezolizumab)等在临床上应用逐渐开展,并取得了令人振奋的疗效。所有这些进展都使人们相信,生物治疗在不久的将来会成长为一支重要的生力军,并在肿瘤的综合治疗中发挥极其重要的作用。

第六节 医学高职院校设置临床肿瘤学课程的意义

恶性肿瘤是一种严重威胁人类健康的常见病和多发病,随着人类社会的发展,癌症的发病率及死亡率呈上升趋势。据不完全统计,在我国各种死亡原因中恶性肿瘤高居第2位,在城市中更是居于首位,每年的死亡人数高达230余万人。恶性肿瘤严重威胁着人类的身心健康,其防治是医务工作者未来的中心任务之一,在这种情况下我们需要大量的肿瘤学人才,以加强肿瘤防治的技术力量,从而提高肿瘤病人的生存率和生活质量。另外,肿瘤学发展日新月异,诊断及治疗技术更是发展迅速,这就要求我们必须加强学习,掌握新技术、新知识。由于历史原因,目前在全国范围内医学高职院校大多均未开展临床肿瘤学课程,学生的肿瘤学知识往往通过内科、外科、妇科、病理科及影像科等零散地获取,缺乏系统性,更不用说全面掌握肿瘤学知识了。因此,加快临床肿瘤学课程改革,在医学高职院校设置专门系统的临床肿瘤学课程,可以改善人才培养结构。这对提高高职临床肿瘤学的教学水平和人才培养质量,提高和普及我国恶性肿瘤的防治能力,造福广大恶性肿瘤病人具有重要的现实意义。

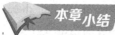

本章小结

本章详细阐述了肿瘤的定义、分类及命名方法,介绍了良、恶性肿瘤的区别。对肿瘤发生的分子生物学、流行病学,恶性肿瘤的三级预防及治疗进展进行了概述。重点内容为肿瘤的定义,癌与肉瘤及良、恶性肿瘤之间的区别,恶性肿瘤三级预防的定义及其重要意义。熟悉恶性肿瘤的治疗进展,包括手术、放疗、化疗及免疫治疗等;了解致癌的发生机制、流行病学常用的统计学方法、恶性肿瘤临床试验的定义及分期等。

病例讨论

病例讨论分析

病人,女性,63 岁,因"查体发现右乳肿物 7d"入院,查体,右乳外上象限可触及 2cm×1.5cm 质硬肿块,活动度欠佳,双侧腋窝及锁骨上未触及肿大淋巴结。局部穿刺活检病理:浸润性导管癌。给予保乳手术治疗,术后病理为浸润性导管癌,组织学分级 Ⅱ 级,免疫组织化学:ER 60% 强阳性,PR 70% 中等强度阳性,HER-2 +++阳性,Ki-67 阳性率约 20%。术后给予 TCH 方案全身化疗 4 周期,具体用药:多西他赛+环磷酰胺+注射用曲妥珠单抗。化疗后行患侧乳腺放疗 DT 51.8Gy/18F,并口服来曲唑治疗。

(李宝生)

扫一扫,测一测

思考题

思考题答案

1. 简述癌和肉瘤的定义,良、恶性肿瘤的区别。
2. 恶性肿瘤的三级预防是什么?
3. 简述肿瘤临床试验的定义,各期临床试验的目的。
4. 常见肿瘤的治疗方法有哪些?

笔记

第二章	肿瘤病因学

学习目标

1. 掌握：肿瘤发生发展的化学因素、物理因素、生物因素和医源性因素；癌基因及抑癌基因。
2. 熟悉：肿瘤病因学概述；肿瘤基因组学。
3. 了解：肿瘤的组织学发生的三阶段学说。

案例导学

　　病人赵某，男性，61 岁，身高 175cm，体重 60kg，初中学历，河南林县人。近日无明显原因出现进食哽噎，以进食质硬固体食物为著，伴咽部不适来诊。无疫水接触史，否认疫区居住史，无长期外地居住史。日常作息欠佳，饮食不规律，快食，热烫饮食，喜食干硬粗糙食物及腌制品。长期饮酒史，量约 250g/d×30 年，长期吸烟史，20 支/d×40 年，无化学性、放射物及毒物接触史。结婚年龄25 岁，育 2 女，配偶妇科肿瘤治疗中，夫妻关系和睦。父亲因"食管癌"去世，母亲患有胃癌，兄弟姐妹 4 人，身体健康。

　　问题：
1. 该病人容易得哪种疾病，高危因素有哪些？
2. 针对该病人，可以如何预防及监测？

第一节　肿瘤病因学概述

　　肿瘤的发生是一个极其复杂的过程，肿瘤病因学研究的是引起肿瘤的始动因素。绝大多数肿瘤是由环境因素和基因改变的相互作用引起的，是多因素协同作用的结果。环境因素是肿瘤的外因，包括化学、物理和生物的因素。基因的改变是肿瘤的内因，是肿瘤在分子水平上最直接的病因。要预防和治愈肿瘤，关键问题是查明肿瘤的病因及其发病机制。

第二节　肿瘤的环境因素

一、化学因素

（一）化学致癌物的性质

多数化学致癌物具有一个共同特征，即可以通过代谢活化形成亲电子的衍生物，与 DNA 结合从而造成 DNA 损伤。有一些化学致癌物本身就是亲电子性的,可以直接与 DNA 结合;而大多数需要经过细胞内的代谢转化作用才能转化成亲电子的最终致癌物。最终致癌物在体内主要通过共价键的作用结合于 DNA 形成复合物,从而导致 DNA 单链、双链断裂,DNA 交联,碱基插入、缺失、替代等各种形式的 DNA 损伤,这是体细胞恶变的分子基础。

（二）化学致癌的基本原理

化学致癌的作用机制可分为基因机制和基因外机制,基因机制主要是以致癌物导致的体细胞的基因突变为中心的 DNA 损伤;基因外机制包括具有重要生命功能的蛋白质的结构或构象改变、致癌物与 RNA 聚合酶的结合以及致癌物导致的机体免疫功能改变等。化学因素的致癌过程是一个多阶段、涉及染色体和基因的改变的过程。可将其分为 3 个阶段:即始动、促进和发展阶段。

1. 始动阶段（initiation） 指化学致癌作用的第一步,即不可逆地将正常细胞转变为肿瘤细胞的起始步骤。一般认为是具有基因毒性的激发剂导致正常细胞在增殖分裂过程中发生一系列的基因突变,而这种突变又经细胞分裂增殖被固定,并能传代。

2. 促进阶段（promotion） 指在促癌剂的作用下,已经形成的肿瘤细胞克隆分裂生长,扩展成界限明显的癌前期病变;此阶段具有可逆性、剂量-效应关系及阈剂量。由于促癌物具有阈剂量且作用是可逆的,故认为这是肿瘤形成过程中较易受干扰的阶段,最有可能取得预防成效。

3. 发展阶段（progression） 指细胞发生不可逆的遗传物质的重大改变,如染色体的结构改变、易位、丢失或嵌入,导致细胞获得肿瘤的恶性特征,如生长加速、侵袭性、转移性及生化、免疫性能改变。

（三）化学致癌物的分类

根据化学致癌物与人类肿瘤关系的强度,可以将其分为 3 类。

1. 确定致癌物 是指那些经过肿瘤流行病学研究证实,在动物致癌实验中证实其致癌作用具有剂量-效应关系,为临床医生和科学研究者所公认的对人体和实验动物均具有致癌作用的化学物质。主要有氮芥、联苯胺、煤焦油中某些多环芳香烃、各种不完全燃烧的产物、润滑油、氯乙烯、苯、石棉、砷及砷化物、铬及铬的化合物和镍等。

2. 可疑致癌物 是指那些虽已证实具有体外转化能力而且接触时间与发病率相关,动物致癌实验阳性但结果不恒定,或者虽有个别临床报道但尚缺乏流行病学证据支持的化学物质。已知的有亚硝胺类化合物、黄曲霉毒素、碱性品红、邻二甲基联苯胺、二氯联苯胺、铍和镉等。

3. 潜在致癌物 是指那些化学结构与确定致癌物相似,动物致癌实验可获得某些阳性结果,但尚缺乏对人体具有同样致癌性证据的化学物质。其中包括烷化剂、硝基喹啉氧化物、邻位氨基偶氮甲苯、硫酸二甲酯、四氯化碳、肼、二甲基肼、钴、硒、铅和汞等。

根据化学致癌物的作用方式又可将其分为 3 类:直接致癌物、间接致癌物和促癌物。进入人体后不需代谢活化作用就能对正常人体细胞产生诱癌作用的化学物质称为直接致癌物;进入人体后需经过氧化物酶的代谢活化作用方能产生致癌作用的化学物质称为间接致癌物;单独作用于机体无致癌作用,但能促进其他致癌物导致肿瘤形成的化学物质称为促癌物。

（四）化学致癌物与人类肿瘤

化学致癌物主要从以下 3 方面影响人类健康,导致人类肿瘤:

1. 生活方式 绝大多数的化学致癌物存在于人们的生活环境中,包括空气、饮食等。如烟草（肺癌、口腔癌、咽喉癌、食管癌、膀胱癌、肾癌、胰腺癌、胃癌、宫颈癌、急性白血病）、高脂饮食（大肠癌、胆囊癌）、黄曲霉毒素（肝癌）、槟榔（口腔癌）、含乙醇饮料（下咽癌、喉癌、食管癌、肝癌、胃癌）等均与某些肿瘤的发生关系密切。

（1）烟草的致癌作用:肺癌是癌症死亡的重要原因,吸烟是肺癌的最重要危险因素。影响吸烟危险性的 3 项主要因素是每日吸烟量、烟龄、开始吸烟年龄,其中每日吸烟量是最重要的影响因素。烟草烟雾中含有 4 000 多种化学物质,69 种致癌物如多环芳烃、烟草特异性亚硝胺、氯化乙烯、镍、铬、铅、砷和联胺等。烟草致癌机制一般认为是其化学致癌原经代谢活化为亲电子代谢物,后者可与靶细胞中的生物大分子 DNA、RNA、蛋白质中的亲核结构结合,尤其与 DNA 生成加合物,从而作为诱变原使癌基因（如 *RAS*、*MYC*、*ERB-B* 等）活化或者抑癌基因（如 *P53*、*Rb* 等）失活,导致正常细胞生长、分化和凋亡等过程失调,从而诱发肺癌等肿瘤。所以烟草的预防和控制是降低肺癌发病率的最重要干预策略。

（2）含乙醇饮料的致癌作用：过量饮酒与肝癌、食管癌密切相关。饮酒量每天超过40g乙醇含量就为过量或大量饮酒。酒的主要成分是乙醇，个别报道发现，给予乙醇后肿瘤发病率有所增加，但还不足以证明乙醇是致癌物。乙醇在人体的主要代谢产物乙醛已被评定为有足够证据的动物致癌物。绝大多数东方人由于酶系的关系，饮酒后肝脏及血液内乙醛的浓度较高且持续较久，故其致癌危险性更大。另外，乙醇作为溶剂或辅助剂，能够促进其他致癌物的作用。乙醇对已明确的致癌物如亚硝胺类化合物、氯乙烯等的致癌性都有增强作用。结合我国国情，肿瘤预防对策是推广低度酒和提倡适量饮酒，对已知含明显致癌物的某些酒类应予禁饮。

（3）食物热裂解产物的致癌作用：烹调食物所产生的热裂解产物杂环胺类化合物（如喹啉、喹噁啉、吡啶衍生物、含氧化物）是一类重要的致癌因素。主要来自煎烤或者烟熏的动物性蛋白质如牛肉、猪肉、羊肉、鸡肉、鱼肉、蛋品及加工产品如咸肉、火腿等。其机制是通过活化原癌基因或使抑癌基因失活诱发癌症的发生，存在剂量-效应关系。从利弊权衡来看，烹调及食品加工工艺必须严格防止或减少杂环胺类化合物的形成。

（4）黄曲霉毒素的致癌作用：肝癌是世界上最常见的癌症之一，调查显示乙肝病毒（HBV）感染和饮食中黄曲霉毒素暴露（在美国，酗酒是一个重要因素）是其主要病因。黄曲霉毒素是由污染花生、高粱和大米等的黄曲霉和寄生曲霉产生，常见的黄曲霉毒素主要有B_1、B_2、G_1和G_2 4种，大量研究显示毒性和致肝癌性最强的为B_1。黄曲霉毒素B_1致癌作用导致人肝细胞的$P53$肿瘤抑制基因受损伤而失去活性，另外还存在剂量-效应关系，肝癌发病率随黄曲霉毒素的暴露剂量增高而增高。去除食物中黄曲霉毒素、接种乙型肝炎疫苗等公共卫生措施可降低肝癌的发病率。

2. 工作环境　职业性接触是人类接触化学致癌物的另一重要途径。由于工作环境中长期接触某些致癌因素，经过较长的潜伏期，发生某种特定的肿瘤，称为职业性肿瘤。职业性肿瘤的致癌因素最常见的是化学致癌物。我国政府规定的职业性肿瘤有8种：联苯胺与膀胱癌；石棉与肺癌、间皮瘤；苯与白血病；氯甲醚与肺癌；砷与肺癌、皮肤癌；氯乙烯与肝血管肉瘤；焦炉逸散物与肺癌；铬酸盐制造业与肺癌，见表2-1。

表2-1　工作场所接触的化学致癌物

化学物质	生产过程	人体受影响的部位
确定致癌物		
氨基二苯酚	化工生产	膀胱
石棉	建筑、石棉矿厂	胸膜、腹膜、支气管
砷	铜矿、冶炼厂	皮肤、肝脏、支气管
烷化物	化工生产	支气管
联苯胺、β-萘胺	染料、纺织生产	膀胱
铬	制铬、色素制造	鼻窦、支气管
异丙乙醇	化工生产	鼻窦
镍	冶炼厂	鼻窦、支气管
环芳香烃	烟囱清扫	皮肤、阴囊、支气管
氯乙烯	化工生产	肝脏
木屑粉尘	家具生产	鼻窦
可疑致癌物		
丙烯腈	化工、塑料	肺、结肠、前列腺
铍	铍生产、飞机制造、电子工业	支气管
镉	冶炼厂、电池制造、电焊	支气管
氧化乙烯	医院、医院用品的生产	骨髓

化学物质	生产过程	人体受影响的部位
乙醛	塑料、纺织、化工生产、卫生保健	鼻窦、支气管
合成矿物纤维	制造和保存	支气管
苯氧乙酸	农田和除草剂	软组织肉瘤
聚氯代二酚	电气设备的生产和制造	肝脏
有机磷农药	农药生产应用	骨髓
二氧化硅	铸造、采矿	支气管

3. 医学诊断和治疗 人们在就医的过程中也会因接触化学致癌物而发生肿瘤。医源性化学致癌因素常见的有化学治疗药物和激素等,见表2-2。

表2-2 与医疗和诊断有关的化学因素及其致癌作用

化学药物	相关肿瘤	证据
烷化剂	膀胱癌、白血病	足够
无机砷	皮肤癌、肺癌	足够
硫唑嘌呤	淋巴瘤、视网膜细胞肉瘤、皮肤癌	足够
萘肼盐酸盐	膀胱癌	足够
氯霉素	白血病	不足
己烯雌酚	阴道透明细胞癌	足够
雌激素(经前)	肝细胞腺瘤	足够
雌激素(经后)	子宫内膜癌	不足
紫外线	皮肤癌	足够
	肝癌	不足
非那西汀	肾盂癌	足够
苯妥英	淋巴瘤、神经母细胞瘤	不足
氯乙烯	肝血管瘤	足够

二、物理因素

环境中存在的与健康有关的物理因素有气象条件、生产性噪声与振动、辐射、紫外线、电磁波及矿物质等。有直接证据的物理致癌因素包括电离辐射、紫外线和矿物纤维等。

1. 电离辐射(ionizing radiation) 电离辐射是最主要的物理性致癌因素,电离辐射的暴露可来自天然或人为因素。天然的辐射主要来自自然界的土壤、岩石、植物以及建筑材料等。其中,氡是最大的天然辐射源之一。绝大多数人为的辐射源来自医疗,包括影像诊断学、核医学和肿瘤放射治疗,详见"医源性因素"部分。

电离辐射致癌机制主要是电离产生自由基,导致细胞核DNA单链或双链断裂、DNA错配损伤修复以及碱基结构的改变,使得受照射体细胞中特定的基因或者染色体发生突变,其中涉及原癌基因的激活和抑癌基因的失活或突变。影响电离辐射致癌的因素包括两方面:宿主和放射物理因素。前者包括人种、性别、年龄、遗传易感性和器官敏感性等;后者包括总放射剂量、剂量方式和剂量率等。

电离辐射导致的肿瘤一般认为有:白血病、肺癌、皮肤癌、甲状腺癌、乳腺癌、骨肿瘤、多发性骨髓瘤、淋巴瘤等。

2. 紫外线(ultraviolet light, UV light) 流行病学研究表明,长时间暴露于紫外线辐射可以引起皮肤癌,主要是皮肤的基底细胞癌和鳞状细胞癌,恶性黑色素瘤与紫外线的关系尚不十分明确。紫外线的致癌作用与其在 DNA 中形成嘧啶二聚体导致的 DNA 损伤有关。

3. 矿物纤维 致癌的矿物纤维主要是石棉。接触石棉的矿工中,肺癌、恶性间皮瘤的发病率增加。石棉致癌的机制尚未完全清楚。一般认为石棉导致细胞恶性增殖的机制主要是石棉纤维中的铁离子产生的氧自由基导致 DNA 的损伤、石棉纤维对靶细胞的直接促分裂作用和石棉激活炎症细胞及其他肺部细胞并促进释放细胞因子,进而导致组织损伤和细胞恶性增殖等。

三、生物因素

微生物感染是生物致瘤的重要因素之一,微生物感染引发的肿瘤占整体肿瘤发生率的 20% 左右。人类常见的致瘤微生物包括 EB 病毒、乙型肝炎病毒(HBV)、丙型肝炎病毒(HCV)、人乳头瘤病毒(HPV)、人 T 细胞白血病病毒 1 型(HTLV-1)、幽门螺杆菌(Hp)和寄生虫等。

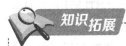

知识拓展

致瘤病毒的发现

19 世纪以前,人们普遍认为肿瘤只是一种遗传性疾病,与微生物无关。直至 1908 年,丹麦生物学家维赫尔姆·埃勒曼(Vilhelm Ellermann)和奥勒夫·班格(Oluf Bang)将患白血病鸡的血液和器官浸出液接种到健康鸡的身上发生了白血病以后,才在人类历史上首次发现动物肿瘤可由病毒引起。其后的众多研究进一步证明动物肿瘤可由病毒引起。1909 年,美国纽约洛克菲勒研究所的佩顿·劳斯(Peyton Rous)将鸡肉瘤的肿瘤细胞移植到另外一些健康鸡身上,发现可使其中有些鸡也发生了肉瘤。他又将除去肿瘤细胞的肿瘤滤液进行移植试验,也获得了同样的结果。因此他提出鸡肉瘤的发生与其滤液中存在的病毒有关。后来,他还发现了几种鸟类肿瘤病毒。劳斯的研究开辟了肿瘤病因学的一个新领域,奠定了肿瘤病毒病因学的实验基础。1966 年 12 月,已 87 岁高龄的劳斯获得了诺贝尔生理学或医学奖。

1. 病毒 病毒是生物致癌的最主要因素。肿瘤病毒按其所含核酸的种类不同,可以分为 DNA 肿瘤病毒和 RNA 肿瘤病毒。一般认为,病毒引起肿瘤的机制是它们进入细胞后,主要涉及对宿主细胞遗传信息的改变,包括 DNA 突变、染色体异常、对 DNA 的后天性修饰和组蛋白的各种修饰等表观遗传学(epigenetics)变化,以及蛋白质与蛋白质间的交互作用,进而干扰了各种原癌基因、抑癌基因的表达和活性。

总结已有研究结果,现一般认为一种病毒与一种肿瘤因果关系的确立需要以下几方面的证据:①肿瘤细胞内有病毒颗粒或核酸的存在;②感染该病毒的机体比未感染者肿瘤的发生率高;③病毒感染发生在肿瘤发生之前;④肿瘤细胞内有病毒颗粒或病毒抗原的存在或机体血清内存在病毒抗体;⑤该病毒具有体外细胞转化能力,在体内可使细胞癌变;⑥此种病毒疫苗的预防接种可明显降低肿瘤的发生率甚至使肿瘤不发生。一般认为一种病毒须同时具备以上证据,才可以认为该病毒是肿瘤的病因。由病毒引起的肿瘤称为病毒性肿瘤。但多数肿瘤为多因素引起,如果病毒为其中一种重要的发病因素,则该肿瘤称为病毒相关性肿瘤。

(1) EB 病毒与鼻咽癌(NPC)及伯基特(Burkitt)淋巴瘤:EB 病毒属于疱疹病毒科,主要侵犯 B 细胞,对人的 B 细胞、咽上皮细胞和腺细胞有亲和力。一旦感染,EB 病毒将长期潜伏在人的 B 细胞中,受感染者将成为终身带毒者。EB 病毒被认为是鼻咽癌、Burkitt 淋巴瘤、霍奇金病、T 细胞淋巴瘤、传染性单核细胞增多症的重要病因。

(2) 人乳头瘤病毒与宫颈癌:人乳头瘤病毒可感染 10 余种动物和人类,在人类称为人乳头瘤病毒,是一类无包膜球状小 DNA 病毒,目前已鉴定出 HPV 有 100 多种基因型,其中约 40 种可感染生殖道黏膜的基底细胞。根据 HPV 基因型与女性生殖道恶性肿瘤发生危险性高低的相关性,HPV 可分为低危型和高危型。低危型(如 HPV-6、HPV-11、HPV-41、HPV-42、HPV-43 等)主要引起乳头瘤、纤维瘤、纤维乳头瘤和疣等人类良性肿瘤;高危型(如 HPV-16、HPV-18、HPV-31)与宫颈癌、阴道癌等恶性肿瘤密切相关,90% 以上的宫颈癌与 HPV-16、HPV-18、HPV-31 有直接因果关系。

（3）乙型肝炎病毒与肝细胞癌：超过80%的肝癌病人都有感染HBV的病史。关于HBV感染最终导致肝细胞癌的具体机制还不是十分清楚。总体而言，目前认为有两条主要的途径：①炎症导致的慢性坏死，即肝细胞发生炎症反应，导致细胞损伤，进而细胞有丝分裂异常，肝细胞增生发生重构，这个过程最终导致一系列突变在体内累积；②HBV通过与宿主基因整合顺式激活或通过病毒蛋白反式激活细胞基因组而具有直接致癌作用，这个过程与被整合的宿主基因的持续复制有关。

（4）丙型肝炎病毒（HCV）与肝细胞癌：是一种RNA病毒，有55%~85%的感染者会发展成慢性病毒性肝炎。在感染后20~30年，有2%~4%的慢性丙型肝炎病人可发生肝细胞癌。慢性HCV感染所引起的肝细胞损伤来自病毒特异性及非特异性免疫反应。正常的肝细胞处于静息期，其半衰期超过100d；而在HCV慢性感染的病人体内，根据病毒的感染情况和肝细胞的损伤程度，肝细胞半衰期会显著缩短，发生持续的再生与增殖。肝细胞在这样的环境中极易发生基因突变，从而使细胞的成长脱离正常的调控，导致肿瘤发生。

（5）HTLV与人类T细胞白血病：HTLV是一种RNA病毒，可分为1型和2型。HTLV-1已公认是ATL的致病因素。HTLV-1感染者在经过相当长的潜伏期后将有一小部分发展成为ATL，感染者中的年发病率为5%~10%。HTLV-1可能是通过病毒调控蛋白Tax和Rex的表达，使细胞的代谢发生改变，从而容易发展成ATL，紧接着细胞原癌基因的重排或改变表达成为ATL的第二个因素。

2. 细菌　与肿瘤有关的细菌主要是幽门螺杆菌（Hp），是一种生存在胃肠道上皮的革兰氏阴性杆菌，它具有在胃的酸性环境下生存的能力。Hp感染已经被公认为是慢性胃炎、消化道溃疡和胃体部腺癌的主要原因，胃癌的地域分布差异可能与不同地区人群Hp感染率不同有关。Hp与胃癌的发病有关，被列为"有充分证据的人类致癌物"（第1类）。

3. 寄生虫　与肿瘤相关的寄生虫主要是肝吸虫和裂体吸虫。裂体吸虫属中的埃及血吸虫和日本血吸虫与人类肿瘤关系最为密切。其中埃及血吸虫被国际癌症研究中心列为"有充分证据的人类致癌物"（第2类），可诱发膀胱癌；日本血吸虫则被列为"人类可能的致癌物"（第2类B），与结、直肠癌的发病有关。在我国分布的肝吸虫主要是华支睾吸虫，被列为"人类很可能的致癌物"（第2类A），与肝细胞癌和胆管癌有关。

四、医源性因素

医源性致癌因素指在医学诊断、治疗和预防过程中可能引起肿瘤的有关因素。

1. X线检查和放射治疗　长期、反复应用X线检查，可有射线剂量累加作用，对于接受检查的病人以及接触X线的放射诊断工作人员可能会增加某些肿瘤发病的风险，主要是白血病、皮肤癌、甲状腺癌、乳腺癌、食管癌、肝癌和骨肿瘤。放射治疗导致的肿瘤必须符合几个条件：①有放射治疗史；②诱发的肿瘤必须在放射野内；③有较长的潜伏期；④组织病理学诊断证实。一项来自日本的研究表明，接受放射治疗的宫颈癌病人，照射区域内膀胱和直肠等器官肿瘤的发生率以及白血病的发生率增加。

2. 放射性核素　^{32}P和^{131}I均有引起白血病、甲状腺癌的报道。

3. 化学治疗药物　烷化剂和丙卡巴肼（甲基苄肼）的长期使用可能导致第二原发肿瘤，主要是急性非淋巴细胞白血病。

4. 激素　如用于治疗习惯性流产的人工合成雌激素——己烯雌酚可导致女性的阴道透明细胞癌；含有合成甾体成分的口服避孕药可引起肝癌和乳腺癌；雄激素的长期使用可能引起肝癌。

5. 免疫抑制剂　免疫抑制剂的应用导致的机体免疫功能抑制状态也可能与继发肿瘤有关。

第三节　肿瘤与基因

一、与癌症发生有关的基因

肿瘤是由于基因组发生遗传改变而引起的疾病，因此通常突变发生在体细胞基因组，而不是生殖细胞基因组，所以癌症一般不具有遗传性。和其他单基因遗传病不同的是，大多数肿瘤是涉及多个基因的复杂性疾病。一些参与细胞和组织正常发展及保持的基因，在特定的环境下参与到癌症的启动和进展中。这些基因被分为3类,即原癌基因、抑癌基因和DNA修复基因。

1. 原癌基因(proto-oncogene)　癌基因的前体称为原癌基因,癌基因为原癌基因的活化形式,具有恶性转化细胞的能力。细胞原癌基因存在于酵母、果蝇、无脊椎动物、脊椎动物和人类,在进化上呈高度保守性,表明其对于机体的生长、发育和分化具有重要作用。各种原癌基因产物形成一个复杂而精细的调控网络,维持体内细胞生长和分化的动态平衡。一旦某个原癌基因被激活成为癌基因而异常表达某些蛋白产物,则可破坏调节网络的动态平衡而导致细胞的恶变。癌基因与人类肿瘤的发生有密切关系,各种癌基因与其相关肿瘤,见表2-3。

表2-3　癌基因和人类肿瘤

癌基因	恶性肿瘤
abl	慢性粒细胞白血病
Bcl-2	B细胞淋巴瘤
c-erbB	鳞状细胞癌、星形细胞瘤
EGFR	癌、神经胶质瘤
neu	乳腺癌、卵巢癌、胃癌
lck	结肠癌
lyt-10	B细胞淋巴瘤
pml	急性前髓细胞性白血病
myc	伯基特(Burkitt)淋巴瘤、肺癌、乳腺癌、子宫癌
L-myc	肺癌
N-myc	神经母细胞瘤、视网膜母细胞瘤
H-ras	膀胱癌、胃癌、鼻咽癌、宫颈癌、黑色素瘤
K-ras	结肠癌、肺癌、胰腺癌、卵巢癌、胆囊癌、甲状腺癌、黑色素瘤
N-ras	急性粒细胞白血病、急性淋巴细胞白血病、甲状腺癌、肝癌、黑色素瘤
Hst	胃癌
int-2	乳腺癌、胃癌
ret	甲状腺癌
K-sam	胃癌
sis	星形细胞瘤、骨肉瘤、横纹肌肉瘤
Src,fes	结肠癌、急性早幼粒细胞白血病
tal-1	急性淋巴细胞白血病
trk	甲状腺癌
ros	急性粒细胞白血病、急性淋巴细胞白血病
fms	绒毛膜癌、外阴癌、畸胎瘤

2. 抑癌基因(suppressor gene)　抑癌基因是一类存在于正常细胞内抑制肿瘤发生的基因,在细胞的生长中扮演"刹车"的作用。与癌基因不同,抑癌基因只有当其基因座上的两个等位基因都发生缺失或失活才会导致肿瘤。多数认为抑癌基因具有保持染色体稳定性、抑制细胞增殖和促进细胞分化等功能,其抑制肿瘤的发生机制可能包括:维持正常细胞膜表面、抑制细胞增殖相关基因的表达、调节细胞周期、促进细胞凋亡和调节细胞内信号传导过程等。常见的抑癌基因和人类肿瘤的关系,见表2-4。

3. DNA修复基因　DNA修复基因与原癌基因和抑癌基因不同,DNA修复基因不刺激或者抑制细胞的复制,而是具有感受和修复DNA突变的功能,因而被称为"基因组的看守"。DNA修复基因的突变会导致基因表型的改变,加速突变的原癌基因或抑癌基因的积累,可促进癌症的起始和进展。发生修复缺损的细胞,DNA修复基因功能的恢复不会影响其生长,但是可能减缓其突变累积的进程。

表 2-4 抑癌基因和人类肿瘤

抑癌基因	相关肿瘤	抑癌基因	相关肿瘤
Rb	视网膜母细胞瘤	*BRACA1*	乳腺癌
P53	多种肿瘤	*BRACA2*	乳腺癌
WT1	肾母细胞瘤	*P16*	多种肿瘤
NF1	神经纤维瘤	*P21*	多种肿瘤
NF2	神经鞘瘤	*hMLH1*	遗传性非腺瘤病性结直肠癌
APC	结肠肿瘤	*hMSH2*	遗传性非腺瘤病性结直肠癌
DCC	结肠癌	*nm23*	多种肿瘤转移

二、家族性或遗传性肿瘤

肿瘤与遗传的关系可以分为两方面：一方面，少数肿瘤为单基因遗传肿瘤，其遗传方式遵守孟德尔遗传定律，包括家族性视网膜母细胞瘤、肾母细胞瘤和遗传性非腺瘤病性结直肠癌等；另一方面，某些肿瘤虽有家族聚集倾向，但其遗传不遵从孟德尔遗传定律，呈现多基因遗传，这类肿瘤的主要特征是某些个体具有该肿瘤的遗传易感性，如结肠癌、乳腺癌和白血病等。

遗传性肿瘤综合征一般具有以下几个特点：①家族成员患某种肿瘤的危险性明显高于一般人群；②家族成员的肿瘤发病年龄显著低于一般人群且不同成员的发病年龄接近于某一固定值；③有些遗传性肿瘤综合征有其独特的癌前期病变，这种癌前期病变在一般人群中少见；④家族成员中可患有一些罕见肿瘤；⑤对于可累及双侧器官的肿瘤，这些家族成员发生的肿瘤常为双侧独立发生的原发性癌；⑥遗传性肿瘤综合征遗传的并非肿瘤本身，而是对肿瘤的易感性，这种肿瘤的倾向性常以常染色体显性遗传的方式传递给子代，并常具有不完全外显的特点，即外显程度与年龄有关，其中某些家族成员虽具有肿瘤倾向性但可终身不发生肿瘤。

一般认为遗传性肿瘤综合征的病因为抑癌基因其中一个等位基因的先天性生殖系突变和另一个等位基因的后天性体细胞突变。常见的遗传性肿瘤综合征及其相应的抑癌基因，见表 2-5。

表 2-5 遗传性肿瘤综合征和抑癌基因

遗传性肿瘤综合征	原发肿瘤	伴发肿瘤	抑癌基因
家族性视网膜母细胞瘤	视网膜母细胞瘤	骨肉瘤	*Rb*
Li-Fraumeni 综合征	肉瘤、乳腺癌	白血病、脑肿瘤	*P53*
Wilms 瘤	肾母细胞瘤	威尔姆斯肿瘤（WAGR）	*WT1*
神经纤维瘤病 I 型	神经纤维瘤	恶性神经鞘瘤、脑肿瘤、急性粒细胞白血病	*NF1*
神经纤维瘤病 II 型	听神经瘤、脑膜瘤	胶质细胞瘤、室管膜瘤	*NF2*
遗传性非腺瘤病性结直肠癌	结肠肿瘤	子宫内膜癌、输尿管癌、肾盂癌、小肠癌	*hMLH1/hMSH2*
家族性乳腺癌 1	乳腺癌	卵巢癌	*BRACA1*
家族性乳腺癌 2	乳腺癌	胰腺癌	*BRACA2*
家族性黑色素瘤	黑色素瘤	胰腺癌	*P16*
Von Hippel-Lindau 综合征	肾癌	嗜铬细胞瘤、多发性血管瘤、视网膜细胞瘤	*VHL*
多发性内分泌腺肿瘤 I 型	胰岛细胞瘤	甲状旁腺腺瘤、垂体腺瘤	*MEN1*
多发性内分泌腺肿瘤 II 型	遗传性非腺瘤病性结直肠癌	嗜铬细胞瘤、甲状旁腺腺瘤	*RET*

某些遗传性综合征与肿瘤关系密切，患有这些疾病的病人往往具有发生恶性肿瘤的倾向，可将其称为遗传性癌前病变。常见的遗传性癌前病变有：①家族性结肠腺瘤病，病人几乎全部会发展成结直肠癌；②Gardner 综合征，病人除结肠多发腺瘤外，还可伴有肠外肿瘤，其结肠腺瘤也几乎 100% 会癌变；③Fanconi 贫血，约有 10% 的病人可发生白血病；④着色性干皮病，病人可发展为皮肤癌；⑤毛细血管扩张共济失调，病人易患淋巴系统恶性肿瘤。

三、散发性肿瘤

除了少数几个单基因遗传的肿瘤以及小部分遗传易感性导致的肿瘤外，多数肿瘤在人群中呈散发性，即使在癌聚集的家族中，肿瘤的散发性仍然要比遗传性更为常见。因此，散发性肿瘤构成了肿瘤的大部分，基因在散发性肿瘤的发病中更多的是表现为组成一个由多个基因构成的网络，这个网络包括某些主效基因和更多的微效基因，环境因素通过与这一复杂而精细的基因网络的相互作用而导致肿瘤的发生。基因的改变包括传统的遗传学改变即基因的碱基顺序的改变，还包括近年来研究较多的表遗传学改变，即基因的碱基顺序并未发生改变，而是表现为某个或某些基团结构上的改变，如基因的甲基化等。与遗传性肿瘤不同，散发性肿瘤的基因改变均为体细胞事件而非生殖系改变。

 知识拓展

人类基因组学及肿瘤基因组学

人类基因组学是指对所有人类基因进行基因组作图、基因定位、核苷酸序列分析和基因功能分析的一门科学。近年来，肿瘤基因组研究全面兴起，以基因组为对象来研究肿瘤问题，有利于克服以往研究模式所带来的片面性或局限性，因为机体的基因组中各类基因的作用并非是独立的，而是相互分工协作、密切相关的统一体。

肿瘤基因组学是指研究肿瘤发生、发展过程中基因组结构改变和功能改变规律的一门学科。肿瘤基因组学研究的重点有：肿瘤遗传不稳定性和肿瘤基因组不稳定性，肿瘤易感基因的筛查和鉴定，肿瘤相关基因与肿瘤的分子分型、预后和治疗方案的关系，应用相应的技术手段发现和鉴定肿瘤标志、药物治疗的分子靶标等。

第四节　肿瘤的组织学发生

一、肿瘤发生的组织细胞来源

1. 原来的组织和细胞　如腺癌来自腺体上皮细胞，纤维肉瘤来自纤维组织细胞。

2. 先天发育异常的组织和细胞　有学者认为皮肤交界痣来自先天发育异常的黑色素细胞，其中部分可发展成黑色素瘤。

3. 未正常分化的胚胎残留细胞　如神经母细胞瘤、视网膜母细胞瘤等母细胞瘤的发生属于此种情况。

4. 化生组织　宫颈鳞状细胞癌可起源于宫颈内口鳞状化生的上皮，支气管鳞状细胞癌可来自鳞状化生的支气管上皮，慢性萎缩性胃炎合并肠化生可能发展为胃癌。

5. 病理性增生组织　子宫内膜癌常在子宫内膜增生的基础上发生，肝癌的发生与慢性活动性肝炎肝细胞损伤后的病理性增生密切相关。

6. 癌前期病变　如口腔和女阴的鳞状细胞癌可来自口腔和女阴的白斑病变。

7. 良性肿瘤　有些恶性肿瘤可由良性肿瘤恶变而来，如大肠癌多数由大肠腺瘤发展而来。

二、肿瘤发生过程的三阶段学说

1. 始动阶段　致癌因素作用于正常的靶细胞，在短时间内引起单个靶细胞的遗传物质的改变，成为潜伏性的异常细胞,这种异常细胞和未激发的正常细胞相比,对致癌因素更为敏感,更容易向肿瘤转变。但激发的细胞和未激发的正常细胞在病理形态学上并不能区别开来。既往认为激发过程是不可逆的,但近来也有认为该过程在某些情况下可能是可逆的。

2. 促进阶段 在致癌因素作用下,激发的细胞发生克隆性增生,获得肿瘤细胞的某些表型,形成在病理形态学上可以鉴别的病灶。促进阶段的早期具有可逆性,但后期是不可逆的。

3. 发展阶段 是肿瘤发生的最后阶段。在发展因素的作用下,癌前状态的细胞再次发生遗传物质的不可逆性改变,并获得一些新的生物学特性,最终导致肿瘤的发生。

化学致癌的多阶段过程示意图,见彩图2-1。

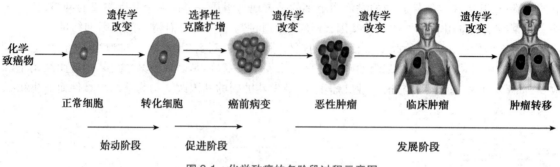

图2-1 化学致癌的多阶段过程示意图

三、肿瘤发生的单中心或多中心起源学说

1. 肿瘤的单中心起源学说 又称单克隆学说,该学说认为在环境和基因的多因素作用下,人体组织的单个细胞发生突变,获得肿瘤细胞的特性,该突变的细胞增生形成单一的肿瘤细胞群,并且失去控制而持续增生,从而形成肿瘤。

2. 肿瘤的多中心起源学说 该学说认为肿瘤的发生可能来自多个中心,因此可以表现为单一癌灶内部的异质性,也可以表现为多个癌灶,即单灶性的肿瘤可由不同组织学类型的肿瘤细胞组成,而多灶性肿瘤的组织学类型可以相同也可以不同。单灶性肿瘤可能由多中心起源的小肿瘤病灶融合而成。

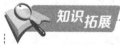

SNP与肿瘤遗传易感性

单核苷酸多态性(single nucleotide polymorphism,SNP)是人类长期进化过程中环境选择的结果,作为功能基因组学的重要内容,是疾病遗传易感性的分子基础,也是研究恶性肿瘤遗传易感性的重要策略和内容。SNP具有标记密度高、客观、稳定和易于检测的优势,发生在重要基因结构中的SNP导致个体对环境因素特别敏感。因此,SNP与肿瘤的遗传易感性、肿瘤的预后和对化疗药物的敏感性都有密切的关系。SNP与肿瘤发生与发展的关系是目前国内外研究的热点,以SNP为基础的研究策略正被应用于研究和建立肿瘤预警系统。

视频:宫颈癌疫苗的科普

本章小结

本章概括了肿瘤的发生因素、机制和过程。肿瘤的发生是一个多病因、多步骤的复杂过程,除了包括化学、物理、生物致癌因子等环境致癌因素的作用外,个体的遗传易感性在癌症的发生和进展中起到了重要的作用。重点内容为肿瘤的环境因素,环境致癌物是癌症发生的源头,认识和鉴定环境中的致癌物,了解致癌物在癌发生机制中的作用对癌症预防和治疗都具有关键性的意义。去除或减少环境中的致癌物是降低癌症发生风险的有效办法。

笔记

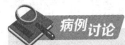

病例讨论

　　病人,男性,53 岁。山西大同人,高中学历,煤矿工人。病人 2018 年 2 月没有明显原因开始咳嗽、咳白黏痰,痰中带血,偶感胸闷、胸痛。无疫水接触史,否认疫区居住史,无长期外地居住史。日常作息欠佳,饮食不规律,喜食肉类,厌食蔬菜水果。长期吸烟史,30 支/d×40 年,长期饮酒史,量约 250g/d×30 年,无化学性、放射物及毒物接触史。结婚年龄 23 岁,育 2 女,配偶健康,夫妻关系欠佳。父亲及哥哥因"肺癌"去世,母亲健在。

（李苗苗）

病例讨论分析

扫一扫,测一测

思考题

1. 简述影响人类健康,导致人类肿瘤发生的环境因素。
2. 简述癌基因、原癌基因与抑癌基因的概念与意义。
3. 简述肿瘤的遗传易感性。

思考题答案

第三章　肿瘤的诊断

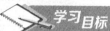

1. 掌握：肿瘤的五级诊断依据；肿瘤影像学诊断；常见肿瘤标志物的检测及临床意义。
2. 熟悉：肿瘤的临床诊断；肿瘤的组织病理及细胞病理学诊断。
3. 了解：各类检查方式的特点。

　　病人，男性，62岁，农民。因"咳嗽、咳痰及痰中带血3个月"就诊。无发热、盗汗、呼吸困难、声音嘶哑，近3个月体重下降约4kg。于当地医院行胸部CT：右肺下叶外基底段见软组织肿块，大小约4.2cm×7.3cm，可见毛刺及胸膜牵拉，纵隔7区、4R区及右肺门多发肿大淋巴结，最大者短径约1.5cm。经CT引导下肺穿刺活检，病理报告为低分化肺腺癌。病人身高170cm，体重56kg。河北承德人，无疫水接触史，否认疫区居住史，无长期外地居住史。日常作息好，饮食规律。长期饮酒史，量约200g/d×40年，长期吸烟史，40支/d×40年，无化学性、放射物及毒物接触史。结婚年龄22岁，育2女1子，配偶体健。父亲因"心脏病"去世，母亲健在，兄弟姐妹3人，身体健康。

　　问题：

　　1. 病史采集中，还应询问哪些与本疾病相关的症状？

　　2. 体格检查重点检查哪些部位？

　　3. 针对病人，还应完善哪些辅助检查？

第一节　概　　述

　　肿瘤的诊断是关系治疗的重要前提，没有准确、及时的诊断，便不能选择合理的治疗手段，直接影响预后。而正确的诊断来源于可靠的诊断依据，肿瘤的诊断依据分为五级：

　　1. **临床诊断**　根据临床症状、体征，结合疾病发生发展规律，在排除非肿瘤性疾病后作出的推测诊断，是对肿瘤病人作出的初步判断。

　　2. **理化诊断**　对于临床上初步判断为肿瘤的病人进行合理的理化检查，常见的理化检查如X线、超声、CT和MRI检查或癌胚抗原（CEA）、甲胎蛋白（AFP）测定等，理化检查阳性结果为进一步诊断提供客观支持。

　　3. **手术诊断**　经手术或各种内镜检查，仅以肉眼看到的肿物作出的诊断，此诊断未经病理学证实。

4. 细胞病理学诊断　根据各种脱落细胞、穿刺细胞检查而作出的诊断。

5. 组织病理学诊断　各种肿瘤组织经粗针穿刺、钳取、切取、切除后,制成病理切片后的诊断。

在这五级诊断依据中,其诊断的可靠性依次增加,以第五级组织病理学诊断最有说服力,是肿瘤诊断的"金标准"。

早期发现肿瘤征兆后就有一个具体诊断问题。在肿瘤的五级诊断中,临床诊断可靠性虽然最低,但是相当一部分病人会有临床症状出现,许多肿瘤的诊断是从临床诊断开始的。理化诊断较临床诊断可靠性有所增加,也仅作为临床诊断的辅助,具有临床诊断,再加上理化诊断,可以为明确诊断提供更明确的方向。病理学诊断是目前最具权威性、可靠性最高的诊断依据,是肿瘤诊断的"金标准",所以应该尽量争取取得病理学诊断。

第二节　肿瘤临床诊断

肿瘤的临床诊断是临床医生对病人的全部资料进行综合分析的过程。这些资料的获取需要详细的询问病史、细致而全面的体格检查和合理而恰当的辅助检查。资料收集的完整性和资料分析判断的准确性是作出正确临床诊断的基础,也是制订合理治疗方案的前提。

一、询问病史

恶性肿瘤的临床表现多种多样,询问病史应抓住重点,获取对临床诊断有帮助的信息,客观、详细、全面地收集相关病史。

1. 肿瘤相关的全身症状　无其他原因可以解释的发热、消瘦、食欲减退、乏力等非特异性的症状,都应该高度警惕潜在的恶性肿瘤。

2. 肿瘤的局部症状　肿块是最常见的局部症状,可以发生在身体的各部位,部位不同,其临床表现也不同。常见的有以下几方面症状:阻塞症状、压迫症状、破坏组织器官的症状、疼痛、溃疡等。

3. 副肿瘤综合征　一些恶性肿瘤除肿瘤的原发症状、转移症状及全身表现外,还可因肿瘤产生异常活性物质等原因引起的多系统器官或组织发生病变,出现相应的临床表现,称为副肿瘤综合征。常见的表现有以下几方面:

(1) 皮肤与结缔组织:黑棘皮病、皮肌炎、匐行性回状红斑等。

(2) 骨骼:杵状指(趾)、肺性增生性骨关节病。

(3) 神经系统:多发性肌炎、周围神经炎、肌无力综合征等。

(4) 心血管系统:游走性血栓性静脉炎、非细菌性血栓性心内膜炎等。

(5) 内分泌与代谢:高钙血症、低钠血症、低血糖等。

(6) 血液系统:慢性贫血、红细胞增多症、类白血病反应、血小板增多等。

4. 既往史　既往史中应详细询问与肿瘤可能有一定关系的疾病如胃溃疡、结肠息肉、肝炎、肝硬化、皮肤溃疡等,尤其中年以上病人更应警惕肿瘤的发生。

5. 家族史　有些肿瘤有家族聚集倾向,如先天性家族性结直肠多发性息肉、乳腺癌、视网膜母细胞瘤等。

6. 个人史　有些肿瘤的发生与特殊的生活习惯相关,如吸烟与肺癌、高脂饮食与结肠癌及乳腺癌等的关系已得到证实。

7. 婚育史　早婚早育是宫颈癌的高危因素,而晚婚晚育是乳腺癌与卵巢癌的高危因素。

8. 职业环境因素　职业暴露是一些恶性肿瘤的高发因素,如矿工的肺癌、石棉工人的胸膜间皮瘤等。

9. 诊疗经过　对曾有诊疗史的病人,应询问其治疗经过包括手术情况、特殊治疗和病理报告,以往的检查结果、治疗手段、用药方案、疗效评价等都是目前非常重要的信息。

二、体格检查

体格检查是肿瘤临床诊断的重要部分,恶性肿瘤的体征包括原发病灶的体征和远处转移灶的体征,恶性肿瘤病人的体格检查应在全面、系统检查基础上再结合病史进行重点器官的局部检查。

(一)全身检查

系统的全身体格检查有助于发现肿瘤的异常体征,明确肿瘤是否转移及累及范围;同时检查重要脏器(心、肺、肝、肾和中枢神经系统)的功能情况,为制订合理的治疗方案提供依据。

(二)局部检查

局部检查应注意肿瘤的部位、形态、硬度、活动度及与周围组织关系。区域淋巴结检查尤其重要。可根据肿瘤位置、形态、硬度、活动度不同对肿瘤来源和性质等进行判断。

1. 肿瘤部位 可以分析肿瘤的性质和组织来源,如甲状腺肿瘤一般可随吞咽动作上下移动。肝、肾肿瘤可随呼吸动作上下移动。使腹肌紧张的试验可用于鉴别肿瘤位于腹壁上还是腹腔内。

2. 肿瘤的形态和表面情况 可提示肿瘤的性质,如恶性肿瘤形态不规则,呈菜花状或凹凸不平并可有表面溃破、充血、静脉怒张以及局部温度升高等情况。

3. 肿瘤的硬度 对估计肿瘤性质有一定意义,如恶性肿瘤质地硬,囊肿多为囊性感,海绵状血管瘤呈压缩性等。

4. 活动度 对判断肿瘤性质亦有价值,如膨胀性生长的肿瘤一般可推动,浸润性生长的肿瘤活动受限或固定不动。

5. 与周围组织的关系 良性肿瘤因压迫或挤压故其界限清楚;恶性肿瘤因浸润性生长而破坏周围组织,其界限多不清。

6. 浅表淋巴结 对不同器官和部位的肿瘤有重要意义,浅表淋巴结的分布:头颈部浅表淋巴结包括耳前、耳后、枕部、颌下、颏下、颈前、颈后、锁骨上,上肢包括腋窝、滑车上;下肢包括腹股沟、腘窝。均应仔细检查。

三、常规化验

1. 三大常规检测 血、大便和小便常规检查可以发现肿瘤的蛛丝马迹,血常规出现异常很可能是血液系统肿瘤或肿瘤侵犯骨髓的表现。大便潜血检查筛查消化道肿瘤,小便常规检查对泌尿系统肿瘤有提示作用。

2. 微生物检测 乙型肝炎病毒(HBV)和丙型肝炎病毒(HCV)、EB病毒、幽门螺杆菌(Hp)、人乳头瘤病毒(HPV)等与肿瘤相关选择性进行检查。

四、特殊检查

1. 内镜检查 凡属空腔脏器或位于某些体腔的肿瘤,大多可使用相应的内镜检查。常用于鼻咽、喉、气管支气管、食管、胃十二指肠、胆道、胰、直肠结肠、膀胱、阴道、宫颈等部位的检查。还可以检查腹腔和纵隔等。通过内镜可直接观察肿瘤的肉眼改变,采取组织或细胞行病理形态学检查以获得病理学诊断,或向输尿管、胆总管或胰管插入导管作X线造影检查。可大大提高肿瘤诊断的准确性。

2. 酶学检查 实验室酶学检查对肿瘤有重要辅助诊断作用。例如肝癌病人外周血γ-谷氨酰转肽酶、碱性磷酸酶、乳酸脱氢酶和碱性磷酸酶的同工异构酶均可升高,骨肉瘤的碱性磷酸酶活性增强而酸性磷酸酶活性减弱,前列腺癌时酸性磷酸酶可升高,肺鳞状细胞癌的脂酶活性随分化程度降低而减弱。

3. 分子和基因检测 随着肿瘤诊断学的飞速发展,肿瘤的诊断已进入分子和基因诊断时代,对肿瘤的鉴别和个体化治疗选择产生重要的影响,如非小细胞肺癌 *EGFR* 基因突变、结直肠癌 *K-ras* 基因突变检测及胃肠间质瘤 *C-kit* 第11外显子突变、PDGFR突变检测对非小细胞肺癌、结直肠癌、胃肠间质瘤靶向治疗具有重要指导价值。

第三节 肿瘤影像学诊断

病人,男性,48 岁,农民,因"进行性吞咽困难 3 个月"就诊。病人 3 个月前无明显诱因出现吞咽困难,进食哽噎感,以进食馒头等干性食物时为重,无胸背部疼痛、声音嘶哑、饮水呛咳,无反酸、胃灼热感等不适。症状进行性加重,近 1 个月进食半流食亦有明显吞咽困难,行食管钡剂造影 X 线摄片显示:胸上段食管黏膜破坏中断,可见充盈缺损,管壁僵硬,管腔狭窄,钡剂通过缓慢,病变长度约 3.5cm。病人身高 178cm,体重 78kg。河北承德人,无疫水接触史,否认疫区居住史,无长期外地居住史。长期饮酒史,量约 150g/d×20 年,否认吸烟史,无化学性、放射物及毒物接触史。结婚年龄 22 岁,育 1 子,配偶体健。父母健在,兄弟姐妹 3 人,身体健康。

问题:

1. 为进一步明确胸上段食管病变性质,需完善哪项检查?

2. 为明确具体分期,还应完善哪些辅助检查?

肿瘤影像学是利用肿瘤的影像学表现进行诊断的一门临床科学。随着影像学技术的发展,可以发现早期病变,进行明确的临床分期,指导临床医生选择合理的治疗手段,以期达到最佳的治疗效果,甚至可以预测部分肿瘤的远期治疗效果。此外,影像学检查也是实体肿瘤治疗后评价疗效、监测疾病复发的重要手段。由于肿瘤生物学行为复杂,临床医生不仅要掌握肿瘤的影像学表现特征,更应该了解如何选择恰当的影像学检查方法。

一、肿瘤的普通 X 线检查

(一)X 线检查图像特点

普通 X 线检查简单易行,在具有良好自然对比的呼吸系统和骨骼系统,病变达到一定的大小和密度改变,X 线平片即能显示其部位、大小和形态,尤其对于骨肿瘤引起的一系列骨质异常改变,平片上能清楚显示,往往可作出定性诊断。透视和摄片操作方便、诊断迅速,是发现胸部病灶、观察和调查等最好的方法。在缺乏自然对比的部位如消化系统、泌尿系统等,往往通过造影方法来显示肿瘤的部位、大小和形态。

(二)X 线检查技术

1. 透视 透视可作为某些部位摄片的补充检查,为摄片提供一些补充资料以弥补平片之不足。能立即动态地见到胸部的影像,包括正常和病变结构的形态和肺的呼吸运动、心脏大血管的搏动,并可转动病人在各个方向和位置上进行观察,也可以叮嘱病人做某些生理动作如深呼吸、咳嗽等再进行观察研究。如胸片仅显示肺门肿块无法判断来源,而透视通过转动病人可区分肿块来源于肺还是纵隔或为肺门血管以及局限性肺气肿、膈肌的矛盾运动。常规透视设备简单、价格低,适用于调查胸部肿瘤以及用于了解肿瘤治疗前、后有无肺部转移,有利于临床合理地制订治疗计划。但透视缺少影像记录,不利于以后分析对比。

2. X 线摄片 人体常规摄片位置为正、侧位。单纯正位摄片往往不够全面,故正、侧位摄片通常是必需的,必要时可加摄左、右斜位或其他位置。检查过程迅速快捷,设备简单,操作方便,价格低廉,辐射剂量低,适用于筛查。图像为组织的重叠影像,分辨率低,对小病灶易漏诊;难以提供病灶确切位置及与周围组织关系等信息。常用于胸部及骨骼系统等自然对比良好的器官,尤其对于骨肿瘤的诊断特异性较高。

3. 造影检查 神经系统、消化系统和泌尿系统与周围器官、组织缺乏自然对比,所以需要造影检查才能显示器官的轮廓和内部结构,从而显示肿瘤的部位、形态和大小。

(三)普通 X 线诊断肿瘤的价值

普通 X 线摄片检查操作简单、便捷、诊断迅速,是发现胸部、骨骼等病灶最好的方法。造影检查在空腔脏器如消化道、泌尿道肿瘤的诊断价值较高,不仅可十分清楚地勾画出消化道轮廓和黏膜,更能显示肿瘤的部位、大小和良、恶性特征。食管钡剂造影能整体而直观地显示消化道肿瘤并明确诊断,故目前仍为首选诊断方法,见图3-1。尿道造影能清楚显示肾盂源性肿瘤和输尿管、膀胱肿瘤,而对肾实质肿瘤尚未侵犯肾盂时检出率较低且难以鉴别良、恶性。此外,造影检查对发现空腔脏器因肿瘤侵犯或治疗后出现瘘的诊断有极高的价值,碘油作为造影剂进行食管造影可发现食管纵隔瘘、食管气管瘘等病变,并能判断瘘口所在位置。

视频:食管纵隔瘘上消化道碘油造影

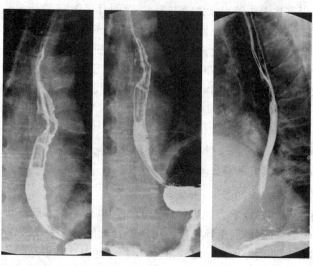

图3-1 食管癌造影检查图像

二、肿瘤的 CT 检查

（一）CT 图像特点

CT(computed tomography)即计算机体层摄像,是电子计算机 X 线体层摄影的简称,CT 图像是由一定数量由黑到白不同灰度的像素按矩阵排列所构成,它的发明是 X 线诊断的一次重大突破,较之目前通用的 X 线摄影有着不可比拟的优势,具有较高的密度分辨率,克服了结构的重叠现象,获得了人体内部的解剖断面影像,能够发现普通 X 线片上不能发现的较小病变。CT 图像是层面图像,常用的是横断面。为了显示整个器官,需要多个连续的层面图像。通过 CT 设备上图像的重建程序的使用,还可重建冠状面和矢状面的层面图像,可以多角度查看器官和病变的关系。CT 在恶性肿瘤病人中的应用主要包括以下几方面:占位性病变的诊断与鉴别诊断;肿瘤的临床分期;指导临床进行手术治疗;肿瘤治疗后的疗效评价与随访;介入性 CT 穿刺活检和消融。

（二）CT 检查技术

1. CT 常规扫描 是不应用造影剂或对比剂的常规扫描。CT 图像为断层轴位图像,可以根据临床工作需要,选择不同的扫描层厚;断层图像可以经过计算机重建,得到冠状位、矢状位等其他方位图像。根据扫描部位及扫描目的的不同,可选择不同的体位以及配合呼吸等,一般是先做平扫。

2. CT 增强扫描 是经过静脉注射入对比剂后进行 CT 扫描的方法。目的:提高病变组织同正常组织的密度差以显示平扫上未被显示或显示不清的病变;通过病变有无强化及强化类型,有助于病变的定性;了解病灶的血供情况;了解病灶是否为血管性病变;用于良、恶性病变的鉴别。目前临床多用含碘造影剂,其密度明显高于人体软组织。由于肿瘤组织血管丰富,造影剂易聚集于此而发生强化,可提示病变性质及范围;增强扫描时,由于血管灌注造影剂显影,使周围淋巴结显示得更加清楚。根据注射对比剂后扫描方法的不同,可分为常规增强扫描、动态增强扫描、延迟增强扫描、双期或多期增强扫描等方式。

3. CT 造影扫描 通过将水、气、碘等造影剂注入扫描器官或组织结构中,制造密度差异后进行 CT 扫描,可以更好地显示组织器官的结构改变或发现新生肿物。例如,对胃或结肠充气制造密度差后进行 CT 扫描,提高了胃、结肠肿瘤的检出。分为血管造影 CT 和非血管造影 CT 两种。

4. 特殊 CT 扫描 常规 CT 扫描图像经过计算机重建处理,得到如多平面重建(MPR)、仿真内镜、容积重建图像、最大密度投影等特殊 CT 图像,可进一步显示病变与周围结构的关系、骨质结构与强化血管的解剖结构、空腔内部构造等。

（三）CT 诊断肿瘤的价值

CT 在肿瘤的诊断中占有极其重要的地位,主要应用在肿瘤的诊断、分期,指导临床进行手术,判断预后,治疗后随访以及协助肿瘤放疗计划的制订。在肿瘤的诊断方面,由于 CT 对组织的密度分辨率高且为断层扫描,可以直接观察到实质脏器内部的肿瘤,组织密度差异较小时还可以进行增强检查,根据肿瘤的强化方式与强化程度的不同,从而提高了肿瘤的发现率和确诊率。在肿瘤的分期方面,主要根据肿瘤大小、范围、侵犯周围组织及动、静脉血管的情况,以及淋巴结和其他转移情况来确定,见图 3-2。通过上述情况的分析可帮助判断预后和制订治疗方案。治疗前、后多次检查可帮助了解治疗效果。但由于人体各部位肿瘤的本身形态、密度和周围组织结构不同,CT 对他们的应用价值和限制亦各不相同。多排 CT 的广泛临床应用也使得 CT 同时能获取肿瘤的功能与血流动力学信息,比如 CT 血管成像可同时评价肿瘤对周围血管的侵蚀情况;CT 灌注成像同时可获取肿瘤的血流动力学信息,从而有利于肿瘤的早期诊断及 TNM 分期。

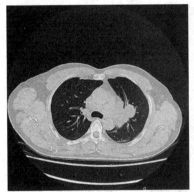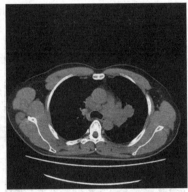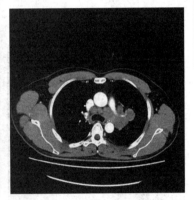

图 3-2 左肺中心型肺癌伴纵隔淋巴结转移 CT 图像

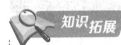

CT 上高度可疑恶性的肺结节及其鉴别

高度可疑恶性肺结节的特点:直径≥2.0cm;年龄≥55 岁;吸烟≥400 支/年,有肺癌家族史;结节边缘毛刺、分叶,实性结节或混杂性结节。需要与肺结核、肺真菌病、良性肿瘤及转移性肿瘤等进行鉴别。结核与真菌感染的血清学检查有时也会为相关的鉴别诊断提供参考依据。不能排除感染性疾病者,可在正规抗感染治疗 1~2 个月后复查胸部 CT。

三、肿瘤的 MRI 检查

（一）MRI 图像特点

磁共振成像(magnetic resonance imaging,MRI)是通过对静磁场中的人体施加某种特定频率的射频脉冲,使人体组织中的氢质子受到激励而发生磁共振现象,当终止射频脉冲后,质子在弛豫过程中感应出磁共振信号,经过对磁共振信号的接收、空间编码和图像重建等处理过程,即产生磁共振图像。自旋回波(spin echo,SE)脉冲序列是临床最常用的脉冲序列之一。在 SE 序列中,主要由 T_1 信号所获取的对比图像称为 T_1 加权像(T_1 weighted image,T_1WI),有利于显示组织与器官的解剖结构;主要由 T_2 信号所获取的对比图像称为 T_2 加权像(T_2 weighted image,T_2WI),有利于观察病变的信号变化。与 CT 不同,MRI 具有以下特点:

1. 多参数图像 其成像参数主要包括 T_1、T_2 和质子密度等,可分别获得统一解剖部位或层面的 T_1WI、T_2WI 和质子密度等多种图像,而包括 CT 在内的 X 线成像,只有密度 1 个参数,仅能获得密度对比 1 种图像,见图 3-3。

2. 多方位成像 MRI 可获得人体轴位、冠状位、矢状位及任意倾斜层面的图像,有利于解剖结构和病变的三维显示与定位,见图 3-4。

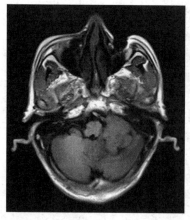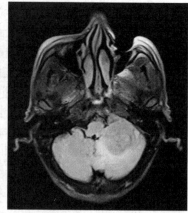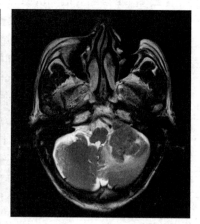

图 3-3 肺癌脑转移瘤 MRI 检查不同序列成像

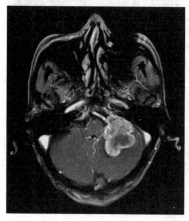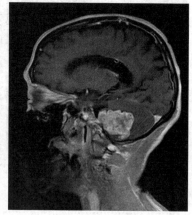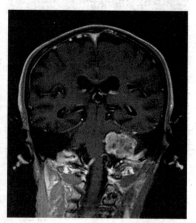

图 3-4 肺癌脑转移瘤 MRI 检查多方位成像

3. 流动效应 体内流动的液体中的质子与周围处于相对静止状态的质子相比,在 MRI 上表现出不同的信号特征,称为流动效应。血管内快速流动的血液,在磁共振成像过程中呈现为无信号黑影,这一现象称为流空现象。血液的流空现象使血管腔不使用对比剂即可显影。流动血液的信号还与流动方向、流动速度以及层流和湍流有关,在某些状态下还可表现为明显的高信号。

4. 质子弛豫增强效应与对比增强 一些顺磁性和超顺磁性物质使局部产生磁场,可缩短周围质子弛豫时间,此效应称为质子弛豫增强效应,是 MRI 行对比剂增强检查的基础。

(二)MRI 检查技术

1. 多种脉冲序列的联合应用 MR 成像中常用的脉冲序列有自旋回波(SE)序列、梯度回波(GRE)序列、反转恢复(IR)序列等,每种序列中又包括多种类型,临床上应根据不同检查部位和目的选择应用。

2. 脂肪抑制技术 短 T_1 高信号可来源于脂肪、亚急性期血肿、富含蛋白质的液体及其他顺磁性物质,采用如反转恢复等特殊的脉冲序列可将图像上由脂肪成分形成的高信号抑制下去,使其信号强度降低,即脂肪抑制,而非脂肪成分的高信号不被抑制,保持不变,从而可鉴别出是否为脂肪组织。

3. 磁共振血管成像技术(MRA) MRA 是使血管成像的 MRI 技术,一般无需注射对比剂即可使血管显影,安全无创,可多角度观察,但目前 MRA 对显示小血管和小病变仍不够满意,还不能完全代替数字减影(DSA)。常用的 MRA 技术有时间飞跃法和相位对比法。

4. 磁共振水成像技术 采用长 TR、很长 TE 获得重度 T_2WI,从而使体内静态或缓慢流动的液体呈现高信号,而实质性器官和快速流动的液体呈低信号的技术。通过最大强度投影重建,可得到类似对含水器官进行直接造影的图像。目前常用的磁共振水成像技术主要包括:磁共振胆胰管成像(MRCP)、磁共振尿路造影(MRU)、磁共振脊髓造影(MRM)等。磁共振水成像具有无需对比剂、安全无创、适应证广、成功率高、可多方位观察等优点。

5. 磁共振功能成像(fMRI) 磁共振功能成像是利用磁共振现象来检测血流动力学、代谢等功能变化,有利于疾病的功能评价。如基于水分子弥散特性的弥散加权成像(DWI),可有利于疾病的早期诊断;基于血流动力学特性的灌注成像(PWI),可有利于获取组织中微观血流动力学信息;MR 波谱(MRS)是目前唯一能对活体人体组织代谢及化合物进行定量分析的无创伤性方法;基于血氧依赖水平(BOLD)的脑功能成像可实时捕捉到神经元的活动等。

(三)MRI 诊断肿瘤的价值

由于 MRI 具有较强的软组织分辨率,对人体安全无创,在神经、脊髓及软组织肉瘤的早期诊断、术前评价及术后复发等方面已成为首选的检查方法,在腹盆腔肿瘤的良、恶性判定及肿瘤的 TNM 分期中有其独特的优势。解剖结构和病变形态显示清楚,可以多方位、多参数成像,便于显示体内解剖结构和病变的空间位置和相互关系;除可显示形态变化外,还能进行功能成像和生化代谢分析,能在分子水平上反映病理情况,有利于肿瘤的客观评价。

四、肿瘤的核医学检查

放射性核素显像技术是临床核医学中的主要组成部分,与 X 线、CT、MRI 和超声检查等同属影像医学技术范畴,在临床诊断和研究中具有重要作用。医学中把应用计算机辅助断层技术进行显像的设备统称为发射计算机断层显像(emission computed tomography,ECT),临床上最常用的是全身骨显像(骨 ECT)检查,见图 3-5。

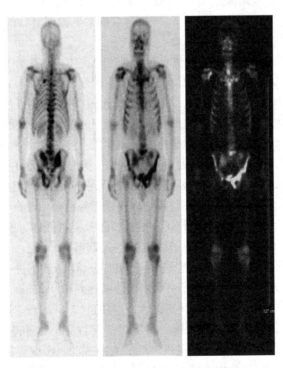

图 3-5 全身骨 ECT 检查骨转移成像

(一)核医学检查图像特点

1. 单光子发射计算机断层扫描技术(single photo emission computed tomography,SPECT) SPECT 是利用放射性核素作为示踪剂,将这种示踪剂注入人体内,使该示踪剂浓聚在被测脏器上,从而使该脏器成为射线源,在体外用绕人体旋转的探测器记录脏器中放射性分布可得到数据,根据这些数据可以建立一系列断层平面图像,从而获得核素或核素标记物在脏器和组织中的分布代谢规律,达到诊断疾病的目的。SPECT 是以脏器内、外放射性差别以及脏器内部局部放射性差别为基础的,而脏器和病变内放射性的高低直接与显像剂的聚集量有关,聚集量的多少又取决于血流量、细胞功能、细胞数量、代谢率和排泄引流等因素。因此,放射性显像不仅能够显示脏器和病变的位置、形态和大小,更重要的是同时提供有关血流、功能、代谢和受体等方面的信息。

2. 正电子发射计算机断层扫描术(position emission tomography,PET)　PET 是利用回旋加速器加速带电粒子轰击靶核,通过核反应产生的放射性核素,并合成显像剂,引入体内定位于靶器官,它们在衰变过程中发射带正电荷的电子,这种正电子在组织中运行很短距离后,即与周围物质中的电子相互作用,发生湮没辐射,发射出方向相反、能量相等的两光子。PET 成像是采用一系列成对的互呈 180° 排列的探头在体外探测示踪剂所产生湮没辐射的光子,采集的信息通过计算机处理,显示出靶器官的断层图像并给出定量生理参数。通过 ^{11}C、^{13}N、^{15}O、^{18}F 等将核素标记在人体所需营养物质(如葡萄糖、氨基酸、水、氧等)或药物上,PET 可以从体外无创、定量、动态地观察这些物质进入人体后的生理、生化变化,从分子水平洞察代谢物或药物在正常人或病人体内的分布和活动。

3. 正电子发射计算机断层显像(position emission tomography-computed tomography,PET-CT)　PET-CT 是将 PET 和 CT 两个已经相当成熟的影像技术融合,实现了 PET 和 CT 图像的同机融合,使 PET 的功能影像与螺旋 CT 解剖结构影像两种显像技术的优点融为一体,形成优势互补。PET-CT 是反映病变的基因、分子、代谢及功能状态的显像设备。它是利用正电子核素标记葡萄糖等人体代谢物作为显像剂,通过病灶对显像剂的摄取来反映其代谢变化,从而为临床提供疾病的生物代谢信息。

（二）核医学检查技术

1. SPECT 反映脏器代谢和功能状态、获取器官血流、功能和代谢信息,有助于疾病的早期诊断。放射性核素显像具有多种动态显像方式,使脏器和病变的血流和功能情况得以动态而定量地显示,与静态显像相配合能对疾病的诊断更加准确。一些放射性核素显像因脏器或病变能够特异性地聚集某种显像剂而显影,因此影像具有较高的特异性。

2. PET 图像反映的是用发射正电子的核素标记的药物在体内的生理和生化分布,以及随时间的变化。通过使用不同的药物,可以测量组织的葡萄糖代谢活性、蛋白质合成速率以及受体的密度和分布等。因此,PET 也被称为“活体生化显像”。与 SPECT 比较,PET 是高级的核医学显像技术。PET 与SPECT 之间有相同之处,也有差异。相同之处在于两者利用放射性核素的示踪原理进行显像,均属于功能显像的范畴,显像结果也都表现为阴性显像或阳性显像。但两者也存在明显的差异,这主要表现在所用的显像剂和扫描仪方面。在显像剂方面,PET 所用显像剂较 SPECT 更具生理性,PET 药物是人体内源性代谢物或类似物,可以用 C、N 和 O 等人体组成元素标记,符合生理学特性;在扫描仪方面,PET 的探测灵敏度和分辨率明显高于 SPECT,因此 PET 图像质量要明显高于 SPECT;PET 可行准确的衰减校正,还可以进行准确的绝对定量,SPECT 在衰减校正及定量准确方面均不如 PET;此外,在扫描范围上来看 PET 多为全身检查,而 SPECT 一般只能检查局部器官。

3. PET-CT 检查能显示病变的形态改变及功能代谢特征,诊断敏感性及准确性较高,但包括本方法在内的任何一种影像学方法均不可能对所有疾病的诊断达到 100% 准确,需结合临床及其他检查综合分析。PET-CT 显像设备精密复杂,需在设备稳定、可靠的状态下进行。PET-CT 可以实现医学影像诊断学的“四定”:“定位”指发现病变和明确病变部位;“定性”指明确病变的病理和病理生理性质(良、恶性鉴别);“定量”指 PET-CT 不仅能提供病灶的大小、范围、密度等数值,更重要的是能提供功能和代谢指标(葡萄糖代谢率、局部血流量、氧耗量等),更能深入本质地反映病变性质、程度;“定期”是指确定疾病的发展阶段。

（三）核医学诊断肿瘤的价值

核医学诊断肿瘤的主要优势在于能够从分子生物学层面提供肿瘤更准确、更全面的代谢性诊断信息,有利于肿瘤良、恶性的鉴别,有利于显现一些常规影像学检查方法不易显示的病灶,能发现早期微小肿瘤、确定肿瘤分期,可为手术与精细放疗提供精确的向导,为放化疗提供了准确的疗效监测及评价治疗效果等。SPECT 对于原发骨肿瘤或骨转移瘤的特异性较高,但是对于其他体内组织肿瘤的检出率不及 PET。PET 对于包括骨骼在内的大部分肿瘤有着较为精确的鉴别能力。PET-CT 在肿瘤疾病中的应用主要包括：肿瘤的早期诊断和良、恶性鉴别，确定各类恶性肿瘤的分期和分级，治疗效果评估和预后判断，早期鉴别肿瘤复发，对肿瘤进行再分期，肿瘤原发病灶的寻找及放射治疗的生物靶区确定。

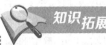

正电子发射计算机断层成像/磁共振成像（PET-MRI）

PET-MRI，正电子发射计算机断层显像仪（PET）和磁共振成像术（MRI）两强结合一体化组合成的大型功能代谢与分子影像诊断学设备，同时具有 PET 和 MRI 的检查功能，达到最大意义上的优势互补。PET-MRI 检查大幅度减低了放射对人体的损伤，因为 MRI 对人体无任何放射损伤。PET-MRI 一次检查便可发现全身是否存在危险的微小病灶。早期诊断可以使病人能真正地得到早期治疗并为彻底治愈创造了条件，在国外，PET-MRI 被视为健康体检的最佳手段之一，定期的 PET-MRI 健康检查可发现一些无症状的早期病人。一般每年做一次 PET-MRI 检查比较合适。PET-MRI 检查与目前其他手段相比，其灵敏度高、准确性好，对许多疾病尤其是肿瘤和心脑血管疾病具有早期发现、早期诊断和准确评估的价值。

五、肿瘤的超声检查

（一）超声图像特点

超声检查是利用超声波探测人体、诊断疾病的影像医学，其发展迅速，是临床常用的三大影像技术之一。超声是以 20kHz 以上的频率通过递质传播的声波，临床上常用的超声频率通常在 2.2~10MHz，它具有方向性好，穿透性强，易于获得等优点。超声射入人体后，由于人体超声阻抗分布不均匀，由表面到深部将经过不同声特性阻抗和不同衰减特性的器官和组织，从而产生不同的反射与衰减。这种不同的反射与衰减是构成超声图像的基础。超声诊断仪将接收到的回波根据其强弱用明暗不同的光点依次显示在屏幕上，就显出人体的断面超声图像，亦称为声像图。超声检查是根据声像图特征对疾病作出诊断。人体不同组织和液体的回声强度通常分为 4 级，即高回声（如血管壁、脏器包膜、瓣膜、肌腱、组织纤维化等）、等回声（如肝、脾、胰腺实质等）、低回声（如脂肪组织）、无回声（如尿液、胆汁、囊肿液和胸腹腔露出液等）。对后方伴有声影的高回声，也称为强回声（如骨骼、钙化、结石和含气的肺）。

（二）超声检查技术

超声诊断仪根据功能分为两大类：解剖超声与血流超声。解剖超声以超声为代表，因采用多声束连续扫描，故可显示脏器的二维图像，为目前使用最为广泛的超声诊断法。三维、四维超声是可将立体图像以投影图或透视图表现在平面上的显示方式，可从各角度来观察该立体目标。血流超声以多普勒超声为代表，分为二维彩色多普勒及三维立体彩色多普勒。可采用连续波多普勒和脉冲波多普勒不同的成像方法来探测血流、测量血流速度。同时，在多普勒二维显像的基础上，以实时彩色编码显示血流的方法可以不同的彩色显示不同的血流方向与流速。

（三）超声诊断肿瘤的价值

超声检查因具有无放射性损伤、能取得多种方位的肿瘤断面图像，并能根据声像图特点对病变作出定位、定量及定性诊断；实时动态显示，可观察器官的功能状态和血流动力学情况；设备轻便、易操作，并可反复多次重复观察等特点，已经成为头颈部、软组织、胸腹部及盆腔肿瘤筛查的重要手段。近年来随着超声仪器的改善，超声图像的二维分辨率不断提高，并可同时具有彩色多普勒血流显像和多普勒频谱测定的功能，丰富了诊断信息，使得超声检查成为腹、盆腔疾病诊断的首选方法。特别是在乳腺肿瘤、甲状腺肿瘤及浅表淋巴结的诊断中具有丰富的经验，常用于定性诊断。超声在肿瘤诊断领域的价值主要包括：发现肿瘤、鉴别肿瘤的性质、引导穿刺活检、肿瘤的术前评估分期及肿瘤病人的手术或放疗、化疗后随访等。

六、其他特殊检查

最常见的特殊检查手段为介入诊断,是以影像诊断学为基础,在影像设备(超声、CT、MRI 等)引导下,利用穿刺针、导管、导丝及其他介入器材,对疾病进行诊断和治疗的学科。介入诊断学属于微创医学,既有外科手术的特点,又有内科治疗的机制,更有影像综合治疗知识,加之特有的穿刺技术、导管导丝交换技术,使其形成了自成体系的新兴临床学科。介入技术对包括肿瘤在内的许多疾病有着特殊的诊断和治疗作用,并以微创、精准、高效、并发症少、恢复快、不破坏原组织解剖结构、可重复性强等优势,解决了以往许多疾病的诊断和治疗难题。介入放射诊断和治疗技术自 20 世纪 60 年代一经出现就显示出了广阔的发展前景,新技术、新项目不断出现。在肿瘤介入诊断方面,目前临床应用广泛的主要是经皮穿刺活检、经导管血管造影诊断和血管插管造影 CT 诊断。

第四节　肿瘤病理学诊断

一、组织病理学诊断

组织病理学诊断(histopathology diagnosis)主要包括石蜡切片和冷冻切片。

(一)石蜡切片

石蜡切片(paraffin section)的方法是将标本组织经脱水后包埋于石蜡中,然后切片、染色(苏木精-伊红/HE 染色),显微镜观察并作出诊断,见彩图 3-6。标本的种类有以下几种:

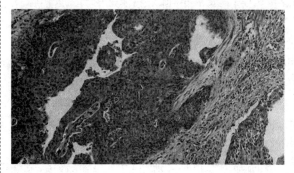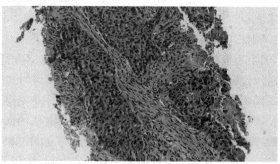

图 3-6　食管鳞癌及肺鳞癌组织病理

1. 活检标本(biopsy specimen)　包括用切取/切除病灶取得的活检小标本。

(1)切取活检(incisional biopsy):是取活体病变组织中的一部分做切片检查,以明确病变的性质,以及对肿瘤进行分类、分级,指导治疗方案的选择。例如,直视下/各种内镜镜检时用活检钳钳取、针刺吸取、手术切取小块组织送检。

活检取材应注意:①所取组织能反映病灶的性质,避免取出血、坏死部位,避免挤压组织引起人为变态;开腹开胸手术如肿瘤未能切除,进行取活检时,应在确定已取到肿瘤组织后才关腹关胸。②取材时尽量减少创伤、出血,有的部位不宜活检,如鼻咽纤维血管瘤的血管丰富而无弹性,活检易引起大出血;皮肤恶性黑色素瘤易因活检而促进肿瘤的转移,不宜活检,应整块一次性广泛切除肿瘤。③及时固定组织,活检后立即将组织放入足量(标本体积的 10 倍以上)4% 甲醛溶液中固定,以免组织自溶;从组织固定到取材的间隔时间最好为 30min 到 24h。组织结构、细胞形态与细胞内抗原蛋白等保存良好,才能保证制片质量与分子病理学方法的有效性,有利于病理学诊断。

(2)切除活检(excisional biopsy):是将肿块连同部分周围正常组织切除送检。如肿瘤为良性,则可达到治疗的目的。

选择做切除或切取活检的主要因素是病灶的大小。如病灶体较小,最好一次性将病灶完整切除。如怀疑为恶性淋巴瘤,也最好将一个淋巴结完整切除送检。

2. 大体标本(gross specimen)　无论术前有无病理学诊断,手术切除的标本(肿物或器官,又称大体标本)都应送病理检查。术前切取活检会因取材局限而不易诊断,甚至有误。最后诊断必须根据对大体标本的全面检查而定,更不能仅凭肉眼观察判断肿瘤的性质而将大体标本丢弃。恶性肿瘤根治术后的大体标本,应包括切除的肿瘤原发灶及所在器官、清扫出的全部淋巴结(分组送检)、切除器官组织的上下断端或基底部组织等。

对大体标本固定时,要使用足够大的容器并加入至少盖过标本的足量固定液。较大的组织要平行切开(但不能切断)后固定。

病理医生应对大体标本做全面的肉眼观察,详细记录(保存文字与影像资料)并按照不同部位组织器官、肿瘤种类的取材规范切取肿块,做石蜡包埋切片,镜检作出病理学诊断。

大体标本送检的目的:进一步明确肿瘤的性质、分类及分级;明确肿瘤的大小、范围、浸润程度及与周围组织器官的关系;了解肿瘤有无转移;明确手术切除范围是否足够。这些均对肿瘤的诊断、临床病理分期及决定进一步治疗方案有重要的意义。

(二)冷冻切片

冷冻切片(frozen section)即术中会诊(intraoperative consultation)的方法是取新鲜组织一小块,不必固定,送病理科快速冷冻成形,切片染色诊断。一般过程需30min。

冷冻切片的作用:用于术前未能诊断,术中需要了解病变性质以确定治疗方案时,如肺肿块、乳腺肿块的诊断;术中需明确病变侵犯范围,决定手术切缘时,如乳腺癌的保乳手术要了解切缘有无肿瘤;了解肿瘤外的一些病灶是否属肿瘤的转移;证明有无创伤正常组织或证实活检已取到肿瘤组织等。

由于冷冻切片的时间仓促、组织未经固定脱水等步骤的处理,导致切片染色不良等原因,其诊断准确率低于石蜡切片。因此,不应以冷冻切片来代替石蜡切片诊断。骨和钙化组织因组织太硬无法切片的也不宜做冷冻切片。

二、细胞病理学诊断

(一)概念

细胞病理学诊断(diagnostic cytology)是取肿瘤组织中的细胞,经染色(巴氏染色或HE染色)后观察细胞的形态进行诊断的方法,在肿瘤的诊断中细胞病理学诊断是最常采用的方法之一。虽然自1941年就确定了宫颈和阴道细胞学的诊断价值,可以说是古老的和传统的技术,但还在不断发展和广泛应用着。细胞病理学是以组织学为基础,研究组织碎片、细胞群团、单个细胞的形态和结构以及细胞间比邻关系并探讨组织来源的一门科学。细胞病理学包括两大部分:脱落细胞学(exfoliative cytology)和针吸细胞学(fine needle aspiration cytology,FNAC)或称小针穿细胞学(fine needle aspiration biopsy,FNAB)。所谓小针是指穿刺针头外径小于1mm(瑞典)或小于0.9mm(中国),国内一般采用7号(外径等于0.7mm)针头进行针吸或穿刺,其针头长度不限,依据需要选择长短。

(二)过程及程序

肿瘤医院和大多数综合医院都设有细胞学室。一般在病理科设有细胞学室。当临床医生开出细胞学检查送检单后,有些细胞检查直接到细胞学室去做。例如体表肿物针吸细胞学检查,由细胞学医生操作取材。有些检查则由临床医生取材,例如抽取胸腔积液、腹水、宫颈涂片和内脏肿瘤穿刺。有些检查去找影像诊断学科医生取材,例如胸腔和腹腔肿物等在超声、CT引导下取材。有些检查由病人自己按医嘱要求收集标本,如尿液和痰液等。

检查的程序是,收集检查标本,然后进行制备涂片,将标本涂抹到借助显微镜检查的玻片上。为了保存细胞结构清晰,还需用固定液固定15min以上。同时为了认清细胞的形态特征,尚需给细胞加上颜色,也就是染色。染色的方法很多,常规染色有巴氏和苏木精-伊红染色法,有时依据需要,还要进行特殊染色以帮助诊断。染色完毕,用特殊透明胶将特制显微镜检查的盖玻片封上。最后才能在光学显微镜下逐个视野寻找细胞,仔细分析这些细胞对诊断的意义。

(三)分类

根据取材方法的不同,可分为脱落细胞学及穿刺细胞学,见彩图3-7。

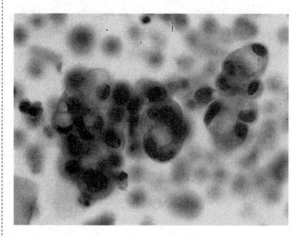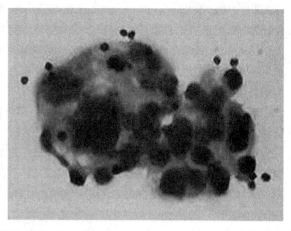

图 3-7 肺泡灌洗液及胸腔积液细胞病理

1. 脱落细胞学 对体表、体腔或与体表相通的管道内的肿瘤,取其自然脱落或分泌排出物,或者用特殊器具刮取/吸取表面的细胞进行涂片的方法,也可在冲洗后取冲洗液离心沉淀涂片。例如,痰液、尿液、阴道液、乳头分泌物涂片;宫颈刮片、食管拉网涂片、各种内镜下刷片;抽取胸腔积液、腹水、细胞液涂片;支气管肺泡灌洗液、术中腹盆腔冲洗液沉淀涂片等。

2. 穿刺细胞学 用细针刺入肿瘤实体内吸取细胞涂片的方法。对体表可扪及的肿瘤可直接穿刺,包括淋巴结、甲状腺、乳腺、前列腺及肢体的肿块穿刺。对深部脏器的肿瘤或体积较小难以定位的肿瘤可在影像学(超声、X 线透视、CT)和/或内镜协助下穿刺,如 X 线透视或 CT 引导下对乳腺可疑小肿块穿刺,超声引导下胃肠镜经胃或肠对胰腺肿块进行穿刺,超声引导下的支气管镜经支气管对肺/纵隔肿块与淋巴结进行穿刺等。取材后,应将刮取物或穿刺物立即均匀涂于玻片上,然后(湿片)立即放入 95% 乙醇中固定至少 15min。也可以将穿刺物直接注入固定液(液基细胞保存液)中,再用液基制片技术或细胞离心技术制片。脱落细胞学或穿刺细胞学的标本,若有较多的细胞成分或有小的组织碎块时,也可做成细胞块,然后做石蜡切片、HE 染色或免疫组织化学染色观察,也可用于其他分子生物学技术的检测。

(四)细胞病理学在肿瘤诊断中的作用

1. 进行人群或癌症高发区的普查 一般为定期有的放矢地检查某种肿瘤,可发现病人自己感觉不到症状的恶性肿瘤,包括不少早期恶性肿瘤,为早期治疗争取时间,大大地改善病人的预后。例如坚持多年的防癌普查使全世界宫颈癌的死亡率和晚期癌的发生率普遍下降。北京等 10 个省市地区 612 407 例宫颈癌普查发现早期浸润癌和原位癌占癌检出的 61.02%。1974 年河南林县姚村 14 002 人食管拉网细胞发现癌 221 例,其中早期癌占 78.6%;1975 年林县城关食管拉网 10 330 人找出癌 237 例,早期癌达 83.6%。

2. 诊断肿瘤 发现早期癌,为早期治疗提供依据,细胞学检查通过宫颈刮片、宫内膜吸片、食管拉网、尿、浆膜腔积液、溢乳涂片、痰涂片、内镜刷片、针吸内脏和体表肿块等途径的检查,诊断癌细胞或肉瘤细胞并能够进一步明确组织类型,因而是肿瘤诊断的重要方法之一。对较小肿物或体征不明显或病人感觉不到症状时,到医院体检细胞学检查也能发现早期癌。

3. 肿瘤治疗后随诊 恶性肿瘤病人治疗后定期复查或确定是否复发。细胞学检查是最方便的方法之一。

4. 认识癌前病变 细胞学诊断能够发现癌前病变,所谓癌前病变就是在一些致癌因素长期作用下,其发展为癌潜在危险的某些形态变化,经过治疗可以转归正常。因此,为肿瘤防治提供形态学依据,是营养干预试验和药物阻断治疗癌前病变转归的重要监测指标。

5. 提示良性病变 针吸肿物亦能提示炎症感染,如淋巴结肿物,针吸依据一定形态特征提示化脓性炎症或结核性病变等。脱落细胞学检查也能够明确某些良性病变,如宫颈刮片发现线索细胞提示细菌性阴道病,发现核周空穴细胞则提示人乳头瘤病毒感染等。

（五）细胞病理学的应用价值

1. 无创伤性取材或微创性取材　取材途径简便快速，刮、涂、印、刷、抹、摩擦、离心集中和针吸、穿刺等对病人损伤极小，以此奠定了细胞病理学应用的前景。脱落细胞学主要利用病人分泌物和排泄物进行检查。如病人咳出的痰、乳头的分泌物、尿液、胸腔积液、腹水等。针吸或小针穿刺对体表和内脏肿物进行细胞学检查。小针的外径不超过 0.9mm。体表肿物操作方便，内脏肿物在模拟定位机、CT、超声检查等引导下经皮取材。理论上针吸可能引起针道种植，实际发生极少，有报道发生率为 0.005%。针吸或小针穿刺对病人预后没有不良影响，当今在国际和国内广泛开展针吸细胞病理学检查，行之安全。

2. 应用研究范围广泛　全身各系统器官几乎都能应用细胞学检查方法。鼻咽刮片、食管拉网、溢乳涂片、宫内膜吸片、宫颈和阴道刮片、痰检、尿检、内镜刷片等以及甲状腺、纵隔和肺、胸膜、肝、胰腺、腹膜后肿物、前列腺、骨、皮肤和软组织肿物等针吸均可用细胞病理学方法进行诊断。

3. 诊断的敏感性和特异性尚满意　敏感性和特异性为评价细胞学诊断水平的指标。宫颈和食管细胞学检查的敏感性与特异性较高，涂片细胞形态结构清晰，核内微细结构清楚，对诊断起到不可忽视的作用。

4. 获取组织病理学诊断困难时的选择　细胞病理学达到形态学诊断目的，如肺和纵隔或腹腔肿物不适宜手术的病例，经皮穿刺细胞学大部分能够明确肿物性质和基本的组织类型，给放疗或化疗提供形态学诊断依据。

5. 细胞病理学可代替部分冷冻切片检查　如乳腺肿物针吸细胞学报告肯定是癌，术中一般不再做冷冻切片检查，缩短了手术时间。又如某些部位肿物，术中取活检困难时可针吸涂片诊断，确诊性质时直接手术切除。此时细胞学专家掌握的诊断标准严格，若形态不十分肯定时必须进行冷冻切片检查。

（六）细胞病理学诊断的局限性

1. 局限性　诊断时寻找组织碎片、细胞群、细胞团和单个细胞的形态结构，以及彼此关系作为依据。虽然细胞未经脱水、包埋、切片的处理，细胞结构清晰可辨，但是观察不到组织结构关系，致使在诊断上有时产生片面性和局限性。

2. 改善局限性的关键

（1）改良取材方法、改进涂片制备技术等：例如，目前国内正在逐渐推广的液基细胞学制片方法，使有效细胞成分尽量取到玻片上并且细胞保存良好，结构清晰，给诊断带来方便。加强取材技术人员培训，尽量获取供诊断的足够细胞成分和清晰细胞结构。

（2）提高鉴别诊断能力：探讨光学显微镜中与恶性细胞类似形态改变的特征。

（3）应用辅助诊断的各种新技术：电子显微镜、免疫细胞化学、细胞自动识别、影像分析系统和流式仪与分子生物学、基因分子生物学技术等应用于细胞病理学诊断的疑难病例。帮助光学显微镜鉴别组织类型和探讨组织来源，或纠正光学显微镜错误诊断组织类型，或支持光学显微镜诊断达到双确诊目的，或减少因视觉疲劳的漏诊率。

（七）如何阅读细胞病理学报告

细胞病理学报告是指临床医生开出送检单，细胞学人员按要求作出诊断，然后把诊断结果和建议用书面形式返回病案，是医生综合诊断的依据之一。

细胞学诊断报告分为两种：第一种分级诊断法以巴氏五级为代表，目前不提倡应用分级法；另一种为描述性诊断法，宫颈细胞学描述性诊断以贝塞斯达系统（the Bethesda system，TBS）法为代表。报告一般分为在正常范围或未见癌、细胞感染反应性细胞改变、癌前病变、可疑癌、可疑恶性和癌、肯定恶性。癌前病变提请临床进一步检验追随，关于可疑恶性细胞学认为可能为癌但不能肯定，需要立即进一步检查、复查，以便确诊。追随结果至少 60% 以上能肯定恶性。同时报告中应该指出取材情况满意、尚满意和不满意。不满意标本应重复取材。取材不满意常常难免，需再次收集标本进行检查。病人应配合，这对明确诊断有益。

总之，细胞学报告是临床医生综合判断的依据之一，细胞学诊断恶性肿瘤具有很高的临床价值，细胞学诊断阴性即未发现癌细胞时不能单凭几次检查解释为没有肿瘤存在,仅说明本次取材标本中为阴性,应该听取临床医生综合判断检查的结果。

三、分子病理学诊断

分子生物学理论、方法出现的革命性创新并日臻完善,使生物医学进入分子时代,也将病理学带入分子病理学时代,对疾病的病因、发生、发展、发病机制及形态变化,从传统形态学概念深入至分子或基因水平,其中以癌基因、抑癌基因及其他相关基因研究为代表的肿瘤分子病理研究是最为热点的领域,分子诊断成为肿瘤病理研究最主要的内容和手段,近十余年,分子诊断已由实验室逐步进入应用阶段,分子诊断的特点是灵敏度高、特异性强、适用范围广,取材一般不受组织或时相限制,具有广泛的应用前景,在肿瘤分子病理研究中正展示其重要价值。

(一)分子诊断在肿瘤研究中的意义

1. 肿瘤易感基因的检测 肿瘤遗传相关的易感基因检测对于肿瘤高危人群的筛检具有实用价值,已明确的肿瘤易感基因及其相关肿瘤有 *Rb1*(视网膜母细胞瘤)、*WT1*(肾母细胞瘤)、*P53*(Li Fraumeni 综合征)、*APC*(家族性腺瘤性息肉病)、*HNPCC*(遗传性非息肉病性结肠癌)、*NF1*(神经纤维瘤病)、*VHL*(Von Hippel-Lindau 综合征)、*PTEN*(Bannayan-Riley-Ruvalcaba 综合征)、*BRCA*(家庭性乳腺癌、卵巢癌)等。除了检测高危人群的易感基因外,有些方法也应用于正常人群肿瘤易感性检测,如检测 *ret* 基因突变用于诊断多发性内分泌肿瘤,通过分析 *GST* 基因型以判断个体暴露于致癌物时的致癌危险性等。

2. 肿瘤的分类 随着研究的深入,已有越来越多的肿瘤被发现有特异的染色体基因变异。例如,慢性髓细胞性白血病的染色体异常(费城染色体)、胃肠道间质瘤的 *C-kit* 基因突变、滤泡性淋巴瘤的 *Bcl-2* 基因重排、85% 的 Ewing 家族肉瘤有 t(11;22)(q24;q12)染色体易位。

3. 肿瘤的早期诊断 *K-ras* 基因突变是一种胰腺癌、结肠癌和肺癌等肿瘤中发生率较高的分子事件,突变集中在第 12、13 和 61 编码子。应用细针穿刺活检材料检测胰腺癌的第 12 编码子突变,检出率可达 100%,应用 PCR-RFLP 方法检测结肠癌病人粪便中的 *Ras* 基因突变,其检出率与瘤组织中相似,可用于高危人群的筛选。

4. 肿瘤的预后判断 肿瘤基因的突变、扩增及过表达等改变常与肿瘤的预后密切相关,如 *P53* 基因突变与乳腺癌、肝癌、结肠癌等多种肿瘤预后有关,*nm23* 的状态则与肿瘤转移相关。研究发现,从分子水平上判断肿瘤的生物学行为及预后具有较高的准确性。如 Vogelstein 根据结肠癌相关基因的变化,提出了结肠癌癌变和演进的分子模型,阐述了癌基因激活、抑癌基因失活与肠上皮细胞增生、癌前状态、癌变和转移各阶段基因变化的特征。此外,文献中对胃癌、肝癌、肺癌等也提出了类似的分子模型。

5. 为肿瘤个体化治疗提供依据 肿瘤发生、发展的不同时期,可能涉及不同基因的不同变化形式,而基因的变化及基因间的信号传递与肿瘤临床治疗的敏感性密切相关,这些基因的异常使肿瘤对某些放疗或化疗的方法具有抵抗性,如能从基因水平上改变异常基因的状态,则可提高放、化疗的敏感性,如能在分子水平对肿瘤基因变化提供指标,对肿瘤的个体化治疗具有指导意义。例如,乳腺癌的 *HER-2/neu* 基因过表达、肺腺癌的 *EGFR*、大肠癌的 *K-ras* 基因突变的检测均与靶向药物是否使用有关。

(二)分子诊断在肿瘤研究中的应用

1. 基因过表达的检测 癌基因的激活和抑癌基因的失活是肿瘤发生过程中的关键因素。癌基因的激活有多种表现形式,其中基因产物过表达为重要形式之一,可表现为 mRNA 和蛋白质量的增加,此外,基因扩增可表现为基因拷贝数的增加,这些基因表达的异常均可加以检测。

(1)表达产物的检测:蛋白质水平基因表达产物的检测最常用的方法为免疫组织化学技术,也可应用酶联免疫吸附和蛋白质印迹法(Western blotting)。新一代测定方法为流式细胞仪法(flow cytometry),更新的影像细胞测试法(image cytometry)则可应用特定波长的光密度进行积分,进行特定蛋白质的定量分析。

（2）基因扩增的检测：基因扩增主要表现为基因拷贝数的增加和转录产物 mRNA 的增加，经典方法为聚合酶链反应技术（polymerase chain reaction，PCR）。但应用更普遍的为组织细胞原位核酸分子杂交，包括原位杂交、荧光原位杂交、对比基因组杂交。近年发展较快的荧光原位杂交和对比基因组杂交在肿瘤分子诊断中具有重要的应用价值。原位 PCR 技术作为一种敏感性高、特异性强、能在组织细胞原位进行低拷贝数基因定位的研究方法，在分子诊断中发挥了重要作用，其灵敏度比原位杂交高出 2 个数量级，是形态学和分子生物学前沿交叉的产物，对前沿研究和学科发展起着巨大作用。

2. 基因突变的检测　癌基因和抑癌基因突变是肿瘤发生中出现频率较高的分子事件，不仅在肿瘤细胞中可检测到突变基因，在一些癌前病变或癌前状态的组织细胞中也存在不同形式和程度的基因突变，基因突变的检测对研究肿瘤发生机制、诊断和鉴别诊断、预后评估及治疗方案选择等都有重要价值。基因突变形式主要有点突变、基因缺失（1~2 个碱基缺失，1 个片段或 1 个外显子缺失）、基因易位或重排、基因插入、甲基化及染色体非组蛋白改变等。基因突变及其检测方法研究已成为生命科学研究的热点。1985 年以前，主要应用 Southern 杂交，可筛选出基因的缺失、插入和移码重组等突变形式，对于不能用该法检测的突变，也可用 DNA 序列测定分析，但复杂费时。PCR 技术促进了基因突变检测技术的发展，目前大部分基因突变检测技术都是以 PCR 为基础，已达 20 余种，比较成熟的技术包括 PCR-SSCP 法、杂合双链分析法、突变体富集 PCR 法、变性梯度凝胶电泳和温度梯度凝胶电泳法、化学切割错配法、等位基因特异性寡核苷酸分析法、DNA 芯片技术、连接酶反应、等位基因特异性扩增法、RNA 酶 A 切割法、荧光原位杂交、寡核苷酸引物原位 DNA 合成法、比较基因组杂交法和 DNA 序列分析等。

3. 限制性酶切片段长度多态性分析　通过对 DNA 分子的分析来识别特定基因组区域的丢失及扩增，其中较重要的一种研究为应用同一个体的正常体细胞（血细胞或瘤旁正常组织）及肿瘤细胞的 DNA，检查 DNA 多态性座位上等位基因的不平衡性，当两个等位基因的相关性密度在正常细胞与肿瘤细胞之间出现显著性差异时，就提示肿瘤细胞中多态性序列座位处出现突变，当 DNA 序列的差异发生在限制性酶识别位点或当 DNA 片段插入、缺失或重复，可使基因组 DNA 经限制性内切酶水解发生片段长度改变，在不同个体间可出现不同长度的限制性片段类型，故称为限制性酶切片段长度多态性（restriction fragment length polymorphism，RFLP）。RFLP 技术可直接分析癌组织中某些基因在染色体上的变异及其与肿瘤发生的关系，精确位点的 RFLP 分析还是发现新的肿瘤基因的有效手段。目前能用于 RFLP 分析的肿瘤基因探针和基因位点探针已有数百种，覆盖了人类 23 对染色体，是肿瘤分子诊断的重要方法之一。

4. 微卫星不稳定性分析　微卫星不稳定性检测是基于数量可变串联重复序列（variable number of tandem repeats，VNTR）的发现。细胞基因组含有大量碱基重复序列，一般将 6~70bp 的串联重复称为小卫星 DNA 或 VNTR，1~4bp 的串联重复称为微卫星 DNA 或简单重复序列（simple repeated sequence，SRS），SRS 为新的 DNA 多态性标志之一。微卫星不稳定性（microsatellite instability，MI）是指 SRS 的增加或丢失，特别是在 DNA 错配修复系统缺损的肿瘤基因组中，常显示大量 MI。MI 仅在瘤细胞中发现，目前已发现存在于肠癌、胃癌、肺癌、乳腺癌、肝癌等多种肿瘤组织。检测 MI 的方法为 PCR 扩增及电泳分析，如结合显微切割技术，则可使检测目的更为明确。

5. 端粒酶及其检测　端粒酶与肿瘤关系的研究是近年来十分活跃且发展迅速的领域之一，近年的研究表明，人类肿瘤中 85% 左右的肿瘤细胞存在端粒酶活性表达，对端粒酶的研究有可能为肿瘤的发生发展、诊断、预后等提供指标，并可能以抑制端粒酶表达为手段作为肿瘤治疗的新方法。端粒酶活性检测经典方法为端粒重复扩增技术（telomere repeat amplification protocol，TRAP），TRAP 法分析结果是非线性的，样品间的比较和定量比较困难且操作复杂，也不适用于小样品，而且由于有些组织中含有 Taq 酶抑制物，会出现假阴性结果，目前不少研究者致力于端粒酶检测方法的改进，有人应用接近闪烁分析技术，在 96 孔板上进行 TRAP 操作，可用作大规模临床样本及端粒酶抑制剂的筛选。ELISA 法是利用端粒酶在生物素标记的引物上加入多个六核苷酸端粒重复序列，反应产物用生物素标记的引物进行 PCR 扩增，与地高辛标记的探针杂交，再与抗生物素蛋白包被的微量滴定板结合，该法省时且无放射性污染，可减少假阴性。原位杂交法检测端粒酶活性也有报道，有可能通过原位杂交区分正常和肿瘤细胞,但仍有待于进一步的成熟、稳定。

（三）肿瘤分子诊断的发展前景及其标准化

分子诊断技术是肿瘤分子病理研究具有划时代意义的检测手段,拓宽了病理学研究的范围,使人们对肿瘤发生发展、形态特征、生物学行为的认识进入分子水平,分子诊断的大部分技术已日趋成熟,但目前还主要用于研究领域,真正用于临床检测的技术开展得还比较少,费用昂贵、操作复杂是重要原因,分子诊断技术也不能完全取代许多目前使用的行之有效的实验室诊断方法。肿瘤病理学诊断仍应坚持以形态学为基础的原则,分子诊断只是这些方法的补充、改善和提高。分子诊断目前仍存在一些问题,由于其技术一般都具有敏感性高的特点,特别是 PCR 技术,影响结果的因素较多,最大的问题为技术性假阳性和假阴性,PCR 技术本身已比较成熟,要使检测技术具有高敏感性,又要确保检测结果的高特异性和重复性,质量控制至关重要,关键在于建立标准化的实验操作程序和标准化的分子诊断实验室。除诊断技术方面的标准化外,诊断指标也要实行标准化,这样才有可能对肿瘤的诊断、鉴别诊断、浸润转移、临床治疗方案的选择及生物学行为的评估等方面提供有意义的指标,这将是每位病理学家所面临的机遇和挑战。

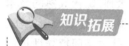

分子靶向治疗

分子靶向治疗是在分子水平上,针对特定的基因位点和肿瘤发生、发展、转移信号途径中的关键位点,来设计特定的治疗药物,药物进入体内后与特定位点结合并发生作用,达到阻断肿瘤细胞增殖、转移、新生血管生成等或使细胞死亡,而较少损伤正常组织。与全身化疗相比,分子靶向药物的最大优点是副作用相对较轻。目前临床上已广泛应用分子靶向药物治疗多种恶性肿瘤,其应用包括单药、与化疗药物联用;此外,放疗联合靶向药物提高局部晚期非小细胞肺癌疗效的研究也正在进行之中。

第五节 肿瘤标志物诊断

一、肿瘤标志物基本概念

肿瘤标志物(tumor marker,TM)是指在肿瘤的发生和增殖过程中,由肿瘤本身所产生的或者由机体对肿瘤细胞反应而产生的、与正常组织和细胞所表达的物质和抗原有区别的且相互不发生交叉反应的肿瘤特异性物质或抗原。肿瘤标志物在临床上主要用于对原发肿瘤的发现、肿瘤高危人群的筛选、良性和恶性肿瘤的鉴别诊断、肿瘤发展程度的判断、肿瘤治疗效果的观察和评价以及肿瘤复发和预后的预测等。理想的肿瘤标志物,一般认为应具有下列特点:

1. 由肿瘤细胞产生,并且可在血液、组织液、分泌液或肿瘤组织中检测出。

2. 在正常机体和良性疾病组织中不能检测出。

3. 某一肿瘤的肿瘤标志物能在该肿瘤大多数病例中检测出。

4. 在临床尚无明确肿瘤证据之前能被检测出。

5. 肿瘤标志物的量值能反映肿瘤大小。

6. 在一定程度上能有助于估计疗效、预测肿瘤复发和转移等。但在现行检测的肿瘤标志物中,绝大多数不仅存在于恶性肿瘤中,也存在于良性肿瘤胚胎组织,甚至正常组织中。

目前没有一种 TM 可以达到以上要求。TM 检测的目的是达到肿瘤早期诊断、早期治疗,因此随着监测方法和技术水平的不断进步,正确、合理地检测 TM 仍有很大的临床价值。

二、肿瘤标志物的分类

肿瘤标志物根据其来源不同,主要分为以下几类(表3-1):

表 3-1　肿瘤标志物的分类及常见肿瘤

肿瘤标志物分类	常见的标志物	恶性肿瘤
酶类	胃蛋白酶原Ⅰ、Ⅱ（PGⅠ、PGⅡ）	胃癌
	前列腺特异性抗原（PSA）	前列腺癌
	神经元特异性烯醇化酶（NSE）	小细胞肺癌
癌胚类	甲胎蛋白（AFP）	原发性肝癌、睾丸癌、卵巢癌
	癌胚抗原（CEA）	消化系统肿瘤和肺癌、乳腺癌
蛋白类	糖蛋白抗原（CA199）	胰腺癌及胆管癌、胃肠道肿瘤
	糖蛋白抗原（CA125）	卵巢癌
	糖蛋白抗原（CA153）	乳腺癌、卵巢癌
	糖蛋白抗原（CA724）	胃癌,卵巢癌
	前列腺特异性抗原（PSA）	前列腺癌
	鳞癌细胞相关抗原（SCCA）	宫颈、头颈部、肺、食管鳞癌
激素类	降钙素	甲状腺髓样癌、小细胞肺癌
	人绒毛膜促性腺激素（HCG）	绒毛膜癌、畸胎瘤、精原细胞瘤
	甲状腺球蛋白	甲状腺癌
病毒类	EB 病毒抗原（IgA-VCA、IgA-A）	鼻咽癌
	肝炎病毒（HBV、HCV）	原发性肝癌
基因类	*bcr-abl*	慢性粒细胞白血病
	Ras 基因	结肠癌
	表皮生长因子受体（*EGFR*）	肺癌、大肠癌

三、常见肿瘤标志物的监测及临床意义

1. 甲胎蛋白（AFP）　自 20 世纪 80 年代初开始检测已近 30 年。研究证明 AFP 具有相对的肝脏特异性,在临床上主要用于原发性肝癌人群的筛查、辅助诊断、疗效和治疗及复发的监测。约有 70% 的原发性肝癌病人 AFP>400μg/L。需要注意的是肝炎、肝硬化病人也会有 AFP 的升高,但一般维持时间较短。此外 AFP 也用于妊娠中 3 个月胚胎 21-三体综合征的母体筛查。

2. 癌胚抗原（CEA）　CEA 是一种酸性糖蛋白,属于非器官特异性肿瘤相关抗原。分泌 CEA 的肿瘤大多位于管腔脏器如消化道、呼吸道、泌尿系等。60%~90% 的结肠癌病人 CEA 升高,80% 胰腺癌、75% 肺癌、60% 胃癌、60% 乳腺癌均可见 CEA 的高表达。

3. CK19 或 CYFRA21-1　为细胞角蛋白 19 的片段,各种上皮细胞均有分布,是肺最灵敏的肿瘤标志物。各期非小细胞肺癌 CK19 的阳性率为 60%,鳞癌为 67%,腺癌为 46%,大细胞肺癌阳性率为 67%,而结核和感染性疾病的阳性率仅为 1%~4%。综上,CK19 对肺癌的特异性达到了 96%,灵敏度也有近 67%。对于肺癌的早期诊断、疗效和预后的判断均有重要价值,尤其对鳞癌是首选。

4. 鳞状上皮癌抗原（SCC）　是肿瘤相关抗原 TA-4 的亚型,是一种糖蛋白,可见于 25%~75% 的鳞状细胞癌。在 30% 的Ⅰ期食管癌和 89% 的Ⅱ期食管癌有升高,与宫颈鳞癌最为相关。可以早期诊断、监测是否复发。但部分良性疾病如银屑病、天疱疮、特殊性皮炎也可升高。

5. 癌抗原 50（CA50）　是一种肿瘤糖类相关抗原,主要由唾液酸糖脂和唾液酸糖蛋白所组成。无器官特异性。

6. 癌抗原724（CA724） 是一种肿瘤相关糖蛋白,是胃肠道和卵巢肿瘤的标志物。增高可见于67%卵巢癌、47%大肠癌、45%胃癌、40%乳腺癌、42%胰腺癌。

7. 癌抗原199（CA199） 是一种糖蛋白,属于唾液酸化 Lewis 血型抗原。正常人可有微量的CA199,表达存在于唾液腺、前列腺、胰腺、乳腺、胃、胆管、胆道及支气管上皮细胞内。同时 CA199 是胰腺癌首选标志物,早期特异性为95%,灵敏度可达 80%~90%。在胆囊癌、胆管癌时阳性率也能达到85%,胃结肠癌阳性率能达到40%,直肠癌阳性率能达到 30%~50%。

8. 癌抗原125（CA125） 存在于上皮性卵巢组织及血清中,在胎儿体腔上皮分泌物及羊水中、成人输卵管、子宫及宫颈内膜也有表达,所以是卵巢癌的特异性标志物。在浆液性卵巢癌时灵敏度达50%~90%,但不存在于黏液性卵巢癌。还应注意的是肝硬化失代偿的病人也存在 CA125 的高表达。

9. 前列腺酸性磷酸酶（PAP） 是一种前列腺外分泌物中能水解磷酸酯的糖蛋白;是前列腺癌的标志物,其升高程度与肿瘤发展基本呈平行关系。

10. 神经元特异性烯醇化酶（NSE） 是神经元和神经内分泌细胞特有的酶。它在小细胞肺癌(small cell lung cancer,SCLC)和神经内分泌肿瘤(如神经母细胞瘤、甲状腺髓质癌等)中有过量的表达。血清 NSE 对小细胞肺癌的敏感度为80%,特异性为80%~90%,主要用于对小细胞肺癌病人的疗效观察和警示复发,用于判断预后。

11. α-L-岩藻糖苷酶（AFU） 是一种溶酶体酸性水解酶,广泛存在于人体细胞中,参与糖蛋白、糖脂和寡糖的代谢。在原发性肝癌中升高明显,联合监测阳性率可达 93.1%。

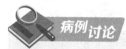

本章小结

本章概括了完善一位肿瘤病人的诊断,从对病人症状的询问、体格检查,到一步步完善影像、化验检查,进一步选择适合的手段明确病理学诊断。对一种疾病的认识是对临床诊断、影像诊断学、病理学诊断、分子病理学诊断整合的过程。对疾病的部位、病理分型、分子分型及分期进行全面掌握,是进一步提出合理的治疗手段、取得良好预后的前提。每项诊断手段各有其优势,在肿瘤的诊断、治疗、预后评估中各具特色。重点内容为肿瘤的临床及影像诊断学,其中影像诊断学是进一步取得病理学诊断的重要环节,但影像诊断学无法取代其他诊断手段的地位,比如,体格检查及一般化验检查提示了病人的一般状态,对完善病理学诊断不可或缺,肿瘤标志物检查用于疾病来源的初步筛查及预后评估,分子病理学诊断是靶向治疗的取舍及疾病预后评估的重要检查手段。

病例讨论

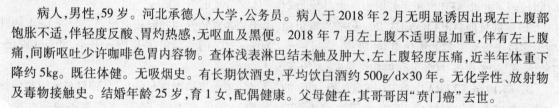

病人,男性,59 岁。河北承德人,大学,公务员。病人于 2018 年2月无明显诱因出现左上腹部饱胀不适,伴轻度反酸、胃灼热感,无呕血及黑便。2018 年 7 月左上腹不适明显加重,伴有左上腹痛,间断呕吐少许咖啡色胃内容物。查体浅表淋巴结未触及肿大,左上腹轻度压痛,近半年体重下降约 5kg。既往体健。无吸烟史。有长期饮酒史,平均饮白酒约 500g/d×30 年。无化学性、放射物及毒物接触史。结婚年龄 25 岁,育 1 女,配偶健康。父母健在,其哥哥因"贲门癌"去世。

（朱翠敏）

病例讨论分析

扫一扫,测一测

0305

思考题答案

思考题

1. 肿瘤的五级诊断是什么,各代表什么意义?
2. 肿瘤诊断中最常用的影像检查方法有哪些? 请举例说明。
3. 列举 5 种常用的肿瘤标志物及其常见的疾病。

笔记

第四章　肿瘤的治疗

学习目标

1. 掌握:肿瘤手术、化学、放射及多学科治疗的作用和原则;放射治疗的实施流程以及常用的外照射技术。
2. 熟悉:肿瘤的手术分类和临床应用;放射线与物质发生相互作用的物理和生物学基础;抗肿瘤药物的分类和作用机制以及常用分子靶向药物的作用机制;临床常用介入手段。
3. 了解:肿瘤手术治疗、放射治疗、化学治疗的历史和发展趋势;放射治疗新技术开展情况;目前国内外免疫治疗的发展进度。

案例导学

病人杨某,男性,57 岁,身高 173cm,体重 67kg,河北省石家庄市人,大学学历。单位体检行胸部低剂量螺旋 CT 扫描发现右肺中叶有一毛玻璃影,直径约 0.7cm,边界欠清,中心可见少量实性成分,考虑恶性可能性大。纵隔未见肿大淋巴结。病人无咳嗽、咳痰、气短等不适。无疫水接触史,否认疫区居住史,无长期外地居住史。日常作息、饮食规律。长期吸烟史,20 支/d×25 年,无饮酒史,无化学性、放射物及毒物接触史。结婚年龄 27 岁,育 1 子,配偶体健。父亲因"肺癌"去世,母亲体健。

问题:

1. 病人完善相关检查,分期为 $cT_{1a}N_0M_0$,ⅠA 期。手术目的是根治性还是姑息性?
2. 无手术禁忌,病人在全身麻醉下行胸腔镜右肺肿物局部切除,术中冷冻:腺癌。周围切缘和底切缘均阴性。该病人是否需进一步扩大切除?

肿瘤是导致人类死亡的首要疾病之一,目前,肿瘤的治疗方式主要有手术治疗、放射治疗、药物治疗、介入治疗、传统的中医药治疗,以及生物治疗等方法。随着现代医学由"生物医学模式"向"生物-心理-社会医学模式"的转变,肿瘤治疗也由单一学科的治疗模式发展为多学科综合治疗模式。

第一节　肿瘤的手术治疗

肿瘤的手术治疗,即采用外科手术的方法治疗良、恶性肿瘤。肿瘤的手术治疗有相当长的历史并已成为肿瘤治疗的重要方法之一。同时,手术治疗在肿瘤的预防、诊断、分期、重建与康复中也有不可替代的作用。

一、肿瘤手术治疗的发展

19 世纪 80 年代以前,人们对肿瘤的认识仅仅局限于肉眼直观地观察,局部切除是治疗肿瘤的主要手段。19 世纪后叶,手术技术取得了巨大发展,开始由小到大,由体表到内脏逐渐发展。19 世纪 90 年代到 20 世纪 40 年代,显微镜的发明、病理解剖学的发展,使人们对肿瘤的认识从肉眼观察进入到微观世界。在这一阶段,手术医生认为,在肿瘤发展中的相当一段时间内,肿瘤可能仅仅局限于原发部位和区域淋巴结,如果把肿瘤的原发器官及其引流范围内的淋巴脂肪组织整块切除,就能达到治愈的目的。以此为理论基础,各种肿瘤根治术相继诞生,其开展时间见表 4-1。

表 4-1　不同肿瘤根治手术开展时间表

年代	研究者	手术名称
1850	Albert Theodore Billroth	胃癌切除术
1878	Richard von Vilkman	直肠癌切除术
1880	Theodor Kocher	甲状腺癌手术
1894	W. S. Halsted	根治性乳腺癌切除术
1896	G. T. Beatson	卵巢切除治疗乳腺癌
1904	Hugh H. Young	根治性前列腺癌切除
1906	Benest Wertheim	根治性子宫切除术
1908	W. E. Miles	腹会阴联合直肠切除
1913	Franz Torek	胸段食管癌切除术
1933	Evarts A. Graham	全肺切除术
1935	A. O. Whipple	胰十二指肠切除术

从第二次世界大战至 20 世纪 80 年代,肿瘤手术治疗的技术趋向成熟,外科医生积累了大量的临床资料,开始以临床资料作为拟订式式和选择治疗方法的主要依据。20 世纪 80 年代至今,人们已有能力对肿瘤的生物学特点作具体的分析,并依据病人的个体化特点选择适合的手术方式和治疗方法。在对肿瘤发生发展的认识和治疗方面发生了如下改变:①肿瘤的转移途径并不一定是通过局部→淋巴结→血行转移,即使早期肿瘤也存在血行转移的可能性,因此,单纯依靠手术范围的扩大并不能提高肿瘤病人的生存率;②以肿瘤的生物学特性为依据,选择适合病人的手术方式和治疗方案,总的趋势是在保证治疗效果的前提下尽量保留器官功能。

二、肿瘤手术治疗的原则

良性肿瘤与恶性肿瘤在生长方式、生物学特性及预后等方面存在明显区别,其治疗原则也有很大差异。

(一)良性肿瘤的手术治疗原则

良性肿瘤多呈膨胀性生长,一般边界较为清楚,多数有完整的包膜,没有明显浸润,除肿块巨大对周围器官产生压迫外,一般很少出现症状,不会发生淋巴结和血行转移。治疗上主要以手术切除为主。治疗原则是完整切除肿瘤,包括切除肿瘤包膜或肿瘤周围少量的正常组织。除非无法完整切除,一般情况下禁忌做部分切除术。例如软组织纤维瘤应完整切除带有包膜的瘤体;卵巢囊肿做单侧卵巢切除并避免术中囊肿破裂。有些生长在特殊部位的良性肿瘤如神经鞘瘤、垂体瘤等,不允许大范围切除,只能剥离肿瘤或行肿瘤大部分切除。肿瘤切除后必须送病理检查,有条件者应做术中冷冻病理检查。当病理明确为良性后方可结束手术。一旦病理证实为恶性,则应立即按恶性肿瘤外科原则处理。

(二)恶性肿瘤的手术治疗原则

恶性肿瘤生长较迅速,浸润破坏器官的结构和功能,并可通过淋巴道与血管发生远处转移,因而对机体的影响严重。恶性肿瘤的治疗除遵循外科的基本原则外,还应包括以下原则:

1. 术前取得明确诊断 病理学诊断是肿瘤确诊的"金标准",不同的病理组织学类型其外科治疗原则往往不同。如小细胞肺癌容易发生血行播散,多以全身化疗为主。而非小细胞肺癌远处转移出现较晚,病变相对局限,因而多以手术治疗为主。由于恶性肿瘤的手术治疗通常创伤大,因而术前获得明确的病理学诊断,根据病理学诊断制订手术切除方式、切除范围极为关键。术前有时难以取得明确病理学诊断时,可在术中进行冷冻病理检查,明确肿瘤性质后做进一步处理。有些肿瘤术前怀疑远处转移,可通过穿刺获得病理学诊断与病理分期。如肺癌锁骨上淋巴结肿大,通过穿刺可确定是否转移,若为转移则分期晚,不能手术。

有时由于肿瘤位置特殊,术前难以获得病理学诊断,此时可根据临床表现及检查结果作出临床诊断。例如临床诊断为肺癌的病人,若通过 CT、MRI、PET-CT、骨扫描或 B 超等检查发现远处转移(如脑、肝、骨等),则临床诊断为Ⅳ期,禁忌手术。

2. 注重综合治疗 明确诊断后,预计病人的肿瘤可以切除,应限期行手术切除。若肿瘤侵及周围组织,切除困难,则可行术前新辅助放化疗。临床实践证明这种策略至少对部分病人是有效的,它可以提高肿瘤切除率,减少手术的切除范围,最大限度地保存器官功能,如结直肠癌、乳腺癌、喉癌、胰腺癌等局部晚期肿瘤,均可通过新辅助放化疗达到上述目的。术前放疗可单独施行,也可结合化疗,可根据原发肿瘤的解剖范围而设计照射野,以减小肿瘤的体积,有利于手术切除。术前放疗可减小手术的范围,降低肿瘤种植的可能性,但同时可引起组织纤维化,手术切缘不清,增加手术的难度;另外还使组织缺血,不利于手术切口的愈合。同时对新辅助放化疗不敏感的肿瘤,术前新辅助治疗有可能耽误肿瘤根治性切除的机会。

术后显微镜下发现切缘阳性,如果技术上可行,可再次手术扩大切除瘤床,保证手术切缘显微镜下阴性。对于无法行二次手术者,术后应辅助放化疗,密切跟踪随访。即使这样,复发的危险性也较高,对切除范围不够的肿瘤,尤其是乳腺癌、肉瘤、头颈部肿瘤都需要根治性放疗。

3. 合理选择式式 肿瘤的病理和生物学特点、所在解剖位置是手术时必须要考虑的重要因素。有些肿瘤可单纯通过手术切除而治愈,但有些肿瘤由于解剖的限制,无法达到手术的完全切除。肿瘤与大血管紧密粘连,或侵及重要脏器,或预计手术切除时或切除后可能发生重大并发症,引起残疾或死亡,或切除后的生存期非常有限,则不宜行手术切除。术中解剖的原则是:①采取便利、足够大小的切口,尽量减少挤压肿瘤和与肿瘤组织的接触,仔细保护好肿瘤创面;②遵循由远及近的手术顺序,先解剖距肿瘤远的组织,后切除肿瘤,先解剖远处淋巴结,后清除肿瘤附近的淋巴结,先结扎进出肿瘤所在部位的主血管,后处理肿瘤周围血管等;③锐性解剖,严禁粗暴钝性分离,根治性手术的解剖应在正常组织中进行,提倡使用电力解剖;④注意无瘤技术,做好切口、创面的保护和冲洗等。

4. 最大限度切除肿瘤 手术的切除范围应根据肿瘤所在器官的性质和肿瘤浸润的范围而定。皮肤和空腔脏器的肿瘤应切除距肿瘤 0.1~10cm 的正常组织。实体器官的肿瘤可根据该器官的血供特点来确定切除范围,通常为一叶(肺、肝),整个器官(肾)或部分切除(胰腺)。防止局部复发最有效的方法是扩大切除。这需要对手术标本或切缘标本进行完整的病理检查,以证实是否为阴性。如果肿瘤侵及邻近的脏器就应切除部分脏器,并且保证切缘阴性。大多数实体瘤通过局部淋巴管转移到区域淋巴结。如果距原发肿瘤 3cm 以外的淋巴结发生转移,那么肿瘤很可能累及周围的脂肪。如果切除部分器官不能切除肿瘤和足够的周围组织,就应该切除全部器官、受累的组织及周围的淋巴结。

三、肿瘤手术治疗的分类及应用

肿瘤手术治疗有时以根治性切除为目的,有时仅用于诊断或姑息性切除,临床上应根据病人病情选择最合适的手术类别。

(一)预防性手术

预防性手术是指通过切除异常组织或器官达到预防肿瘤发生的手术。一般先天性或遗传性疾病发展到一定程度后,可能会恶变。如能提早手术,就可以防止向恶性转变。例如,隐睾症是睾丸癌相关的危险因素,在幼年行睾丸复位术可使睾丸癌发生的可能性减小。家族性结肠息肉病的病人,到 40 岁时约有一半将发展成结肠癌,而 70 岁以后几乎 100% 罹患结肠癌。行预防性结肠切除,可有效防止结肠癌的发生。

（二）诊断性手术

为获得病理学诊断需要的组织样品而进行的手术称为诊断性手术。其目的在于诊断,所以应尽量选择创伤和风险较小的术式。常用的诊断性手术方法如细针针吸活检术、咬取活检术等。近年来腔镜技术较多用于肿瘤诊断。例如电视胸腔镜下胸膜病变活检术,纵隔镜下纵隔淋巴结活检术等。但是,无论选择何种术式,如需第二次手术,则两次手术时间的间隔越短越好。

（三）探查性手术

探查性手术的目的一是明确诊断,二是了解肿瘤范围并争取切除肿瘤,三是早期发现复发以便及时二次手术。探查术往往需要做好进一步手术的准备,一旦探查明确而又能彻底切除时,应及时做肿瘤的治愈性手术,所以术前准备要充分。随着诊断技术的进步,探查性手术比例越来越少。

（四）治愈性手术

治愈性手术是以彻底切除肿瘤为目的,是实体肿瘤的主要治疗方式。其最低要求是切缘在肉眼和显微镜下均未见肿瘤。临床上肿瘤局限于原发部位及区域淋巴结,或虽已侵犯邻近脏器但尚能与原发灶整块切除,在病人全身状况允许的情况下,均可施行治愈性手术。

（五）姑息性手术

肿瘤广泛转移的病人不宜行手术治疗,但单个的转移则可行手术切除。如发生在肝和肺的转移性肿瘤,经手术切除后,仍然可以提高病人的生存率。手术切除转移瘤的指征是:其他的方法治疗达不到好的效果,预计手术可提高病人的生活质量和生存时间,常见的有乳腺癌、黑色素瘤、甲状腺癌、结直肠癌以及内分泌恶性肿瘤等。如果病人的转移只局限于单一器官,如肺、肝等,估计术后可保留足够的脏器而不影响其功能,手术的危险性较小,就可以考虑手术切除。此外,为了提高病人的生存质量,减轻痛苦,也可行姑息性手术。

（六）局部复发的手术治疗

肿瘤局部复发的主要原因是首次手术切除不彻底。手术后原发肿瘤的残余癌细胞或种植到正常组织的癌细胞进一步发展,形成局部复发。因此首次手术治疗后,应密切追踪随访,及时发现和治疗复发瘤。某些肿瘤局部复发,预示已经有远处转移。复发肿瘤的手术原则与原发肿瘤相同。

（七）重建与康复性手术

充分了解肿瘤所在器官、组织的血液供应和神经支配,可尽量减少肿瘤切除引起的缺损和功能障碍。如肿瘤病人术后皮肤缺损的缝合或皮肤移植并不是唯一的选择。可通过以下两种方式修补整形:①根据肌肉组织血液供应的特点,将带有血管蒂的组织转移到缺损部位。②显微外科的发展,应用血管吻合技术将带蒂肌皮瓣移植到远处需要整形的解剖部位。这就意味着可以在一次麻醉下,在肿瘤切除的同时,进行缺损部位的Ⅰ期重建,降低了手术切口引起的并发症。这些新技术的出现,可以移植大量的组织,填充到缺损的无效腔中,覆盖器官和组织的缺损,恢复其功能和外形,如乳腺、下颌骨和会阴部术后,用带有血管蒂的组织进行整形修复创面。常用的皮瓣有:背阔肌、腹直肌等。需要植骨时,可移植带有腓骨的皮瓣。

（八）激素依赖性肿瘤内分泌器官切除术

某些肿瘤的发生、发展与体内激素水平明显相关,称之为激素依赖性肿瘤。最为常见的激素依赖性肿瘤为乳腺癌和前列腺癌。可以通过切除内分泌器官,减少激素的分泌,达到抑制肿瘤生长,起到治疗的作用。临床上可采用卵巢切除术治疗绝经前的晚期乳腺癌。前列腺癌可采用双侧睾丸切除术进行治疗。近年来随着激素拮抗药的发展和应用,此类手术较前减少。

（九）肿瘤急症手术治疗

临床工作中肿瘤的手术治疗多为择期手术,需在明确病理,除外手术禁忌,经过术前讨论之后进行。然而也有部分肿瘤病人因合并症而紧急就诊,若不及时处理,易导致严重后果,如结肠癌合并急性肠梗阻,手术的目的是尽快解除梗阻,一期切除吻合是最理想的手术方式;胃癌合并穿孔病人,腹膜炎症状明显,手术首先应填塞、缝合穿孔,用生理盐水冲洗腹腔,祛除污染因素。若病灶有切除可能,短期内可再行根治性切除。

近半个世纪以来,随着肿瘤分子生物学、免疫学等学科的发展,人类对肿瘤的认识已经从过去的细胞水平深入到基因水平。对病理类型、病理分期完全相同的病人,可根据分子检测结果进一步区分术后哪些病人为高危个体,并进而指导相应治疗。

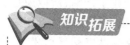

手术机器人

手术机器人又称达·芬奇手术系统,2000 年 7 月 11 日被美国食品和药物管理局(FDA)批准,成为美国第一个可在手术室使用的机器人系统。该系统使用的技术使外科医生可以到达肉眼看不到的外科手术点,进行比传统的外科手术更精确的工作。通常由外科医生控制台、床旁机械臂系统、成像系统三部分组成。这些机器人还不是真正的自动化机器人,它们不能自己进行手术,仍然需要外科医生来操作它们并对其输入指令,但是它们向手术者提供了有用的机械化帮助。经过近二十年的发展,凭借其学科交叉性、技术密集性、发展带动性和市场成长性,手术机器人一跃成为了各国发展的战略型产业。相比于多数人的认可,也有小部分人认为手术机器人没有获得循证医学的证明且实际应用的效果、费用和优势具有争议。

第二节 肿瘤的放射治疗

病人张某,男性,68 岁,身高 165cm,体重 52kg,初中学历,河北省邯郸磁县人。进食不顺 2 个月余,进行性加重 2 周,发现左锁上肿物 1 天入院,发病以来间断后背疼痛,偶有饮水呛咳,无发热、气短、呕血及黑便,近 2 个月体重减轻 8kg。病人于当地医院查其食管钡剂造影示:食管中段黏膜破坏、中断、管壁僵硬,钡剂通过受阻,长度 5.1cm。考虑食管癌。入院后查电子胃镜示:距门齿23~27cm 食管后壁可见隆起性肿物,不规则,表面破溃,触之易出血。咬取活检病理:低分化鳞状细胞癌。行左锁骨上肿物细针穿刺:找到癌细胞。无疫水接触史,否认疫区居住史,无长期外地居住史。喜爱烫食。长期吸烟史,10 支/d×45 年,长期饮酒史,约 250ml/d×45 年,无化学性、放射物及毒物接触史。结婚年龄 21 岁,育 2 子 2 女,配偶因"胃癌"过世。父亲、母亲均因"食管癌"去世。

问题:

1. 病人无手术机会,接下来治疗方案应如何选择?

2. 若选择放射治疗,目前临床上常用的照射技术有哪些?

放射治疗主要用于治疗恶性肿瘤,其与手术治疗、化学治疗组成了治疗恶性肿瘤的三大主要手段。自 19 世纪末 X 线、放射线核素——镭的发现,其生物学效应很快就得到认识,主要用于体表和位于自然体腔的恶性肿瘤。20 世纪后叶,随着技术进步,^{60}Co 治疗机和加速器的问世,其产生的射线穿透力强,能够治疗深部肿瘤,使放射治疗的应用更加广泛。近 20 年来,随着放疗设备的改进和计算机的发展,已形成集影像、计算机、加速器为一体的现代放疗技术,如三维适形放射治疗、调强放射治疗、图像引导放射治疗。除用于恶性肿瘤外,放射治疗还用于治疗一些良性肿瘤(如垂体瘤)及一些良性疾病。

一、放射物理学

放射物理学是肿瘤放射治疗的重要组成部分,放射肿瘤学的发展和取得的成就与其密不可分。放射物理学研究的内容包括治疗射线的性质和特点、放射治疗实施及质量控制和保证等。

(一)射线与物质的相互作用

电离辐射是一切能引起物质电离的辐射总称。根据是否带电荷可将辐射源分为带电粒子和非带电粒子。带电粒子包括 α 粒子、β 粒子和质子等,具有足够动能的带电粒子与原子中的电子碰撞引起的物质电离称为直接电离。非带电粒子包括 X 线、γ 线和中子,它们本身不能使物质电离,但能与原子的壳层电子或原子核作用产生次级粒子,如电子、反冲核等,次级粒子再与物质中的原子作用,引起原子电离,称为间接电离。

1. 带电粒子与物质的相互作用 具有一定能量的带电粒子入射到靶物质中,与物质原子的核外电子或原子核发生碰撞作用。

(1)电离和激发:带电粒子从靶物质原子旁经过时,入射粒子与壳外电子之间发生静电库仑力作用,壳层电子获得能量。如果壳层电子获得的能量足够大,能够克服原子核的束缚而脱离出来成为自由电子。这时,物质的原子便被分离成一个自由电子和一个正离子,它们合称离子对。这个过程就称为电离。脱离出来的自由电子通常具有较高的能量,它又可以引起其他原子或分子分离,称为次级电离。如果入射带电粒子给予壳层的电子能量较小,不足以使它脱离原子的束缚,但可由能量较低的轨道跃迁到较高的轨道上去,这个现象称为原子的激发。

(2)韧致辐射:带电粒子从靶物质原子旁经过时,在原子核库仑场的作用下,运动方向和速度发生变化,此时带电粒子的一部分动能变成具有连续能谱的X线辐射出来,这种辐射称为韧致辐射。

(3)弹性碰撞:带电粒子可以与轨道电子发生弹性碰撞,也可与原子核发生弹性碰撞,尽管带电粒子运动方向和速度发生变化,但不辐射光子,也不激发原子核。

(4)核反应:当一个带电粒子具有足够的能量,并且与原子核的碰撞距离小于原子核的半径时,如果有一个或数个核子被击中,它们将会离开原子核。失去核子的原子核处于激发状态,将通过发射所谓的“蒸发粒子”和γ射线退激。

2. X(γ)射线与物质的相互作用 可发生3种主要的效应:

(1)光电效应:光子与物质原子的轨道电子发生相互作用,一次就把全部能量传递给对方,光子消失,获得能量的电子挣脱原子束缚成为自由电子。原子的电子轨道出现一个空位而处于激发态,它将通过发射特征X线或俄歇电子的形式回到基态,这个过程称为光电效应。

(2)康普顿效应:当入射光子与原子内一个轨道电子发生相互作用时,光子损失一部分能量并改变运动方向,电子获得能量而脱离原子,此种作用的过程称为康普顿效应。

(3)电子对效应:当入射光子的能量大于1.02MeV,光子从原子核旁经过时,在原子核库仑场的作用下形成一对正负电子,此过程称为电子对效应。

(二)射线剂量学

为阐明射线在模体内剂量分布,通常用百分深度剂量、等剂量曲线来描述。

1. 百分深度剂量 吸收剂量是单位质量物质吸收电离辐射的平均能量,是研究辐射效应最基本、最重要的物理学因素,其单位是戈瑞(Gy),$1Gy = 1J/kg = 100cGy$。百分深度剂量指射线中心轴某一深度的吸收剂量与参考深度的最大吸收剂量比值,它反映了射线的穿透力。

(1)X(γ)射线:X(γ)射线进入模体或人体,与物质相互作用产生次级电子,次级电子在运动轨迹上损失的能量被物质吸收,吸收剂量随深度增加而增加至最大,从体表到最大吸收剂量点称为剂量建成区。在剂量建成区之后,随着深度的继续增加,吸收剂量逐渐减少。

随射线能量的增加,体表剂量减小,最大剂量点深度增加,剂量建成区后的百分深度剂量增加。百分深度剂量受照射野大小的影响,模体内某一点的剂量是原射线和散射线共同作用的结果。在一定范围内,照射野越大,照射野周围向射野中心轴的散射剂量越多,百分深度剂量越高。同时,百分深度剂量还受到源皮距的影响。源皮距是放射源至人体表面的距离,百分深度剂量随源皮距的增加而增加。

(2)电子线:与X(γ)射线不同,电子线穿透能力弱,与机体接触后能量迅速损失被机体吸收,因此皮肤剂量高,射程有限,达最大剂量点深度后剂量迅速跌落。高能电子线的特性决定了它适合治疗表浅肿瘤如转移淋巴结、皮肤癌等。其百分深度剂量分布可分为4个部位:剂量建成区、高剂量坪区、剂量跌落区和X线污染区。随射线能量增加,表面剂量增加,高剂量坪区增宽,剂量梯度减小,X线污染增加。

电子线百分深度剂量受照射野大小的影响并随射线能量增加,这种影响越发明显。电子线旁向散射多,小野时,射野周围向射野中心轴提供散射电子较少,中心轴百分深度剂量低。随照射野的增大,中心轴百分深度剂量增加。源皮距对电子线百分深度剂量也有影响。源皮距增加,限光筒与皮肤表面距离增加,皮肤表面剂量降低,剂量梯度变陡,X线污染增加。因此临床上要求电子线治疗时保持源皮距不变。

2. 等剂量曲线 百分深度剂量仅反映了射野中心轴上的剂量分布,为描述射线束在模体中的剂量分布,通常用等剂量曲线。等剂量曲线指模体内剂量相同点的连线,它不仅可以反映不同深度处剂量的分布,还可以显示垂直于中心轴平面剂量分布的特点。

(1) X(γ)射线:X(γ)射线等剂量曲线受射线束能量影响,随能量的增加,射线穿透力增强,某一特定等剂量曲线的深度随之增加。临床上应用高能X(γ)射线多采用多野照射技术,以符合国际辐射防护委员会规定的参考等剂量线(90%~95%)与治疗靶区高度吻合,同时降低周围正常组织受量。

(2) 电子线:高能电子线等剂量分布的特点为随深度增加,低值等剂量线向外扩张,高值等剂量线向内收缩,这种特点在能量>7MeV的高能电子线尤为突出,这主要是电子线易散射造成的。

(三)放射治疗的实施方式

按照射线与人体的位置关系分为两种基本照射方式:放射源位于体外一定距离对人体进行照射,称为外照射,又称之为远距离照射,这是临床最常用、最主要的放疗方式。将放射源直接置于被照射的组织内或放入人体天然的腔内,即内照射,又称之为近距离照射。

外照射的放射源可以是放射线核素,如^{60}Co,也可以是产生不同能量X线的加速器,还可以是产生电子束、质子束、中子束及其他重离子束的各类加速器。

近距离治疗的放射源是放射线核素,常用的放射源有^{137}Cs、^{192}Ir、^{125}I,其活度一般较小,治疗距离短,为0.5~5cm,放射源周围组织剂量高,靶区剂量分布不均匀,而远隔组织由于距离平方反比定律的影响,剂量较低。现代后装近距离放射治疗技术不仅可以优化剂量分布,布源更加精确合理,而且利用遥控技术大大地减少了工作人员受辐射的剂量。

(四)放射治疗技术

放射治疗是肿瘤的一种局部治疗方式,其根本目标是在保护正常组织、尤其是危及器官的前提下,给予靶区尽可能高的剂量,以便最大限度地杀死癌细胞,治愈肿瘤。从放射物理的角度看,实现这一根本目标的途径就是使高剂量分布尽可能地适合靶区的形状,并且靶区边缘的剂量尽可能地快速下降。

1. 外照射技术 目前在临床上常用的外照射技术有常规放射治疗、三维适形放射治疗、立体定向放射外科、调强放射治疗和图像引导放射治疗等。

(1) 常规放射治疗:俗称普放,放射治疗医生根据经验或者利用简单的定位设备(如X线模拟机)及有限的CT影像资料在病人体表直接标记出照射区域或等中心,人工计算照射剂量,进行放射治疗。其治疗方法简单易行,但位置精度和剂量精度较低,病人副反应相对较大。随着社会的发展和技术的进步,常规放射治疗在临床上应用越来越少。

(2) 三维适形放射治疗(three dimensional conformal radiation therapy,3D-CRT):相对于传统常规放射治疗是一次变革,3D-CRT采用了最新的影像技术进行定位,同时利用计算机技术完成治疗计划的设计与评估,实现了射野形状与肿瘤外轮廓的一致。治疗计划系统(treatment planning system,TPS)是核心,通过计算机与TPS软件可以重建病人的三维信息,医生和物理师在"三维假体"上完成靶区和正常组织的勾画,利用射野方向观功能从三维方向进行照射野设计,并且实现三维的剂量计算,最终利用剂量体积直方图进行计划评估。

3D-CRT计划过程强调体积的概念,治疗靶区以三维的方式来确定,病人数据的获取也是以体积的信息而不是以平面的形式。射束入射方向以及治疗野的设置是根据对三维靶区照射进行的。计算剂量的算法考虑到射束在各方向的发散,同时对各方向的非均匀进行修正,最后以三维的方式分析并评估治疗计划,以体积形式而不是只是在横截面上观测剂量分布。

(3) 立体定向放射外科(stereotactic radiosurgery,SRS):1951年瑞典学者Leksell首先提出SRS的概念,采用等中心治疗的方式,通过立体定向技术将多个小野三维聚焦在病灶区实施单次大剂量照射治疗。有时射束从三维空间聚焦到靶点,因此病灶区剂量极高,而等剂量曲线在病灶以外迅速跌落,病灶与正常组织的剂量界限分明,如外科手术刀对病变进行切除一样,达到控制、杀灭病灶,同时保护正常组织的目的。目前用于SRS的治疗机分^{60}Co和直线加速器两类,采用的是γ射线或X射线,故有

γ刀及X刀之称。

立体定向放射治疗(SRT)是将SRS的方法,尤其是立体定向的固定体位方法及影像技术,与标准放射治疗分次方案相结合的治疗手段。在此基础上,近年来又发展出了体部立体定向放射治疗(stereotactic body radiotherapy,SBRT)。SBRT在传统SRT的基础上引入了调强、容积调强及图像引导等新技术,其分次次数较少,一般不大于5次,剂量也远高于常规放疗剂量分割。

放射外科系统包括立体定向框架(适配器)、治疗机、计算机硬件和治疗计划软件。通过与MRI或CT等影像设备的连接后,能精确地确定靶区的大小和位置,并且完成治疗计划的设计和照射的实施。

(4) 调强放射治疗(intensity-modulated radiation therapy,IMRT):IMRT使用了现有3D-CRT的所有技术,并通过使用基于计算机的各个优化算法,根据临床剂量要求,逆向生成非均匀射束强度,更好地保护正常器官,同时增加靶区剂量,其剂量分布与靶区的适形度较常规3D-CRT有了极大的改善,真正在三维空间上实现了剂量分布与肿瘤形状的一致。

IMRT的核心是具备逆向优化功能的TPS和能够实现强度调制的加速器实施系统。调强计划系统基于病人三维图像获取靶区和危及器官的立体信息,通过确定靶区剂量和危及器官限量,由优化算法计算出各个射野所需的强度分布,同时再将非均匀的强度分布优化分配给射野的每一微小部分,这些微小部分称为"子束"。加速器射野内的辐射束强度分布则由辐射束强度调制器来改变。计划系统优化每个射野的各个子束强度的能量极大加强了对其射野辐射通量的控制,使按需生成最优剂量分布成为可能。

(5) 图像引导放射治疗(imagine guided radiation therapy,IGRT):在临床实际中,在病人接受分次治疗的过程中,由于分次治疗的摆位误差、不同分次间的靶区移位和变形以及同一分次中的靶区运动等3类引起身体治疗部位的位置和形状、位于体内的靶区形状以及与周围危及器官的位置关系发生变化。为解决这些问题,将放射治疗机与成像设备结合在一起,在治疗时采集有关的图像信息,确定治疗靶区和重要结构的位置、运动,并且在必要时进行位置和剂量分布的校正,这称为IGRT。

(6) 自适应放疗(adaptive radiation therapy,ART):ART是一种新型的肿瘤精确放疗技术,随着IGRT的普遍应用发展而来。ART通过引导的图像来评判病人解剖和生理变化,或治疗过程中的反馈信息如肿瘤的大小、形态及位置变化,分析分次治疗与初始计划设计之间的差异,从而指导后续分次治疗计划的重新设计。ART旨在提高肿瘤放疗的精准性,实现对肿瘤靶区高剂量照射的同时,最大限度地减少周围正常组织受高剂量照射的可能性。

(7) 生物适形调强放射治疗(biological intensity-modulated radiation therapy,BIMRT):由于功能影像如单光子发射计算机断层、正电子发射断层等技术的快速发展,可提供组织和细胞的代谢、增殖、血液供应乃至基因表型的影像,直接导致了生物靶区(biological target volume,BTV)及BIMRT概念的产生。BTV是指由一系列肿瘤生物学因素决定的靶区内放射敏感性不同的区域,这些因素包括:乏氧及血供、增殖、凋亡及细胞周期调控、癌基因和抑癌基因改变、浸润及转移特性等。它既包括肿瘤内的敏感性差异,也应考虑正常组织的敏感性差异,而且均能通过分子影像学技术进行显示。BIMRT是指利用先进的IMRT技术,给予不同的生物靶区不同剂量的照射并最大限度地保护敏感组织。

2. 近距离放疗技术　近距离放疗的基本特征是放射源可以最大限度地贴近肿瘤组织,使肿瘤组织得到有效的杀伤剂量,周围的正常组织受量较低。按施治技术主要分为以下几种:

(1) 腔内和管内照射:通过施源器将放射源放入体内自然管腔中进行照射的一种简单易行的方法。适用于较小且较表浅的腔内和管内病变。使用最为广泛的腔内技术是插入宫腔和阴道施源器来治疗宫颈癌。

(2) 组织间植入:即通过一定的方法将放射源直接插植到组织间进行照射。组织间插植在临床应用广泛,如放射性粒子组织间插植近距离治疗,包括短暂性插植和永久性植入。前者常用的放射性核素是^{192}Ir和^{137}Cs,通过后装治疗机将放射源运输到肿瘤组织部位进行照射治疗。后者常用的放射性核素包括^{198}Au、^{103}Pd和^{125}I,可通过模板种植、B超或CT引导下种植、术中或内镜下种植等方式进入组织间。

(3) 敷贴照射:主要是将施源器按一定规律固定在适当的模板上,敷贴在肿瘤表面进行照射的一种方法,主要用于治疗非常表浅的肿瘤,一般肿瘤浸润深度应小于5mm为宜。

（五）放射治疗实施流程

整个过程分为临床评估、体位固定、定位、靶区勾画、计划设计、计划评估、验证七个阶段。环环相扣、有机配合是放射治疗顺利实施的关键。

1. 临床评估 在实施放射治疗前,应详细了解病人的病史、体检、影像学资料,评估对放疗的耐受性,确定治疗目的,即根治性放疗或姑息性放疗。

2. 体位固定 为保证放疗的准确实施,病人应尽量采取舒适、重复性好且能满足治疗需要的体位,尽可能使用一些体位固定装置如体架、真空垫、热塑膜等。

3. 定位 在 CT 模拟机下扫描,标记激光线,根据重建的影像确定照射野中心。

4. 靶区勾画 这是放射治疗最复杂、最关键的步骤。医生在定位 CT 图像上逐层勾画治疗靶区和正常组织。治疗靶区包括大体肿瘤靶区、临床靶区、内靶区和计划靶区(图 4-1)。

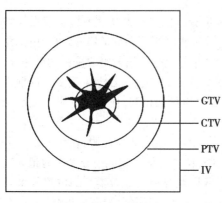

图 4-1 靶区勾画示意图

（1）大体肿瘤靶区(gross target volume,GTV):通过体检、影像学检查可发现的肿瘤病变范围,包括原发灶、转移淋巴结和其他转移病变。如果已做根治性手术,则认为没有 GTV。

（2）临床靶区(clinical target volume,CTV):指肿瘤可能侵及的范围,它包括 GTV 周围亚临床灶。CTV 是在静态影像下确定的,没有考虑器官的运动和治疗方式。

（3）内靶区(internal target volume,ITV):由于呼吸或器官运动或照射中 CTV 体积和形状的变化所引起的 CTV 外边界运动的范围,定义为 ITV。

（4）计划靶区(planning target volume,PTV):指包括 CTV、ITV 等由于摆位误差、治疗机误差及治疗间/治疗中靶区变化等因素而扩大照射的范围。

此外,还需勾画危及器官(organ at risk,OAR):可能被照射区域所包括的正常组织或器官,它们的耐受剂量将显著影响治疗计划或处方剂量。

5. 计划设计 通常有正向、逆向两种方式。正向设计是先给出照射野方向、大小和形状,及照射野权重、处方剂量等,剂量计算后评估肿瘤靶区受量是否满足预期目标。逆向设计是先给出预期目标,如肿瘤各靶区处方剂量、正常组织剂量限制,在计算机辅助下计算出每个射野的最佳射束强度分布。

6. 计划评估 为了解肿瘤受照剂量是否满足临床要求,主要通过等剂量线与靶区的适形度、OAR 是否超过耐受剂量,如双肺的 V_{20}、V_{30} 和平均剂量以及剂量体积直方图(dose volume histogram,DVH)等方法进行。

7. 验证 包括位置验证和剂量验证。位置验证的方法有 EPID 影像、CT 影像等,然后与 X 线模拟定位片或 CT 重建图像比较,测量两者间的误差,对较大误差应找出原因并及时纠正。剂量验证是确认病人实际受照剂量是否与计划剂量相同,通常用模体代替人体测量。测量内容主要包括绝对剂量测量和相对剂量测量,然后与计划进行比较。

二、放射生物学

放射生物学是从器官、组织细胞及分子水平研究不同性质电离辐射作用于机体的即时效应、远期效应及其机制,为提高放射治疗效果、降低正常组织损伤及改善放射防护提供理论依据。通过放射生物学研究,提高对射线与机体相互作用的认识,优化放射治疗的剂量给予方式,达到杀灭肿瘤又无严重并发症的放射治疗目的。

（一）放射生物学的发展历程

1932 年,由 Coutard 奠定了每日照射 1 次,每周照射 5d 的常规分割放射基础;1953 年,Gray 发现了氧效应的问题,不久英国一位放射学家 Adams 提出了著名的"亲电子理论"。1955 年,Thomlinson 阐明了供血和供氧条件对肿瘤生物学行为的影响。1956 年,Puck 和 Marcus 绘制出了历史上第一条离体的细胞存活率曲线,并且在此基础上发现了细胞杀灭比例与放射线剂量之间的函数关系——细胞存活曲线,成为现代放射生物学研究的标准模式。20世纪70年代,以英国学者 Steel 为代表的放射生物学家,开展了一系列放射生物学研究。最终 Tithers 系统地提出了放射治疗中需要考虑的生物因素,建立了放射生物学"4R"概念,即:放射损伤的修复(repair)、肿瘤细胞的再增殖(repopulation)、乏氧细胞再氧化(reoxygenation)、细胞周期再分布(redistribution),目前"4R"理论仍是指导临床放射生物学研究的基础。同时,以英国 Gray 研究所 Glowler 等为代表的放射生物学家开展了时间、剂量、分割方式相应关系的研究,提出了著名的 L-Q 模式,这一理论直接推动了非常规分割放射治疗技术的开展。到了20世纪80年代,Steel 提出了第5个"R",即放射敏感性(radiosensitivity)。

(二)电离辐射生物效应的理化基础

电离辐射作用于生物体引起生物活性分子的电离和激发是辐射生物效应的基础。组成生物体或细胞的主要分子为生物大分子(如核酸、蛋白质和酶等)以及环境中的水分子。

1. 直接作用 电离辐射的能量直接沉积于生物大分子上,引起生物大分子的电离和激发,导致机体的核酸、蛋白质和酶类等分子结构的改变和生物活性的丧失,这种直接由射线造成的生物大分子损伤的作用方式称为直接作用。

2. 间接作用 电离辐射首先作用于水,使水分子产生一系列原初辐射分解产物,然后通过水的辐射分解产物再作用于生物大分子,引起后者的物理和化学变化,这种作用方式称为间接作用。

3. 自由基 自由基是指能够独立存在的,带有一个或多个不成对电子的原子、分子、粒子或原子团。通常用"·"显示带有未配对电子。其具有高反应性、不稳定性、顺磁性的特点。自由基是电离辐射作用时能量传递的重要方式,能够对细胞的核酸和蛋白质等生物大分子产生损伤,引起各种化学反应;DNA分子中的碱基、核酸和磷酸二酯键受损,造成碱基与核糖氧化、链断裂及与蛋白质交联等多种类型的损伤;氧自由基攻击生物膜磷脂中的多不饱和脂肪酸,引起脂质过氧化作用并形成脂氢过氧化物,后者不稳定,分解成一系列复杂产物,包括新的氧自由基。

(三)电离辐射在分子和细胞水平的效应

1. 靶学说与靶效应 靶学说认为,电离辐射生物效应是由于电离粒子击中了某些分子或细胞内特定靶的结果。其基本含义是细胞至少含有1个靶或遗传关键位点。在一个生物靶中发生一次电离或有一个电离粒子穿过,产生某种所期望的生物效应,称为单击效应,这是靶学说中最基本的假说,也是多击效应的基础。多击效应是2次或2次以上击中生物靶的电离事件而引起的辐射生物效应,其曲线常呈 S 形。

2. 非靶学说 经典的靶学说理论认为,辐射诱导的 DNA 损伤发生在受照的当代或第二代。实际上,辐照细胞的存活后代表现出持久性的基因组损伤及其细胞学后果,即基因不稳定性,与辐射旁效应和低剂量辐射诱导的适应性反应共同构成了非靶学说的生物效应基础。

3. DNA 的辐射生物效应 DNA 是电离辐射作用于生物体的重要靶分子之一,沿电离辐射径迹能量沉积致 DNA 产生一系列损伤,包括单一位点损伤和区域多位点损伤。电离辐射作用导致 DNA 双螺旋结构中一条链断裂,称为单链断裂;两条互补链于同一对应处或相邻处断裂时,称之为双链断裂。电离辐射主要通过双链断裂发挥杀伤肿瘤细胞的作用。

4. 细胞存活的剂量-效应曲线 哺乳动物细胞典型的剂量-效应曲线如图4-2所示。以半对数作图时,纵坐标(对数刻度)为存活分数,横坐标(线性刻度)为剂量。图中剂量存活曲线的起始部分为肩区,当剂量加大时,存活曲线即呈直线。根据靶学说的解释,这种情况属于多事件曲线,即细胞内必须有一个靶区被击中多次,或者是多个靶区各被击中一次才引起效应,前者称为单靶多击模型,后者称为多靶单击模型。

对于致密电离辐射(如中子、α粒子),照射后细胞存活曲线用单靶单击数学模型拟合,其特点是只有一个参数,即剂量存活曲线的直线部分斜率的倒数为 D_0 值,称为细胞的平均致死剂量,其大小代表细胞放射敏感性的高低。对稀疏电离辐射(X射线、γ射线),照射后细胞存活曲线常用多靶单击模型拟合,将直线部分外推与纵坐标相交点的数值称为外推 n 值,代表细胞内靶的个数或所需击中靶的次数。由纵坐标1.0处做一条与横坐标的平行线,与外推线的交点在横坐标上投影点的剂量为 D_q 值,称为准阈剂量。D_q 值代表细胞积累亚致死性损伤的能力。哺乳动物的 D_0 值多在1~2Gy,n 值多为

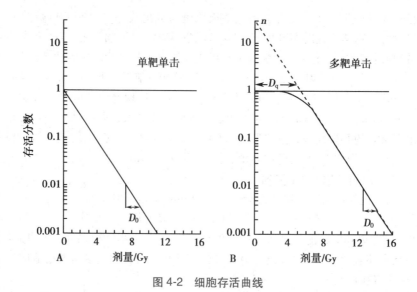

图 4-2 细胞存活曲线

$1\sim3$，D_q 值一般为 $0.5\sim2.5$Gy。

5. 肿瘤细胞放射损伤类型 电离辐射引起的哺乳类细胞损伤分为 3 类。第一类为致死性损伤（lethal damage），用任何办法都不能使细胞修复的损伤称为致死性损伤，损伤不可修复，不可逆地导致细胞死亡。第二类为亚致死性损伤（sublethal damage），照射后经过一段时间能完全被细胞修复的损伤称为亚致死性损伤。第三类为潜在致死性损伤（potential lethal damage），这是一种受照射后环境条件影响的损伤，在一定条件下损伤可以修复。

（四）正常组织的放射损伤

1. 放射损伤的组织分类

（1）早反应组织：指那些分裂、增殖活跃，对射线早期反应强烈的正常组织和大多数肿瘤组织。早反应组织主要表现为急性反应，有些组织内的干细胞在放疗开始 $1\sim2$d 就开始增殖，一般为照射后 $2\sim3$ 周开始再生，如黏膜、小肠绒毛细胞、皮肤、骨髓等。

（2）晚反应组织：指一些已经分化的缓慢更新器官，无再增殖能力，损伤后仅以修复代偿其正常功能的细胞组织，一般都有纤维细胞和其他结缔组织的过度生长，形成广泛的纤维化。在晚反应组织中，肺、肝、脑、肾等受照射的损伤往往由邻近细胞的复制来代偿，而不是干细胞分裂分化成终末细胞。

2. 放射损伤的类型

（1）急性放射损伤：人体一次或短时间内（数天）多次受到大剂量电离辐射引起的急性损伤。其病程在临床上分为初期、假愈期、极期和恢复期四阶段。

（2）亚急性放射损伤：人体在较长时间内（数周至数个月）连续或间断受到较大剂量照射，临床特点为：起病缓慢、造血功能障碍、明显的微循环变化、免疫功能及生殖功能低下等。

（3）慢性放射损伤：包括外照射慢性放射病、慢性放射性皮肤病和辐射性白内障等。

3. 线性二次方程的临床应用 目前线性二次方程（linear quadratic，LQ）拟合模型被广泛用于照射剂量与细胞存活、组织反应相关性的数学量化研究。它不仅可以较准确地反映照射剂量-细胞存活间的量效关系，还可描述分次照射条件下，单次剂量与等效总剂量的关系。α/β 值作为 LQ 公式中最重要的参数，在细胞存活曲线中，它表示在该剂量水平射线单击和双击所产生的生物效应相等。在分次照射条件下，某一组织的 α/β 值可用于描述其放射反应的特征。

由 LQ 模型推导出来的生物效应剂量（biological effective dose，BED）和 2Gy 等效剂量（equivalent total 2-Gy fraction，EQD₂）公式如下。$BED=nd\times[1+d/(\alpha/\beta)]$，$EQD_2=nd\times(d+\alpha/\beta)/(2+\alpha/\beta)$。其中 n 为分次数，d 为分次剂量，nd 实际上是总剂量，而不同组织的 α/β 值可查表获得，见表 4-2。BED 被用于比较不同分次剂量治疗条件下某组织产生特定生物效应所需要的总剂量，而 EQD_2 则是把非常规分割方式换算成单次 2Gy 常规治疗时的剂量。

表4-2　人体正常组织和肿瘤的 α/β 值

组织或器官		损伤	$(\alpha/\beta)/Gy$
早期反应	皮肤	红斑	8.8~12.3
		皮肤剥脱	11.2
	口腔黏膜	黏膜炎	8~15
晚期反应	皮肤、血管	毛细血管扩张	2.6~2.8
	皮下组织	纤维化	1.7
	肌肉、血管、软骨	肩部活动障碍	3.5
	神经	臂丛神经损伤	2~3.5
		视神经损伤	1.6
	脊髓	脊髓损伤	<3.3
	眼	角膜损伤	2.9
	肠道	狭窄、穿孔	3.9
	肺	肺炎	3.3
		纤维化(影像诊断)	3.1
	头颈	各种晚期反应	3.5~3.8
	口腔、口咽	各种晚期反应	0.8
肿瘤	头颈		
	喉		14.5
	声带		13
	口咽		16
	颊黏膜		6.6
	扁桃体		7.2
	鼻咽		16
	皮肤		8.5
	黑色素瘤		0.6
	脂肪肉瘤		0.4

目前常用的非常规分割方案有:

(1) 超分割:每次剂量低于 2.0Gy,每天照射 2~3 次,间隔时间>6h,总治疗时间相近,通过 15%~20% 总剂量的增加来提高肿瘤的控制效果。

(2) 加速分割:增加每周的治疗次数,缩短总疗程时间,其目的是减少肿瘤细胞的再增殖,从而提高疗效。

(3) 加速超分割:以超分割为基础,既增加每日或每周治疗次数,又缩短总疗程时间,但总剂量有所降低,主要目的是克服疗程中肿瘤细胞的加速再增殖,同时正常组织急性损伤控制在可接受范围。

(4) 低(大)分割:每次剂量高于 2.0Gy,减少照射次数或缩短总治疗时间,降低总剂量,它适合于一些 α/β 值低、亚致死性损伤修复能力强的肿瘤的放疗,姑息性治疗多用此方案。

近年来,分子生物学的发展为肿瘤放射治疗学提供了分子水平的理论依据,随着肿瘤治疗观念的发展和新理论、新技术的出现,放射生物学将不断发展、完善,在肿瘤的放射治疗中发挥巨大作用。

三、肿瘤放射治疗的临床应用

作为治疗肿瘤的主要手段之一,放射治疗因其适应证多、疗效较好,无疑在肿瘤的治疗中有着重要地位,据国内各大肿瘤中心统计,有70%~75%的肿瘤病人需要接受放疗。随着医学的发展,肿瘤的治愈率也在逐渐提高。2012年,WHO公布目前三大手段结合总体治愈率为55%,其中手术占27%,放疗占22%,化疗占6%。由此可见,肿瘤放射治疗的贡献是不言而喻的。

临床上按照目的不同,分为根治性放疗和姑息性放疗。根治性放疗以治愈肿瘤为目的,主要用于皮肤癌、鼻咽癌、声门癌、早期食管癌、早期非小细胞肺癌、早期宫颈癌和某些脑瘤如垂体瘤等。但在治疗过程中如果病情发生变化,如出现远处转移,治疗反应大无法耐受或其他原因可改为姑息性治疗。姑息性放疗,顾名思义,放疗的目的只是姑息,但有些病人经治疗后可延长生存期,带瘤生存多年乃至正常工作(如中晚期宫颈癌),也有病人仅仅为了减轻痛苦,往往达不到延长生命的目的,多用于止痛(如骨转移)、解除或缓解压迫(如脊髓受压)、梗阻(如食管癌、胃癌)、出血(如宫颈癌)等。在姑息性治疗过程中,应根据病情及时调整方案。

此外,多种良性疾病,如瘢痕疙瘩、Graves眼病、老年黄斑变性、眶内炎性假瘤及翼状胬肉,另外还有人们熟知的肝血管瘤、良性前列腺增生及颅内的动静脉畸形、垂体腺瘤、听神经瘤、颅咽管瘤等都已列为放疗的适应证。如瘢痕疙瘩是一种特异性疾病,瘢痕在创伤愈合过程中,胶原的形成和降解平衡遭到干扰或破坏,合成代谢大于分解代谢,引起胶原纤维堆积,形成大量纤维团,最后形成瘢痕疙瘩。瘢痕疙瘩术后24h内切口处幼稚成纤维细胞占大多数,不稳胶原纤维为主要成分,对放射线较敏感。同时射线能够有效地抑制成纤维细胞的增殖,抑制切口处毛细血管增生,使切口部位胶原纤维代谢达到相对的平衡,同时还有一定的止血、抗感染作用。

四、肿瘤放射治疗的原则

(一)肿瘤放射治疗科是一个临床科室

肿瘤放射治疗科同肿瘤外科、肿瘤内科一样是一个临床科室,不同之处在于它是用放射线治疗肿瘤,放射肿瘤医生全面且独立对病人负责。作为肿瘤放射治疗科医生必须掌握:

1. 一般临床知识 放射肿瘤医生直接接收病人进行诊断及治疗,因此必须具备一般的临床知识及经验,并且能认识和处理放射治疗所致的毒副作用:

(1)全身的副作用:放疗过程中,虽然放射线集中在肿瘤部位及邻近正常组织,但全身还是受到低剂量照射,因为放疗机房里的放射线本底要大于自然界,由此产生了全身的副作用。全身副作用发生在放疗期间,主要表现为乏力、食欲减退、恶心和骨髓抑制等。

(2)局部的放射损伤:局部放射损伤主要是由于肿瘤周围的正常组织和器官也受到了较高剂量的照射引起。

(3)放射线诱发的恶性肿瘤:在少数长期生存的肿瘤病人中,在射野范围内会发生恶性肿瘤,如头颈部鳞癌放疗后出现的软组织肉瘤。在原子弹爆炸后幸存者中有比自然人群更高的恶性肿瘤发生率。潜伏期一般比较长,通常在接受照射后20年以上。

2. 肿瘤学知识 放射治疗主要用于治疗恶性肿瘤,所以必须具备一般的肿瘤学知识,如肿瘤流行病学、病因、发病机制以及肿瘤分子生物学等,特别是应熟悉临床肿瘤学,要了解不同肿瘤的生物学行为、转归,每种肿瘤的分期以及不同期别的治疗,放射治疗在各种肿瘤不同期别中的作用。

(二)放疗参与综合治疗模式多样

随着各种肿瘤治疗手段日趋成熟,综合治疗理念不断深入人心。

1. 与手术的结合 包括术前、术中、术后放射治疗。

(1)术前放射治疗:可以提高肿瘤的切除率,降低局部复发率,更重要的是保留某些器官功能,如术前放疗能增加低位直肠癌的保肛率而不增加局部复发,大大地提高了病人的生活质量。术前放疗常用于中晚期头颈部肿瘤、宫颈癌、直肠癌等。

(2)术中放射治疗:指在手术中行一次性大剂量照射,使受照靶区有相对较高剂量而正常组织受照较小。原则上适用于很多肿瘤,但因为需要一定的设备条件,目前国内开展不多。

（3）术后放射治疗：降低局部复发率和区域淋巴结转移率。术后放疗对残留的亚临床病灶远比以后出现复发疗效好。一般主张尽早进行，最好在术后 2~4 周内开始，这主要出于两方面考虑：一是赶在术后瘢痕形成之前，因为若瘢痕形成，会影响血供，导致乏氧，放射敏感性降低；二是为了避免残留肿瘤细胞再迅速增殖而出现肿瘤未控制。术后放疗目前较为普遍，各种肿瘤只要分期较晚、切缘不净，均需行术后放疗。如中晚期的乳腺癌、肺癌、子宫内膜癌等。

2. 与化学治疗的结合　放化疗综合治疗是最常用的综合治疗模式，集放疗的局部作用和化疗的全身作用于一体。其目的如下：①空间联合作用，放疗和化疗分别作用于同一疾病的不同阶段，两种治疗方法无相互作用；②提高治疗效应，化学药物作为放疗增敏剂，增加放疗的局部肿瘤杀灭效应；③减少正常组织的毒副作用，放疗前应用诱导化疗，在瘤体缩小后行放疗，可减少正常组织的放射损伤。

3. 与热疗配合　处于细胞周期中 G_2/M 的肿瘤细胞对放射线敏感，S 期则表现为抗拒。高温（>43℃）可杀伤肿瘤细胞且 S 期细胞对高温最敏感，与放疗有互补作用。

4. 与分子靶向药物的联合　在过去的十几年，分子靶向药物在肿瘤治疗中的地位日益提高，出现了许多靶向治疗联合放疗的临床试验，显示了二者合用的可行性和疗效。

（1）吉非替尼和厄洛替尼：这是表皮生长因子受体（EGFR）酪氨酸蛋白激酶抑制剂，体内和体外研究显示这两药都有增强肿瘤放疗疗效的作用。

（2）西妥昔单抗：这是抗 EGFR 的单克隆抗体，它联合放疗的研究已较多，西妥昔单抗联合放疗治疗局部晚期头颈部肿瘤的随机对照Ⅲ期临床试验已展示了令人鼓舞的结果，改善了局部控制率、提高了生存率。

 知识拓展

质子重离子治疗

质子重离子治疗技术是国际公认的、最先进的放疗技术，代表了放疗的最高技术和未来趋势。由于技术和价格因素，仅在德国、日本、美国和中国等国家开展。经由同步加速器加速至约70%的光速时，离子射线被引出射入人体，在到达肿瘤病灶前，射线能量释放不多，但是到达病灶后，射线会瞬间释放大量能量，形成名为"布拉格峰"的能量释放轨迹，整个治疗过程像是针对肿瘤的"立体定向爆破"，能够对肿瘤病灶进行强有力的照射，同时又避开照射正常组织，实现疗效最大化。

第三节　肿瘤的化学治疗

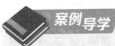 **案例导学**

病人李某，女性，59 岁，身高 158cm，体重 65kg，初中学历，河北省邢台市巨鹿县人。无明显原因出现咳嗽、咳痰 2 个月，活动后气短加重 1 个月，伴痰中带血 1 周来诊。于当地医院查胸部 CT：左肺门见软组织肿块，大小约 3.2cm×5.3cm，边缘不规则，伴肺不张，考虑恶性。纵隔多发肿大淋巴结，最大者短径约 2.5cm，考虑转移。经电子支气管镜活检，病理回报为小细胞癌。无疫水接触史，否认疫区居住史，无长期外地居住史。日常作息、饮食规律。无烟酒不良嗜好，无化学性、放射物及毒物接触史。结婚年龄 24 岁，育 1 子 2 女，配偶体健。父亲因"支气管哮喘"去世，母亲死因不详。

问题：

1. 入院后完善相关检查，临床分期为 $cT_3N_2M_0$，ⅢB 期，宜先选择哪种治疗方法？

2. 若选择全身化疗，常见不良反应有哪些，应如何处理？

病人王某,女性,47 岁,身高 163cm,体重 53kg。大学学历,河北省衡水市人。因无明显诱因出现头晕、头痛、走路不稳 1 周就诊。发病以来,病人无咳嗽、气短、发热等不适。查头颅增强 MRI 示:左侧小脑半球、顶叶、额叶多发占位,考虑转移的可能性大。胸部 CT 示:右肺下叶近胸膜处可见一 2.4cm×2.3cm 肿物,边界不规则。纵隔 4R、7 区肿大淋巴结。行 CT 引导下穿刺活检,病理回报低分化腺癌。基因检测显示 EGFR21 外显子突变。无疫水接触史,否认疫区居住史,无长期外地居住史。日常作息、饮食规律。无吸烟嗜酒等不良嗜好,无化学性、放射物及毒物接触史。结婚年龄 28 岁,育 1 子,配偶体健。父母亲体健。

问题:

1. 依据以上哪项结果,判断病人有无靶向治疗机会?

2. 若有,目前靶向药物都有哪些?

无论东西方,几千年前即有应用药物治疗肿瘤的记载,但以细胞毒类药物治疗的开端是 20 世纪 40 年代,虽然尚不足 80 年,却是临床肿瘤学中发展最为迅速的学科。

一、肿瘤化学治疗的发展

1942 年 12 月,Gilman 和 Philips 在美国耶鲁大学开始了世界上第一项用氮芥治疗淋巴瘤的临床试验,标志着近代肿瘤化学药物治疗的开始。1948 年,Farber 等开发了叶酸类似物甲氨蝶呤,并且成功用于治疗儿童急性淋巴细胞白血病,这是药物治愈癌症的第一个范例。1957 年,Arnold 和 Duschinsky 分别合成了环磷酰胺和氟尿嘧啶,这两种药物具有广谱的抗肿瘤作用,至今仍是治疗多种肿瘤的基础和核心药物,被认为是第二个里程碑。20 世纪 70 年代初,顺铂和多柔比星的问世使得一部分血液系统和实体肿瘤药物治疗的效果有了明显提高,被认为是肿瘤内科发展进程中的第三个里程碑。进入 80—90 年代,由于紫杉醇、多西他赛、拓扑替康、伊立替康、长春瑞滨、吉西他滨和奥沙利铂等抗肿瘤新药进入临床,突破了晚期非小细胞肺癌和晚期结直肠癌既往药物治疗效果不佳的瓶颈,也为晚期乳腺癌和其他实体肿瘤病人提供了更多的治疗选择。

二、肿瘤化学治疗的作用

随着肿瘤内科治疗水平的提高,其作用可大致归纳为以下几方面:

(一)根治性治疗

血液、淋巴和生殖系统肿瘤属于化疗药物高度敏感性肿瘤,部分可通过药物获得根治。

(二)姑息性治疗

对于药物治疗无法根治的部分晚期上皮或结缔组织来源的肿瘤,如晚期的乳腺癌、肺癌、大肠癌、胰腺癌、肾癌、恶性黑色素瘤和胃肠间质瘤等,内科治疗可以改善生活质量或延长生存期。

(三)辅助治疗

辅助治疗是指根治手术后的药物治疗,其优势在于,手术可以有效降低体内肿瘤负荷,从而可能降低细胞耐药的发生率,提高化疗敏感性,达到提高治愈率的目的。

(四)新辅助治疗

新辅助治疗是指手术前的药物治疗。其作用主要包括:①降低临床分期,提高手术切除率、减少手术对身体器官的损伤;②减少手术过程中肿瘤细胞的播散机会;③体内药物敏感试验,为进一步的药物治疗提供重要指导。

(五)同步化放疗

同步化放疗是指同时进行化疗和放疗,一方面可以通过化疗药物的增敏作用,提高放疗对肿瘤的局部控制效果,另一方面可以发挥化疗的全身治疗作用,减少远处转移的发生率。

三、抗肿瘤药物机制和分类

目前国际上临床常用的抗肿瘤药物有80余种,传统上根据来源及作用机制不同进行分类。一般分为5类,即烷化剂、抗代谢药物、抗肿瘤抗生素、植物来源的抗肿瘤药物及其他类型抗肿瘤药物(包括铂类、激素类、门冬酰胺酶等)。也有根据抗肿瘤药物的分子靶点不同,分为作用于DNA化学结构的药物(包括烷化剂、铂类化合物)、影响核酸合成的药物(主要是抗代谢药物)、作用于DNA模板影响DNA转录或抑制DNA依赖性RNA聚合酶抑制RNA合成的药物、影响蛋白质合成的药物[如高三尖杉酯碱、紫杉醇、长春花生物碱及依托泊苷(VP-16)等]及其他类型的药物。

关于肿瘤细胞增殖动力学的知识和对各种药物作用机制的认识,为制订安全、有效的化疗方案提供了理论基础。细胞群中一般只有部分细胞处于增殖周期。增殖周期中又可分为合成前期(G_1)、DNA合成期(S)、合成后期(G_2)和有丝分裂期(M)。直接作用于DNA的药物,如烷化剂、抗肿瘤抗生素等对整个周期中的肿瘤细胞均有杀伤作用。人们把这类药物称为周期非特异性药物,而把只针对细胞周期中某一时相的细胞发挥作用的药物称为周期特异性,如抗代谢药主要作用于S期,植物药主要作用于M期等。另一部分细胞处于静止期(G_0),对各类药物均不敏感,G_0期的存在是肿瘤耐药的原因之一。

四、抗肿瘤药物的使用原则

(一)剂量强度

由于某些肿瘤的疗效和化疗药物在单位时间内的剂量相关,所以提出了剂量强度(dose intensity, DI)的概念。DI的一般定义是:每一星期每平方米体表面积的化疗药物给药剂量,跟给药途径无关。很多化疗药物治疗肿瘤的剂量-效应曲线为线性,剂量越高疗效越好。对于乳腺癌、小细胞肺癌、淋巴瘤和生殖细胞肿瘤等敏感肿瘤,可以通过DI的增加来提高疗效。但若在没有造血干细胞支持的情况下,很难将剂量强度提高到标准剂量的2倍以上,导致不足以产生有临床意义的疗效提高。自体造血干细胞移植能够实现这样的治疗目标,使该疗法成为20世纪90年代肿瘤内科最显著和最重要的临床治疗进展。在自体造血干细胞移植的支持下,化疗药物的DI可以提高5~8倍,显著提高了治疗效果,同时保证了病人治疗期间的安全。联合化疗方案中一般都包括两类以上作用机制不同的药物,选药时也要尽可能使各药的毒性不重复,以提高正常组织的耐受性。药物数量目前一般多主张2~4种最好,太多了并不一定能提高疗效,反而增加毒副反应。

(二)给药途径

影响药物局部有效浓度的因素很多,其中重要的是肿瘤的体积。大块实体肿瘤常常有些区域血供不佳,因此通过血液到达这些部位的药物浓度很低。这一问题可以通过将药物直接注射到肿瘤所在的部位来解决。例如在肝脏代谢的药物可通过肝动脉注射到肝和肝肿瘤所在的部位,而达到身体其他部位的药物很少。在氟尿嘧啶衍生物中,氟尿嘧啶和氟尿苷经肝动脉给药后,绝大多数药物在肝脏代谢和清除,而进入体循环的药物很少,从药理学角度适于肝动脉灌注。同样,有的药物适于直接腹腔注射(顺铂)或直接膀胱注射(丝裂霉素),在肿瘤所在的部位药物浓度达到相当高的水平,而全身药物浓度很低。对于给药途径,另一个需考虑的问题是肿瘤的掩蔽所,如血-脑屏障和血-睾屏障的存在。

(三)给药时间

在应用化疗药物时,需要注意给药的持续时间、间隔时间和不同药物的先后顺序。细胞周期非特异性药物的剂量-效应曲线接近直线,药物峰浓度是决定疗效的关键因素;细胞周期特异性药物的剂量-效应曲线是一条渐近线,达到一定剂量后,疗效不再提高,而延长药物作用时间,可以让更大比例肿瘤细胞进入细胞周期中对药物敏感的时相,提高疗效。因此,细胞周期非特异性药物常常一次性静脉注射,在短时间内一次给予本周期内全部剂量;而细胞周期特异性药物则通过缓慢静脉滴注,肌内注射或口服来延长药物的作用时间。

(四)间隔时间

细胞毒性药物对正常细胞也会产生毒性,常见的如骨髓抑制和胃肠道反应,这些毒性需要一定时间恢复,在毒性恢复前不宜再给予同种药物或具有相同毒性的其他药物。考虑到不同药物对细胞周期和其他药物代谢的影响,合适的间隔时间是非常重要的,如甲氨蝶呤静脉滴注6h后再滴注氟尿嘧啶的疗效最好,而且毒性减低。

出于细胞周期和药动学的考虑,一些化疗方案中规定了给药的顺序。联合化疗中常用的策略之一是先使用细胞周期非特异性药物,减小肿瘤负荷,使更多的细胞进入细胞周期,再使用细胞周期特异性药物,杀灭增殖活跃的肿瘤细胞。又如顺铂可使紫杉醇的清除率降低,若使用顺铂后再给予紫杉醇,可产生更为严重的骨髓抑制,因此应先给予紫杉醇,再给予顺铂。

(五)规范化和个体化

在临床工作中必须遵循一定的原则,才能尽可能地提高疗效,减少毒副作用,使病人得到更好的治疗。首先必须强调基于循证医学的规范化治疗。治疗原则和治疗指南是既往知识与经验的总结,其基础是目前已有的循证医学证据,只有按照已知的最好证据进行规范化治疗,才能期望达到最佳的治疗效果。肿瘤化疗在多数情况下,适应证的选择、治疗时机的把握、疗程安排、化疗药物及其剂量等,都有一定的原则。给药剂量不足或过早停药难以达到应有的效果,剂量过大或无休止的治疗非但不能提高疗效,还会带来不必要的毒副作用。对于绝大多数肿瘤,初始治疗或辅助治疗都有标准或公认的治疗方案,随意自创方案难以保证疗效。同时,循证医学并不是简单的按图索骥,而是应该结合每位病人的具体情况,寻找最契合该病人病情的相关依据,从而选择最适于该病人的治疗方案,这就是基于循证医学的个体化治疗。而对于目前尚无标准治疗或标准治疗疗效仍不满意的病人,应该鼓励其参加临床试验。

治疗规范并不是僵化的体系,往往根据不同的病情分别讨论最佳的治疗方案,即使在同样的情况下也可能有多种治疗方式或化疗方案可供选择,这就是个体化治疗。个体化治疗的意义在于使最合适的病人得到最合适的治疗,因此其核心内容是治疗在具体情况下的收益风险比,其中预后判断是重要的一环。例如,只有部分病人能从辅助治疗中获益,如果能预先选择出更可能受益的病人进行治疗,那么在这部分病人中疗效可以相对提高,还能避免治疗给其他病人带来不良反应。个体化并不是随意化,基本原则仍然必须遵循,并且要有充分的理论和实践依据支持。

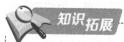

肿瘤的多药耐药

多药耐药(multiple drug resistance,MDR)是指肿瘤细胞对一种药物产生耐药的同时,对其他从未接触过、结构和作用机制完全不同的抗肿瘤药物也产生抗药性的现象。MDR的形成使得肿瘤病人产生化学抵抗并导致预后较差。MDR发生的机制有很多种,其中,细胞膜、核膜上存在的蛋白转运是最主要的机制,这类蛋白能借助ATP水解释放能量,从而将药物泵出细胞外,使肿瘤细胞产生MDR。此外,拓扑异构酶Ⅱ、谷胱甘肽转移酶、环氧合酶-2等酶系统活跃以及B细胞淋巴瘤/白血病-2基因、核因子κB等凋亡诱导基因上调也是产生MDR的重要原因。

五、抗肿瘤药物的毒副作用及防治原则

近年来随着抗肿瘤药物的不断涌现,化疗的广泛合理应用,使肿瘤的疗效有了较大改善,然而抗肿瘤药物在抑制和杀伤肿瘤细胞的同时,对正常组织、器官也有损害和毒性作用,成为限制药物用量,阻碍疗效发挥的障碍。

(一)骨髓抑制

抗肿瘤药物对骨髓的抑制作用与细胞的半衰期有关。红细胞的半衰期为120d,血小板为5~7d,粒细胞为6~8h,所以化疗后通常先出现白细胞减少,然后才出现血小板减少,而且通常前者比后者严重。化疗一般不会引起严重的贫血。

1. 粒细胞减少 粒细胞减少的主要后果为严重感染的危险性增加,应尽快使用有效的广谱抗生素治疗。此外,粒细胞-单核细胞集落刺激因子(GM-CSF)和粒细胞集落刺激因子(G-CSF)能促进骨髓干细胞的分化和粒细胞的增殖,减轻化疗药物引起的粒细胞降低程度及缩短粒细胞减少的持续时间。

2. 血小板减少 对于化疗引起的短期血小板显著减少的病人,可用低剂量皮质激素治疗。严重

的血小板减少病人通常需要输注血小板。一些能促进血小板生成的细胞因子,如促血小板生成素(TPO)、白介素-3、白介素-11 等,能减轻化疗引起的血小板减少,促进血小板的恢复。

3. 贫血　由于红细胞半衰期长,所以化疗引起的严重贫血并不多见,主要是抗代谢的化疗药物,如抗叶酸类、抗嘧啶类和一些烷化剂影响真核红细胞中的 DNA 合成、对红细胞的生成影响较大。一旦引起贫血往往需要输血治疗。多数采用成分输血、输红细胞。此外,促红细胞生成素(EPO)能增加血红蛋白水平,明显减少输血的发生。

（二）胃肠道毒性

1. 恶心和呕吐　恶心和呕吐是化疗药物如顺铂、环磷酰胺、多柔比星等引起的常见毒性反应。严重的呕吐可导致脱水、电解质紊乱和体重减轻,可能使病人拒绝化疗。临床上常用的止吐药有格拉司琼、托烷司琼、甲氧氯普胺。其中 5-羟色胺受体拮抗剂止吐疗效较好。

2. 黏膜炎　化疗药物会影响增殖活跃的黏膜组织,容易引起口腔炎、食管炎,导致疼痛和进食减少。最常引起黏膜炎症的药物有甲氨蝶呤、抗肿瘤抗生素(尤其是放线菌素)和氟尿嘧啶等。黏膜炎以对症治疗为主,口腔炎或口腔溃疡疼痛可用局部麻醉药止痛,例如用 0.2%利多卡因含漱,每日数次,必要时给予静脉营养支持治疗。

3. 腹泻和便秘　最常引起腹泻的化疗药物包括阿糖胞苷、放线菌素 D、氟尿嘧啶、羟基脲、甲氨蝶呤和亚硝脲类,其中以氟尿嘧啶引起的腹泻最常见。根据病情可适当使用止泻药和补充水分、电解质。长春碱类药,尤其是长春新碱可影响肠道的运动功能,而产生便秘和麻痹性肠梗阻,老年病人较易发生,症状多于用药后 3d 内发生,因此在使用长春新碱时应避免剂量过大,如发生便秘,可适当考虑用轻泻药。

（三）肺毒性

多种化疗药可引起肺损害,较常见的药物有博来霉素、亚硝脲类、丝裂霉素和甲氨蝶呤,其临床特征为发作隐匿和迟缓。一般于停药后 1 个月以上发生,临床表现为干咳、呼吸困难急促、早期肺部可闻细啰音、血氧分析显示动脉低氧血症,肺功能检查显示弥散能力降低。X 线片表现为肺弥漫性间质性病变。一旦发现有可疑的肺毒性,应及早停药,尽快应用皮质类固醇药物,一般会取得一定的疗效。

（四）心脏毒性

抗肿瘤药诱发的心脏毒性包括可导致充血性心力衰竭的心肌炎、心电图改变、严重心律失常、心包炎、心肌缺血和心肌梗死。蒽环类药物是最常引起心肌毒性的化疗药物之一,有 11%接受多柔比星化疗的病人会发生短暂性的心电图改变,包括窦性心动过速、ST 段压低、T 波低平、倒置和偶发性窦性期前收缩。这些异常与多柔比星总剂量无关,在给药期间或刚给药后发生。停药后,心电图改变通常恢复正常,这是一种可逆性急性心脏毒性。

（五）肝脏毒性

一些抗肿瘤药物可引起肝脏损伤,包括肝细胞功能障碍、化学性肝炎、肝静脉闭塞性疾病、慢性肝纤维化。肝细胞功能障碍通常由药物或其代谢产物直接作用引起,是一个急性过程。临床表现为血清转氨酶升高,随着病情发展可产生脂肪浸润和胆汁淤积。容易引起转氨酶异常的药物有门冬酰胺酶、亚硝脲类、阿糖胞苷、依托泊苷、大剂量甲氨蝶呤、长春新碱等。尤其是门冬酰胺酶引起的肝脏异常最常见。另外达卡巴嗪、硫嘌呤、放线菌素 D 容易引起静脉闭塞性肝病。长期连续应用甲氨蝶呤治疗非恶性肿瘤性疾病(如银屑病和类风湿关节炎)时可引起肝纤维化和肝硬化。一旦发生肝脏毒性,首先应暂停化疗并进行保肝降酶治疗。

（六）肾和膀胱毒性

许多抗肿瘤药物及其代谢产物经肾脏排出体外,所以肾脏容易受到损害。临床上表现为无症状性血清肌酐升高或轻度蛋白尿,甚至无尿和急性肾衰竭。容易引起肾脏毒性的药物有铂类化合物,尤其是顺铂、丝裂霉素、大剂量的甲氨蝶呤、亚硝脲类、异环磷酰胺等。一旦出现肾脏损害,铂类化合物要大量水化,大剂量甲氨蝶呤应给予碳酸氢钠碱化尿液,并且给予亚叶酸钙注射解救。临床上引起膀胱炎的化疗药主要有环磷酰胺和异环磷酰胺,其代谢产物丙烯醛可损伤泌尿道上皮,尤其是膀胱黏膜上皮,引起泌尿道毒性。一旦出现膀胱炎,应立即进行水化利尿稀释尿中的代谢产物,还需要给予泌尿道保护剂——美司钠。另外膀胱内灌注化疗药物,如用塞替派致膀胱炎发生率在 30%以上,一般可给予止痛药和解痉药进行对症治疗。

（七）皮肤毒性

化疗药物可引起局部和全身皮肤毒性，局部毒性指发生于药物注射部位周围组织的反应，包括静脉炎、疼痛、红斑和药物外渗导致的组织坏死。全身毒性包括脱发、皮疹、瘙痒、皮炎和皮肤色素沉着等。一旦发生皮肤毒性，可进行对症治疗。

（八）过敏性反应

抗肿瘤药物引起的过敏反应发生率一般在5%左右。临床上发生过敏反应频繁的药物有门冬酰胺酶和紫杉醇，一般过敏反应的发生率为10%~20%，表现为典型的Ⅰ型过敏反应，包括喘鸣、瘙痒、皮疹、血管水肿、焦虑不安和低血压。为预防和降低过敏反应的发生，一般在治疗前12h和6h口服地塞米松20mg，并且于给药前30min肌内注射苯海拉明20mg。

（九）神经毒性

抗肿瘤药物引起的神经系统毒性并不少见，放疗、化疗或生物反应调节剂都会引起神经毒性。随着综合治疗和高剂量强度化疗的应用增加，神经系统毒性的发生也将上升。临床上常容易引起神经系统毒性的化疗药物有长春新碱、顺铂、甲氨蝶呤、氟尿嘧啶等，其临床表现为跟腱反射消失、肌无力、肌萎缩、癫痫大发作、球后神经炎、视网膜损伤、头痛等。防治方法主要是减少用药剂量和用药频率，同时考虑给予细胞保护剂，可延缓和预防神经毒性的发生。

（十）性腺功能障碍

化疗药物除了产生急性和慢性毒性外，还可引起远期毒性如性腺毒性。许多化疗药物可影响生殖细胞的产生和内分泌功能，对生殖细胞有致突变作用及对胎儿有致畸作用。化疗药物对性腺功能的影响与药物的选择，药物剂量及病人的年龄、性别等有关。

六、分子靶向治疗

传统的化疗药物主要是针对细胞核DNA复制过程和肿瘤细胞增殖的各个阶段。由于增殖和修复是正常细胞的普遍行为，细胞毒类药物的选择性通常较差，对正常细胞也会造成不同程度的损伤，尤其是对于增殖活跃的细胞损伤更大，从而引起多种脏器轻重不等的毒性。而分子靶向治疗是通过干扰肿瘤生长和发展涉及的特异性分子而阻断肿瘤的生长和转移，是基于对特定靶点结构和功能的认识，合理设计药物或治疗方法。广义的分子靶点包括参与肿瘤细胞分化、细胞周期、细胞凋亡、细胞迁移/侵袭行为、淋巴结转移、远处转移等过程的，从DNA到蛋白/酶水平的任何亚细胞分子。

靶向药物研发的基础是肿瘤细胞与正常细胞之间微妙的差异，并且这种差异必须对肿瘤细胞的生存和增殖起到关键作用。与细胞毒类药物相比，靶向治疗药物的选择性更强、毒性谱相对狭窄、毒性反应程度较轻，尤其是对于体力状态较弱的病人也可考虑使用，有望取得比细胞毒类药物更好的疗效。

（一）分类

肿瘤的分子靶向药物种类繁多，随着有效治疗靶点的不断发现，新结构、新机制的药物正在并将不断出现。

1. 分子靶向药物的结构分类

（1）小干扰RNA：此类药物作用于RNA。

（2）反义寡核苷酸：此类药物作用于RNA、DNA和蛋白。

（3）经修饰的肽：可作用于生长因子受体、细胞表面抗原、细胞外和细胞内蛋白（例如酶类和信号转导分子）。

（4）核酶：作用于肿瘤细胞的RNA和DNA。

（5）单克隆抗体：作用于生长因子受体、细胞表面抗原和其他细胞蛋白。

（6）基因治疗：作用于肿瘤细胞、免疫介导细胞和正常细胞。

（7）小分子药物：作用于以上所有靶点，其中研究最广泛的是单克隆抗体类药物和小分子药物。

2. 分子靶向药物的机制分类

（1）作用于细胞膜的药物：主要针对跨膜生长因子受体，例如作用于表皮生长因子受体（EGFR）

的小分子酪氨酸激酶抑制剂吉非替尼、厄洛替尼和埃克替尼,作用于 *EGFR* 的单克隆抗体西妥昔单抗,作用于 HER-2 受体的单克隆抗体曲妥珠单抗。

（2）作用于细胞质的药物:此类药物作用于细胞内信号转导过程,如 PI3K 抑制剂 BGT 226、mTOR 抑制剂替西罗莫司和依维莫司等。

（3）作用于细胞核的药物:此类药物靶向于 DNA 或 RNA,如针对细胞周期素依赖性激酶的 AZD 5438;组蛋白去乙酰化酶抑制剂伏立诺他等。

（4）作用于肿瘤细胞外环境的药物:此类药物中最为人熟知的是靶向作用于肿瘤相关血管的药物,如血管内皮生长因子单克隆抗体贝伐珠单抗、重组人内皮抑制素等。

（二）分子靶向药物的应用特点

1. 药物剂量　细胞毒类药物在达到最大肿瘤抑制前已达到最大耐受剂量,在最大耐受剂量之前剂量-效应曲线的斜率均较大,因此在临床上应采用其最大的安全剂量。而靶向治疗药物的毒性较轻,往往在达到最大耐受剂量前已经达到靶点饱和,发挥了最大的抑制作用。此时如果继续增加剂量,疗效无明显增强,反而增加不必要的毒性。因此,靶向治疗药物的应用剂量应是最佳生物学剂量。

2. 药物使用时程　靶点抑制多数情况下是可逆的,并且肿瘤具有再生和修复的机制。因此,目前临床上为达到对肿瘤细胞的持续控制,应用的靶向治疗药物一般是持续使用,直至肿瘤进展或病人不可耐受。因此,应该充分重视病人的依从性,注意到持续存在的不良反应。

3. 用药途径　分子靶向药物常需要持续使用,若能口服无疑最为方便,也有助于提高治疗的依从性。因此口服的分子靶向药物日益普遍。但单克隆抗体类药物必须静脉输注,病人依从性相对较差。

4. 单独用药或联合用药　将分子靶向治疗药物与细胞毒类药物联合,或者将不同的靶向治疗药物联合,是提高疗效的途径之一。应单独用药还是联合用药,主要取决于两个因素:其一,是否有明确证据证明联合用药优于单药;其二,病人是否可以耐受联合治疗。目前,临床上应用的酪氨酸激酶抑制剂多数为单用,而单克隆抗体类药物多数与细胞毒类药物联合使用。

（三）分子靶向治疗的成功范例

1. 吉非替尼、厄洛替尼和埃克替尼治疗 *EGFR* 基因敏感突变阳性的非小细胞肺癌(non-small cell lung cance,NSCLC)　早期的临床试验中发现此类药物对部分病人有效,多为腺癌、非吸烟者、女性、亚裔。此后发现 *EGFR* 基因敏感突变是此类药物的疗效预测指标。采用 *EGFR* 基因敏感突变作为筛选标准的多个前瞻性对照研究一致表明,在 *EGFR* 基因敏感突变的病人中,EGFR-TKI 的疗效优于化疗,不良反应轻。

2. 伊马替尼治疗费城染色体阳性的慢性髓系白血病　费城染色体(*bcr-abl* 基因异位)存在于约95%的慢性髓系白血病。伊马替尼是一种酪氨酸激酶抑制剂,可以抑制 *bcr-abl* 基因。此药治疗 *bcr-abl* 阳性的慢性髓系白血病病人,血液学缓解率接近90%,细胞遗传学缓解率约50%。

3. 曲妥珠单抗治疗 HER-2 阳性的乳腺癌　曲妥珠单抗不仅可以改善晚期 HER-2 阳性乳腺癌病人的疗效,还可以提高早期 HER-2 阳性乳腺癌的生存率。这是分子靶向药物提高常见肿瘤治愈率的典范之一。

4. 利妥昔单抗治疗 B 细胞淋巴瘤　利妥昔单抗作用于 B 细胞上的 CD20。利妥昔单抗可提高化疗对多种 B 细胞淋巴瘤的疗效,尤其是提高了弥漫性大 B 细胞淋巴瘤的治愈率,单药使用缓解率也很高。严格来说,利妥昔单抗的靶点并不够特异,因为正常 B 细胞也表达 CD20。但此药胜在其足够安全、有效,故目前仍是 B 细胞淋巴瘤中最成功的分子靶向药物。

5. 西妥昔单抗治疗 *K-ras* 基因突变阴性的晚期结直肠癌　西妥昔单抗是作用于 *EGFR* 的单克隆抗体,在结直肠癌中取得了显著疗效。其最重要的疗效预测因素是 *K-ras* 基因突变,该突变是结直肠癌发生中的早期事件,可激活 *EGFR* 下游信号通路,造成西妥昔单抗治疗无效。因此西妥昔单抗的有效性体现在 *K-ras* 基因突变阴性的晚期结直肠癌中。

6. 索拉非尼治疗肝癌　索拉非尼是多靶点的小分子酪氨酸激酶抑制剂,可以延长晚期肝细胞癌病人的生存期。而在细胞毒类药物的时代,肝癌一直缺乏有效的内科治疗药物。索拉非尼的成功说明多靶点药物也是分子靶向治疗的可行之路。遗憾的是,目前还没有找到能够预测疗效和筛选病人的分子标志物。

分子靶向治疗已经极大改变了人们对肿瘤的认识，但在很多方面，分子靶向治疗的疗效尚未满足人们的期待，分子靶向药物的耐受依然难以避免。目前，化疗在许多情况下仍有不可替代的作用，分子靶向药物与细胞毒类药物的合理联合，包括药物组合的选择、联合时机的合理安排等，仍将是近期靶向治疗的重要研究领域。

七、免疫治疗

20世纪初期，Paul Ehrlich 首次提出荷瘤体的免疫系统可识别并杀伤肿瘤。1959 年，小鼠肉瘤排斥实验证实了肿瘤抗原的存在，并且认为其可诱导荷瘤机体产生特异性免疫应答。到了 70 年代，Burent 正式提出机体免疫系统能够识别并杀伤肿瘤细胞的免疫监视理论。肿瘤免疫治疗是通过主动或被动方式使机体产生肿瘤特异性免疫应答，恢复或提高机体免疫系统活性，充分发挥其抑制和杀伤肿瘤功能的治疗方法。当前以程序性死亡受体-1（programmed death 1，PD-1）及其配体-1（programmed death ligand1，PD-L1）为靶点，是肿瘤免疫治疗的研究热点。

（一）PD-1/PD-L1 的特点

PD-1/PD-L1 是免疫球蛋白超家族协同刺激分子成员之一，其信号通路对免疫系统 T 淋巴细胞进行负性调控，参与维持自身免疫耐受和肿瘤的发生发展过程。

PD-1 是 T 细胞表面的一个跨膜蛋白，由 288 个氨基酸残基构成，最初在凋亡的 T 细胞淋巴瘤中被发现，因能促进程序性细胞死亡而将其命名为 PD-1。在生理条件下，PD-1 通过调节外周组织中 T 细胞的分化方向来调控机体对外来或自身抗原的免疫应答反应，防止免疫过激导致的相关疾病的发生。

PD-L1 作为 PD-1 的主要配体，属 B7 家族的成员，在胎盘、恶性肿瘤细胞中高表达，在脾脏、淋巴结、胸腺中呈低表达，这对维持免疫耐受，减少自身免疫系统相关疾病的发生有重要意义。

（二）PD-1/PD-L1 与肿瘤

肿瘤通过上调 PD-L1 的表达抑制 T 细胞活化、诱导效应 T 细胞凋亡来抑制抗肿瘤免疫反应，制造出适合自身生长的局部微环境，形成免疫逃逸，促进肿瘤细胞的生长。

通过阻断 PD-1/PD-L1 的肿瘤免疫疗法已经证实在多种恶性肿瘤中都是很有效的。目前研发的针对 PD-1 的免疫抑制剂主要有 pembrolizumab（帕博利珠单抗）、nivolumab（纳武利尤单抗）及 pidilizumab（匹利珠单抗）。①帕博利珠单抗是一种人源化单克隆抗体，已被美国 FDA 批准用于部分晚期黑色素瘤的治疗；此外，单独使用帕博利珠单抗治疗 NSCLC 的临床研究结果显示高表达 PD-L1 的病人疗效改善明显，帕博利珠单抗是首个用于既往治疗失败的 NSCLC 的免疫抑制剂。②纳武利尤单抗也是一种人源化单克隆抗体，目前主要被批准用于黑色素瘤和 NSCLC 的治疗以及对肾癌的临床研究。③匹利珠单抗主要研发用于大 B 细胞淋巴瘤、胶质细胞瘤和多发性骨髓瘤的临床研究，有研究表明匹利珠单抗和利妥昔单抗联合治疗复发性滤泡性淋巴瘤可取得较满意的缓解率且病人耐受性好。

肿瘤免疫治疗于 2013 年被 *Science* 杂志评为年度 10 大科技突破之首。当前关于肿瘤免疫治疗研究的新进展也值得人们关注，比如利用纳米载药系统的生物降解佳、靶向性好、制剂形式多样化，开发的聚合物纳米粒、树枝状聚合物等提高了肿瘤免疫治疗的效率和该疗法的可行性，从而推动肿瘤免疫疗法不断进步。随着研究的不断进展，肿瘤免疫治疗必将走向规范化和标准化。

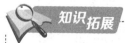

免疫联合放疗治疗晚期 NSCLC

近年来，免疫治疗发展迅速，为 NSCLC 的治疗提供了新思路，而放疗联合免疫治疗可取得更好的抗肿瘤效果，甚至可取得远隔效应。目前已有作用于免疫检测点的药物，如抗细胞毒 T 淋巴细胞相关抗原 4（CTLA-4）抗体 ipilimumab（伊匹单抗）。有研究入组了 39 例 ≥2 处可测量病灶的复发难治性远处转移的 NSCLC 病人，给予 ipilimumab 治疗并在 24h 内行一个病灶的放疗（6Gy×5F），ipilimumab 每 21 天重复一次，共 4 周期。治疗前及治疗后 88d 行 PET-CT 评价。21 例病人完成了 4 周期免疫治疗，其中 7 例发现未行放疗的转移灶体积缩小，出现了远隔效应。

第四节　其　他　治　疗

一、介入治疗

1967 年,美国学者 Margolis 把在 X 线下将治疗器械引导至病变处进行非外科的手术治疗称为介入放射学。它是以影像诊断学技术为手段,以治疗为目的的一门新兴学科。近年来,微波消融、超声、射频等专业不断发展和壮大,也成为介入治疗中的重要手段。

1. 介入放射学　介入放射学作为新的边缘学科,为多种疾病的诊治提供了新的手段。由于介入技术和设备的不断完善,介入治疗的效果日渐满意,病人的痛苦和危险性日渐减少。其主要优点有:创伤明显小于外科手术,可重复多次进行治疗;一些传统方法无法或难以治疗的疾病,如血管畸形、晚期恶性肿瘤等,可以得到有效的治疗;用于急症病人的抢救治疗,能取得"立竿见影"的效果。

2. 微波消融　在超声或 CT 引导下,把微波装置置于肿瘤部位,组织内的极性分子在微波场的作用下高速运动,互相摩擦产生热量,在肿瘤内迅速升温,导致肿瘤细胞蛋白质变性凝固,进而导致不可逆的坏死。

(1) 微波消融治疗肝癌:在肝癌治疗上,微波消融技术取得了很大进步,从最初用于治疗小肝癌,发展到目前与血管介入化疗栓塞、乙醇注射、胆管注水等联合治疗肝脏的大肿瘤和危险部位的肿瘤(如靠近胆囊、胃肠道、大血管、肝门、膈肌)。除此之外,在严格的筛选后,该技术还被用于治疗良性肝占位,包括血管瘤、局灶结节样增生、炎性假瘤和实性坏死性结节等。该技术治疗肝脏肿瘤安全有效,消融相关并发症发生率低,已成为当今微创治疗肝癌的一门重要技术。

(2) 微波消融治疗肾癌:目前肾癌临床治疗标准仍是外科手术切除。但由于发现小病灶肾癌的病人逐渐增多,微创消融技术开始成为有力方式,其能在降低手术相关并发症发生率的同时,保证与手术相同的效果。与治疗肝癌相比,微波消融治疗小肾癌的研究刚起步。

(3) 微波消融治疗其他器官肿瘤:微波消融多在 CT 引导下用于治疗肺癌,目前国内外对微波消融治疗肺癌进行的相关研究表明,肺肿瘤消融后的完全坏死率为 57.1%~94.0%。经皮消融治疗肾上腺疾病的技术具有良好前景,有研究者在探讨微波消融治疗肾上腺肿瘤的可行方法。有学者对微波消融治疗子宫肌瘤也进行了相关研究,显示能够有效减轻甚至完全消除相关临床症状,通过缩小肌瘤体积提高生活质量。微波消融的优势包括操作简单、创伤小、安全且能够保留子宫。

作为一种相对较新的微创治疗方法,微波消融尚需要基于大规模临床试验的循证医学证据来评价该技术与传统手术及其他消融技术的区别,并且有待发布不同脏器肿瘤治疗的权威指南以规范该技术的临床应用。未来随着微波消融仪器的设计和治疗策略的发展,其应用领域、治疗效果有望取得更加令人鼓舞的结果。

3. 超声　是频率高于 20kHz、能在连续性介质中传播的机械波。低强度超声通常是指强度 $< 3W/cm^2$ 的超声,正常细胞对其具有相当好的抵抗力,而恶性肿瘤细胞却对其非常敏感,因此低强度超声可以选择性地杀伤肿瘤细胞,而对周围正常组织无损害,这奠定了低强度超声用于治疗肿瘤安全性的理论基础,使其成为一种新的无损伤的治疗方法。

治疗用超声相关的生物学效应包括热效应、机械效应和空化效应,而低强度超声主要通过空化效应发挥作用。超声的空化效应分为非惯性空化(空泡的稳定振荡)和惯性空化(空泡增长与爆破)两种,非惯性空化会引起流体的运动,对周围组织产生剪切力和微射流;惯性空化会产生高温和冲击波,诱发压力梯度,使周围组织破裂,同时空泡爆破期间还会产生高活性物质如活性氧和自由基,会损伤细胞膜、蛋白质、核酸等维持细胞功能的大分子,导致细胞或周围组织的破坏。其作用途径主要包括以下几方面:

(1) 抑制肿瘤生长增殖、促进肿瘤凋亡:早期有学者对不同肿瘤的细胞进行超声处理,然后种植到大鼠体内,发现无论肿瘤类型如何,低强度超声都会抑制肿瘤的生长。此后,有学者研究了低强度超声诱导凋亡、抑制肿瘤生长的分子机制,可能为:①B 淋巴细胞瘤-2 基因家族、$P53$ 参与的线粒体通路;②HO-1、HSPs(热休克蛋白)联合参与的氧化应激通路;③mitofilin(线粒体内膜蛋白)介导的线粒体内膜折叠引起的线粒体膜电位通路。

（2）增强化疗药物作用：化疗药物发挥作用往往因为耐药细胞株的存在以及肿瘤周围药物浓度低而受到限制。目前研究认为，低强度超声可以降低这种影响，提高化疗药物的抗肿瘤作用。有研究发现，低强度超声联合多柔比星治疗可显著增加多柔比星对肺癌的细胞毒作用。也有研究显示，超声增加了多柔比星对淋巴瘤细胞 U937 的细胞毒性及凋亡诱导能力。

（3）基因靶向治疗：超声波产生的液体射流和冲击波使微泡及空化泡爆裂，引起细胞膜通透性增加，使得外源基因容易进入细胞，这奠定了低频低强度超声促进基因靶向治疗的理论基础。

（4）提高组织通透性：低强度超声不仅可以抑制肿瘤的生长，促进其凋亡，还可以增加肿瘤屏障的通透性，这是单纯超声及超声联合声敏剂能够诱导抗肿瘤药物和目的基因转入肿瘤的机制之一。在脑肿瘤中存在血-肿瘤屏障（blood-tumor barrier，BTB），其限制了很多肿瘤治疗药物渗入大脑发挥作用。而研究发现，药物穿过这一屏障有两条途径：一条是细胞旁途径，药物通过内皮细胞间的紧密连接相关蛋白进入脑肿瘤；另外一条是跨细胞途径，药物需经过内皮细胞从细胞顶端侧吸收转运跨越细胞，然后在细胞基底侧释放。药物通过 BTB 的转运方式大多取决于其理化性质，亲水性药物的吸收主要是通过细胞旁途径，而亲脂性药物、大分子或颗粒物质主要通过跨细胞途径转运。

4. 射频消融（radiofrequency ablation，RFA） RFA 是目前热消融技术治疗实体肿瘤中应用最为广泛且安全、有效的治疗选择之一。其原理是向肿瘤组织置入射频电极后，通过射频机产生频率范围 150kHz~1MHz 的电磁波，使周围组织发生离子振荡，摩擦产热，并传导至邻近组织，局部温度可达 50℃以上，从而使局部肿瘤组织细胞发生热变性和凝固性坏死，达到原位灭活肿瘤的目的。

二、中医药治疗

中医药治疗肿瘤历史悠久，最早起源于周朝，千百年来，经历代医学家不断总结经验，创立了许多行之有效的治疗方法，其治疗水平不断提高，逐渐显示出其内在的科学价值。如在《黄帝内经》中就提到了治疗肿瘤的原则："虚者补之""劳者温之""结者散之""坚者削之"以及"活血化瘀、扶正培本、软坚散结、清热解毒、利湿逐水"等。特别是近年来，大量科学的临床观察和实验数据进一步证实，中医药在肿瘤综合治疗中的作用日益明确，逐渐被越来越多的医学工作者和病人所接受。

中医治疗肿瘤有其特色和独有的优势，主要体现在 3 方面：一是治疗方法多样化，辨证论治、治疗法则和方药是肿瘤治疗的核心内容，加上气功、针灸等手段，对于肿瘤复杂多变和个体治疗反应差异较大的临床特征是比较切合的。二是临床经验丰富，中医治疗肿瘤历经数千年，积累了极具参考价值的临床经验。三是临床疗效确切可靠，中医药治疗肿瘤能改善病人生存质量，减轻痛苦，提高缓解率，延长生存期，特别是对中晚期不能手术或无法耐受放化疗的病人，有可能通过改善症状、增强机体抗肿瘤因子的活性，抑制和杀死肿瘤细胞，铲除肿瘤细胞生长的土壤，达到治疗目的。

20 世纪 80 年代，世界各国学者相继证明维甲酸和异构体维甲酸对人白血病 HL260 和 U937 细胞株有诱导分化作用。我国应用全反式维甲酸治疗急性早幼粒细胞白血病（APL）获得了 72% 的完全缓解，使临床应用诱导分化剂治疗白血病成为一种可能。另一种由中药砒霜发展而来的三氧化二砷（As_2O_3）被制成"癌灵一号"治疗白血病，之后采用单一的 As_2O_3 注射治疗急性早幼粒细胞白血病也获得了较好的疗效。这两种药物成为目前主要的诱导分化剂。除应用于白血病外，在实体肿瘤的研究上，诱导分化也产生了一定的效果。如黑色素瘤、肝细胞癌、肺癌、前列腺癌、乳腺癌、胃癌、恶性淋巴瘤等，基础实验和临床试验也证实了诱导分化剂的作用。

中医对病因的认识主要是正与邪的失衡。邪可由内生，也可由外来。正常情况下，组成人体并行使生理功能的精、血、津、液等即为正气，在各种因素作用下，如代谢异常或处于不当的位置，而产生气逆、气滞、血瘀、痰饮、水湿等，便转化成了邪气。如《医经秘旨》所言："要知邪气即吾身中之正气，治则为正气，不治则为邪气"。而外来的"六淫之邪""淫者，过也，过其度量谓之为淫"，正常的六气"至而太过"或"未至而至"，使其性质由正而归邪。恶性肿瘤细胞正是这一正邪转化的典型表现。根据正邪可以相互转化之理，正气可以转变为邪气，在某种程度上邪气也应该可以转变为正气。中医治疗包含"扶正"与"祛邪"两大法则，其中祛邪之法，虽"邪去而正复"，但实际上仍应归属于"拨乱反正""纠偏复正"之类。如气机失常表现为上逆，当降逆以复正；血停表现为瘀血，则以活血化瘀之法使血液流通以复正；水湿痰饮积聚，则温化痰饮以复正。研究表明，中医药在肿瘤诱导分化方面的作用是在细胞、基因水平上,调节其增殖与分化,使肿瘤细胞发育成为成熟细胞并丧失恶性表型特征,从细胞水平上也是一种"扶正"治疗。其疗效标准是分化指标的出现、肿瘤恶性特征的消失、生存期的延长,而不是或不仅仅是肿块大小的变化。这为中医"扶正培本"开拓了思路。因此,改造肿瘤细胞,使其"改邪归正",应是今后治疗肿瘤值得探索的一条途径。

中医药治疗肿瘤所采用的扶正、解毒、化痰、活血化瘀等治法,实际上在一定程度上均能改变肿瘤微环境的状态,重新转向人体正常的内环境,以限制肿瘤细胞的生长而达到治疗目的。在经过手术、放疗、化疗,大部分肿瘤细胞被杀灭的情况下,肿瘤和人体取得了一种"阴阳平衡的稳态"。这种状态时刻发生变化,肿瘤是否复发或转移,取决于该平衡是否会再次被打破。而中医药可以适时调整这种平衡,使其保持在一定稳态区间之内,从而防止肿瘤的复发转移。总之,中医药在肿瘤支持治疗、辅助治疗及防止复发转移方面已取得一定效果,改变了传统消灭肿瘤细胞的治疗思路。中医药治疗将消灭和改造结合起来,通过改造肿瘤细胞和调节肿瘤微环境,将有助于肿瘤的临床防治。

三、内分泌治疗

内分泌治疗又称激素治疗,目前认识到一些肿瘤对内分泌有依赖性,治疗过程中可应用一些激素或抗激素类物质使肿瘤生长所依赖的条件发生变化,从而抑制肿瘤的生长。目前适用于内分泌治疗的肿瘤有乳腺癌、前列腺癌、子宫内膜癌、睾丸癌、甲状腺癌等。

1. 乳腺癌　内分泌治疗是乳腺癌主要治疗手段之一,目前用于临床的药物主要有雌激素受体调节剂、芳香化酶抑制剂、促性腺激素释放激素(LHRH)类似物。

(1) 他莫昔芬:为雌激素衍生物,结构与雌激素相似,能和雌激素竞争结合雌激素受体,现已批准用于所有期别的激素受体阳性的乳腺癌治疗。

(2) 芳香化酶抑制剂:有依西美坦、阿那曲唑、来曲唑。绝经后雌激素主要经外周组织中的芳香化酶把肾上腺合成的雄激素转化为雌激素,维持女性正常的生理功能。芳香化酶抑制剂能特异性地结合芳香化酶,从而阻断雌激素的合成。

(3) LHRH 类似物:戈舍瑞林通过负反馈作用于下丘脑,抑制下丘脑产生 LHRH,同时还能竞争性地与垂体细胞膜上的 LHRH 受体结合,从而减少卵巢分泌雌激素。

2. 前列腺癌　绝大多数前列腺癌细胞需在雄激素刺激下生长和增殖。内分泌治疗用于晚期前列腺癌一线治疗,能明显延长肿瘤病人无病生存期和总生存期。

(1) 雌激素治疗:通过下丘脑水平反馈调节,抑制垂体促性腺激素分泌,使 LHRH 产生降低。

(2) 抗雄激素类药物:与内源性雄激素在靶器官上竞争结合,在胞质内与双氢睾酮受体结合,抑制双氢睾酮进入细胞核,从而阻断雄激素对肿瘤细胞的作用。药物分为类固醇(甲地孕酮)和非类固醇(比卡鲁胺)。

(3) 肾上腺酶合成抑制剂:氨鲁米特可抑制肾上腺皮质生成雄激素,类似于肾上腺切除,适用于睾丸切除及雌激素治疗无效或复发的病人。

四、生物治疗

肿瘤生物治疗运用生物技术和生物制剂,对从病人体内采集的免疫细胞进行体外培养和扩增后回输到病人体内,以此来激发和增强机体自身免疫功能,从而达到治疗肿瘤的目的。生物治疗的作用机制是干扰肿瘤细胞的发生、生长、分化、凋亡、侵袭、转移和复发,促进机体免疫细胞重建,使细胞毒性物质集中于肿瘤组织。生物治疗主要包括:

1. 细胞因子治疗　细胞因子是由活化的免疫细胞和一些非免疫细胞经刺激而合成、分泌的一类作为细胞间信号传递分子的、具有广泛生物学活性的小分子蛋白,主要调节免疫应答、免疫细胞分化和发育,参与炎症反应,刺激造血功能等。细胞因子具有多种活性,如重叠性、拮抗性、多效性、协同性等,调节机体的生理功能,刺激细胞活化、分化、增殖和凋亡,与肿瘤发生、发展有关。临床应用较多的有干扰素(interferon,IFN)、白细胞介素(interleukin,IL)、造血刺激因子、肿瘤坏死因子(tumor necrosis factor,TNF)、修复因子等。

(1) IFN:IFN 是一类干扰病毒复制的细胞因子,除了早期发现的 IFN-α、IFN-β 和 IFN-γ,现在又增加了 IFN-λ 和 IFN-ω 等新成员。IFN 具有调节机体免疫应答、广谱抗病毒和抗肿瘤等多种生物学活性。IFN 通过增强主要组织相容性抗原或肿瘤相关抗原的表达、增强自然杀伤(natural killer,NK)细胞的细胞毒作用、增强抗体依赖性细胞的细胞毒作用、直接的抗细胞增生及抗血管形成等作用,在肿瘤治疗中发挥着重要作用。适应证包括毛细胞白血病、慢性粒细胞白血病、黑色素瘤、滤泡性淋巴瘤等。

(2) IL:目前发现近 30 种 IL,均来源于白细胞,参与白细胞间的信息交流。IL-2 由成熟 T 淋巴细胞产生,可以诱导淋巴因子激活的杀伤(lymphokine-activated killer,LAK)细胞、NK 细胞、肿瘤浸润性淋巴细胞(tumor infiltrating lymphocytes,TIL)扩增及细胞因子分泌,促进 B 细胞生长、产生抗体,刺激 NK 细胞生长且增强杀伤活性,促进 T 细胞增殖和相应的细胞因子分泌,参与机体的炎症反应、移植排斥反应和抗瘤免疫反应,是免疫应答的重要细胞因子。抗瘤活性强,回注后能特异性地集中在瘤体上。

(3) TNF:可引起某些肿瘤组织出血性坏死的一类细胞因子。家族成员有 TNF-α、TNF-β 和淋巴毒素 β 等近 20 个,其中 TNF-α 应用较为广泛,TNF-α 是由激活的单核-巨噬细胞分泌的一种可溶性、多功能的细胞因子,对多种肿瘤细胞有直接的细胞毒作用。其不仅可以诱导其他细胞因子的产生,还具有直接抗肿瘤细胞毒性。TNF-α 具有双重作用:①调节机体免疫功能、抗感染等;②持续释放、产生过多,会造成休克、发热、恶病质等机体反应。目前,其在软组织肉瘤的治疗中有较好的应用。

2. 过继性细胞免疫治疗 细胞过继免疫治疗是将自体或同种异体的淋巴细胞在体外活化、培养、繁殖后回输病人体内,是发挥抗瘤作用的一种被动免疫治疗方法。它通过直接杀伤肿瘤细胞或纠正机体低下的细胞免疫功能来达到治疗肿瘤的目的。该方法所用细胞主要有 LAK 细胞、TIL、细胞因子诱导的杀伤(cytokine-induced killer,CIK)细胞等。过继性细胞免疫治疗可取得常规方法无法达到的疗效,不良反应少。

(1) 树突状细胞:其是人体内最强、专职的抗原呈递细胞,具有摄取、加工、呈递抗原的能力,成熟树突状细胞能激活初始型 T 细胞,是启动、调控和维持免疫应答的核心,未成熟树突状细胞有较强的迁移能力,与恶性肿瘤的发生、发展及预后有密切关系。树突状细胞广泛存在于淋巴、血液、肝、脾及皮肤黏膜等组织,对抗原和弱抗原都有很高的呈递效率,只需少量抗原即可激活功能性淋巴细胞并产生细胞毒作用,提高机体免疫力。负载树突状细胞的肿瘤疫苗较早地被应用于临床,具有良好的耐受性、安全性、特异性和高效性。在 Ⅰ、Ⅱ 期临床试验中已取得了满意的效果。

(2) TIL:从手术切除的肿瘤细胞、癌性胸腔积液及腹水中分离获得的淋巴细胞,经体外繁殖培养。TIL 有很强的杀伤肿瘤细胞作用,与 LAK 细胞相比,杀伤活性提高 50~100 倍。研究证明,TIL 参与了机体抗肿瘤的作用,释放细胞因子,调节细胞毒活性,发挥其杀伤肿瘤的活性。

(3) LAK 细胞:其是外周血分离出来的单核淋巴细胞,经体外加入 IL-2 刺激活化增殖,再回输给病人,可诱导出非特异性的杀伤细胞,杀伤多种对 NK 细胞不敏感的肿瘤细胞,NK 细胞具有强大的杀伤肿瘤细胞的作用,高效的增殖能力和细胞毒活性高的特性。LAK 细胞与 NK 细胞杀伤靶细胞的机制相似,靶细胞表面结构是通过细胞之间的接触来识别,通过分泌 IFN 和 TNF 参与杀伤并直接攻击肿瘤细胞。但是,LAK 细胞需加大 IL-2 诱导,费用高、不良反应明显,重复性欠佳,临床应用有局限性。

(4) CIK 细胞:由抗 CD3 单抗、IL-2、IFN-γ、IL-1α 等细胞因子体外诱导外周血单个核细胞而成,该种细胞同时表达 CD56 和 CD3 两种膜蛋白分子,具有 T 淋巴细胞强大的抗瘤活性和 NK 细胞的非主要组织相容性复合体限制性杀瘤的特点。表达 CD56、CD3 的 CIK 细胞具有增殖速度快、杀瘤活性高、杀瘤谱广的特点,以不同的机制识别肿瘤细胞,通过直接的细胞质颗粒穿透肿瘤细胞进行胞吐,达到对肿瘤细胞的裂解,同时 CIK 细胞能分泌 IL-2、IL-6、IFN-γ 等多种抗肿瘤的细胞因子;通过调节机体免疫系统间接杀伤肿瘤细胞;直接抑制肿瘤细胞。

3. 肿瘤疫苗技术 肿瘤疫苗一直是肿瘤生物治疗研究的热点领域,其原理是激活病人自身的免疫功能,利用肿瘤抗原诱导机体的特异性细胞免疫和体液免疫反应,增强机体的抗癌能力,抑制癌细胞的生长、转移和复发,以达到控制或杀灭肿瘤的目的。研究较多的疫苗有肿瘤细胞疫苗、肿瘤多肽疫苗、肿瘤基因工程疫苗、肿瘤核酸疫苗和抗独特型抗体疫苗等。肿瘤疫苗是一种高效、低毒的生物治疗方法,有广阔的应用前景。

(1) 肿瘤细胞疫苗:其是将完整的肿瘤细胞经物理照射、研磨、热灭活等方法处理以及基因修饰后接种于病人,单独使用自体或异体的肿瘤细胞难以产生足够强度的免疫应答,免疫佐剂的使用极大地改善了这种情况,临床试验于多种实体瘤虽有一定疗效,但有局限性,不能达到有效控制和治疗肿瘤的目的。

（2）肿瘤多肽疫苗:其是采用肿瘤相关抗原或肿瘤特异性抗原的特异性表位诱导特异性的 CTL 免疫应答,在所有肿瘤治疗性疫苗中特异性最强。优点:①具有肿瘤抗原特异性,对正常细胞无害;②可诱导特异性免疫应答;③能迅速被合成和纯化。但是免疫原性弱是多肽疫苗的一大弱点。

（3）肿瘤基因工程疫苗:其是将编码某种抗原的基因片段克隆到真核表达质粒并直接注入机体,利用宿主细胞的转译系统表达相应抗原,从而诱导机体产生特异性体液和细胞免疫应答。目前,国际上已有多种肿瘤疫苗已经或正准备进行临床试验,其中包括前列腺癌、肺癌、皮肤癌、恶性黑色素瘤、结肠癌、乳腺癌。

（4）肿瘤核酸疫苗:又称基因疫苗,包括 DNA 疫苗和 RNA 疫苗,是由携带编码肿瘤抗原基因的核酸载体疫苗,直接注入组织细胞内,激发免疫反应。目前 DNA 疫苗多以质粒为载体,其制备简单、接种方便、安全,有开发潜力和可行性,其缺点在于免疫无能或免疫耐受,因此必须设法把其转化到抗原呈递细胞上。核酸疫苗至今未有突破性的进展。

（5）抗独特型抗体疫苗:又称抗独特型肿瘤疫苗,是由抗独特型抗体制成的疫苗,具有模拟肿瘤抗原和免疫调节的双重作用,能打破肿瘤病人免疫耐受或免疫抑制状态,产生抗肿瘤免疫反应,延长存活期,提高生活质量。抗独特型抗体疫苗包括 Ab1 和 Ab2 疫苗、微抗体疫苗、单链抗体疫苗等。使用安全、可靠,易于标准化。

五、热疗和激光治疗

1. 热疗　肿瘤热疗是用加热方式治疗肿瘤,利用有关物理能量在组织中沉淀而产生热效应,使肿瘤组织温度上升到有效治疗温度并维持一段时间,以杀死肿瘤细胞的一种治疗方法。肿瘤热疗的生物学机制包括直接杀伤作用（致热效应）和间接杀伤作用（非致热效应）。前者主要表现为直接破坏肿瘤细胞膜性结构和诱导细胞凋亡;后者主要通过破坏肿瘤血管及血流、抑制肿瘤源性的血管内皮生长因子（VEGF）及其产物的表达、降低 pH、形成超氧化物及自由基、提高机体免疫功能等间接损害肿瘤细胞。根据加热温度不同,肿瘤热疗可分两种:一种方法是利用 43℃ 左右温度特殊的生物学作用直接杀伤靶细胞及增强放射线和化疗药物的治疗效应;另一种是利用高于 60℃ 的高温直接杀灭肿瘤细胞,如消融、射频、超声刀等。根据治疗部位不同,肿瘤热疗又可分为全身热疗和局部、区域热疗 3 类,局部热疗根据治疗仪器可分为超声热疗、微波热疗、射频热疗、内生场热疗等,根据介入方式可分为腔内热疗、组织间热疗、热灌注热疗、单纯外照射热疗等。

2. 激光治疗　激光具有发射角小、光谱纯、相干性好和能量密度高等特性。医学上利用激光照射人体组织,产生生物效应,从而达到治疗目的。

激光治疗肿瘤的作用机制和激光治疗其他疾病的作用机制基本相同,主要利用激光对生物组织的热效应、压力效应、光效应和电磁场效应。①热效应:激光能量密度极高,在激光束辐射下,瞬间内（几毫秒）可使生物组织的局部温度高达 200~1 000℃,使蛋白质变性、凝固或气化。②压力效应:激光本身的光压加上由高热引起的组织膨胀而产生的二次冲击波,可使已产生热效应的肿瘤组织破坏,蛋白质分解。③光效应:激光能被色素组织（特别是黑色组织）吸收,增加热效应的作用。④电磁场效应:激光也是一种电磁波,产生的电磁场可使组织电离化、核分解。激光治疗肿瘤,目前主要是利用它的热效应和光效应。

由于激光本身的特性,使其在多种肿瘤的治疗中有着独特优势。Nd:YAG 激光已成功应用于治疗较小和浅表膀胱癌的多发病灶,还可进行全膀胱照射治疗并预防膀胱癌的复发。治疗阴茎肿瘤简便、效果良好、复发率低,病人痛苦较小,并能保证部分病人的生活质量。用 CO_2 激光和 Nd:YAG 治疗鳞状上皮癌、基底细胞癌和早期无转移的鲍恩病,都取得了良好的效果。眼部肿瘤,如视网膜及脉络膜血管瘤,可用 Ar 离子激光照射封闭瘤体血管,使视网膜下积液吸收,肿瘤缩小或萎缩。用 CO_2 激光治疗妇科肿瘤癌前病变是近年来较大的进展之一,这类治疗具有手术安全、痛苦少、时间短等优点。对于支气管镜能见到的、光纤容易对准的气管支气管肿瘤,都可通过内镜,用 Nd:YAG 激光作腔内气化,可打通气道解除呼吸困难,使肺不张者得到完全或部分张开。有的病人在症状改善后,争取了宝贵的时间,使肺部肿瘤切除得以进行。

第五节 肿瘤的多学科综合治疗

一、肿瘤多学科治疗的概念

长期以来,恶性实体肿瘤治疗都是以手术为主的传统治疗模式。随着循证医学证据的问世,人们发现在肿瘤的治疗过程中,以外科手术为主的传统治疗正在逐渐被以手术为主的综合治疗所取代。现代肿瘤的治疗已经进入到临床多学科综合治疗时代。它是指根据病人的机体状况,肿瘤的病理类型,侵及范围(病期)和发展趋向,有计划、合理地应用现有的治疗手段,以期较大幅度地提高治愈率并改善病人的生活质量。

二、肿瘤多学科治疗的原则

1. 局部与全身并重 局部复发和远处转移是肿瘤治疗失败的主要原因,因此应局部与全身兼顾,不能顾此失彼。

2. 个体化 根据个体病人的预期寿命,对治疗的耐受性、期望的生活质量、病人自己的愿望和肿瘤的异质性,设计具体的多学科综合治疗方案。总的原则应是简单、有效、副作用小,不要过分地追求生命的延长。

3. 生存率与生活质量并重 改善、提高病人生活质量已成为恶性肿瘤治疗方案设计中日益受到重视的问题,一是尽量减少破坏性治疗所致的毁容致残程度,二是重视姑息支持治疗。治疗方案的实施应使病人的生命得到延长,同时生活质量也得到提高。

4. 成本与效果并重 在肿瘤综合治疗方案的决策中,成本分析是临床医生常被忽视的,合理使用有限卫生资源,应引起高度重视,深入研究。

5. 中西医并重 我国传统医学发达,形成了独特的中西医结合治疗模式。

三、肿瘤多学科治疗模式

临床多学科工作团队(multidisciplinary team,MDT),通常由两个以上的相关学科组成固定的工作组,针对某种疾病进行定期定时的临床讨论会,提出临床治疗方案。其模式主要包括:

1. MDT 门诊 MDT 包含了多学科单病种门诊,即多学科的专家对 1 例初诊病人进行临床会诊,结合各种检查资料得出相对综合而正确的临床诊疗方案。

2. MDT 术前综合评估及新辅助治疗指导 以直肠癌为例,进展期直肠癌目前的治疗策略提倡术前新辅助治疗,这就需要医学影像学的专家对病人进行合理的术前评估和临床分期。同时国际上对中低位直肠癌主张行术前新辅助放化疗,要求放疗科专家和肿瘤内科专家积极参与共同制订术前的治疗方案。

3. MDT 团队共同参与治疗 以结直肠癌为例,15%~25%的病人会发生肝转移。外科手术切除转移的肝脏病灶在部分病人仍然可以有较好的预后。因此,外科手术有时需要肝胆外科专家和结直肠外科专家一道共同切除原发肿瘤和转移灶。

本章小结

本章介绍了目前临床工作中治疗肿瘤的常用方法,如外科手术、放疗、化疗、分子靶向治疗以及介入、免疫治疗及其特点和原理,重点阐述了它们在肿瘤治疗中的实际应用及应用原则。当前大部分病人很难通过单一治疗手段达到最佳治疗效果,往往需使用多种治疗方法进行综合治疗。同时各个学科发展迅速,新的治疗模式不断涌现,如放疗联合免疫治疗出现的远隔效应。这需要人们今后不断总结和探索不同治疗手段的联合,以期达到最佳的治疗效果,既能提高肿瘤病人的治愈率,也能改善病人的生活质量。

病例讨论

　　病人,男性,61 岁,河北省石家庄井陉矿区人,高中学历。主因右侧后背疼痛 1 个月余,咳嗽、气短 2 周入院。发病以来,后背疼痛进行性加重,无发热、饮水呛咳、咽下不顺,近 1 个月体重下降约 3kg。查胸部增强 CT 示:右肺下叶近胸膜处可见一不规则肿物,大小为 2.1cm×1.8cm,边缘强化,纵隔 4R、7 区可见肿大淋巴结。在 CT 引导下行右肺肿物穿刺活检,病理考虑非小细胞癌,腺癌可能性大。完善相关检查,临床分期 $cT_2N_2M_0$ ⅢA 期。长期烟酒史,吸烟 35 年,30 支/d,饮酒 35 年,每天饮酒量约 250ml。22 岁结婚,育有 1 子 1 女,配偶及子女体健。父亲因"肺癌"过世,母亲死因不详。

病例讨论分析

（王军　景绍武）

扫一扫,测一测

思考题

1. 简述肿瘤手术治疗的原则。
2. 简述放射治疗的实施流程。
3. 放射治疗的实施方式大体上有几种?都有何特点?
4. 简述肿瘤放射生物学中"4R"的概念。
5. 简述肿瘤细胞的放射损伤类型。
6. 简述目前临床上肿瘤化学治疗的药物分类。
7. 简述分子靶向治疗的药物机制分类。
8. 简述 MDT 的含义及其意义。

思考题答案

笔记

下篇 各 论

第五章 头颈部肿瘤

学习目标

1. 掌握：鼻咽癌、喉癌、甲状腺癌、舌癌、涎腺肿瘤、颅脑肿瘤的诊断方法、临床分期和综合治疗原则。

2. 熟悉：鼻咽癌、喉癌、甲状腺癌、舌癌、涎腺肿瘤、颅脑肿瘤的流行病学。

3. 了解：鼻咽癌、喉癌、甲状腺癌、舌癌、涎腺肿瘤、颅脑肿瘤的预后因素。

案例导学

病人，男性，59岁，广东人，因"涕中带血半年"就诊。病人半年前无明显诱因出现涕中带血，尤以晨起为著，伴鼻塞，无发热、咳嗽及咽痛，无面麻、复视、头痛及耳鸣，未重视未诊治。涕中带血伴鼻塞症状逐渐加重，就诊于当地医院，CT检查提示：鼻咽部占位，今为求进一步诊疗来院就诊。无吸烟、饮酒不良嗜好，否认有肝炎、结核等传染病病史，无肿瘤家族遗传史。

问题：

1. 需进行哪些检查以明确诊断？

2. 该疾病的治疗原则是什么？

第一节 鼻 咽 癌

鼻咽癌（nasopharyngeal carcinoma,NPC）是我国常见的恶性肿瘤之一，具有明显的地区聚集性、种族易感性和家族高发的特点。2015年我国新发鼻咽癌病人6万，居肿瘤新发病的第16位，死亡病人3.4万，居肿瘤死亡病人第12位。鼻咽癌发病年龄多集中于30~60岁，以男性多见，男女之比为（2.4~2.8）∶1。鼻咽癌最好发部位为咽隐窝和侧壁，其次为咽顶壁。目前鼻咽癌较为肯定的致病因素为EB病毒感染、亚硝胺等化学致癌因素、镍等环境因素以及遗传因素等。放疗和化疗为鼻咽癌主要治疗手段。

【诊断方法】

（一）症状

1. 血涕 占初发症状的18%~30%。生长在鼻咽部肿瘤表面丰富的小血管破裂，肿瘤表面糜烂或溃破均可表现为出血，尤其以清晨起床后回吸性血涕最具诊断意义。当鼻咽部肿瘤伴有大片坏死、脱落或深大溃疡时，可出现鼻咽大出血。

71

2. 鼻塞 占初发症状的10%~20%。鼻咽部肿瘤逐渐增大可堵塞后鼻孔,甚至侵入鼻腔,表现为单侧或双侧鼻塞进行性加重,甚至导致张口呼吸。

3. 耳闷、耳鸣及听力下降 占初发症状的17%~30%。鼻咽癌好发于咽隐窝,而咽隐窝与咽鼓管相通,因此,鼻咽癌常引发咽鼓管通气及内耳淋巴液循环障碍进而鼓室负压,表现为耳闷、耳鸣及听力下降。

4. 头痛 占初发症状的20%左右。鼻咽癌侵及颅底骨质、筋膜、血管、脑神经、颅内组织可引发头痛;鼻咽癌表面溃疡、坏死合并感染刺激颅底骨膜可致头痛;鼻咽癌侵及枕骨髁、寰枕关节以及颈椎可致枕后、颈项部和肩部疼痛;颈部转移淋巴结压迫血管,导致血液循环受阻可致头痛。

5. 面部麻木 鼻咽癌侵及或压迫三叉神经,表现为三叉神经分布区皮肤蚁爬感、触觉过敏或麻木等浅感觉异常。

6. 复视、视力下降、眼球活动受限等眼部异常 鼻咽癌侵及眼眶、颅底、海绵窦及视神经、展神经等,可表现为眼部异常。

7. 张口困难 一般为鼻咽癌侵及翼内肌、翼外肌及翼腭窝所致。

8. 软腭麻痹 鼻咽癌侵及耳咽管周围,造成腭帆张肌、腭帆提肌功能损害,导致软腭上提无力。

9. 颅底受侵引发的脑神经麻痹综合征

（1）眶上裂综合征:当肿瘤侵犯眶上裂时,第Ⅲ、Ⅳ、Ⅴ1、Ⅵ对脑神经均受侵,可表现为复视、眼球活动障碍甚至固定、眼球外突、上睑下垂、瞳孔缩小、光反射消失、眼裂以上面部皮肤麻木感及痛温觉障碍。

（2）眶尖综合征:当肿瘤侵犯眶尖,先有视神经受损导致视力下降,后累及眶上裂时,则表现为患侧固定性眼盲以及部分或全部眶上裂综合征的表现。

（3）垂体蝶窦综合征:肿瘤侵及蝶窦、后筛窦,第Ⅲ、Ⅳ、Ⅵ对脑神经先受累,继而Ⅴ1和Ⅴ2脑神经损伤,表现为眼球活动受限、面部感觉异常。

（4）岩蝶综合征(破裂孔综合征、海绵窦综合征):肿瘤侵及破裂孔、岩骨尖后,继续往前外卵圆孔和海绵窦一带发展产生的一系列症状;如首先出现展神经麻痹,继而顺次出现第Ⅴ、Ⅲ、Ⅳ、Ⅱ对脑神经麻痹,表现为面部感觉异常、眼球活动受限及视力下降。

（5）颈静脉孔综合征:肿瘤侵及后颅窝颈静脉孔,导致第Ⅸ、Ⅹ、Ⅺ对脑神经受累,表现为软腭活动障碍、咽反射减弱或消失、吞咽困难、声嘶,并常伴有头痛。

（6）舌下神经孔综合征:肿瘤侵及枕大孔舌下神经孔一带可致舌下神经损伤,表现为舌肌麻痹、舌活动障碍,影响说话、咀嚼和吞咽活动。

10. 颈部淋巴结转移 颈部肿块占初发症状的40%~50%。最常见颈部淋巴结转移部位为颈深上淋巴结。颈部转移淋巴结一般无明显症状,若转移淋巴结巨大,压迫血管神经可引发以下症状,包括:颈内动静脉受压或受侵,可能导致面颈胀痛;颈动脉窦受压或受侵,可导致发作性突然晕厥;后4对脑神经和颈交感神经节受压或受侵,可致头痛、神经麻痹及Horner征等。

11. 远处转移 骨转移最常见,肺和肝转移次之。肿瘤转移可致骨痛、骨折、胸痛、咳嗽、血丝痰、肝区疼痛以及贫血、体重下降等全身症状。

（二）体征

鼻咽癌随着病情进展,可出现鼻咽部隆起、鼻咽部肿块占位、眼球活动受限、视野范围受限、鼻腔肿块、颈部淋巴结肿大、耳道分泌物、鼓膜充血、脑神经受侵的相关体征以及远处转移引发的相关体征等。

（三）实验室检查

EB病毒DNA拷贝数测定、EB病毒抗体VCA-IgA和EA-IgA主要应用于普查,三项指标中一项持续增高或者任意两项阳性且效价超过1:80均认为是高危人群,需行鼻咽镜等检查,以便疾病的早期发现;协助原发灶不明的颈部淋巴结转移寻找可能隐匿在鼻咽的原发灶;作为鼻咽癌治疗前、后以及随诊动态观察病情变化的辅助检查。

（四）影像学检查

在鼻咽癌的诊断与治疗中,影像学检查有着重要的地位,临床上常用的有X线、CT、MRI、超声、ECT及PET-CT等。

1. X线检查 胸部X线检查和骨X线检查仍然是目前排除转移的可选项目。

2. MRI/CT检查 两者均可显示鼻咽腔内病变及侵犯部位、浸润范围以及了解淋巴结和骨、肺、肝脏的转移情况。MRI 具有多参数成像及多维度成像等特点,较 CT 有较高的软组织分辨率,能较早地显示骨质浸润情况等,因此,鼻咽癌治疗前的诊断及分期的最佳影像学手段首选 MRI。如图 5-1 所示为鼻咽癌治疗前 MRI 检查图像。

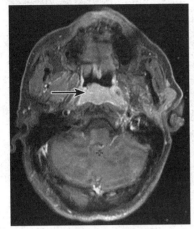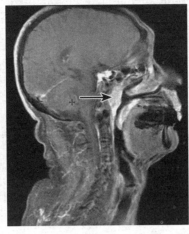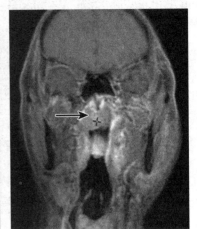

图 5-1 鼻咽癌治疗前 MRI 检查图像

知识拓展

MRI 较 CT 在鼻咽癌的诊断和分期中的优势

1. 能更清楚地显示肿瘤与咽颅底筋膜的关系,区分咽旁间隙的受压和侵犯。
2. 能更准确地显示咽旁间隙、咽后间隙肿物性质,区分肿瘤直接侵犯或转移淋巴结,有利于 T 分期或 N 分期的界定。
3. 能更准确地对鼻腔、鼻窦的肿瘤侵犯与炎症病变进行鉴别,有利于 T 分期界定。
4. 能更准确地显示海绵窦、破裂孔、脑膜及颅内的肿瘤侵犯及肿瘤沿神经播散情况。
5. 能更准确地显示颅底骨质破坏的范围。
6. 能更准确地对脑实质病变情况以及放疗后咽旁间隙改变的性质作出鉴别。

3. 超声检查 超声检查具有经济、无创、短期内可重复检查等特点,主要用于颈部和腹部的检查。超声检查对于颈部转移淋巴结的诊断符合率约为 95%,高于 MRI 和 CT 检查。腹部超声检查有助于发现腹部淋巴结及肝、肾等脏器转移。

4. 全身骨显像检查 骨显像可在骨转移症状出现前 3 个月或 X 线平片检查出骨破坏前 3~6 个月内即有放射性浓聚的表现,检查灵敏度高;但骨显像缺乏特异性,存在假阳性,尤其有骨外伤病史或骨炎症时可能出现假阳性;因此,需要结合病史、体征及其他检查等综合判断是否存在骨转移。

5. PET-CT 检查 PET-CT 将功能图像与解剖图像的融合,双方信息的互补,对于判断鼻咽癌治疗后残留或纤维化以及排除远处转移有一定的优势,但 PET-CT 仍然不能替代常规影像学检查,一般不作为常规检查。

(五)内镜检查

1. 间接鼻咽镜检查 间接鼻咽镜检查是诊断鼻咽癌的最基本检查,简单、易行且经济。一般情况下,可观察到鼻咽各壁的正常结构情况或鼻咽腔内有无肿块、鼻咽黏膜有无糜烂溃疡、出血坏死等异常改变。

2. 鼻咽内镜检查 鼻咽内镜检查已成为鼻咽癌放疗前必备检查之一,可清楚地观察鼻腔及鼻咽腔内病变,尤其位于咽隐窝深处和咽鼓管口处的细微病变,可直接钳取活检,具有较高的检出率。如彩图 5-2 所示为鼻咽癌的鼻咽镜检查图像。

(六)病理学检查

肿瘤组织病理学检查是确诊鼻咽癌的唯一定性检查手段。鼻咽活检具有方便、损伤小、对预后影

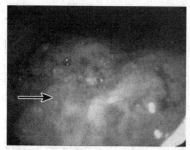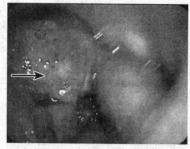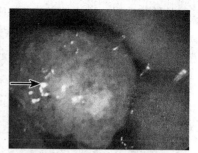

图 5-2 鼻咽镜检查图像

响小及可重复活检等特点,因此组织活检部位首选鼻咽部。鼻咽重复活检阴性或鼻咽未发现原发灶时,才可行颈部淋巴结活检。淋巴结活检时,应取单个、能完整切除的为佳。

【分类与分期】

（一）大体分型

肿瘤大体分型分为结节型、菜花型、溃疡型及黏膜下浸润型 4 种,其中结节型最为常见,黏膜下浸润型对放疗较为抗拒。

（二）组织学分型

2003 年,世界卫生组织(WHO)把鼻咽癌的组织学类型分为以下几种:

1. 非角化型癌　其又分为分化型和未分化型,其中未分化型比较常见。

2. 角化型鳞状细胞癌　其根据分化程度分为高分化、中分化、低分化,其中高分化比较常见。

3. 基底细胞样鳞状细胞癌。

4. 其他类型　腺癌、腺样囊性癌、黏液表皮样癌及恶性多形性腺癌。

（三）临床分期

既往国内外鼻咽癌分期不一致,但 2017 年中国鼻咽癌临床分期工作委员会基于循证医学进行充分的讨论和沟通,并达成共识,中国鼻咽癌分期 2017 版与美国癌症联合委员会(AJCC)第 8 版 TNM 分期保持一致,见表 5-1。

表 5-1　鼻咽癌 TNM 分期(AJCC 第 8 版,2017)

原发肿瘤(T)

T_X　原发肿瘤无法评估

T_0　未发现肿瘤,但 EBV 阳性,颈部淋巴结受累

Tis　原位癌

T_1　肿瘤局限在鼻咽,或扩展至口咽和/或鼻腔,但无咽旁间隙受累

T_2　肿瘤扩展至咽旁间隙和/或邻近软组织受累(翼内肌、翼外肌、椎前肌)

T_3　肿瘤浸润颅底骨性结构、颈椎、蝶骨翼结构和/或鼻旁窦

T_4　肿瘤颅内扩散,累及脑神经、下咽、眼眶、腮腺和/或翼外肌侧壁外广泛软组织浸润区域淋巴结(N)

N_X　区域淋巴结无法评估

N_0　无区域淋巴结转移

N_1　颈部淋巴结单侧转移和/或咽后淋巴结单侧或双侧转移,最大径≤6cm,位于环状软骨下缘上方

N_2　颈部淋巴结双侧转移,最大径≤6cm,位于环状软骨下缘上方

N_3　颈部淋巴结单侧或双侧转移,最大径>6cm,和/或扩展至环状软骨下缘下方

远处转移(M)

M_0　无远处转移

M_1　有远处转移

分期分组

0 期　　Tis　N_0　M_0

Ⅰ期　　T_1　N_0　M_0

Ⅱ期　　$T_{0\sim1}$　N_0　M_0;T_2　$N_{0\sim1}$　M_0

Ⅲ期　　$T_{0\sim2}$　N_2　M_0;T_3　$N_{0\sim2}$　M_0

ⅣA 期　T_4　$N_{0\sim2}$　M_0;任何 T　N_3　M_0

ⅣB 期　任何 T　任何 N　M_1

【治疗原则与预后】

（一）治疗原则

早期鼻咽癌可予单纯根治性放射治疗，局部晚期鼻咽癌予放化疗为主的综合治疗，转移性鼻咽癌予化疗为主的多学科综合治疗，残存病灶、局部复发及区域复发的鼻咽癌病人予个体化治疗。

1. 放射治疗

（1）适应证：鼻咽癌病人除明显禁忌证外，根据病情早晚，给予根治性放疗或姑息性放疗。

（2）禁忌证：无法配合放疗者；恶病质；同一部位多程放疗后肿瘤未控、复发或再转移；需再次放疗部位已发生明显严重不良反应；有出血高危险者或伴有其他无法耐受放疗情况。

（3）靶区勾画（彩图 5-3）

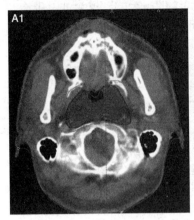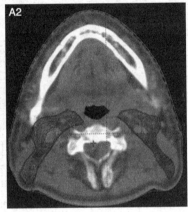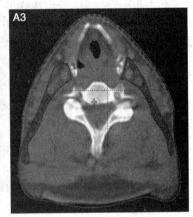

图 5-3 鼻咽癌放疗靶区

1）GTV：鼻咽癌放射治疗中，一般情况下，鼻咽癌 GTV 是指鼻咽部肿瘤原发灶、咽后淋巴结及颈部转移淋巴结。

2）CTV：鼻咽癌放射治疗中，一般情况下，鼻咽癌 CTV 是指鼻咽腔、咽后淋巴结区域、颅底、咽旁间隙、翼腭窝、鼻腔、蝶窦和上颌窦后 1/3 部分以及可能出现转移的颈部淋巴结区域。

3）PTV：鼻咽癌放射治疗中，一般情况下，鼻咽癌 PTV 在 GTV/CTV 基础上外扩 2~5mm。

（4）放疗剂量：全国各个中心给予放疗剂量略有不同，总体而言，鼻咽部原发灶 GTV 70Gy 左右，鼻咽部 CTV 60Gy 左右，颈部转移淋巴结 GTV 70Gy 左右，颈部 CTV 50~60Gy。

（5）放疗并发症及处理

1）急性黏膜反应：保证营养摄入，正确使用漱口液，伴疼痛、感染，必要时给予镇痛、抗感染等处理。

2）皮肤反应：尽量避免皮肤不良刺激，使用皮肤保护剂、促进皮肤生长药物，必要时暂停放疗及外科处理。

3）放射性腮腺炎：避免促唾液分泌食物，必要时暂停放疗，伴有感染时给予抗生素处理。

4）肌肉及软组织损伤：张口及转颈锻炼，可减少颈部肌肉及软组织纤维化的僵硬感。

2. 手术治疗 根治性放疗后较局限的鼻咽癌复发灶或残留病灶以及颈部淋巴结残留或复发，可考虑手术治疗。

3. 化学治疗 以铂类抗肿瘤药物为基础化疗是鼻咽癌化疗的一线方案。常用的化疗方案：PF（顺铂+氟尿嘧啶），TP（顺铂+多西他赛），TPF（顺铂+氟尿嘧啶+多西他赛）等。

4. 靶向治疗 分子靶向治疗逐渐成为鼻咽癌治疗的重要手段之一。常用靶向治疗药物有西妥昔单抗、尼妥珠单抗等。

（二）预后

既往常规放疗时代，鼻咽癌 5 年总生存率为 40%~70%，IMRT 作为鼻咽癌标准治疗后，鼻咽癌 5 年总生存率为 70%~90%。目前资料表明，病人一般情况、年龄、性别、人种、血红蛋白、临床分期、病理类型、治疗相关因素（放疗技术、放疗方式、化疗与否、放疗剂量等）、分子生物学（*EGFR*、EB 病毒、

视频：鼻咽癌定位

VEGF、COX-2、microRNA)等因素与预后密切相关。

第二节 喉 癌

病人,男性,51岁,因"声嘶1个月余"就诊。病人1个月余前无明显诱因出现声嘶,无鼻塞脓涕、耳痛、耳流脓,无发热、畏冷,无头痛、头晕,无咳嗽、咳痰,无咽痛、吞咽困难、呼吸困难等不适,未重视,未就诊,一个月来自觉症状未好转,就诊于当地医院,电子喉镜提示左侧声带肿物,声带闭合受限,颈部B超提示左上颈部两枚肿大淋巴结,最大者约2cm×2cm,现为进一步诊疗来院就诊。既往有吸烟史20支/d×30年,无饮酒嗜好,否认有肝炎、结核等传染病病史,无肿瘤家族遗传史。

问题:

1. 需进行哪些检查以明确诊断?

2. 该疾病的治疗原则是什么?

喉癌(laryngocarcinoma)是头颈部常见的恶性肿瘤之一。2015年我国新发喉癌病人2.6万,居肿瘤新发病的第22位,死亡病人1.4万,居肿瘤死亡病人第21位。喉癌发病年龄多集中于40~60岁,以男性多见,男女之比为4:1。根据解剖结构,喉癌分为声门上区癌、声门癌和声门下区癌,声门癌最多见,其占比例为50%~60%,声门上区癌次之,其占比例约40%,声门下区癌最少见,其占比例为1%~4%。吸烟与喉癌发生有明确的相关性;单纯酗酒者是否增加喉癌的发生率目前没有定论,但酗酒合并吸烟者会增加喉癌发生率;角化症、黏膜白斑、乳头状瘤、重度不典型等喉上皮增生症都有发生癌变的危险性,病毒感染(人乳头瘤病毒)可引起喉乳头状瘤,目前认为喉癌的癌前病变、环境、职业因素、放射线、微量元素缺乏及性激素代谢紊乱等因素可能是喉癌病因,喉癌发生常为多种致癌因素协同作用的结果。手术、放疗和化疗是喉癌主要的治疗手段。

【诊断方法】

(一)症状

喉癌的常见症状有声嘶、咽部不适、咽部阻挡感、咽部异物感、咽部疼痛及咽下疼痛,进展期可出现饮水呛咳、痰中带血、吞咽困难、呼吸困难或牵扯性耳痛等。

(二)体征

喉癌因病情早晚不同,体征有所不同,可出现甲状软骨膨大、异位,喉部隆起、肿块占位,颈部淋巴结肿大、喉摩擦音消失等。

(三)实验室检查

病人在诊断治疗前,需要行实验室常规检测,以了解病人的一般状况以及是否适于采取相应的治疗措施:血常规检测、肝肾功能等检测及其他必要的生化检查、凝血功能、甲状腺功能等。

(四)影像学检查

在喉癌的诊断与治疗中,影像学检查有着重要的地位,临床上常用的有X线胸片、CT、MRI、超声、PET-CT等。

1. X线检查 胸部X线检查和骨X线检查仍然是目前排除喉癌肺转移及骨转移的可选项目。因喉癌合并消化道、呼吸道第二原发肿瘤并不少见,消化道造影及胸部X线检查是喉癌常规检查之一。

2. MRI/CT检查 两者均可显示喉部病变及侵犯部位、浸润范围以及了解淋巴结及骨、肺、肝等的转移情况。MRI扫描时间较长且喉部器官随呼吸、吞咽运动而活动影响扫描信号,喉部MRI不作为首选检查,但因MRI在鉴别喉旁间隙、软组织及软骨结构的早期受侵较CT有优势,因此,喉部MRI常作为CT检查的有效补充手段。因喉部肿物活检可导致出血、水肿而引起扫描异常表现,为避免其与肿瘤相混淆,MRI/CT检查应在喉部肿物活检前进行。如图5-4所示为喉癌治疗前CT检查

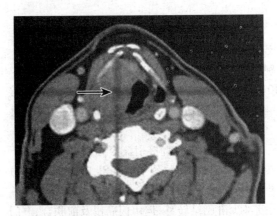

图 5-4 喉癌治疗前 CT 检查图像

图像。

3. 超声检查 超声检查具有经济、无创伤、短期内可重复检查等特点,主要用于颈部和腹部的检查。超声检查对于颈部转移淋巴结的诊断符合率约为95%,高于 MRI 和 CT 检查。腹部超声检查有助于发现喉癌腹部淋巴结及肝、肾等脏器转移。

4. 全身骨显像检查 骨显像可在骨转移症状出现前3个月或 X 线平片检查出骨破坏前3~6个月内即有放射性浓聚的表现,检查灵敏度高;但骨显像缺乏特异性,存在假阳性,尤其有骨外伤或骨炎症时;因此,需要结合病史、体征以及其他检查等综合判断是否存在喉癌骨转移。

5. PET-CT 检查 PET-CT 将功能图像与解剖图像的融合,双方信息的互补,对于排除远处转移有一定的优势,但 PET-CT 仍然不能替代常规影像学检查,一般不作为喉癌常规检查。

（五）内镜检查

1. 喉镜检查 喉镜检查是诊断喉癌的最基本检查,简单、易行且经济。一般情况下,可观察到喉各壁的正常结构情况、喉癌病变范围、肿瘤形态、声带活动度;亦可观察下咽结构、颈段食管入口情况,以排除第二原发癌。

2. 胃镜检查 喉癌常合并消化道第二原发癌,尤其有明显下咽侵犯的喉癌,应行胃镜以排除食管、胃部的早期癌及癌前病变可能。

3. 纤维支气管镜检查 喉癌常合并呼吸道第二原发癌,应行纤维支气管镜以排除呼吸道早期癌变(彩图 5-5)。

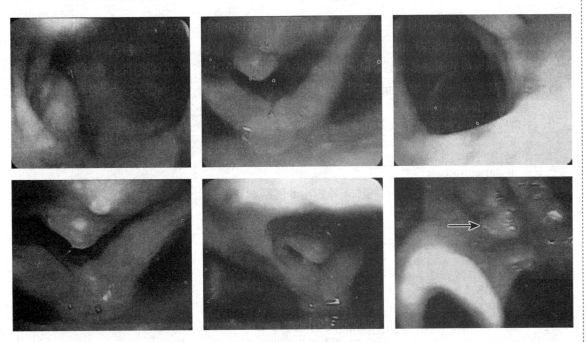

图 5-5 喉癌治疗前纤维支气管镜检查图像

（六）病理学检查

肿瘤组织病理学检查是确诊喉癌的唯一定性检查手段。喉镜活检具有方便、损伤小、对预后影响小及可重复活检的特点,因此组织活检部位首选喉部。喉部重复活检阴性时,才可行颈部淋巴结活检。淋巴结活检时,应取单个、能完整切除的为佳。

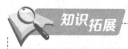

喉的淋巴引流

声门上区、声门下区淋巴引流以声带为界,分别引流至不同淋巴结组。

1. 声门上区淋巴管较丰富,其淋巴管引流至颈内静脉淋巴结上组及中组,一些淋巴管可直接引流至颈中甚至颈下深淋巴结组,因此声门上区喉癌转移部位多见于颈深淋巴结的上组、中组(Ⅱ区、Ⅲ区)。

2. 声门下区淋巴管相对较少,其淋巴管引流至气管前淋巴结或直接引流至颈内静脉链中、下组,也可引流至气管旁淋巴结,因此声门下区喉癌转移常见于颈中深、颈下深淋巴结(Ⅲ区、Ⅳ区)及气管食管周围淋巴结(Ⅵ区)。

3. 真声带基本没有毛细淋巴管,因此早期声带癌甚少淋巴结转移,但声门癌侵及前联合、声门上区或声门下区后,淋巴结转移概率则相应增加。

【分类与分期】

（一）大体分型

肿瘤大体分型分为外生型、结节型、菜花型、溃疡型4种,但大体分型目前临床上已很少使用。

（二）组织学分型

1. 鳞状细胞癌 占90%以上,其分化程度较高,其中分化程度最好的是声门区,而声门上区癌分化较差,声门下区癌介于两者之间。

2. 其他类型 软组织肉瘤、小细胞内分泌癌、浆细胞瘤、淋巴瘤等。

（三）临床分期

目前临床上采用美国癌症联合委员会(AJCC)第8版TNM分期,见表5-2。

表5-2 喉癌TNM分期(AJCC第8版,2017)

原发肿瘤(T)

T_X 原发肿瘤无法评估

Tis 原位癌

声门上

T_1 肿瘤局限于声门上的一个亚区,声带活动正常

T_2 肿瘤侵犯声门上一个以上的相邻亚区黏膜或声门区或声门上区以外(如舌根、会厌谷、梨状窝内侧壁的黏膜),无喉固定

T_3 肿瘤局限于喉内,有声带固定和/或侵犯任何下述结构:环后区、会厌前间隙、声门旁间隙和/或甲状软骨内板

T_4 中等晚期或极晚期局部疾病

T_{4a} 中等晚期局部疾病

肿瘤穿透甲状软骨外板和/或侵犯喉外组织(如气管、包括深部舌外肌、带状肌、甲状腺或食管在内的颈部软组织)

T_{4b} 极晚期局部疾病

肿瘤侵犯椎前间隙,包绕颈动脉或侵犯纵隔结构

声门

T_1 肿瘤局限于声带(可侵犯前联合或后联合),声带活动正常

T_{1a} 肿瘤局限于一侧声带

T_{1b} 肿瘤侵犯双侧声带

T_2 肿瘤扩展至声门上区和/或声门下区和/或声带活动受限

T_3 肿瘤局限于喉内且伴声带固定和/或侵犯声门旁间隙和/或甲状软骨内板

T_4 中等晚期或极晚期局部疾病

T_{4a} 中等晚期局部疾病

肿瘤侵犯穿过甲状软骨外板和/或侵犯喉外组织(如气管、包括深部舌外肌、带状肌、甲状腺或食管在内的颈部软组织)

T_{4b} 极晚期局部疾病

肿瘤侵犯椎前间隙,包绕颈动脉或侵犯纵隔结构

声门下

T_1　肿瘤局限于声门下区

T_2　肿瘤扩展至声带,声带活动正常或受限

T_3　肿瘤局限于喉内且伴声带固定和/或侵犯甲状软骨内板

T_4　中等晚期或极晚期局部疾病

　T_{4a}　中等晚期局部疾病

　　肿瘤侵犯环状软骨或甲状软骨和/或侵犯喉外组织(如气管、包括深部舌外肌、带状肌、甲状腺或食管在内的颈部软组织)

　T_{4b}　极晚期局部疾病

　　肿瘤侵犯椎前间隙,包绕颈动脉,或侵犯纵隔结构

区域淋巴结(N)

临床 N(cN)

　N_X　区域淋巴结无法评估

　N_0　无区域淋巴结转移

　N_1　同侧单个淋巴结转移,最大径≤3cm 且 ENE(−)

　N_2　同侧单个淋巴结转移,3cm<最大径≤6cm 且 ENE(−)

　　或同侧多个淋巴结转移,最大径≤6cm 且 ENE(−)

　　或是双侧或对侧淋巴结转移,最大径≤6cm 且 ENE(−)

　　N_{2a}　同侧单个淋巴结转移,3cm<最大径≤6cm 且 ENE(−)

　　N_{2b}　同侧多个淋巴结转移,最大径≤6cm 且 ENE(−)

　　N_{2c}　双侧或对侧淋巴结转移,最大径≤6cm 且 ENE(−)

　N_3　转移淋巴结最大径>6cm 且 ENE(−)

　　或任何数目和大小的淋巴结转移且临床明显呈 ENE(+)

　　N_{3a}　转移淋巴结最大径>6cm 且 ENE(−)

　　N_{3b}　任何数目和大小的淋巴结转移且临床明显呈 ENE(+)

病理 N(pN)

　N_X　区域淋巴结无法评估

　N_0　无区域淋巴结转移

　N_1　同侧单个淋巴结转移,最大径≤3cm 且 ENE(−)

　N_2　同侧单个淋巴结转移,最大径≤3cm 且 ENE(+)

　　或同侧单个淋巴结转移,3cm<最大径≤6cm 且 ENE(−)

　　或同侧多个淋巴结转移,最大径≤6cm 且 ENE(−)

　　或是双侧或对侧淋巴结转移,最大径≤6cm 且 ENE(−)

　　N_{2a}　同侧单个淋巴结转移,最大径≤3cm 且 ENE(+)

　　　或同侧单个淋巴结转移,3cm<最大径≤6cm 且 ENE(−)

　　N_{2b}　同侧多个淋巴结转移,最大径≤6cm 且 ENE(−)

　　N_{2c}　双侧或对侧淋巴结转移,最大径≤6cm 且 ENE(−)

　N_3　转移淋巴结最大径>6cm 且 ENE(−)

　　或同侧单个淋巴结转移,最大径>3cm 且 ENE(+)

　　或同侧多个、双侧或对侧淋巴结转移,其中任何淋巴结呈 ENE(+)

　　或对侧单个淋巴结转移,任意大小且 ENE(+)

　　N_{3a}　转移淋巴结最大径>6cm 且 ENE(−)

　　N_{3b}　同侧单个淋巴结转移,最大径>3cm 且 ENE(+)

　　　或同侧多个、双侧或对侧淋巴结转移,其中任何淋巴结呈 ENE(+)

　　　或对侧单个淋巴结转移,任意大小且 ENE(+)

远处转移(M)

　M_0　无远处转移

　M_1　有远处转移

组织学分级(G)

G_X 级别无法评估

G_1 高分化

G_2 中分化

G_3 低分化

分期分组

0 期 Tis N_0 M_0

Ⅰ期 T_1 N_0 M_0

Ⅱ期 T_2 N_0 M_0

Ⅲ期 T_3 N_0 M_0；$T_{1\sim3}$ N_1 M_0

ⅣA 期 $T_{1\sim3}$ N_2 M_0；T_{4a} $N_{0\sim2}$ M_0

ⅣB 期 T_{4b} 任何 N M_0；任何 T N_3 M_0

ⅣC 期 任何 T 任何 N M_1

注：ENE(extranodal extension)指淋巴结外侵犯。

【治疗原则与预后】

（一）治疗原则

在彻底根治肿瘤病变的同时尽量保留和重建喉功能,治愈肿瘤的同时提高病人生存质量。早期喉癌可予单纯根治性放射治疗或手术治疗,局部晚期喉癌予放疗与手术相结合的综合治疗模式,转移性喉癌予化疗为主的多学科综合治疗。

1. 放射治疗

（1）适应证：①早期喉癌可选择根治性放疗；②局部晚期喉癌可行术前放疗；③低分化癌或未分化癌可行放疗；④晚期喉癌可行姑息放疗；⑤喉癌术后放疗指征为手术切缘阳性,残存或安全界不够；T_3、T_4 病变,淋巴结转移或淋巴结包膜受侵；软骨结构、周围神经、颈部软组织受侵。

（2）禁忌证：无法配合放疗者；恶病质；同一部位多程放疗后肿瘤未控、复发或再转移；需再次放疗部位已发生明显严重后遗症；有出血高危险者或伴有其他无法耐受放疗情况。而肿瘤或肿瘤周围组织明显水肿或有广泛坏死/感染者和肿瘤严重阻塞气道伴有呼吸困难者,相对禁忌。

（3）靶区勾画(彩图 5-6)

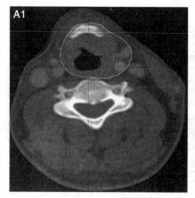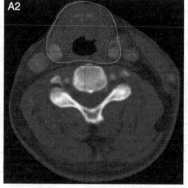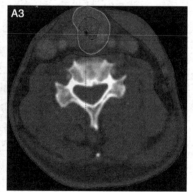

图 5-6 喉癌术后靶区

1）GTV：喉癌放射治疗中,一般情况下,喉癌 GTV 是指喉部肿瘤原发灶及颈部转移淋巴结。

2）CTV：喉癌放射治疗中,一般情况下,喉癌 CTV1 是指 GTV、全部喉结构、梨状窝、舌会厌隙、会厌前间隙、甲状软骨、环状软骨以及高危淋巴引流区,喉癌 CTV2 是指低危淋巴引流区,主要包括Ⅳ区淋巴引流区。根据部位、病情早晚不同,照射范围有所不同。T_1N_0 声门癌,包括全喉即可；T_2N_0 声门癌,包括全喉及双侧部分Ⅲ区淋巴引流区；$T_{3\sim4}N_0$ 声门癌,照射范围与声门上区癌相同；N_0 声门上区癌,包括上、中颈淋巴引流区,而下颈不做预防照射；上、中颈淋巴结阳性的声门上区癌,全颈部及锁骨上区淋巴引流区均预防照射;而声门下癌照射范围包括原发灶、下颈、锁骨上淋巴结,气管及上纵隔。

3) PTV:喉癌放射治疗中,一般情况下,喉癌 PTV 在 GTV/CTV 基础上外扩 3~5mm。

(4) 放疗剂量:全国各个中心给予放疗剂量略有不同,总体而言,GTV 70Gy 左右,CTV1 60Gy 左右,CTV2 50Gy 左右。

(5) 放疗并发症及处理

1) 急性黏膜反应:保证营养摄入,正确使用漱口液,伴疼痛、感染,必要时给予镇痛、抗感染等处理。

2) 皮肤反应:尽量避免皮肤不良刺激,使用皮肤保护剂、促进皮肤生长药物,必要时暂停放疗及外科处理。

3) 肌肉及软组织损伤:转颈锻炼,可减少颈部肌肉及软组织纤维化的僵硬感。

4) 喉头水肿、喉软骨炎:雾化,必要时给予抗炎、激素等药物治疗。

5) 喉软骨坏死:手术切除。

2. 手术治疗 以下情况适合手术:①早期病变;②局部可手术的晚期病变,如软骨结构或颈部软组织受侵明显者,肿瘤或肿瘤周围组织明显水肿或有广泛坏死/感染者,肿瘤严重阻塞气道,伴有呼吸困难者;③根治性放疗后较局限的喉癌复发灶或残留病灶以及颈部淋巴结复发,可考虑手术治疗。

3. 化学治疗 化疗一般不单独使用,主要配合放疗使用,常用于诱导化疗和同步化疗,目前常用化疗方案:TP(紫杉醇+顺铂)等。

4. 靶向治疗 分子靶向治疗逐渐成为喉癌治疗的重要手段之一,西妥昔单抗是目前主要使用的药物。

（二）预后

早期喉癌 5 年总生存率为 80%~100%,晚期喉癌 5 年总生存率为 50%~60%。目前资料表明,病人一般情况、血红蛋白、临床分期、病理类型及分级、肿瘤大小、肿瘤生长方式、是否伴有第二原发肿瘤、放疗技术、放疗方式、放疗剂量等与预后密切相关。

第三节 甲 状 腺 癌

案例导学

病人,女性,38 岁,因"颈前肿物 2 个月余"就诊。病人 2 个月余前无意中发现颈前肿物,无怕热多汗,无消瘦,无声音嘶哑,无饮水呛咳,无呼吸困难等不适。3 天前就诊于当地医院,颈部 B 超提示甲状腺左侧叶不规则低回声结节,现为求进一步诊疗来院就诊。无饮酒、吸烟不良嗜好,否认有肝炎、结核等传染病病史,无肿瘤家族遗传史,无化学性、放射物及毒物接触史。结婚年龄 28 岁,育 1 女,子女及父母均体健。

问题:

1. 需进行哪些检查以明确诊断?

2. 该疾病的治疗原则是什么?

甲状腺癌(thyroid carcinoma)是头颈部常见的恶性肿瘤之一,约占头颈部恶性肿瘤的 30%。2015 年我国新发甲状腺癌病人 9 万,居肿瘤新发病的第 10 位,死亡病人 0.6 万,居肿瘤死亡病人第 22 位。甲状腺癌发病以女性居多,男女之比为 1:3,20~40 岁为发病高峰期。电离辐射与甲状腺癌发生有明确的相关性;促甲状腺激素、表皮生长因子等及 *ptc* 癌基因、*H-ras* 癌基因等过度表达可能与甲状腺癌有关;碘缺乏、高油脂饮食、烟酒嗜好与甲状腺癌发生有关;家族遗传性疾病病人以及女性激素也可能是甲状腺癌发生的病因之一。手术治疗为甲状腺癌的主要治疗手段。

【诊断方法】

（一）症状

绝大多数甲状腺癌病人起初没有临床症状,常常是通过体格检查、自身触摸及影像学检查无意中发现单发或多发颈前肿块,肿块可随吞咽上下移动。随着病情的发展,当肿块压迫周围组织时,可出现相应的临床表现,如声音嘶哑、吞咽困难、呼吸困难、面部胀痛等。合并甲状腺功能亢进时,可出现甲亢相应的临床表现,如心悸、多汗、手抖等。

（二）体征

甲状腺癌因病情早晚不同,体征有所不同,常可触及甲状腺肿块占位、质地较硬、边界不清,颈部淋巴结肿大、颈静脉怒张、面部水肿等。

（三）实验室检查

目前临床常用的肿瘤标志物有甲状腺球蛋白、血清降钙素、癌胚抗原 CEA、半乳糖凝聚素、CK19等。肿瘤标志物联合使用,可提高其在临床应用中的敏感度和特异度。

（四）影像学检查

在甲状腺癌的诊断与治疗中,影像学检查有着重要的地位,临床上常用的有超声、CT、MRI、甲状腺放射性核素扫描、X 线检查、PET-CT 等。

1. **超声检查** 颈部超声有助于确定颈前肿物的位置、形态、大小、数目、边缘状态、内部结构、血流状况及区分肿物为实性或囊性,判断肿物与甲状腺的关系,检查甲状腺结节是否钙化及血流变化情况。腹部超声检查有助于发现腹部脏器转移。

2. **MRI/CT 检查** 两者可显示甲状腺病变情况及侵犯部位、浸润范围以及了解颈部淋巴结及纵隔淋巴结是否肿大。如图 5-7 所示为甲状腺癌治疗前 CT 检查图像。

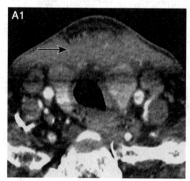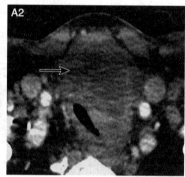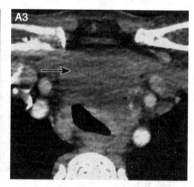

图 5-7 甲状腺癌治疗前 CT 检查图像

3. **甲状腺放射性核素扫描检查** ^{131}I、^{125}I、^{123}I、^{99m}Tc 是甲状腺放射性核素扫描常用的放射性核素,其有利于了解甲状腺结节解剖及功能状态;发现高危病人潜在或微小的病灶;检出已发生区域性或远处转移的甲状腺癌原发灶;了解转移病灶;评估疗效等。

4. **X 线检查** 胸部 X 线检查和骨 X 线检查仍然是目前排除甲状腺癌转移的可选项目。

5. **PET-CT 检查** PET-CT 将功能图像与解剖图像的融合,双方信息的互补,对于排除远处转移及发现较小甲状腺肿瘤有一定的优势,但 PET-CT 仍然不能替代常规影像学检查,价格昂贵,一般不作为常规检查。

（五）细胞学检查

超声引导下细针穿刺细胞学检查(ultrasound-guided fine needle aspiration cytology,US-FNAC)是目前评估甲状腺结节最精确、性价比最高的方法,尤其对于 1~3cm 的甲状腺结节往往可获得满意的检查结果,其区分结节良、恶性的准确率高达 95%。

【分类与分期】

（一）组织学分型

1. **分化型甲状腺癌** 分化型甲状腺癌起源于滤泡细胞,包括乳头状癌、乳头-滤泡细胞混合型癌和滤泡状癌 3 种亚型。乳头状癌最常见,占全部甲状腺癌的 70%~80%,女性多见,好发年龄为 30~40岁,为低度恶性,病程缓慢。滤泡状癌占全部甲状腺癌的 5%~20%,女性多见,可发生于任何年龄,一般病程较长,肿瘤生长缓慢。

2. **甲状腺髓样癌** 甲状腺髓样癌起源于滤泡周围的 C 细胞,可分泌降钙素和癌胚抗原,占全部甲状腺癌的 5%~10%。

3. 未分化癌　未分化癌起源于滤泡细胞,占全部甲状腺癌的 5%。

（二）临床分期

目前临床上采用美国癌症联合委员会（AJCC）第 8 版 TNM 分期,见表 5-3。

表 5-3　甲状腺癌 TNM 分期（AJCC 第 8 版,2017）

分化型和未分化型甲状腺癌

原发肿瘤（T）

T_X　原发肿瘤不能评估

T_0　没有原发肿瘤证据

T_1　肿瘤最大径≤2cm 且在甲状腺内

T_{1a}　肿瘤最大径≤1cm 且在甲状腺内

T_{1b}　肿瘤最大径>1cm,≤2cm 且在甲状腺内

T_2　肿瘤最大径>2cm,≤4cm 且在甲状腺内

T_3　肿瘤最大径>4cm 且在甲状腺内,或任何肿瘤伴最小甲状腺外浸润带状肌

T_{3a}　肿瘤最大径>4cm 且在甲状腺内

T_{3b}　甲状腺外浸润带状肌（胸骨舌骨肌、胸骨甲状肌、甲状舌骨肌和肩胛舌骨肌）

T_4　甲状腺外明显浸润

T_{4a}　任何肿瘤浸润超过包膜至皮下软组织、喉、气管、食管、喉返神经

T_{4b}　肿瘤浸润椎前筋膜或包绕颈动脉或纵隔血管

所有未分化癌均为 T_4 期

T_{4a}　甲状腺内未分化癌

T_{4b}　未分化癌累及甲状腺外

区域淋巴结（N）

N_X　区域淋巴结不能评估

N_0　无区域淋巴结转移

N_{0a}　细胞学或组织学检查证实一个或多个淋巴结阴性

N_{0b}　影像学或临床资料证实无区域淋巴结转移

N_1　区域淋巴结转移

N_{1a}　Ⅵ~Ⅶ区转移（气管前、气管旁、喉前/Delphian、上纵隔淋巴结）

N_{1b}　单侧、双侧或对侧颈部（Ⅰ~Ⅴ区）或咽后淋巴结

远处转移（M）

M_0　无远处转移

M_1　有远处转移

组织学分级（G）

G_X　级别无法评估

G_1　高分化

G_2　中分化

G_3　低分化

分期分组

分化型甲状腺癌 55 岁以下

Ⅰ期　任何 T　任何 N　M_0

Ⅱ期　任何 T　任何 N　M_1

分化型甲状腺癌 55 岁及以上

Ⅰ期　T_1　N_0/N_X　M_0;T_2　N_0　M_0

Ⅱ期　$T_{1\sim2}$　N_1　M_0;T_3　任何 N　M_0

Ⅲ期　T_{4a}　任何 N　M_0

ⅣA 期　T_{4b}　任何 N　M_0

ⅣB 期　任何 T　任何 N　M_1

未分化型甲状腺癌

 ⅣA 期 $T_{1\sim3a}$ N_0/N_x M_0

 ⅣB 期 $T_{1\sim3a}$ N_1 M_0；T_{3b} N_0 M_0；T_4 N_0 M_0

 ⅣC 期 任何 T 任何 N M_1

甲状腺髓样癌

 原发肿瘤(T)

  T_x 原发肿瘤不能评估

  T_0 没有原发肿瘤证据

  T_1 肿瘤最大径≤2cm 且在甲状腺内

   T_{1a} 肿瘤最大径≤1cm 且在甲状腺内

   T_{1b} 肿瘤最大径>1cm，≤2cm 且在甲状腺内

  T_2 肿瘤最大径>2cm，≤4cm 且在甲状腺内

  T_3 肿瘤最大径>4cm，或任何肿瘤伴最小甲状腺外浸润带状肌

   T_{3a} 肿瘤最大径>4cm 且在甲状腺内

   T_{3b} 甲状腺外浸润带状肌(胸骨舌骨肌、胸骨甲状肌、甲状舌骨肌和肩胛舌骨肌)

  T_4 晚期病变

   T_{4a} 中等晚期局部病变

    ·任何大小肿瘤浸润皮下软组织、喉、气管、食管、喉返神经

   T_{4b} 极晚期局部病变

    任何大小肿瘤累及脊椎或累及附近大血管,肿瘤累及椎前筋膜或包绕颈动脉或纵隔血管

 区域淋巴结(N)

  N_x 区域淋巴结不能评估

  N_0 无区域淋巴结转移

   N_{0a} 细胞学或组织学检查证实一个或多个淋巴结阴性

   N_{0b} 影像学或临床资料证实无区域淋巴结转移

  N_1 区域淋巴结转移

   N_{1a} Ⅵ~Ⅶ区转移(气管前、气管旁、喉前/Delphian、上纵隔淋巴结)

   N_{1b} 单侧、双侧或对侧颈部(Ⅰ~Ⅴ区)或咽后淋巴结

 远处转移(M)

  M_0 无远处转移

  M_1 有远处转移

 分期分组

  Ⅰ期 T_1 任何 N M_0

  Ⅱ期 $T_{2\sim3}$ N_0 M_0

  Ⅲ期 $T_{1\sim3}$ N_{1a} M_0

  ⅣA 期 T_{4a} 任何 N M_0；$T_{1\sim3}$ N_{1b} M_0

  ⅣB 期 T_4 N_0 M_0

  ⅣC 期 任何 T 任何 N M_1

【治疗原则与预后】

（一）治疗原则

  甲状腺癌首选手术治疗;分化型甲状腺癌治疗还包括[131]I 治疗、抑制甲状腺素及外照射;分化差或未分化的甲状腺癌,如术后残留或广泛淋巴结转移,应予大范围术后放疗;化疗在甲状腺癌治疗中作用有限,较少采用;靶向治疗可予个体化使用。

  1. 手术治疗

  （1）乳头状癌:其有多灶性及弥漫性浸润的特点,即使病变局限,也主张行甲状腺次全切除;有以下高危因素之一:有远处转移,甲状腺外浸润,肿瘤直径>4cm,颈部淋巴结转移;低分化癌,有放射暴

露史,双侧均有结节,均考虑甲状腺全切换。有肿大淋巴结或明确证实淋巴结转移者,均行颈部淋巴结清扫术;淋巴结阴性者,是否进行颈部淋巴结清扫术目前存在争议,一般采取选择性中央区淋巴结清扫术。

（2）滤泡状腺癌:淋巴结阴性者无需行颈部清扫术,其他处理同乳头状腺癌。

（3）髓样癌:原发灶行甲状腺全切除术,根据病人危险度及颈部淋巴结是否转移,来决定是否行颈部淋巴结清扫及清扫范围。

（4）未分化癌:因肿瘤进展较快,很难进行根治性手术,手术治疗作用争议较大。

2. 化学治疗　分化型甲状腺癌和髓样癌基本不用化疗;未分化癌较早出现远处转移,化疗是其主要治疗方式之一,但疗效极差,常用的化疗方案:多柔比星单药化疗,或以多柔比星为主的联合化疗。

3. 靶向治疗　靶向治疗目前进行一些初步尝试,有待进一步证实其疗效,常用靶向药物:索拉非尼、乐伐替尼。

4. ^{131}I 治疗　甲状腺乳头状腺癌和滤泡状腺癌具有高浓度吸收 ^{131}I 的功能,因此 ^{131}I 治疗在清除术后残留甲状腺组织和清除术后残留或转移病灶有着重要作用。具有以下指征者应予 ^{131}I 治疗:有远处转移,肿瘤>4cm,甲状腺外浸润。对于低危分化型甲状腺癌,国内仍采用甲状腺次全切除术,术后给予促甲状腺素抑制治疗,不予 ^{131}I 治疗。

5. 促甲状腺素抑制治疗　促甲状腺素抑制治疗是分化型甲状腺癌术后辅助治疗方式之一,其通过补充甲状腺素抑制促甲状腺素水平,使其水平维持在正常值低限水平(低危病人)或低于 0.1mU/L(高危病人)。

6. 放射治疗

（1）适应证:①分化型甲状腺癌手术切缘不净或残留,尤其是不摄取 ^{131}I 或年龄>45 岁者;②分化型甲状腺癌广泛淋巴结包膜外受侵且年龄>60 岁者;③未分化癌;④髓样癌具有以下不良因素之一:pT$_4$、广泛淋巴结包膜外受侵、术后肉眼残留。

（2）禁忌证:无法配合放疗者;恶病质;无法耐受放疗情况。

（3）靶区勾画(彩图 5-8)

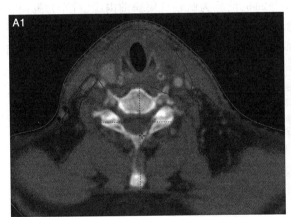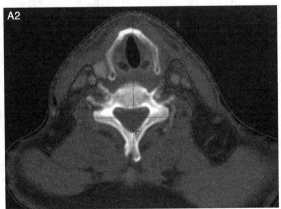

图 5-8　甲状腺癌术后靶区

1）GTV:甲状腺癌放射治疗中,一般情况下,甲状腺癌 GTV 是指甲状腺肿瘤原发灶及颈部转移淋巴结。但大多数甲状腺癌病人行术后放疗,一般用 GTV$_{tb}$ 表示,其包括术前肿瘤侵及范围以及转移淋巴结累及范围。

2）CTV:甲状腺癌放射治疗中,一般情况下,甲状腺癌 CTV1 是指甲状腺区域、周围淋巴结引流区及阳性淋巴结引流区;甲状腺癌 CTV2 是指低危淋巴引流区,主要包括 Ⅱ~Ⅵ区淋巴引流区和上纵隔淋巴引流区,但当 Ⅱ区有阳性淋巴结时,CTV2 应包括咽后淋巴结;当 Ⅱa 区有阳性淋巴结时,CTV2 应包括 Ⅰb 区淋巴引流区。

3）PTV:甲状腺癌放射治疗中,一般情况下,甲状腺癌 PTV 在 GTV/CTV 基础上外扩 3~5mm。

（4）放疗剂量:全国各个中心给予放疗剂量略有不同,总体而言,肉眼残留区域 66~70Gy,病理残留区域63~66Gy,CTV1 59.4~63Gy,CTV2 50~54Gy。

（5）放疗并发症及处理

1）急性黏膜反应:保证营养摄入,正确使用漱口液,伴疼痛、感染,必要时给予镇痛、抗感染等处理。

2）皮肤反应:尽量避免皮肤不良刺激,使用皮肤保护剂、促进皮肤生长药物,必要时暂停放疗及外科处理。

3）肌肉及软组织损伤:转颈锻炼,可减少颈部肌肉及软组织纤维化的僵硬感。

4）喉头水肿、喉软骨炎:超声雾化,必要时给予抗炎、激素等药物治疗。

5）喉软骨坏死:手术切除。

6）甲状腺功能减退:内分泌功能替代。

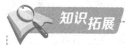

颈部淋巴结分区

咽后淋巴结:上界为颅底,下界为舌骨上缘,前界为咽部黏膜下筋膜,后界为椎前肌,外侧界为颈内动脉内缘,内界为体中线。

Ⅰ区:Ⅰ区分为Ⅰa区和Ⅰb区。Ⅰa区上界为颏舌骨肌或下颌骨下缘切线,下界为舌骨,前界为颈阔肌、下颌骨前联合,后界为舌骨体,外侧界为二腹肌前腹内侧缘,内侧界为体中线;Ⅰb区上界为下颌舌骨肌/颌下腺上缘,下界为舌骨体中平面,前界为颈阔肌、下颌骨前联合,后界为颌下腺后缘,外侧界为下颌骨下缘/内侧面,内侧界为二腹肌前腹外缘、颈阔肌、皮肤。

Ⅱ区:Ⅱ区分为Ⅱa区和Ⅱb区。Ⅱa区上界为C_1横突下缘,下界为舌骨下缘,前界为颌下腺后缘、颈内动脉前缘、二腹肌后腹后缘,后界为颈内静脉后缘,外侧界为胸锁乳突肌内缘,内侧界为颈内动脉内缘、头长肌;Ⅱb区上界为C_1横突下缘,下界为舌骨下缘,前界为颈内静脉后缘,后界为胸锁乳突肌后缘,外侧界为胸锁乳突肌内缘,内侧界为颈内动脉内缘、头长肌。

Ⅲ区:上界为舌骨下缘,下界为环状软骨下缘,前界为胸骨舌骨肌侧后外缘、胸锁乳突肌前缘,后界为胸锁乳突肌后缘,外侧界为胸锁乳突肌内缘,内侧界为颈内动脉内缘、头长肌。

Ⅳ区:上界为环状软骨下缘,下界为胸锁关节上2cm,前界为胸锁乳突肌前内缘,后界为胸锁乳突肌后缘,外侧界为胸锁乳突肌内缘,内侧界为颈内动脉内缘、椎旁肌。

Ⅴ区:上界为舌骨体上缘,下界为颈横血管,前界为胸锁乳突肌后缘,后界为斜方肌前外缘,外侧界为颈阔肌、皮肤,内侧界为肩胛提肌、头夹肌。其中环状软骨以上区域为Ⅴa区,其余区域为Ⅴb区。

（二）预后

甲状腺乳头状癌10年总生存率为74%~95%,甲状腺滤泡状癌10年总生存率为43%~95%,甲状腺髓样癌10年总生存率约为60%,未分化癌预后最差,1年生存率约为10%。目前资料表明,病人性别、年龄、临床分期、病理类型及分级、手术方式、^{131}I治疗情况、放疗技术、放疗方式、放疗剂量等与预后密切相关。

第四节 舌 癌

舌癌(tongue carcinoma)是头颈部常见的恶性肿瘤之一,舌癌男性发病率较女性高,50~70岁为发病高峰期。80%~90%舌癌好发于舌活动部的侧缘尤其是后侧缘,8%发生于舌背,2%发生于舌尖。舌癌的发生可能与下列因素有关:长期异物刺激如义齿,口腔卫生不良;吸烟;饮酒;嚼槟榔;HPV感染等。手术治疗为舌癌主要治疗手段。

【诊断方法】

（一）症状

早期舌癌可表现为表浅溃疡,有时伴有疼痛;或表浅结节,有时伴有出血;或浸润性生长伴溃疡形成。晚期舌癌可表现为局部肿物变硬、固定并累及周围结构,随着累及范围不同,可表现出同侧耳痛、唾液分泌增多、舌活动受限、言语困难、吞咽困难等。

（二）体征

舌癌因病情早晚不同，体征有所不同，常可触及舌部肿块占位、质地较硬、边界不清，颈部淋巴结肿大等。

（三）实验室检查

尚未有与舌癌诊断、预后评估相关的肿瘤标志物，还需进一步研究。

（四）影像学检查

在舌癌的诊断与治疗中，影像学检查有着重要的地位，临床上常用的有超声、CT、MRI、ECT、X线、PET-CT检查等。

1. 超声检查 颈部超声可有助于确定淋巴结的位置、形态、大小、数目、边缘状态和内部结构。腹部超声检查有助于发现腹部脏器转移。

2. MRI/CT检查 两者均可显示舌癌病变情况及侵犯部位、浸润范围以及了解颈部淋巴结是否肿大，但MRI检查更具有优势。胸部/腹部CT对于排除远处转移有一定价值。如图5-9所示为舌癌治疗前MRI检查图像。

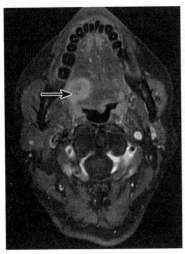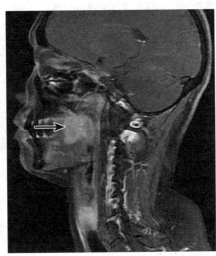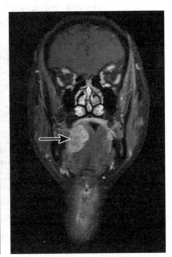

图5-9 舌癌治疗前MRI检查图像

3. 全身骨显像检查 骨显像可在骨转移症状出现前3个月或X线平片检查出骨破坏前3~6个月内即有放射性浓聚的表现，检查灵敏度高；但骨ECT缺乏特异性，存在假阳性，尤其有骨外伤或骨炎症时。因此，需要结合病史、体征以及其他检查等综合判断是否存在骨转移。

4. X线检查 胸部X线检查和骨X线检查仍然是目前排除转移的可选项目。因舌癌合并消化道、呼吸道第二原发肿瘤并不少见，消化道造影及胸部X线检查是舌癌常规检查之一。

5. PET-CT检查 PET-CT将功能图像与解剖图像的融合，双方信息的互补，对于排除远处转移有一定的优势，但PET-CT仍然不能替代常规影像学检查，价格昂贵，一般不作为常规检查。

（五）内镜检查

因舌癌合并消化道、呼吸道第二原发肿瘤并不少见，气管镜、食管镜有助于排除第二原发癌。

（六）病理学检查

肿瘤组织病理学检查是确诊舌癌的唯一定性检查手段。舌部活检具有方便、损伤小、对预后影响小及可重复活检的特点，因此组织活检部位首选舌部。舌部重复活检阴性时，才可行颈部淋巴结活检。淋巴结活检时，应取单个的、能完整切除的为佳。

【分类与分期】

（一）组织学分型

1. 鳞状细胞癌 占舌癌90%左右，按分化程度分为高分化癌、中分化癌、低分化癌。

2. 其他类型 恶性黑色素瘤、肉瘤、腺癌等。

（二）临床分期

目前临床上采用美国癌症联合委员会（AJCC）第 8 版 TNM 分期（表 5-4）。

表 5-4 口腔癌 TNM 分期（AJCC 第 8 版，2017）

原发肿瘤（T）

T_x　原发肿瘤无法评估

Tis　原位癌

T_1　肿瘤最大径≤2cm，浸润深度（depth of invasion，DOI）≤5mm

T_2　肿瘤最大径≤2cm，5mm<DOI≤10mm

　　或 2cm<肿瘤最大径≤4cm 且 DOI≤10mm

T_3　肿瘤最大径>4cm 或任何肿瘤 DOI>10mm 但≤20mm

T_4　中等晚期或极晚期局部疾病

　T_{4a}　中等晚期局部疾病

　　肿瘤仅侵犯邻近结构（例如，穿透下颌骨或上颌骨的骨皮质，或累及上颌窦或面部皮肤）* 或是肿瘤扩展累及双侧舌部和/或 DOI>20mm

　T_{4b}　极晚期局部疾病

　　肿瘤侵犯咀嚼肌间隙、翼板，或颅底和/或包绕颈内动脉

区域淋巴结（N）

临床 N（cN）

　N_x　区域淋巴结无法评估

　N_0　无区域淋巴结转移

　N_1　同侧单个淋巴结转移，最大径≤3cm，ENE（−）

　N_2　同侧单个淋巴结转移，3cm<最大径≤6cm 且 ENE（−）

　　或同侧多个淋巴结转移，最大径≤6cm 且 ENE（−）

　　或是双侧或对侧淋巴结转移，最大径≤6cm 且 ENE（−）

　N_{2a}　同侧单个淋巴结转移，3cm<最大径≤6cm 且 ENE（−）

　N_{2b}　同侧多个淋巴结转移，最大径≤6cm 且 ENE（−）

　N_{2c}　双侧或对侧淋巴结转移，最大径≤6cm 且 ENE（−）

　N_3　转移淋巴结最大径>6cm 且 ENE（−）

　　或任何数目和大小的淋巴结转移且临床明显呈 ENE（+）

　N_{3a}　转移淋巴结最大径>6cm 且 ENE（−）

　N_{3b}　任何数目和大小的淋巴结转移且临床明显呈 ENE（+）

病理 N（pN）

　N_x　区域淋巴结无法评估

　N_0　无区域淋巴结转移

　N_1　同侧单个淋巴结转移，最大径≤3cm 且 ENE（−）

　N_2　同侧单个淋巴结转移，最大径≤3cm 且 ENE（+）

　　或同侧单个淋巴结转移，3cm<最大径≤6cm 且 ENE（−）

　　或同侧多个淋巴结转移，最大径≤6cm 且 ENE（−）

　　或是双侧或对侧淋巴结转移，最大径≤6cm 且 ENE（−）

　N_{2a}　同侧单个淋巴结转移，最大径≤3cm 且 ENE（+）

　　或同侧单个淋巴结转移，3cm<最大径≤6cm 且 ENE（−）

　N_{2b}　同侧多个淋巴结转移，最大径≤6cm 且 ENE（−）

　N_{2c}　双侧或对侧淋巴结转移，最大径≤6cm 且 ENE（−）

　N_3　转移淋巴结最大径>6cm 且 ENE（−）

　　或同侧单个淋巴结转移，最大径>3cm 且 ENE（+）

　　或同侧多个、双侧或对侧淋巴结转移，其中任何淋巴结呈 ENE（+）

　　或对侧单个淋巴结转移，任意大小且 ENE（+）

　N_{3a}　转移淋巴结最大径>6cm 且 ENE（−）

　N_{3b}　同侧单个淋巴结转移，最大径>3cm 且 ENE（+）

　　或同侧多个、双侧或对侧淋巴结转移，其中任何淋巴结呈 ENE（+）

　　或对侧单个淋巴结转移，任意大小且 ENE（+）

续表

远处转移(M)

　M$_0$　无远处转移

　M$_1$　有远处转移

组织学分级(G)

　G$_X$　级别无法评估

　G$_1$　高分化

　G$_2$　中分化

　G$_3$　低分化

分期分组

　0 期　Tis　N$_0$　M$_0$

　Ⅰ期　T$_1$　N$_0$　M$_0$

　Ⅱ期　T$_2$　N$_0$　M$_0$

　Ⅲ期　T$_3$　N$_{0\sim1}$　M$_0$;T$_{1\sim2}$　N$_1$　M$_0$

　ⅣA 期　T$_{1\sim3}$　N$_2$　M$_0$;T$_{4a}$　N$_{0\sim2}$　M$_0$

　ⅣB 期　任何 T　N$_3$　M$_0$;T$_{4b}$　任何 N　M$_0$

　ⅣC 期　任何 T　任何 N　M$_1$

注:*表示原发齿龈的肿瘤仅侵犯浅表的牙/牙槽不足以分为 T$_4$;DOI 指浸润深度而非肿瘤厚度。

【治疗原则与预后】

（一）治疗原则

舌癌首选手术治疗,早期病变单纯手术即可,中晚期病变以手术加放疗为主综合治疗,已有远处转移者以化疗为主综合治疗。

1. 手术治疗　T$_{1\sim2}$N$_0$ 病人行原发灶切除±单侧或双侧颈部淋巴结清扫;T$_3$N$_0$ 病人行原发灶切除+单侧颈部淋巴结清扫术;其他分期病人,若有双侧淋巴结转移,则行原发灶切除+双侧颈部淋巴结清扫术,若无双侧淋巴结转移,则行原发灶切除+同侧颈部淋巴结清扫±对侧颈部淋巴结清扫术。

2. 化学治疗　一般采用铂类为主的化疗方案。

3. 靶向治疗　靶向治疗尤其是 *EGFR* 阳性者,已进行一些有益尝试,有待进一步证实其疗效。

4. 放射治疗

（1）适应证:①瘤体较大但表浅或外生型肿瘤、无明显深部肌肉浸润,或术前放疗中病变消退满意者均可行单纯根治性放疗;②病变部位靠后,无法经口腔手术者,也可行单纯根治性放疗;③中、晚期病变,行术前放疗或术后放疗;④晚期病变姑息放疗,无手术指征或有手术禁忌或拒绝手术者,也可行放疗。

（2）禁忌证:无法配合放疗者;恶病质。

（3）靶区勾画(彩图 5-10)

1) GTV:舌癌放射治疗中,一般情况下,舌癌 GTV 是指舌部肿瘤原发灶及颈部转移淋巴结。但大多数舌癌病人行术后放疗,一般用 GTV$_{tb}$ 表示,其包括术前肿瘤侵及范围以及转移淋巴结累及范围。

2) CTV:舌癌放射治疗中,一般情况下,舌癌 CTV 主要包含术前瘤床及可能外侵范围、颈部及锁骨上区淋巴引流区。

3) PTV:一般情况下,舌癌 PTV 在 GTV/CTV 基础上外扩 3~5mm。

（4）放疗剂量:全国各个中心给予放疗剂量略有不同,总体而言,根治性剂量 70Gy 左右,肉眼残留或病理残留区域 66~70Gy,术后放疗剂量 60Gy 左右,术前放疗剂量及 CTV 50Gy 左右。

（5）放疗并发症及处理

1) 急性黏膜反应:保证营养摄入,正确使用漱口液,伴疼痛、感染,必要时给予镇痛、抗感染等处理。

2) 皮肤反应:尽量避免皮肤不良刺激,使用皮肤保护剂、促进皮肤生长药物,必要时暂停放疗及外科处理。

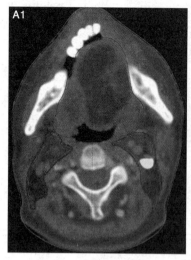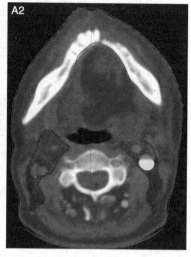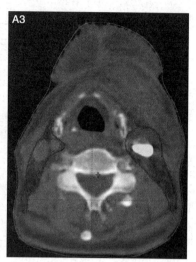

图 5-10 舌癌术后靶区

3）张口困难、肌肉及软组织损伤：张口及转颈锻炼，可减少颈部肌肉及软组织纤维化的僵硬感。

4）口干、味觉减退：无特效药物使用，放疗期间尽量避免进食刺激唾液分泌的食物。

5）放射性脊髓炎：制订放疗计划时注意保护脊髓，尽量避免其发生，一旦发生无特效药物使用，但可予激素处理。

6）颌骨骨髓炎、放射性龋齿：放疗前应行口腔处理，尽量避免其发生，一旦发生，无特效药物使用。

（二）预后

舌癌 T_1 病变 5 年总生存率 80% ~ 90%，T_2 病变 5 年总生存率约 50%，T_3、T_4 病变 5 年总生存率 25% ~ 30%。目前资料表明，病人性别、临床分期、病理类型及淋巴结是否转移等与预后密切相关。

第五节　涎腺肿瘤

涎腺肿瘤（salivary gland tumors）占头颈部肿瘤的 2.3% ~ 10.4%，良性居多，可发生于任何年龄，男性发病率稍高于女性。大涎腺肿瘤发生率排序如下：腮腺肿瘤、颌下腺肿瘤、舌下腺肿瘤。小涎腺肿瘤发生率排序如下：腭腺、唇腺、颊腺。涎腺肿瘤的发生可能与下列因素有关：营养因素，如高维生素 C、低胆固醇饮食可降低其发生，而维生素 A 缺乏可能增加其发生；物理因素如放射线，化学因素如亚硝胺等；生物因素如多瘤病毒、EB 病毒等；遗传因素；内分泌因素及机体免疫状况等。手术治疗为涎腺肿瘤的主要治疗手段。

【诊断方法】

（一）症状

涎腺肿瘤可表现为质地中等或偏硬肿块，边界不清，部分有囊性感；少数可生长较快，有时伴有疼痛；部分可出现溃疡、黏膜皮肤感觉异常、面神经瘫痪、颈部肿块等。

（二）体征

涎腺肿瘤因病情早晚不同，体征有所不同，常可触及肿块占位、质地较硬、边界不清，颈部淋巴结肿大、面神经瘫痪、感觉异常等神经受侵体征及黏膜、皮肤破溃等。

（三）实验室检查

尚未有与涎腺肿瘤诊断、预后评估相关的肿瘤标志物，还需进一步研究。

（四）影像学检查

在涎腺肿瘤的诊断与治疗中，影像学检查有着重要的地位，临床上常用的有超声、CT、MRI、X 线、ECT、PET-CT 检查等。

1. 超声检查　对于判断腮腺浅叶、颌下腺、舌下腺有无肿瘤,肿瘤大小,肿瘤囊实性,肿瘤良、恶性及确定淋巴结的位置、形态、大小、数目、边缘状态、内部结构,超声检查是一简便、易行的方法。腹部超声检查有助于发现腹部脏器转移。

2. MRI/CT 检查　两者均可显示涎腺肿瘤病变大小及侵犯部位、浸润范围以及了解颈部淋巴结是否肿大,但 MRI 检查更具有优势。胸部/腹部 CT 对于排除远处转移有一定价值。如图 5-11 所示为腮腺癌治疗前 MRI 检查图像。

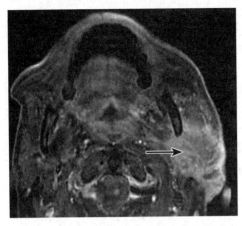

图 5-11　腮腺癌治疗前 MRI 检查图像

3. 全身骨显像检查　骨显像可在骨转移症状出现前 3 个月或 X 线平片检查出骨破坏前 3~6 个月内即有放射性浓聚的表现,检查灵敏度高;但骨 ECT 缺乏特异性,存在假阳性,尤其有骨外伤或骨炎症时;因此,需要结合病史、体征以及其他检查等综合判断是否存在骨转移。

4. X 线检查　X 线平片对于检查腭部、颌下腺、舌下腺肿瘤有无骨质破坏有一定价值。胸部 X 线检查和骨 X 线检查仍然是目前排除转移的可选项目。

5. PET-CT 检查　PET-CT 将功能图像与解剖图像的融合,双方信息的互补,对于排除远处转移以及判断肿瘤良、恶性有一定的优势,但 PET-CT 仍然不能替代常规影像学检查,价格昂贵,一般不作为常规检查。

（五）病理学检查

肿瘤组织病理检查是确诊涎腺肿瘤的唯一定性检查手段。对于无手术指征的大涎腺肿瘤,可在超声或 CT 引导下行细针穿刺检查。但对于有手术指征的大涎腺肿瘤禁忌术前切取活检,以减少肿瘤种植和转移,一般行术中冷冻切片检查。

【分类与分期】

（一）组织学分型

涎腺肿瘤绝大多数来源于腺上皮,少数来源于中胚叶,病理类型十分复杂,多达 30 种类型。黏液表皮样癌是最常见的涎腺恶性肿瘤,可发生在任何年龄,女性略多于男性,大涎腺肿瘤多见于腮腺,小涎腺肿瘤多见于腭腺和磨牙后腺。腺样囊性癌占据涎腺恶性肿瘤第 2 位,多发于 40~60 岁,无明显的性别差异。其他病理类型还包括腺泡细胞癌、腺癌、多形性腺癌、鳞状细胞癌、涎腺导管癌、基底细胞癌、乳头状囊腺癌、未分化癌等。

（二）临床分期

目前临床上采用美国癌症联合委员会（AJCC）第 8 版 TNM 分期（表 5-5）。

表 5-5　大涎腺肿瘤（腮腺、颌下腺、舌下腺）TNM 分期（AJCC 第 8 版,2017）

原发肿瘤(T)

T_X　原发肿瘤无法评估

T_0　无原发肿瘤证据

Tis　原位癌

T_1　肿瘤最大径≤2cm,无实质外浸润*

T_2　2cm<肿瘤最大径≤4cm,无实质外浸润*

T_3　肿瘤最大径>4cm 和/或有实质外浸润*

T_4　中等晚期或极晚期疾病

　T_{4a}　中等晚期疾病

　　肿瘤侵犯皮肤、下颌骨、外耳道和/或面神经

　T_{4b}　极晚期疾病

　　肿瘤侵犯颅底和/或翼板和/或包绕颈动脉

区域淋巴结(N)

临床 N(cN)

N_x　区域淋巴结无法评估

N_0　无区域淋巴结转移

N_1　同侧单个淋巴结转移,最大径≤3cm,ENE(−)

N_2　同侧单个淋巴结转移,3cm<最大径≤6cm 且 ENE(−)

　　或同侧多个淋巴结转移,最大径≤6cm 且 ENE(−)

　　或是双侧或对侧淋巴结转移,最大径≤6cm 且 ENE(−)

N_{2a}　同侧单个淋巴结转移,3cm<最大径≤6cm 且 ENE(−)

N_{2b}　同侧多个淋巴结转移,最大径≤6cm 且 ENE(−)

N_{2c}　双侧或对侧淋巴结转移,最大径≤6cm 且 ENE(−)

N_3　转移淋巴结,最大径>6cm 且 ENE(−)

　　或任何数目和大小的淋巴结转移且临床明显呈 ENE(+)

N_{3a}　转移淋巴结,最大径>6cm 且 ENE(−)

N_{3b}　任何数目和大小的淋巴结转移且临床明显呈 ENE(+)

病理 N(cN)

N_x　区域淋巴结无法评估

N_0　无区域淋巴结转移

N_1　同侧单个淋巴结转移,最大径≤3cm 且 ENE(−)

N_2　同侧单个淋巴结转移,最大径≤3cm 且 ENE(+)

　　或同侧单个淋巴结转移,3cm<最大径≤6cm 且 ENE(−)

　　或同侧多个淋巴结转移,最大径≤6cm 且 ENE(−)

　　或是双侧或对侧淋巴结转移,最大径≤6cm 且 ENE(−)

N_{2a}　同侧单个淋巴结转移,最大径≤3cm 且 ENE(+)

　　或同侧单个淋巴结转移,3cm<最大径≤6cm 且 ENE(−)

N_{2b}　同侧多个淋巴结转移,最大径≤6cm 且 ENE(−)

N_{2c}　双侧或对侧淋巴结转移,最大径≤6cm 且 ENE(−)

N_3　转移淋巴结,最大径>6cm 且 ENE(−)

　　或同侧单个淋巴结转移,最大径>3cm 且 ENE(+)

　　或同侧多个、双侧或对侧淋巴结转移,其中任何淋巴结呈 ENE(+)

　　或对侧单个淋巴结转移,任意大小且 ENE(+)

N_{3a}　转移淋巴结最大径>6cm 且 ENE(−)

N_{3b}　同侧单个淋巴结转移,最大径>3cm 且 ENE(+)

　　或同侧多个、双侧或对侧淋巴结转移,其中任何淋巴结呈 ENE(+)

　　或对侧单个淋巴结转移,任意大小且 ENE(+)

远处转移(M)

M_0　无远处转移

M_1　有远处转移

分期分组

Ⅰ期　　T_1　N_0　M_0

Ⅱ期　　T_2　N_0　M_0

Ⅲ期　　T_3　N_0　M_0;$T_{0\sim3}$　N_1　M_0

ⅣA期　$T_{0\sim3}$　N_2　M_0;T_{4a}　$N_{0\sim2}$　M_0

ⅣB期　任何 T　N_3　M_0;T_{4b}　任何 N　M_0

ⅣC期　任何 T　任何 N　M_1

注:*肿瘤腺体实质外侵犯指临床或肉眼可见软组织侵犯的证据,仅显微镜的证据在分级上不足以构成软组织外侵犯。

【治疗原则与预后】

（一）治疗原则

涎腺肿瘤治疗上以手术为主,一般不行术前放疗及单纯放疗,但术后放疗有着重要意义。

1. 手术治疗

（1）腮腺癌:病变位于浅叶的早期病变,行腮腺浅叶切除+面神经解剖术;肿瘤累及腮腺深叶,应行全腮腺切除术;肿瘤外侵,切除范围应进一步扩大。神经受累时,应进行术中冷冻病理检查以确保足够的手术切缘。

（2）颌下腺/舌下腺癌:应行腺体整体切除+受累组织切除术。神经受累时,应进行术中冷冻病理检查以确保足够的手术切缘。

（3）小涎腺癌:手术切除范围一般同鳞状细胞癌,神经受累时,应进行术中冷冻病理检查以确保足够的手术切缘。

（4）淋巴结阴性、病变较小且低度恶性肿瘤,可考虑不做颈部淋巴结清扫术;除此之外,均应行颈部淋巴结清扫术。

2. 化学治疗 一般采用铂类、环磷酰胺、紫杉醇、多柔比星等药物化疗。

3. 靶向治疗 靶向治疗目前在涎腺肿瘤治疗中的作用有限。

4. 放射治疗

（1）适应证:①分化差的黏液表皮样癌、鳞状细胞癌、腺癌、涎腺导管癌、未分化癌、嗜酸性细胞癌等高度恶性肿瘤类型或 Ki-67 等细胞增生指数较高者,应行术后放疗;②腺样囊性癌、黏液表皮样癌、鳞状细胞癌、涎腺导管癌、未分化癌等侵袭性强、易累及神经的组织学类型肿瘤,应行术后放疗;③治疗前已出现神经麻痹,应行术后放疗;④镜下或肉眼残留、或手术安全界<5mm 且无法再次手术,应行术后放疗;⑤$T_{3\sim4}$,肿瘤累及包膜,血管淋巴管受侵,或术中肿瘤外溢污染术床,应行术后放疗;⑥区域淋巴结转移,或淋巴结转移高危者且未行颈部清扫者,应行术后放疗;⑦单纯手术后复发的恶性涎腺肿瘤,或多次术后复发的良性混合瘤既往未行放疗者,应行术后放疗;⑧腮腺肿瘤术后腮腺瘘经一般处理未控制者,可予小剂量放疗;⑨拒绝手术或因其他疾病无法手术或因肿瘤晚期无手术指征者,可行单纯放疗;⑩对于手术困难者可行术前放疗,肿瘤缩小后获得手术机会;⑪晚期病变姑息放疗。

（2）禁忌证:无法配合放疗者;恶病质;无法耐受放疗情况。

（3）靶区勾画

1）GTV:涎腺肿瘤放射治疗中,一般情况下,涎腺肿瘤 GTV 是指肿瘤原发灶及颈部转移淋巴结。但大多数涎腺肿瘤病人行术后放疗,一般用 GTV_{tb} 表示,其包括术前肿瘤侵及范围以及转移淋巴结累及范围。

2）CTV:涎腺肿瘤放射治疗中,CTV 比较复杂。腺样囊性癌易累及神经,应包括受侵神经的颅内部位。浅叶腮腺癌 CTV 包括全部腮腺区域;深浅叶交界或深叶腮腺癌 CTV 包括全部腮腺区域及咽旁间隙;颈部淋巴结阳性或恶性度高、分期晚,腮腺癌 CTV 还应包括同侧Ⅰb~Ⅴa淋巴引流区;颈部淋巴结阴性,腮腺癌 CTV 包括同侧Ⅰb~Ⅲ和Ⅴa淋巴引流区。颌下腺癌 CTV 包括颌下腺全部区域及邻近肌肉,若下颌骨受累,还应包括受累骨及 1.5cm 安全距离;颈部淋巴结阳性,颌下腺癌 CTV 还应包括同侧Ⅰ~Ⅲ淋巴引流区且外扩一个淋巴引流区;颈部淋巴结阴性,颌下腺癌 CTV 还应包括同侧Ⅰ~Ⅲ淋巴引流区。舌下腺癌 CTV 与颌下腺相似。小涎腺癌 CTV 与同部位鳞癌 CTV 相似。

3）PTV:涎腺癌放射治疗中,一般情况下,涎腺癌 PTV 在 GTV/CTV 基础上外扩 3~5mm。

（4）放疗剂量:全国各个中心给予放疗剂量略有不同,总体而言,根治性剂量 70Gy 左右,肉眼残留或病理残留区域 66~70Gy,术后放疗剂量 60Gy 左右,术前放疗剂量以及 CTV 50~60Gy。

（5）放疗并发症及处理

1）急性黏膜反应:保证营养摄入,正确使用漱口液,伴疼痛、感染,必要时给予镇痛、抗感染等处理。

2）皮肤反应:尽量避免皮肤不良刺激,使用皮肤保护剂、促进皮肤生长药物,必要时暂停放疗及外科处理。

3）张口困难、肌肉及软组织损伤:张口及转颈锻炼,可减少颈部肌肉及软组织纤维化的僵硬感。

4）口干、味觉减退：无特效药物使用，放疗期间尽量避免进食刺激唾液分泌的食物。

5）放射性脊髓炎：制订放疗计划时注意保护脊髓，尽量避免其发生，一旦发生，无特效药物使用，但可予激素处理。

6）颌骨骨髓炎、放射性龋齿：放疗前应行口腔处理，尽量避免其发生，一旦发生，无特效药物使用。

（二）预后

涎腺肿瘤因病情不同，预后有着明显差异，5年生存率为30%～95%，差别较大。目前资料表明，病人性别、年龄、肿瘤部位、病程长短、神经血管是否受侵、临床分期、病理类型、病理分级等与预后密切相关。

第六节　颅脑肿瘤

颅脑肿瘤分为原发性和继发性两大类。原发性颅脑肿瘤是指发生于脑组织、脑膜、脑神经、垂体、颅内血管、淋巴和胚胎组织的肿瘤。继发性颅脑肿瘤是指其他部位的恶性肿瘤转移或侵入颅脑的肿瘤。颅脑肿瘤的发生可能与下列因素有关：脑胚胎组织发育异常、遗传因素、甲基亚硝脲等化学因素、病毒等生物因素。胶质瘤占原发颅内肿瘤的32%，占原发颅内恶性肿瘤的81%。因篇幅限制，本节重点介绍成人胶质瘤。手术治疗为颅脑肿瘤主要治疗手段。

【诊断方法】

（一）症状

颅脑肿瘤症状多种多样。90%以上病人可表现出颅内高压三联征（头痛、恶心与呕吐、视盘水肿与视力减退）；病人还常常表现出神经定位障碍、癫痫，有时可出现内分泌功能紊乱及全身症状。低度恶性胶质瘤首发症状以癫痫为主，其次是头痛、轻瘫；高度恶性胶质瘤首发症状以头痛为主，其次是癫痫。

（二）体征

颅脑肿瘤因肿瘤类型、部位、病情早晚等不同，体征有所不同，常可出现精神状态改变、感觉障碍、失语、视野改变、视觉障碍、肌张力改变、共济失调、味觉改变等。

（三）实验室检查

脑脊液检查用于一些肿瘤的诊断和鉴别诊断，如脱落细胞检查有助于脑膜脑转移瘤的诊断，人绒毛膜促性腺激素或甲胎蛋白检查有助于生殖细胞肿瘤的诊断等。

（四）影像学检查

在颅脑肿瘤的诊断与治疗中，影像学检查有着重要的地位，临床上常用的有 CT、MRI、X 线、脑血管造影、PET-CT、脑磁图检查等。

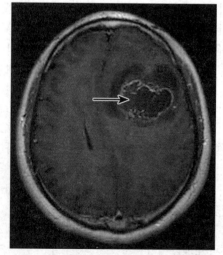

1. MRI/CT 检查　两者均可显示颅脑肿瘤病变位置、大小、个数、形态、浸润范围，但 MRI 检查对于肿瘤内部结构以及与周围结构关系的判断具有优势。胸部、腹部、盆腔 CT/MRI，有助于判断颅内肿瘤是原发还是继发。如图5-12 所示为胶质瘤治疗前 MRI 检查图像。

2. X 线检查　头颅 X 线平片曾是颅脑肿瘤诊断的重要方法之一，其检出率为64%～84%。

3. 脑血管造影检查　对于脑膜瘤等富血供肿瘤，脑血管造影有助于术前明确肿瘤供血血管情况。

4. PET-CT 检查　PET-CT 将功能图像与解剖图像的融合，双方信息的互补，对于判断颅内肿瘤性质及是否为原发有一定的优势。

5. 脑磁图检查　脑磁图是无创探测大脑神经功能活

图 5-12　胶质瘤治疗前 MRI 检查图像

动的技术,可用于术前脑内功能区定位、大脑功能定位评估等。

（五）病理学检查

肿瘤组织病理检查是确诊颅内肿瘤的唯一定性检查手段。分子和遗传学诊断在诊断颅内肿瘤的重要性日益突出。

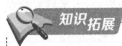

颅内肿瘤分子指标和遗传学改变的临床意义

1. 异柠檬酸脱氢酶(isocitrate dehydrogenase,IDH)突变的高级别胶质瘤预后较好。

2. O^6-甲基鸟嘌呤-DNA-甲基转移酶(O^6-methylguanine-DNA-methyltransferase,MGMT)启动子甲基化提示对化疗、放疗敏感,生存期较长,替莫唑胺可改善 MGMT 启动子甲基化病人的预后。

3. 染色体 1p/19q 联合缺失的少突胶质细胞瘤生长缓慢,对化疗敏感,生存期长;仅有 1p 缺失的少突胶质细胞瘤无进展,生存期也较长。

4. 表皮生长因子受体(*EGFR*)靶向药物对治疗 GBM 无明显疗效,但 II 期临床试验提示针对 EGFRvIII 重排的疫苗改善病人预后。

5. 磷酸酯酶与张力蛋白同源物(phosphatase and tensin homolog,PTEN)基因突变的间变性细胞瘤预后较差。

6. *TP53* 基因突变的低级别胶质瘤预后较差。

7. Ki-67 较高的弥漫性胶质瘤和间变性少突胶质瘤预后较差。

【分类与分期】

根据 2016 版 WHO 中枢神经系统肿瘤分类,颅内肿瘤主要包括以下几大类:弥漫性星形细胞瘤和少突胶质细胞肿瘤、其他星形细胞肿瘤、室管膜肿瘤、其他胶质肿瘤、脉络丛肿瘤、神经元和神经元胶质肿瘤、松果体区肿瘤、胚胎性肿瘤、脑神经和脊神经肿瘤、脑膜瘤、间叶细胞非脑膜上皮肿瘤、黑色素细胞肿瘤、淋巴瘤、组织细胞肿瘤、生殖细胞肿瘤、鞍区肿瘤、转移性肿瘤。而胶质瘤主要包含弥漫性星形细胞瘤和少突胶质细胞肿瘤、其他星形细胞肿瘤、室管膜肿瘤和其他胶质肿瘤四大分类。2016 版分类方法保留肿瘤分级 WHO I～IV级,增加分子学特征如 IDH 突变、1p/19q 联合缺失等。

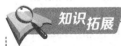

胶质瘤分级	
级别	特点
I	边界清楚的几种胶质瘤,包括毛细胞型星形细胞瘤,血管中心性胶质瘤,室管膜下巨细胞型星形细胞瘤,黏液乳头型室管膜瘤
II	细胞核的非典型性,一般不出现核分裂象,Ki-67 增殖指数<5%
III	细胞密度增高,具有明显的细胞核异形性和分裂象,Ki-67 增殖指数为 5%～10%
IV	细胞密度增高,明显细胞核异形性和分裂象,微血管增生和/或坏死,Ki-67 增殖指数>10%

【治疗原则与预后】

（一）治疗原则

颅内肿瘤治疗上以手术为主,结合放疗、化疗、生物治疗等综合治疗。

1. 手术治疗　手术切除是胶质瘤的主要治疗手段,但对于弥漫性浸润和累及重要功能区域的肿瘤切除范围目前存在争议。

2. 化学治疗　胶质母细胞瘤术后一般辅以放化疗,目前唯一前瞻性随机研究证实对胶质母细胞瘤有效的化疗药物为替莫唑胺。间变胶质细胞瘤和低级别胶质瘤化疗价值目前存在争议。

3. 靶向治疗 目前资料提示贝伐珠单抗对胶质母细胞瘤可延长无进展生存期,但不改善总生存时间。Ⅱ期临床试验提示针对 EGFRvⅢ重排的疫苗可改善胶质母细胞瘤病人的预后。

4. 放射治疗

(1) 适应证:胶质母细胞瘤和间变胶质细胞瘤的术后放疗。对于低分级胶质瘤而言,术后放疗仅应用于有症状者且挽救放疗并不影响生存。

(2) 禁忌证:无法配合放疗者;恶病质;无法耐受放疗情况。

(3) 靶区勾画

1）GTV:胶质瘤术后放疗用 GTV/GTV$_{tb}$ 表示残留肿瘤及手术腔,胶质母细胞瘤和间变胶质细胞瘤一般应用 MRI T$_1$W 增强系列确定范围,而低级别胶质瘤采用 MRI FLAIR/T$_2$ 加权像确定范围。

2）CTV:胶质母细胞瘤 CTV 的范围,欧洲癌症治疗研究组织(European Organization for Research on Treatment of Cancer,EORTC)推荐 GTV/GTV$_{tb}$ 外扩 2cm,而美国放射治疗及肿瘤学会(American Society for Therapeutic Radiology and Oncology, ASTRO)推荐 GTV/GTV$_{tb}$ 和水肿区外扩 2cm 作为 CTV1,给予 46~50Gy;GTV/GTV$_{tb}$ 和水肿区外扩 1cm 作为 CTV2。间变胶质细胞瘤同胶质母细胞瘤相似。低级别胶质瘤 GTV 和/或 GTV$_{tb}$ 外扩 1~2cm。

3）PTV:胶质瘤 PTV 在 GTV/CTV 基础上外扩 3~5mm。

(4) 放疗剂量:全国各个中心给予放疗剂量略有不同,总体而言,胶质母细胞瘤和间变胶质细胞瘤术后放疗剂量 60Gy 左右,低级别胶质瘤术后放疗剂量 45~54Gy。

(5) 放疗并发症及处理

1）急性反应:主要表现为脑水肿、颅内压升高,给予利尿、降颅内压、激素等对症处理。

2）远期神经毒性反应:主要表现为认知能力减退和脑组织局灶性坏死,尽量避免其发生,一旦发生,无特效药物使用,可予营养神经、功能锻炼等减症处理。

(二) 预后

颅内肿瘤因病情不同,预后差别较大。目前胶质瘤治疗效果欠佳,成人高级别胶质瘤 1 年生存率约30%,5 年生存率约13%。目前资料表明年龄、肿瘤级别、病人一般状况、病灶部位、肿瘤切除程度、肿瘤分子指标和遗传学改变情况等与胶质瘤预后有关。

本章小结

头颈部肿瘤占据全身肿瘤重要地位,根据症状、体征、实验室检查、影像学检查和病理学检查作出诊断、明确分期,采取适宜的治疗策略。头颈部解剖特点、生理功能决定放疗在头颈部肿瘤治疗中占据重要位置。头颈部肿瘤的放疗适应证应是肿瘤学相关科室每个医生及放疗技师必须掌握的能力。

病例讨论

病人,男性,61 岁,福建人,初中学历,农民,因"左颈部肿块 5 个月"就诊。病人 5 个月前无意中触及左上颈部肿块,质硬,活动度可,约绿豆大小,无发热、咳嗽、咽痛、面麻、复视、头痛、耳鸣,未重视未诊治,肿物由绿豆大小逐渐增大至橄榄大小,质硬,活动度差,就诊前 1 个月余出现涕中带血,尤以晨起为甚。查体:鼻咽部表面糜烂状,色红白相间,质地脆;双颈可及多个肿大淋巴结,大者约 3cm×3cm,质硬,边界尚清楚,不易推动,无触痛。既往有吸烟史,否认有结核等传染病病史、家族遗传史,无疫水接触史,否认疫区居住史,无长期外地居住史。

病例讨论分析

(宋建元)

扫一扫,测一测

思考题答案

思考题

1. 简述鼻咽癌的临床表现。
2. 简述鼻咽癌的治疗原则。

第六章 　 胸部肿瘤

0601

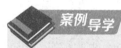

学习目标

1. 掌握：肺癌、食管癌、乳腺癌及胸腺瘤的诊断方法、分类与分期和治疗原则。
2. 熟悉：肺癌、食管癌、乳腺癌及胸腺瘤的流行病学。
3. 了解：肺癌、食管癌、乳腺癌及胸腺瘤的预后因素。

案例导学

　　病人，男性，67 岁。因"咳嗽 3 个月，咳痰伴痰中带血 1 周"入院。既往身体健康。吸烟史30 年，30 支/d。病人于 3 个月前无明显诱因出现咳嗽，无咳痰及咯血，无胸痛及胸闷，无头痛及头晕，无发热及盗汗，未行诊治。病人咳嗽症状逐渐加重，1 周前出现咳痰，为白黏痰，伴痰中带鲜红色血丝，量约 1ml/次，4~6 次/d，行胸部 CT 检查示：右肺门不规则软组织肿块影，肿块大小约5.6cm×3.4cm，呈分叶状，右肺上叶支气管截断，纵隔内气管前腔静脉后及隆突下见多发肿大淋巴结，大者短径约 2.0cm。考虑右肺癌并纵隔淋巴结转移？为行进一步诊治入院。病人自发病以来，饮食尚可，睡眠及大小便正常，体重无明显变化。

　　问题：

　　1. 肺癌的诊断需要做哪些检查？

　　2. 肺癌的分期及治疗原则是什么？

第一节 　 肺 　 癌

　　肺癌（lung cancer，LC）是指原发于支气管黏膜及肺泡的癌，不包括气管癌及转移性肺癌。肺癌是世界上最常见的恶性肿瘤之一。在世界范围内，发病率和死亡率均占恶性肿瘤的第 1 位，2015 年我国新发肺癌病人 73.3 万，死亡肺癌病人 61.0 万，在所有恶性肿瘤居第 1 位。吸烟是肺癌主要的病因之一，包括主动或被动吸烟，其他可能的危险因素包括肺癌家族史和暴露于其他致癌物质（如石棉、铀、镍等化学致癌物质）等。手术治疗、放射治疗、化学治疗及靶向治疗是肺癌的主要治疗方式。

【诊断方法】

（一）症状

　　肺癌的症状可人为地分为由原发灶及转移淋巴结引起的症状、远处转移引起的症状及副肿瘤综合征，这些症状常常相互关联，密不可分。

1. 由原发灶及转移淋巴结引起的症状

（1）咳嗽：肺癌最常见的早期症状，为肿瘤刺激支气管黏膜或隆突引起，初期常为刺激性干咳，有时可听到金属音咳嗽声。

（2）咳痰及痰中带血：咳痰常为白痰，痰黏稠不易咳出，并发感染时可有黏液脓痰，肺泡癌时可咳出大量黏液痰。由于肿瘤组织血管丰富，常引起痰内持续或间断带血。如侵犯大血管，则可引起大咯血。

（3）胸痛：胸部不适、疼痛或压迫感，当咳嗽、深呼吸或体位改变时可加重。胸膜、肋间神经、纵隔、神经丛等受压、刺激或受侵均可引起胸痛。

（4）胸闷憋气：中央型肺癌生长引起支气管狭窄或阻塞，可发生胸闷憋气。肿瘤播散或转移引起大量胸腔积液或心包积液，也会引起胸闷憋气加重。

（5）发热：肿瘤部分或完全阻塞支气管时易引起阻塞性肺炎或肺脓肿，出现细菌感染性发热。肿瘤坏死也可引起发热。

（6）Horner 综合征（颈交感神经麻痹综合征）：颈交感神经通路受侵，表现为患侧眼球内陷、上睑下垂、眼裂狭窄、瞳孔缩小、患侧颜面部无汗和发热潮红等。

（7）Pancoast 综合征：肺尖部发生的肿瘤可导致肩背部和上肢的疼痛，可伴有皮肤烧灼感和不同程度的肌肉萎缩，称为 Pancoast 综合征。

（8）心脏症状：累及心包时可出现心包积液。

（9）声音嘶哑及饮水呛咳：发生纵隔淋巴结转移时，肿大的纵隔淋巴结可压迫喉返神经，引起声音嘶哑及饮水呛咳症状。

（10）恶病质：肺癌发展至晚期，由于肿瘤引起的体质消耗和摄入障碍等，可出现消瘦和恶病质。

2. 远处转移引起的症状　肺癌易通过血行途径发生远处转移，常见的转移部位为骨、脑、肝脏、肾上腺等。

（1）骨转移：肺癌发生骨转移的常见部位有椎骨、肋骨、髂骨、股骨等，表现为局部疼痛并有定点压痛，严重时可发生病理性骨折。脊柱转移可出现脊髓压迫症状。

（2）脑转移：脑转移常见的症状为颅内压增高表现，如头痛、头晕、恶心、呕吐以及精神状态的改变等，呕吐常为喷射性呕吐。病人也可表现为偏瘫、共济失调、癫痫发作等症状。脑膜转移发生率低于脑实质转移。

（3）肝脏转移：消化道转移以肝转移最常见，常见的症状有食欲减退、肝区疼痛，有时伴有恶心，查体时可发现肝大、质硬、结节感。各种细胞类型的肺癌均可转移到肝脏。

（4）肾上腺转移：肾上腺也是肺癌常见的转移部位。大多数肾上腺转移为隐匿性，无临床症状，有时可表现为腰痛。

3. 副肿瘤综合征　少数肺癌病人由于癌肿产生内分泌物质作用于其他系统，产生一系列肺外表现，又称副癌综合征，如肺源性骨关节综合征、抗利尿激素分泌异常综合征、类癌综合征等。副肿瘤综合征可出现于肺癌发现之前或之后，也可同时发生。病人可出现一种或多种肺外症状，常可出现在其他症状之前，并且可随肿瘤的消长而消退或出现。

（二）实验室检查

肿瘤标志物检查，目前常用的标志物有 CEA、NSE、CYFRA211、ProGRP 以及 SCC 等。以上标志物联合使用，可提高其敏感度和特异度。肺癌标志物在辅助诊断、疗效监测、随访观察等方面有重要参考价值。

（三）影像学检查

肺癌的影像检查方法主要包括：X 线、CT、MRI、PET-CT、全身骨显像等检查。主要用于肺癌诊断、分期、疗效监测及预后评估等方面。在肺癌的诊治过程中，应根据不同的检查目的，合理、有效地选择一种或多种影像学检查方法。

1. X 线检查　是诊断肺癌最基本的方法，包括胸部透视、胸部正侧位平片、体层摄影等检查手段。根据肺癌发生部位不同，其 X 线表现有所差别。

（1）中央型肺癌

1）直接征象：支气管壁不规则增厚、狭窄及中断，管内可见肿物。当肿物增大侵犯肺实质时，可见肿物边缘有切迹、分叶和毛刺。肿物与不张的肺组织和阻塞性肺炎并存时，可呈现横 S 形的 X 线征象。

2）间接征象：肿物在气管内生长，可引起气管狭窄、部分或完全阻塞，形成局限性肺气肿、肺不张、阻塞性肺炎和继发性肺脓肿等征象。

（2）周围型肺癌：周围型肺癌肿瘤可呈结节状、球形、淡片状或网状阴影，周边有毛刺、切迹和分叶，常有胸膜皱缩征。经动态观察肿物可逐渐增大，并见肺门淋巴结增大、肺段性阻塞性肺炎和胸腔积液等。

2. CT 检查　是目前肺癌应用最广泛的检查方法。CT 检查能够显示许多在 X 线片上难以发现的影像信息，可以有效地检出早期周围型肺癌，进一步明确病变所在的部位和累及范围，也可为鉴别其良、恶性提供更多信息，是目前肺癌诊断、分期、疗效评价及治疗后随访中最重要和最常用的影像学手段（图 6-1，图 6-2）。对于肺癌初诊病人的胸部 CT 扫描范围应包括双侧肾上腺。对于难以定性诊断的胸部病变，可采用 CT 引导下经皮肺穿刺活检来获取细胞学或组织学诊断。对于高危人群的肺癌筛查，推荐采用胸部低剂量螺旋 CT（low-dose computed tomography，LDCT）扫描。CT 薄层重建是肺结节最主要的检查和诊断方法。对于肺内≤2cm 的孤立性结节，应常规进行薄层重建和多平面重建；对于初诊不能明确诊断的结节，视结节大小、密度不同给予 CT 随诊，随诊中关注结节大小、密度变化，尤其是部分实性结节中的实性成分增多和非实性结节中出现实性成分。CT 检查对于合并肺不张的病变，不易区分肿瘤和不张肺组织的界限，增强 CT 会有一定的帮助，但效果并不满意。

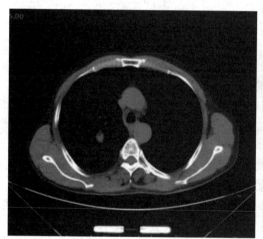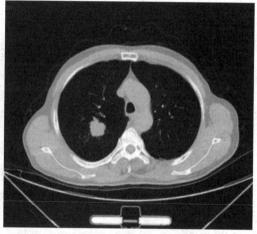

图 6-1　右肺周围型腺癌 CT 图像

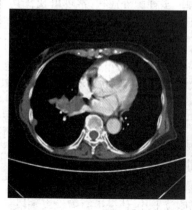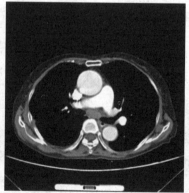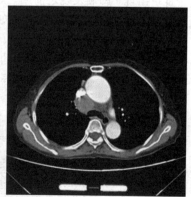

图 6-2　右肺中央型鳞癌并纵隔淋巴结转移 CT 图像

3. MRI 检查 能较好地区分软组织、周围血管和淋巴结。MRI 对于鉴别肺门区的血管及淋巴结转移有帮助,同时有助于明确胸壁、心包及血管神经受侵范围,MRI 对于肺尖癌能够较准确地判断周围组织器官受累的情况。MRI 特别适用于判定脑、脊髓及脑膜有无转移,颅脑 MRI 检查应作为 T_2 及以上肺癌常规分期检查手段。

4. PET-CT 检查 PET 能够区别正常组织和肿瘤组织间的代谢差异,检测出形态学改变之前肿瘤异常的代谢改变,对肿瘤的诊断有一定的特异性,有利于肺癌的早期诊断、分期、疗效和复发评价。有条件者推荐使用。

5. 全身骨显像检查 对肺癌骨转移的诊断率较高,能在 X 线平片及 CT 检查发现骨转移之前数个月检出转移灶,对于肺癌多发骨转移诊断假阳性极少,对于单发性有一定假阳性。

（四）病理细胞学检查

1. 细胞学检查 包括痰脱落细胞学检查、胸腔积液细胞学检查、肿块穿刺组织细胞学检查等。痰脱落细胞学检查是一种简便、无创而有效的肺癌检查方法。其阳性率与送检标本有关,临床上应多次送检,送检次数不少于 3 次。

2. 病理学检查

（1）内镜检查:主要有纤维支气管镜、纵隔镜及胸腔镜等检查。

1）纤维支气管镜检查:为确诊肺癌最常用的方法,可通过纤维支气管镜检查获得组织学或细胞学标本,尤其对中央型肺癌的诊断有很大意义,阳性率可达 62.5%~87.6%。周围型肺癌可经纤维支气管镜做肺活检,阳性率也相当高。结合荧光显像技术的纤维支气管镜检查可使肺原位癌的检出率较常规纤维支气管镜检提高 50%,并且有可能发现多个原位癌灶及肺癌浸润部位,更好地指导外科医生选择手术切除范围。

2）纵隔镜检查:能够对纵隔淋巴结进行系统采样,有助于明确淋巴结分期。

3）胸腔镜检查:可以行淋巴结、胸膜和心包的活检,胸腔积液及心包积液的组织和细胞学检查,明确有无转移,为制订全面治疗方案和个体化治疗方案提供可靠依据。

（2）经皮 CT 引导下肺穿刺活检(图 6-3):是目前肺部病灶获得病理组织的主要手段之一,特别是对于周围型病灶。其活检的阳性率一般为 70%~80%。并发症主要为气胸(图 6-4)和出血。气胸发生率约为 20%,仅 4%需处理。约 30%出现出血,一般不需要处理。

（五）分子诊断

随着靶向治疗的进展,肺癌有关的基因突变及基因重排检测越来越重要。新一代测序(NGS)(也称为大规模平行测序)可以检出一系列突变和基因重排,目前至少评估下列潜在的遗传变异:*EGFR* 突变、*ALK* 重排、*ROS1* 重排和 *BRAF* 突变。虽然临床病理学特征如吸烟状态、种族以及组织学与特定的基因改变(如 *EGFR* 突变)有关,但这些特征不应用于选择检测的病人。

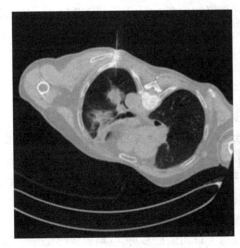
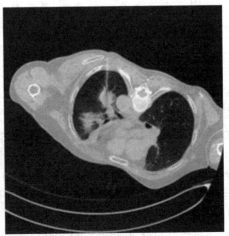

图 6-3 左肺肿物 CT 引导下穿刺术图像

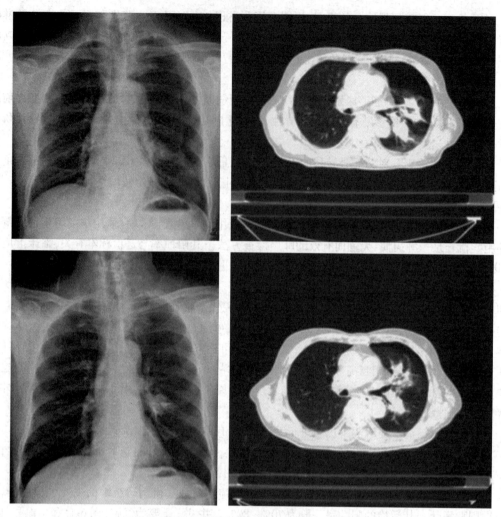

图 6-4　CT 引导下左肺肿物穿刺术后气胸 CT 图像

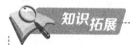

肺腺癌的基因检测

含腺癌成分的 NSCLC 均应常规进行 *EGFR* 突变、*ALK* 融合、*ROS1* 重排和 *BRAF* 突变基因检测。*EGFR* 突变检测应涵盖 *EGFR* 18,19,20,21 外显子,*ALK*、*ROS1* 和 *BRAF* 的检测应与 *EGFR* 突变检测同时进行。当难以获取肿瘤组织样本时,外周血游离肿瘤 DNA(cell-free tumor DNA,ctD-NA)也是基因突变检测的一个选择,其具有高度的特异性(97.2%~100%),但敏感度稍差(50.0%~81.8%)。

【分类与分期】

（一）病理学分类

肺癌主要组织类型为鳞状细胞癌和腺癌,约占全部原发性肺癌的80%。其他少见类型包括:腺鳞癌、大细胞癌、神经内分泌癌(类癌、不典型类癌和小细胞癌)、小涎腺来源的癌(腺样囊性癌、黏液表皮样癌以及恶性多形性腺瘤)等。

1. 鳞状细胞癌　发病率近年来呈下降趋势,占肺癌的30%~40%。鳞癌由支气管上皮化生而来,发生与吸烟程度密切相关。鳞癌分为高分化、中分化和低分化,常起源于段和亚段支气管。

2. 腺癌　占肺癌的40%~55%,在许多国家已经超过鳞癌,成为最常见的肺癌类型。腺癌大多起源于较小的支气管黏膜分泌黏液的上皮细胞,因此临床上以周围型多见,空洞形成罕见。

3. 神经内分泌癌　分为类癌、不典型类癌和小细胞癌以及部分大细胞神经内分泌癌。小细胞癌占所有肺癌的15%~18%,属分化差的神经内分泌癌,坏死常见并且核分裂指数较高。大细胞癌属于分化差的腺癌,无腺癌、鳞癌或小细胞癌的分化特征,约占肺癌的9%。

4. 其他类型　包括腺鳞癌、肉瘤样癌、小涎腺来源的癌等。

（二）分期

1. 非小细胞肺癌的TNM分期,见表6-1。

表6-1　非小细胞肺癌TNM分期(AJCC分期第8版,2017)

T　原发肿瘤

　T_X　未发现原发肿瘤,或者通过痰细胞学或支气管灌洗发现癌细胞,但未经影像学及支气管镜检查证实

　T_0　无原发肿瘤的证据

　Tis　原位癌

　T_1　肿瘤最大径≤3cm,周围包绕肺组织及脏层胸膜,支气管镜见肿瘤未超出叶支气管(未侵及主支气管)

　　T_{1a}　肿瘤最大径≤1cm

　　T_{1b}　肿瘤最大径>1cm,≤2cm

　　T_{1c}　肿瘤最大径>2cm,≤3cm

　T_2　肿瘤最大径>3cm,≤5cm;侵犯主支气管(不常见的表浅扩散型肿瘤,不论体积大小,侵犯限于支气管壁时,虽可能侵犯主支气管,仍为T_1),但未侵及隆突;侵及脏层胸膜;有阻塞性肺炎或者部分或全肺肺不张。符合以上任何一个条件即归为T_2

　　T_{2a}　肿瘤最大径>3cm,≤4cm

　　T_{2b}　肿瘤最大径>4cm,≤5cm

　T_3　肿瘤最大径>5cm,≤7cm;或者直接侵犯以下任何一个器官:胸壁(含肺上沟瘤)、膈神经、心包;同一肺叶出现孤立性癌结节。符合以上任何一个条件即归为T_3

　T_4　肿瘤最大径>7cm;或者无论大小,侵及以下任何一个器官:纵隔、心脏、大血管、隆突、喉返神经、主气管、食管、椎体、膈肌;同侧不同肺叶内孤立癌结节

N　区域淋巴结

　N_X　区域淋巴结无法评估

　N_0　无区域淋巴结转移

　N_1　同侧支气管周围和/或同侧肺门淋巴结以及肺内淋巴结有转移,包括原发肿瘤直接侵犯而累及

　N_2　同侧纵隔内和/或隆突下淋巴结转移

　N_3　对侧纵隔、对侧肺门、同侧或对侧前斜角肌及锁骨上淋巴结转移

M　远处转移

　M_X　远处转移不能评价

　M_0　没有远处转移

　M_1　远处转移

　　M_{1a}　局限于胸腔内,包括胸膜播散(恶性胸腔积液、心包积液或胸膜结节)以及对侧肺叶出现癌结节(许多肺癌胸腔积液是由肿瘤引起的。少数病人胸腔积液多次细胞学检查阴性,既不是血性也不是渗液,如果各种因素和临床判断认为渗液与肿瘤无关,则不应该把胸腔积液纳入分期因素)

　　M_{1b}　远处器官单发转移灶为M_{1b}

　　M_{1c}　多个或单个器官多处转移为M_{1c}

临床分期

　ⅠA期

　　ⅠA1期　T_{1a}(is)　N_0　M_0

　　ⅠA2期　T_{1b}　N_0　M_0

　　ⅠA3期　T_{1c}　N_0　M_0

　ⅠB期　T_{2a}　N_0　M_0

　ⅡA期　T_{2b}　N_0　M_0

　ⅡB期　$T_{1a\sim c}$　N_1　M_0,T_{2a}　N_1　M_0,T_{2b}　N_1　M_0,T_3　N_0　M_0

　ⅢA期　$T_{1a\sim c}$　N_2　M_0,$T_{2a\sim b}$　N_2　M_0,T_3　N_1　M_0,T_4　N_0　M_0,T_4　N_1　M_0

　ⅢB期　$T_{1a\sim c}$　N_3　M_0,$T_{2a\sim b}$　N_3　M_0,T_3　N_2　M_0,T_4　N_2　M_0

　ⅢC期　T_3　N_3　M_0,T_4　N_3　M_0

　ⅣA期　任何T　任何N　M_{1a},任何T　任何N　M_{1b}

　ⅣB期　任何T　任何N　M_{1c}

2. 小细胞肺癌(SCLC)的分期 SCLC 的分期一直沿袭美国退伍军人肺癌协会(VALG)的二期分期法,分为局限期和广泛期两期。局限期是指肿瘤局限于一侧胸腔内,但不能有明显的上腔静脉压迫、声带麻痹和胸腔积液。广泛期是指病变超过局限期范围。AJCC TNM 分期系统也用于 SCLC 分期,在临床研究应当首先使用 TNM 分期系统,因其能更精确地评估预后和指导治疗。

【治疗原则与预后】

(一)治疗原则

肺癌的治疗应根据病人的情况、肿瘤大小、范围、病变分期和组织病理类型等因素制订合理的治疗方案。治疗方法包括手术治疗、放射治疗、化学治疗、分子靶向治疗、免疫治疗等。①非小细胞肺癌的治疗应根据不同的情况采用不同的治疗方法:隐匿性肺癌应严格追踪观察,争取尽早确诊后给予治疗;Ⅰ期应行手术切除,可取得较好疗效;部分高危病人可给予辅助性化疗或免疫治疗;Ⅱ期应行手术切除及淋巴结清扫,术后可行辅助化疗;Ⅲ期可行手术及放化疗或根治性放化疗;Ⅳ期宜采取以全身治疗为主的综合治疗,配合局部治疗。②对于早期 $T_{1\sim2}N_0M_0$ 小细胞肺癌病人可给予手术治疗,根据术后病理状态给予辅助治疗。同步放化疗为局限期小细胞肺癌标准治疗,CR 或近 CR 者给予预防性脑放疗。对于广泛期病人,应以全身治疗为主,局部治疗根据病情参与。

1. 手术治疗

(1)非小细胞肺癌手术治疗:肺癌外科治疗主要适合于Ⅰ~Ⅱ期肺癌、部分ⅢA 期和ⅢB 期肺癌。①手术切除的原则为:彻底切除原发灶和有可能转移的淋巴结且尽可能保留正常的肺组织,全肺切除术宜慎重。②手术的方式主要有肺楔形及局部切除术、肺段切除术、肺叶切除术、支气管袖状成形肺叶切除术、支气管肺动脉袖状成形肺叶切除术、胸腔镜肺叶切除术、全肺切除术等。凡有严重的心、肺、肝、肾疾病和功能不全、肿瘤已有转移、癌性胸腔积液等情况者均不宜手术治疗。

(2)小细胞肺癌手术治疗:对于术前 PET-CT、纵隔镜检查诊断为 $T_{1\sim2}N_0M_0$ 的病人,可行手术治疗。

2. 放射治疗 根据治疗目的不同分为根治性放疗、辅助放疗、姑息性放疗、预防性放疗等。放射治疗技术有常规放射治疗、3D-CRT、IMRT、SBRT 等。

(1)NSCLC 的放疗:放疗的适应证包括有手术禁忌证的早期病人的根治性放疗、局部晚期的根治性放疗(一般与化疗联合)、选择性的手术治疗病人辅助放疗、转移或复发病人的姑息性放疗等。

1)早期 NSCLC 的根治性放疗:对于因医学条件不能手术或拒绝手术的Ⅰ期和Ⅱ期($T_{1\sim3}N_0M_0$)NSCLC 病人,推荐行体部立体定向放射治疗(SBRT)。对于这些病人,使用常规分割放疗,3 年生存率只有 20%~35%,局部失败率 40%~60%,SBRT 治疗的病人 3 年生存率大约 60%(中位生存期 4 年)。在潜在可手术的病人中,已观察到 SBRT 生存率显著升高。对于可手术的病人,目前缺乏随机对照研究。放疗的靶区为肿瘤原发灶。分割原则应是大剂量、少分次、短疗程。放疗剂量依据病灶部位、距离支气管树、食管、臂丛、胸壁等因素综合考虑,通常给予生物效应剂量(BED)≥100Gy,通常剂量分割模式有 54~60Gy/3F、48~50Gy/4F、50~55Gy/5F、60~70Gy/8~10F 等。应充分考虑、谨慎评估包括脊髓、食管、臂丛神经、气管、支气管树、大血管、肋骨、心脏等在内的危及器官受量。

2)局部晚期 NSCLC 的根治性放化疗:对于不适合手术的Ⅱ期(淋巴结阳性)~Ⅲ期病人,应推荐根治性化放疗。累及野放疗(即累及野照射或 IFI)是局部晚期 NSCLC 病人淋巴结病变治疗的一种选择;累及野照射可能优于选择性淋巴结照射(ENI)。放疗靶区包括肿瘤原发灶及转移性淋巴结区。放疗剂量是 60~70Gy,1.8~2Gy/F,6~7 周。

3)辅助放疗:对于 NSCLC 术后 N2 病人推荐行术后放疗。目前术后放疗推荐采用三维适形或调强技术,靶区主要包括同侧肺门(残端)、同侧纵隔和隆突下等高危区域。放疗剂量通常是 50~54Gy,1.8~2Gy/F,5~6 周。对于高危区域包括淋巴结结外侵犯或镜下切缘阳性的区域应推量照射。

4)姑息性放疗:对于转移不能治愈或复发病人可行姑息性放疗,缓解或预防局部症状(如疼痛、病理性骨折等),提高病人的生活质量。包括骨转移灶放疗、脑转移放疗等。

(2)SCLC 的放疗

1)局限期 SCLC 的放射治疗:放化疗综合治疗是局限期 SCLC 的标准治疗。局限期病人建议初始治疗就行同步化放疗或先行 2 个周期诱导化疗后行同步放疗。如果病人不能耐受,也可行序贯化放疗。如果病情允许,局限期 SCLC 的放射治疗应当尽早开始,可以考虑与第 1 或第 2 个周期化疗同步进行。如果病灶巨大,放射治疗导致肺损伤的风险过高,也可以考虑在第 3 个周期化疗时同步放疗。放疗范围,一般认为应包括肿瘤原发灶及受累淋巴引流区。关于小细胞肺癌的放疗剂量,一般推荐为 45Gy,1.5Gy/F,2 次/d,3 周或 60Gy,2Gy/F,6 周。

2) 广泛期 SCLC 的放射治疗:对于广泛期 SCLC 病人,远处转移灶经化疗控制后加用胸部放疗也可以提高肿瘤控制率,延长生存期。

3) 预防性脑放疗:局限期 SCLC 病人,经治疗达到 CR 或近 CR 后推荐行预防性脑照射。广泛期 SCLC 在化疗有效的情况下,行预防性脑照射亦可降低脑转移发生的风险。预防性脑照射推荐时间为化放疗结束后 3 周左右进行,之前应行颅脑 MRI 增强扫描以排除脑转移,建议全脑预防性放疗剂量为 25Gy,2.5Gy/F,2 周。

(3) 放疗并发症及处理:放疗并发症主要有放射性肺炎、放射性食管炎、放射性心脏损伤、放射性脊髓炎、放射性皮肤损伤等。

1) 放射性肺炎:放射性肺炎是肺癌放疗中较多见且危害较大的并发症,严重者甚至危及病人生命,放疗科医生必须高度重视。放射性肺炎的发生与双肺 V_{20}、双肺平均受量、既往病人肺功能情况、慢性支气管炎、吸烟等因素有关,此外与联合应用有肺毒性的药物(如吉西他滨等)有关。放射性肺炎可以发生在放疗中,但最多见于放疗结束后 1~3 个月,其症状为干咳、发热、憋气,合并感染可以咳黄痰。放射性肺炎重在预防,治疗主要是大剂量的肾上腺皮质激素、抗生素、扩张支气管药物和吸氧。

2) 放射性食管炎:放射性食管炎也是较为常见的并发症。通常照射剂量 10~20Gy 时出现进食阻挡感及吞咽疼痛,随放疗进行,症状进行性加重,影响病人正常饮食。疼痛较轻时可口服康复新,疼痛较重者可用黏膜表面麻醉剂 0.5%~1% 利多卡因口服,也可配合激素口服。疼痛剧烈者应暂停放疗。晚期食管放射性损伤较少。

3) 放射性心脏损伤:在放疗期间产生的急性放射性心脏损伤常常是亚临床的,常表现为心电图异常,以 ST-T 波改变最多见,其次为房性期前收缩、室性期前收缩、房颤、窦性心动过速、窦性心动过缓。既往心电图异常者,放疗后可加重。老年人心脏改变多于年轻者,对原有心肌供血不足或动脉硬化者,要降低心脏照射量。

4) 放射性脊髓炎:早期主要症状为肢体出现触电样的麻木感,特别是在低头时发生,一般出现在放射治疗后 1~10 个月,应用大剂量维生素和神经细胞营养药物以及肾上腺皮质激素,病情可以得到控制和恢复。晚期主要是脊髓横断性损伤,表现为横断性截瘫,多发生在放疗后 1 年以上。只要将脊髓的受量控制在小于 45Gy 的范围内,一般不会出现此并发症。

视频:肺癌靶区勾画

3. 化学药物治疗

(1) 非小细胞肺癌化疗:化疗在非小细胞肺癌起着重要作用,常用的化疗方案包括 NP(长春瑞滨+顺铂或卡铂)、TP(紫杉醇+顺铂或卡铂)、GP(吉西他宾+顺铂或卡铂)。PP(培美曲塞+顺铂)对腺癌也有很好的疗效且经预处理后毒副作用小,病人耐受性好。同步放化疗时也可选用 EP(依托泊苷+顺铂)。

(2) 小细胞肺癌全身化疗:EP 方案为小细胞肺癌标准一线化疗方案。IP(伊立替康联合顺铂或卡铂)与 TP(拓扑替康联合顺铂或卡铂)也是备选方案。EP 方案对局限期和广泛期者的初治均有效,对局限期者缓解率(response rate,RR)达 80%,完全缓解(complete response,CR)30%~40%;而广泛期 RR 为 60%,CR 20%~25%。初次化疗时注意预防肿瘤溶解综合征。

4. 分子靶向治疗 分子靶向治疗是指针对肿瘤发生、发展过程中的关键大分子,通过特异性阻断肿瘤细胞的信号传导,来控制其基因表达和改变生物学行为,或是通过阻止肿瘤血管生成,从而抑制肿瘤细胞的生长和繁殖,发挥抗肿瘤作用。目前临床上分子靶向治疗主要分为以表皮生长因子受体(*EGFR*)为靶点的治疗和以肿瘤血管生成(VGFR)为靶点的治疗,主要包括表皮生长因子受体酪氨酸激酶抑制剂(EGFR-TKIs)(包括吉非替尼、厄洛替尼、奥希替尼等)、抗 *VEGF/VEGFR* 单克隆抗体(贝伐珠单抗)以及抗血管内皮细胞制剂(人血管内皮抑素)等。对于 *EGFR* 敏感突变的ⅢB~Ⅳ期病人,EGFR-TKIs 已成为一线治疗选择。

EGFR 突变阳性病人的靶向治疗

研究显示,对 EGFR 突变阳性晚期 NSCLC 一线治疗,吉非替尼、厄洛替尼、埃克替尼和阿法替尼对比化疗均可显著改善病人的无进展生存时间(PFS),并且 3 级及以上不良反应显著低于化疗,奠定了吉非替尼、厄洛替尼、埃克替尼和阿法替尼在 EGFR 突变晚期 NSCLC 一线治疗的地位。EGFR-TKIs 耐药后再活检基因分析提示 T790M 突变占耐药原因的主导地位,比例达到 50%甚至更高。其他的耐药原因还包括 EGFR 扩增、MET 扩增、HER-2 扩增、PIK3CA 突变、BRAF 突变以及 SCLC 转换等原因。对于 T790M 突变耐药的病人,奥希替尼是治疗选择。另外随机双盲Ⅲ期临床研究——FLAURA 研究对比了第三代 EGFR-TKI 奥希替尼与第一代 EGFR-TKIs 治疗初治晚期 EGFR 突变阳性 NSCLC 的疗效和安全性。结果显示,奥希替尼较第一代 EGFR-TKIs 能够显著延长 PFS(18.9 个月 vs.10.2 个月,HR 0.46,95%CI 0.37~0.57,$P<0.001$)且安全性良好。因此 NCCN 指南推荐一线使用第三代 EGFR-TKI 奥希替尼。

5. 免疫治疗 所谓免疫治疗,是指通过调节人体自身的免疫细胞来治疗肿瘤的方法。免疫治疗种类繁多,已经成为继手术、放疗和化疗之后的第 4 种主流肿瘤治疗方法。肿瘤免疫治疗领域研究热点主要集中在抗程序性死亡-1(PD-1)受体等免疫检查点抑制剂上,它和传统的化疗和靶向治疗不同,主要是通过克服病人体内的免疫抑制,重新激活病人自身的免疫细胞来杀伤肿瘤,是一种全新的抗肿瘤治疗理念。目前疗效最明确、应用最广的就是 PD-1 及 PD-L1 抑制剂。

（二）预后

肺癌的预后与临床病理分期、病理类型、治疗手段的选择、身体状况、年龄及性别等有关。目前认为,临床病理分期是预测肺癌病人生存的最主要指标。肺癌病人的预后很大程度上取决于疾病发现时肿瘤的临床病理分期。不同临床分期的病人预后具有显著差异。根据 AJCC 第 7 版肿瘤分期手册 2010 年报道的肺癌病人 meta 分析的结果,对于非小细胞肺癌,Ⅰ期病人 5 年生存率约为 70%,其中,ⅠA 期病人 5 年生存率超过 80%;Ⅱ期病人 5 年生存率约 40%;对于Ⅲ期病人,5 年生存率降至 15%左右;而Ⅳ期病人的 5 年生存率仅为不到 5%,中位生存期只有 7 个月。小细胞肺癌恶性程度高于非小细胞肺癌,更易发生复发与转移,故小细胞肺癌病人生存期显著短于非小细胞肺癌。Ⅰ期小细胞肺癌病人 5 年生存率约为 50%;Ⅱ期约为 25%;Ⅲ期降至 10%左右;而Ⅳ期不足 3%。

第二节 食 管 癌

病人,男性,58 岁。因"进行性吞咽困难 2 个月"入院。既往体健。病人 2 个月前无明显诱因出现吞咽困难,无吞咽疼痛,无口吐黏液,无胸背部疼痛不适,无声音嘶哑及饮水呛咳,未行诊治。病人症状进行性加重,行胃镜示:距门齿 28~31cm 食管见一不规则肿物,肿物表面凹凸不平,结节感,充血糜烂,溃疡形成,取活检,质脆,活检病理示:鳞状细胞癌,Ki-67 80%。行颈部超声示:右侧锁骨上肿大淋巴结,行右侧锁骨上淋巴结穿刺活检病理示:查见转移性鳞状细胞癌,结合病史考虑来自食管,免疫组织化学:Ki-67 40%。为行进一步诊治入院。病人自发病以来,神志清,精神、饮食量尚可,睡眠及大小便正常,体重无明显减轻。

问题:

1. 食管癌的症状有哪些?

2. 病人下一步需要做哪些检查?

3. 食管癌的治疗原则是什么?

食管癌(esophageal carcinoma,EC)是我国常见的恶性肿瘤之一。2015 年我国新发食管癌病人仅次于肺癌和胃癌,居第 3 位,死亡人数仅次于肺癌、胃癌和肝癌,居第 4 位。食管癌的发病率随年龄增长而升高,40 岁以下人群发病率较低,40 岁以上年龄组占食管癌病人的 99%。食管癌的发病率和死亡率有明显的地域性与家族性差异,以华北及河南地区多发,高发区集中在太行山区附近。饮食因素在食管癌的病因中较为重要,饮酒、吸烟及食用过热、粗硬食物与本病的发生有关,其他因素包括亚硝胺类化合物、真菌毒素、营养不良、维生素缺乏、遗传因素等。手术、放疗及化疗为食管癌主要治疗手段。

【诊断方法】

（一）症状

1. 早期食管癌　症状往往不明显,易被忽略。主要症状包括进食后食管内轻度哽噎感、胸骨后不适、异物感、闷胀不适感、烧灼感、进食后食物通过缓慢或有停滞感等。上述症状常为间断出现,也可以持续数年。

2. 进展期食管癌　因肿瘤生长浸润造成管腔狭窄而出现以下食管癌的典型症状:

（1）进行性吞咽困难:进展期食管癌最典型的症状,表现为开始进食硬质食物时难以下咽,需饮汤水送下,接下来则不能吞咽硬食,逐步改为软质、半流质或流质饮食。

（2）胸背部疼痛:常由肿瘤生长侵犯周围结构引起,通常表现为模糊的痛感而难以定位。当出现持续性胸背部疼痛时,应警惕肿瘤外侵食管瘘的可能。

（3）呕吐食物或黏液:往往发生在梗阻比较严重的病人,常在进食后发生,吐出大量黏液和食物。如癌组织溃疡引起出血,可产生呕血或黑便。

3. 晚期食管癌　多因肿瘤压迫、浸润周围组织器官和远处转移而产生以下症状:

（1）压迫气管:可引起咳嗽、呼吸困难。穿破气管发生食管气管瘘时,可发生饮水呛咳、发热、咳脓臭痰、肺炎或肺脓肿形成。

（2）侵犯喉返神经:可引起声音嘶哑,侵犯膈神经而致膈神经麻痹,则发生呼吸困难或膈肌反常运动。

（3）侵犯纵隔:可引起纵隔炎和致命性大呕血。

（4）肿瘤转移:可引起锁骨上淋巴结肿大、黄疸、腹部肿块、腹腔积液及骨转移灶疼痛不适等。

（5）贫血、体重下降:由于进食困难、消耗、呕吐等原因产生营养性改变的症状。

（6）恶病质:表现为极度消瘦和衰竭。

（二）体征

食管癌的早期体征可缺如,晚期则出现消瘦、贫血、营养不良、恶病质等体征。当有表浅淋巴结转移时,可触及肿大淋巴结。

（三）实验室检查

肿瘤标志物检测:目前常用的标志物有 CEA、CYFRA211 及 SCC 等。其在辅助诊断、疗效监测、随访观察等方面有重要参考价值。

（四）影像学检查

食管癌的影像学检查主要有 X 线钡剂、CT、内镜超声、MRI、PET-CT 等检查。

1. X 线钡剂检查　是诊断食管癌最简便、实用、有效的方法,可以帮助诊断,同时还可以观察病变形态、范围和部位,了解病变侵犯周围脏器的程度,有助于制订临床治疗计划。早期食管癌 X 线表现有:①局限性黏膜皱襞增粗和断裂;②局限性食管壁僵硬;③局限、小的充盈缺损;④小龛影。晚期食管癌的 X 线表现一般为充盈缺损、管腔狭窄和梗阻。食管癌放疗前应常规行食管钡剂检查,确定食管病变长度、位置、有无深在溃疡或穿孔等(图 6-5)。

2. CT 检查　CT 扫描虽不能发现早期癌,但

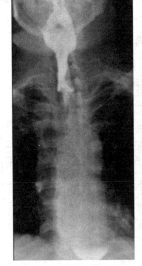
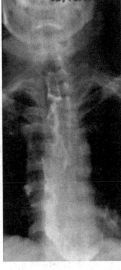

图 6-5　食管癌 X 线钡剂检查图像

可以清晰显示食管癌病灶大小、肿瘤侵犯范围及程度和区域淋巴结转移情况,明确食管癌分期,有利于制订治疗方案(图6-6)。

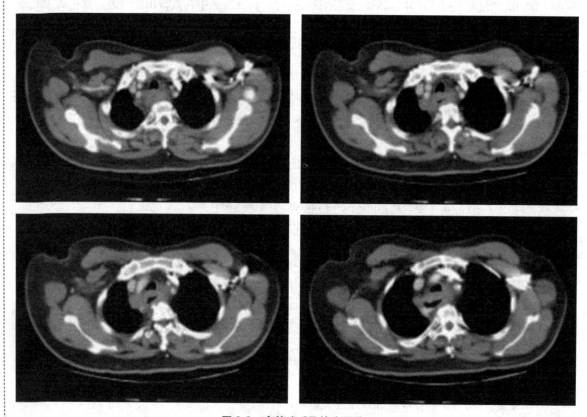

图 6-6　食管癌 CT 检查图像

3. 内镜超声检查(endoscopic ultrasonography,EUS)　对食管癌的分期特别是 T 分期有明显的优势,对于食管癌的部位、长度、癌瘤侵犯食管深度、与周围结构关系、附近淋巴结是否肿大等都能显示清楚,有助于食管癌分期诊断和制订治疗计划。

4. MRI 检查　由于其血管特征性的"流空"现象,不需要显影剂即可清楚显示血管腔及壁的情况,并且能与肿大淋巴结及周围肿块相鉴别。MRI 对脂肪信号的高度敏感性,可清楚显示食管周围脂肪层是否存在,从而判断肿瘤是否存在外侵。MRI 对食管癌 T 分期准确性达到 85.7%,对 N 分期准确性达 83.3%。

5. PET-CT 检查　对于确定食管癌局部范围和全身转移均有很好的指导价值,对于放疗靶区的确定也有很大帮助,但因其检查费用高,目前不推荐作为常规检查手段。

（五）病理细胞学检查

1. 食管脱落细胞学检查　我国独创的食管拉网方法作脱落细胞学检查,操作简单、方便、安全、痛苦小,准确率达90%以上,是食管癌大规模普查的重要方法。在行拉网检查当天禁饮食,检查后 6h 可进流质饮食。食管脱落细胞学检查结合 X 线钡剂检查可作为食管癌的诊断依据,使大多数病人免受食管镜检查的痛苦。但当食管狭窄、梗阻较重时,脱落细胞采集器往往不能通过,还应行食管镜检查。

2. 食管镜活检组织检查　食管镜可直接观察到肿瘤,是食管癌早期诊断的重要手段,内镜下对病灶做刷检或取活组织进行病理检查,可以确诊。采用染色法,食管黏膜对甲苯胺蓝不着色,但癌组织可染成深蓝色,或者用 Lugol 碘液,正常鳞状细胞因含糖原而着棕褐色,病变黏膜则不着色,因此有利于发现早期病灶。

【分类与分期】

（一）分型和分类

1. 大体分型

（1）早期食管癌:①隐伏型,是食管癌的最早期发现,仅见食管黏膜光泽较差,稍呈潮红或伴细颗粒状,本型多经脱落细胞学普查发现,在食管镜检查中易被遗漏;②糜烂型,黏膜有局部糜烂,边缘清楚,呈不规则地图样,糜烂面红色;③斑块型,黏膜有色泽灰白的局部扁平隆起,有时伴有糜烂;④乳头型,病变呈结节、乳头或息肉状。以上各型以糜烂型与斑块型较为多见。

（2）中晚期食管癌:①髓质型,癌瘤呈坡状隆起,侵及食管壁各层及其周围组织,切面色灰白如脑髓,可伴有溃疡,本型多见,恶性程度最高;②蕈伞型,癌瘤呈圆形或椭圆形,向食管腔内生长,边缘外翻如伞状,表面常有溃疡,属高分化癌,预后较好;③溃疡型,主要为较深的溃疡,边缘稍隆起,多不引起食管梗阻;④缩窄型,癌瘤呈环形生长,质硬,侵及食管全周径,易引起食管梗阻,本型较少见;⑤腔内型,少见,瘤体突向管腔内生长,呈圆形或软圆形隆起,有蒂与食管壁相连,其表面常有溃疡或糜烂。

2. 病理学分类　在我国,90%以上为鳞状细胞癌且以中分化鳞癌居多,腺癌占5%左右,少数为腺棘癌、黏液表皮样癌、小细胞未分化癌、癌肉瘤、恶性黑色素瘤等。

（二）分段与分期

1. 分段食管　是连接下咽和胃的空心管道,上端起自环状软骨的下缘(咽的下口),相当于第6颈椎下缘,下端在第11胸椎水平处止于贲门。食管位于颈、胸及腹3个区域,因此食管可以分为颈段食管、胸段食管和腹段食管。正常成人食管长度一般为25~30cm,门齿到食管入口处约15cm,门齿到食管末端40~45cm。以20cm、25cm、30cm为分界点将食管分为颈段食管、胸上段食管、胸中段食管和胸下段食管(包括腹段食管)。以食管癌中心为参考位置进行分段,癌中心落在分界点时分到上方食管。食管胃连接处癌中心距胃贲门2cm以内的按照食管癌分期,癌中心距胃贲门2cm以外,即使食管受累及,仍按照胃癌分期。

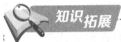

食管多原发癌

食管多原发癌是指食管的不同部位,同时或先后发生两个或两个以上的癌灶。双原发癌的诊断标准,两处食管癌病变间的正常黏膜间距超过4cm即可诊断为双原发食管癌。也有人提出,在非手术治疗的病人X线片上显示存在两段病变间的正常黏膜间距超过4cm,并且两段病变黏膜破坏或充盈缺损比较明显,即使只有一段病变有病理细胞学证实,另一段因内镜不能通过,未能取得病理或细胞学结果,但钡剂造影清楚地显示黏膜破坏、中断或溃疡形成等,亦可诊断为双原发食管癌。

2. 分期食管癌　不同期别是影响预后的主要因素,目前主要分期系统有非手术病人临床分期和手术病人的术后病理分期。

（1）非手术食管癌临床分期:目前推荐应用2009年中国《非手术治疗食管癌的临床分期标准(草案)》,进行临床分期,见表6-2。

表6-2　非手术食管癌 TNM 分期

T	原发肿瘤		
T[a]	病变长度[b]	食管病变最大层面的食管直径[c]	邻近组织或器官受累[d]
T$_1$	≤3cm	≤2cm	无
T$_2$	>3~5cm	>2~4cm	无
T$_3$	>5~7cm	>4cm	无
T$_4$	>7cm	>4cm	有(任何一处)
N[e]	区域淋巴结		
N$_0$	无淋巴结肿大		
N$_1$	胸内(食管旁、纵隔)淋巴结肿大,食管下段癌胃左淋巴结肿大,食管颈段癌锁骨上淋巴结肿大		
N$_2$	食管胸中段、胸下段癌锁骨上淋巴结肿大,任何段食管癌腹主动脉旁淋巴结肿大		

M	远处转移
M_0	无远处转移
M_1	有远处转移
临床分期	
I 期	$T_{1\text{-}2}$ N_0 M_0
II 期	T_2 N_1 M_0，T_3 $N_{0\text{~}1}$ M_0
III 期	T_4 $N_{0\text{~}2}$ M_0
IV 期	$T_{1\text{-}4}$ $N_{0\text{~}2}$ M_1

注：[a]T-原发肿瘤参考食管造影显示的食管病变长度、CT 显示的病变最大层面直径及邻近器官受侵进行 T 分期。当 3 项标准不一致时按分期高者进行分期，有内镜超声检查者，T 分期应以内镜超声检查为准。

[b]病变长度以 X 线钡剂造影检查结果为准。

[c]应以 CT 所示食管病变最大层面的食管直径为准；对于全周型肿瘤管腔消失，应测阴影最大直径。

[d]邻近组织或器官包括气管、支气管、主动脉及心包。

[e]N-区域淋巴结肿大诊断为转移的标准，一般认为淋巴结短径≥10mm，食管旁、食管气管沟、心包角旁的淋巴结长径≥5mm、腹腔淋巴结长径≥5mm 即可诊断为转移。

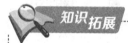

食管癌的淋巴转移

食管癌区域淋巴结转移与食管病变长度、T 分期、癌细胞分化程度等均有相关性。食管癌淋巴结转移与原发部位有关：颈段食管癌主要转移至咽后淋巴结、颈深淋巴结及锁骨上淋巴结；胸上段食管癌主要转移至食管旁气管旁淋巴结及颈深淋巴结；胸中段食管癌主要转移至食管旁淋巴结、胸主动脉旁、气管支气管旁淋巴结、隆突下淋巴结及心包后、贲门胃左区淋巴结；胸下段食管癌主要转移至食管旁淋巴结、心包后淋巴结、贲门旁淋巴结、胃左动脉旁及腹腔干旁淋巴结。整体来说，纵隔及腹腔淋巴结转移率高，中、下段食管癌转移至腹腔淋巴结者较多。

（2）术后病理分期：食管癌 TNM 分期，见表 6-3；食管腺癌临床分期，见表 6-4；食管鳞癌及其他非腺癌临床分期，见表 6-5。

表 6-3 食管癌 TNM 分期（AJCC 分期第 8 版，2017）

T 分期	原发肿瘤
T_X	原发肿瘤无法评价
T_0	无原发肿瘤证据
Tis	重度不典型增生
T_1	侵犯黏膜固有层、黏膜肌层或黏膜下层
T_{1a}	侵犯黏膜固有层或黏膜肌层
T_{1b}	侵犯黏膜下层
T_2	侵犯食管肌层
T_3	侵犯食管纤维膜
T_4	侵犯食管周围结构
T_{4a}	侵犯胸膜、心包、奇静脉、膈肌或腹膜
T_{4b}	侵犯其他邻近结构，如主动脉、椎体、气管

N 分期[a]	区域淋巴结
N_X	区域淋巴结转移不能确定
N_0	无区域淋巴结转移
N_1	1~2 枚区域淋巴结转移
N_2	3~6 枚区域淋巴结转移
N_3	≥7 枚区域淋巴结转移
M 分期	远处转移
M_0	无远处转移
M_1	有远处转移
G 分期	肿瘤分化程度
食管腺癌	
G_X	分化程度不能确定
G_1	高分化癌:≥95%肿瘤细胞为分化较好的腺体组织
G_2	中分化癌:50%~95%肿瘤细胞为分化较好的腺体组织
G_3[b]	低分化癌:肿瘤细胞或巢状或片状,<50%有腺体形成
食管鳞癌	
G_X	分化程度不能确定
G_1	高分化癌:角质化为主,伴颗粒层形成和少量非角质化基底样细胞成分,肿瘤细胞排列成片状、有丝分裂少
G_2	中分化癌:组织学特征多变,从角化不全到低度角化。通常无颗粒形成
G_3[c]	低分化癌:通常伴有中心坏死,形成大小不一巢样分布的基底样细胞。巢主要由肿瘤细胞片状或路面样分布组成,偶可见角化不全或角质化细胞
L	肿瘤位置(指肿瘤的中心,适用于鳞癌)
X	无法定位
上段	颈段食管至奇静脉的下缘
中段	奇静脉的下缘至下肺静脉下缘
下段	下肺静脉下缘至胃食管交界

注:[a] 必须将转移淋巴结数目与清扫淋巴结总数一并记录。
[b] 如果对"未分化"癌组织的进一步检测为腺体组织,则分类为 G_3 腺癌。
[c] 如果对"未分化"癌组织的进一步检测为鳞状细胞组分,或者如果在进一步检测后仍为未分化癌,则分类为 G_3 鳞癌。

表 6-4　食管腺癌临床分期

临床分期	T 分期	N 分期	M 分期	G 分期
0 期	Tis	N_0	M_0	$G_{1,X}$
Ⅰ A 期	T_1	N_0	M_0	$G_{1-2,X}$
Ⅰ B 期	T_1	N_0	M_0	G_3
	T_2	N_0	M_0	$G_{1-2,X}$
Ⅱ A 期	T_2	N_0	M_0	G_3
Ⅱ B 期	T_3	N_0	M_0	任何级别
	T_{1-2}	N_1	M_0	任何级别
Ⅲ A 期	T_{1-2}	N_2	M_0	任何级别
	T_3	N_1	M_0	任何级别
	T_{4a}	N_0	M_0	任何级别

临床分期	T 分期	N 分期	M 分期	G 分期
ⅢB 期	T_3	N_2	M_0	任何级别
ⅢC 期	T_{4a}	$N_{1\sim2}$	M_0	任何级别
	T_{4b}	任何级别	M_0	任何级别
	任何级别	N_3	M_1	任何级别
Ⅳ期	任何级别	任何级别	M_1	任何级别

表 6-5 食管鳞癌及其他非腺癌临床分期

临床分期	T 分期	N 分期	M 分期	G 分期	肿瘤部位
0 期	Tis	N_0	M_0	$G_{1,X}$	任何部位
ⅠA 期	T_1	N_0	M_0	$G_{1,X}$	任何部位
ⅠB 期	T_1	N_0	M_0	$G_{2\sim3}$	任何部位
	$T_{2\sim3}$	N_0	M_0	$G_{1,X}$	下段,X
ⅡA 期	$T_{2\sim3}$	N_0	M_0	$G_{1,X}$	中、上段
	$T_{2\sim3}$	N_0	M_0	$G_{2\sim3}$	下段,X
ⅡB 期	$T_{2\sim3}$	N_0	M_0	$G_{2\sim3}$	中、上段
	$T_{1\sim2}$	N_1	M_0	任何级别	任何部位
ⅢA 期	$T_{1\sim2}$	N_2	M_0	任何级别	任何部位
	T_3	N_1	M_0	任何级别	任何部位
	T_{4a}	N_0	M_0	任何级别	任何部位
ⅢB 期	T_3	N_2	M_0	任何级别	任何部位
ⅢC 期	T_{4a}	$N_{1\sim2}$	M_0	任何级别	任何部位
	T_{4b}	任何级别	M_0	任何级别	任何部位
	任何级别	N_3	M_0	任何级别	任何部位
Ⅳ期	任何级别	任何级别	M_1	任何级别	任何部位

【治疗原则与预后】

（一）治疗原则

根据病人的机体状况、肿瘤的分期、部位、病理类型及生物学特征,综合应用现有的治疗手段,以期最大幅度地根治、控制肿瘤和提高治愈率,改善病人的生活质量。手术治疗、放射治疗、化学治疗为食管癌主要治疗手段。原则上:①颈段和胸上段食管癌手术创伤大,并发症发生率高,而放疗损伤小,疗效优于手术,应以放疗为首选;②胸下段食管癌易发生胃旁和腹腔淋巴结转移,放疗的疗效差,而手术的疗效较好,应以手术为首选;③胸中段食管癌放疗与手术的疗效相当,应根据具体情况选择手术或放疗,但常因肿瘤侵犯气管、支气管或胸主动脉,手术切除率较胸下段低。

1. 手术治疗 外科手术切除是食管癌的首选治疗手段,病变位于胸上段以下的0、Ⅰ、Ⅱ及部分Ⅲ期病人,当一般情况能耐受手术时,应争取外科切除。对于 $Tis\sim T_{1a}N_0M_0$ 病人推荐内镜治疗。

2. 放射治疗 放射治疗是食管癌主要局部治疗手段。颈段和胸上段食管癌应以放疗为首选。

（1）适应证:有手术禁忌证的早期食管癌的根治性放疗、局部晚期食管癌的根治性放疗(一般与化疗联合)、选择性的手术治疗病人辅助放疗、转移或复发病人的姑息性放疗等。

1）根治性放疗:对于不适合手术的Ⅰ~Ⅲ期病人推荐行根治性放疗。累及野放疗或选择野放疗是淋巴结放疗的一种选择。放疗靶区包括肿瘤原发灶及受累或高危淋巴引流区。肿瘤原发灶的勾画一般参考食管镜、食管钡剂和CT检查,在食管病变上、下外扩3~5cm,淋巴引流区参考肿瘤位置及转移淋巴结情况勾画。放疗剂量:50~60Gy,1.8~2Gy/F,5~6周。

2) 辅助放疗:对于可手术的食管癌(除外 $T_{1\sim2}N_0M_0$ 低危病灶,<2cm,高分化)病人推荐行术前新辅助化放疗。术前放疗靶区包括肿瘤原发灶及高危淋巴引流区。放疗剂量为41.4~50.4Gy,1.8~2Gy/F,4~6周。对于未行新辅助放疗的 R1 或 R2 病人推荐术后放疗,目前国内对 R0 术后 N+或 $T_{3\sim4}$ 病人也推荐术后放疗。术后放疗靶区包括术后瘤床及高危淋巴引流区。放疗剂量通常是45~50Gy,1.8~2Gy/F,5周。

3) 姑息性放疗:对于不能治愈的转移或复发病人可行姑息性放疗,缓解或预防局部症状(如疼痛、病理性骨折等)。

（2）放疗并发症及处理

1) 放射性食管炎:放疗剂量 10~20Gy 后,食管黏膜充血水肿,吞咽困难可加重,一般不必处理。放疗剂量到 30~40Gy 后,食管黏膜出现渗出、糜烂,病人可出现吞咽疼痛,给予黏膜保护剂及激素治疗,可获得较好的效果。

2) 放射性气管炎:当放疗剂量 30~40Gy 后,由于气管炎症反应,会产生咳嗽,多为干咳,或少许白黏痰,可给予止咳等对症处理。

3) 出血和穿孔:出血和穿孔的发生率不高(1%~3%),却是食管癌放疗最严重的并发症。出血和穿孔多见于治疗前食管有较大、较深的溃疡,尤其是尖角溃疡及肿瘤广泛外侵者,也可见于放疗前食管癌放置支架者。此并发症的发生并非超量放疗所致,而是在放疗过程中肿瘤快速退缩及支架对食管黏膜的机械摩擦所致。出血穿孔发生前,病人短期内胸背疼痛突然加剧,脉搏加速,而体温升高并不明显。出血往往是致命的,出血前常有一些诱因,比如做增加胸腔压力的动作(如用力排便)。穿孔发生后病人突然出现高热,瘘到气管会出现呛咳。穿孔后应禁食,行鼻饲或胃造口,也可行食管内支架置入。

4) 放射性肺炎:食管癌放疗一般不会出现放射性肺炎,但如果病人肺功能差或合并化疗,也可出现放射性肺炎。病人会出现干咳、发热及憋气。

5) 放射性脊髓炎:一般情况下脊髓受量控制在可耐受的范围,放射性脊髓炎极少发生。

3. 化学治疗　食管癌化疗多种药物联合应用,食管癌的化疗疗效有所提高,缓解期延长,而且部分病例获得完全缓解,故化疗不仅用于治疗晚期食管癌,而且用于与手术及放疗的综合治疗。常用的化疗方案有 PF(顺铂+氟尿嘧啶)、TP(紫杉醇+顺铂)等。

视频:食管癌
靶区勾画

（二）预后

食管癌的疗效与肿瘤分期有直接关系,早期食管癌不论手术或是放疗,5 年生存率均达到60%~80%,而中晚期食管癌的 5 年生存率仅有 20%左右。早期食管癌只见于大规模普查,临床上很难见到。一旦有吞咽阻挡症状,病期常已到中期以上。故要想提高食管癌的生存率,应在高发区行大规模的普查工作。

第三节　乳　腺　癌

案例导学

病人,女性,42 岁。因"发现右乳肿物 3d"入院。既往体健,月经规律。病人 3d 前无意中发现右侧乳腺质韧肿物,边界欠清,大小约 3.0cm×2.0cm,活动尚可,无明显压痛,局部皮肤无红肿及橘皮样改变,乳头无凹陷及溢液,行彩超检查示:右乳外上象限腺体层内见一 2.4cm×1.4cm 低回声肿物,边界不清晰,形态不规则,周围回声增高,内部可见斑点样强回声,后方回声衰减,内部见丰富且杂乱的血流信号,右腋窝见数个肿大淋巴结回声,边界清晰,形态欠规则,内髓质结构消失,较大者约 2.5cm×1.2cm。考虑右侧乳腺癌并腋窝淋巴结转移? 为求进一步诊治入院。病人自发病以来,饮食尚可,睡眠及大小便正常,体重无明显减轻。

问题:

1. 病人下一步需要做哪些检查以明确诊断?

2. 乳腺癌的分期及治疗原则是什么?

乳腺癌(breast carcinoma,BC)是一种女性最常见的恶性肿瘤。2018年全世界新发病人数约208.9万,死亡人数约62.7万,居女性肿瘤的第1位。我国2015年新发病例26.8万,死亡7.0万,发病率居女性肿瘤第1位。乳腺癌发病高峰年龄大多在40~45岁,绝经后发病率有所回落,但在70~85岁年龄段又有一个小高峰。通常认为乳腺癌发病的易感因素包括:①乳腺癌家族史(尤其是生母或同胞姐妹患有乳腺癌);②月经初潮早于12岁;③绝经于52岁以后;④40岁以上未孕;⑤第一胎足月产晚于35岁;⑥一侧乳房曾患乳腺癌;⑦上皮增生活跃的乳腺囊性增生病等。此外,有人认为高脂饮食也是乳腺癌发病的重要因素之一。手术治疗、化学治疗、放射治疗、内分泌治疗及靶向治疗是乳腺癌的常用治疗方法。

【诊断方法】

(一)症状及体征

1. 乳腺肿块 绝大多数乳腺癌病人以无痛性肿块就诊。乳腺癌常见于外上象限,其次为内上及上方,乳腺内下及外下象限相对少见。肿瘤一般为无痛性肿块,形状为不规则的球形,有的也可呈扁片状,表面结节感,边界欠清,质硬。肿块较小时活动度较大,如肿瘤侵犯胸大肌筋膜则活动度小,如累及胸肌则活动度消失。

2. 乳头溢液 是指非生理状态下的乳腺导管泌液,是乳腺癌常见症状之一。乳腺癌侵蚀导管、瘤内部的出血、坏死和分泌液的潴留、癌周扩张的乳腺导管腔内分泌物的潴留、黏液腺癌的黏液糊与导管相通,是乳腺癌发生乳头溢液的病理基础。乳腺癌的乳头溢液主要表现为血性和浆液性。

3. 乳房皮肤改变 乳腺癌表面皮肤的改变与肿瘤部位深浅和侵犯程度有关,癌瘤初期或肿瘤位于乳腺组织的深部时,表面皮肤多正常。随着肿瘤的发展,乳房皮肤可出现不同的改变。常表现为:皮肤酒窝征、皮肤红肿、皮肤浅表静脉曲张、皮肤肿块溃疡及皮肤卫星结节等。

4. 淋巴结转移 乳腺癌最多见的淋巴转移部位为同侧腋窝淋巴结,其次为同侧内乳区淋巴结,晚期可累及同侧或者对侧锁骨上淋巴结。跳跃性转移少见。淋巴结转移表现为转移部位淋巴结肿大、质硬甚至融合成团、固定。

5. 远处转移 癌细胞通过血行转移至远处组织或器官时,可出现相应的症状、体征,是乳腺癌的主要致死原因。常见的转移部位是非区域淋巴结、肺、骨、肝和脑等。

(二)实验室检查

CEA、CA153等肿瘤标志物阳性率不高,但作为术后复发监测有指导意义。另外,ER/PR状态、肿瘤S期细胞百分率、异倍体情况和HER-2表达情况也有重要的诊断和预后价值。

(三)影像学检查

1. 乳腺钼靶 是目前最有效、最经济的早期发现乳腺癌的方法。乳腺癌的典型X线表现为边界不规则的肿块影,周围呈毛刺状。微小钙化灶也是诊断乳腺癌的征象(图6-7)。

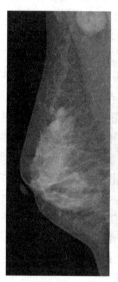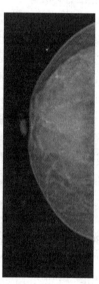

图6-7 乳腺癌乳腺钼靶图像

乳腺钼靶检查的 BI-RADS 诊断分级

1992年,美国放射学会提出的乳腺影像报告和数据系统(breast imaging reporting and data system,BI-RADS)。此系统对于规范乳腺钼靶报告、减少影像描写的混淆及普查监测等均起了很大作用。依据肿块、钙化、结构扭曲、皮肤及乳头改变等分为6级。1级:阴性,乳腺X线摄影无异常发现,恶性可能性0,建议常规随诊。2级:良性发现,恶性可能性0,建议常规随诊。3级:良性可能大,恶性可能性0%~2%,建议短期随访。4级:可疑异常,恶性可能性2%~95%,应考虑活检,这一类再继续分成4A、4B、4C。4A:恶性可能性2%~10%;4B:恶性可能性10%~50%;4C:恶性可能性50%~95%。5级:高度怀疑恶性,恶性可能性≥95%,有典型乳腺癌的影像学特征,临床应采取适当措施,形态不规则、毛刺状边缘的高密度肿块、段或线样分布的细线状和分支状钙化、不规则带毛刺的肿块伴多形性钙化均归于此类。6级:已活检证实为恶性,临床应采取积极的治疗措施。

2. 超声检查 是乳腺癌重要的无创检查手段。一般呈不均质的弱回声肿块，形态不规整，边缘凹凸不平或有角状突起。亦有肿块内显示较强的不均匀粗斑点状回声。有些肿块周边显示强回声带。

3. MRI 检查 当乳腺 X 线或超声检查不能确定病变性质时，建议行 MRI 检查。MRI 检查能够发现其他影像学检查不能发现的多灶性病变和多中心病变，并且有助于评价肿瘤对胸大肌、胸壁的浸润等（图 6-8）。MRI 在高危人群筛查、新辅助化疗疗效评估、保乳术后复发的监测、乳房成形术后随访等方面有重要价值。

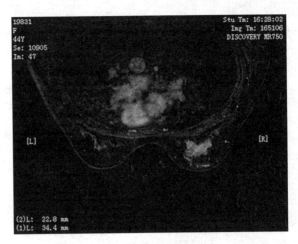

图 6-8 右乳 MRI 图像（BI-RADS 6 级）

（四）病理细胞学检查

1. 活检 临床上最常用的是针吸活检，主要有 3 种方式：①细针穿刺活检，一般只能得到细胞学诊断；②穿刺组织活检，可得到组织学诊断；③切除活检，对于腋窝或锁骨上肿大淋巴结应积极行切除活检，以排除隐匿乳腺癌和其他转移癌。

2. 影像引导下活检 在乳腺 X 线、CT、超声和 MRI 影像引导下进行乳腺组织学活检，特别适合未扪及的乳腺病灶（如小肿块、钙化灶及结构扭曲等）。具体包括影像引导下空芯针穿刺活检、真空辅助活检和钢丝定位手术活检等。

【分类与分期】

（一）病理学分类

1. 非浸润性癌

（1）导管内癌：分为实体型管内癌、粉刺型管内癌、乳头状管内癌、筛状型管内癌和管状型管内癌。

（2）小叶原位癌：分为甲型小叶癌、乙型小叶癌和混合型。

2. 浸润性癌 分为浸润性导管癌、浸润性小叶癌、髓样癌、黏液腺癌、管状癌、腺样囊性癌、分泌脂质性癌、大汗腺样癌、化生型乳腺癌等。

（二）分期

乳腺癌分期标准很多，又分为临床分期和病理分期（AJCC 第 8 版）。

1. 临床分期 包括体格检查、影像学检查及乳房和其他有助于确定乳腺癌分期的相关组织病理学检查，见表 6-6。

表 6-6 乳腺癌的临床分期

T	原发肿瘤
T_X	原发肿瘤无法评价
T_0	未发现原发肿瘤
Tis	原位癌
Tis（DCIS）	导管内癌
Tis（LCIS）	小叶原位癌
Tis（Paget）*	没有肿瘤的乳头佩吉特病
T_1	肿瘤最大径≤2cm
T_{1mic}	微小浸润的最大径≤0.1cm
T_{1a}	肿瘤最大径>0.1cm，但≤0.5cm
T_{1b}	肿瘤最大径>0.5cm，但≤1cm
T_{1c}	肿瘤最大径>1cm，但≤2cm

续表

T_2		肿瘤最大径>2cm,但≤5cm
T_3		肿瘤最大径>5cm
T_4		任何大小的肿瘤直接侵及(a)胸壁和/或(b)皮肤,仅限于下述情况:
	T_{4a}	侵及胸壁,不包括胸肌
	T_{4b}	乳房皮肤的水肿(包括橘皮样变)或溃疡,或限于同侧乳房皮肤的卫星结节
	T_{4c}	同时具有 a 和 b
	T_{4d}	炎性乳腺癌
N		区域淋巴结
N_X		区域淋巴结无法评价(例如先前已经切除)
N_0		无区域淋巴结转移
N_1		同侧腋窝活动的转移淋巴结
N_2		同侧腋窝淋巴结固定或融合,或无临床资料证明腋窝淋巴结转移的情况下临床明显同侧内乳区淋巴结转移
	N_{2a}	同侧腋淋巴结彼此固定(融合成团)或与其他组织固定
	N_{2b}	无临床资料证明腋窝淋巴结转移的情况下临床明显同侧内乳区淋巴结转移
N_3		同侧锁骨下淋巴结转移,或临床明显同侧内乳区淋巴结转移同时临床明显腋窝淋巴结转移,或同侧锁骨上淋巴结转移伴有或不伴有内乳区淋巴结转移
	N_{3a}	同侧锁骨下淋巴结和腋窝淋巴结转移
	N_{3b}	同侧内乳区淋巴结和腋窝淋巴结转移
	N_{3c}	同侧锁骨上淋巴结转移
M		远处转移
M_X		远处转移无法评价
M_0		无远处转移
M_1		远处转移

注:*伴有肿瘤的佩吉特病的分期依据原发肿瘤的大小进行。

2. **病理分期** 除了包括临床分期需要的所有资料外,还包括外科探查和切除组织的资料以及原发肿瘤、区域淋巴结和转移灶的病理检查资料,其中原发灶的切除至少应达到大体病理检查切缘阴性,见表 6-7。如果病人术前曾接受新辅助治疗,TNM 分期前须加前缀"y"(例如 ypTNM)。

表 6-7 乳腺癌的病理分期(AJCC 分期第 8 版,2017)

T		原发肿瘤
T_X		原发肿瘤无法评价
T_0		未发现原发肿瘤
Tis		原位癌
Tis(DCIS)		导管原位癌
Tis(LCIS)		小叶原位癌
Tis(Paget)		没有肿瘤的乳头佩吉特病
T_1		肿瘤最大径≤2cm
	T_{1mic}	微小浸润,最大径≤0.1cm
	T_{1a}	肿瘤最大径>0.1cm,但≤0.5cm
	T_{1b}	肿瘤最大径>0.5cm,但≤1cm
	T_{1c}	肿瘤最大径>1cm,但≤2cm

T_2	肿瘤最大径>2cm,但≤5cm
T_3	肿瘤最大径>5cm
T_4	任何大小的肿瘤直接侵及(a)胸壁或(b)皮肤,仅限于下述情况:
T_{4a}	侵及胸壁,不包括胸肌
T_{4b}	乳房皮肤的水肿(包括橘皮样变)或溃疡,或限于同侧乳房皮肤的卫星结节,但没有达到炎性乳腺癌诊断标准
T_{4c}	同时具有 a 和 b
T_{4d}	炎性乳腺癌
pN	区域淋巴结
pN_x	区域淋巴结无法评价(例如以前手术切除或切除组织未行病理检查)
pN_0	无区域淋巴结转移证据或者只有孤立的肿瘤细胞群(ITCs)
$pN_0(i+)$	区域淋巴结转移中可见孤立的肿瘤细胞群(ITCs≤0.2mm)
$pN_0(mol+)$	无 ITCs,但 PCR 阳性(RT-PCR)
pN_1	
pN_{1mi}	微转移(均>0.2mm 且≤2.0mm)
pN_{1a}	1~3 个腋淋巴结转移,至少 1 处转移灶>2.0mm
pN_{1b}	内乳区淋巴结转移(包括微转移)
pN_{1c}	pN_{1a} 和 pN_{1b}
pN_2	4~9 个患侧腋淋巴结转移,或临床上发现内乳淋巴结转移但无腋窝淋巴结转移
pN_{2a}	4~9 个腋淋巴结转移(最少一个转移灶>2.0mm)
pN_{2b}	临床上内乳区淋巴结转移但腋淋巴结未转移
pN_3	10 个或 10 个以上腋淋巴结转移,或锁骨下淋巴结转移,或临床上内乳区淋巴结转移伴有 1 个以上的腋窝淋巴结转移;或>3 个腋窝淋巴结转移伴无临床表现的内乳区淋巴结转移,或同侧锁骨上淋巴结转移
pN_{3a}	10 个或 10 个以上腋淋巴结转移(最少有 1 个转移灶>2.0mm)或锁骨下淋巴结转移
pN_{3b}	临床上内乳区淋巴结转移伴有 1 个以上的腋窝淋巴结转移;或>3 个腋窝淋巴结转移伴无临床表现的内乳区淋巴结转移
pN_{3c}	同侧锁骨上淋巴结转移
M	远处转移
M_x	远处转移无法评价
M_0	无临床或者影像学证据
$cM_0(i+)$	无临床或者影像学证据,但是存在通过外周血分子检查、骨髓穿刺、或非区域淋巴结区软组织发现≤0.2mm 的转移灶,无转移症状或体征
M_1	临床有转移征象,并且组织学证实转移灶>0.2mm
临床分期	
0 期	Tis　N_0　M_0
Ⅰ A 期	T_1　N_0　M_0
Ⅰ B 期	$T_{0\sim1}$　N_{1mi}　M_0
Ⅱ A 期	$T_{0\sim1}$　N_1　M_0,T_2　N_0　M_0
Ⅱ B 期	T_2　N_1　M_0,T_3　N_0　M_0
Ⅲ A 期	$T_{0\sim3}$　N_2　M_0,T_3　N_1　M_0
Ⅲ B 期	T_4　$N_{0\sim2}$　M_0
Ⅲ C 期	$T_{1\sim4}$　N_3　M_0
Ⅳ 期	$T_{1\sim4}$　$N_{0\sim3}$　M_1

（三）分子分型

随着驱动基因重要性的不断增强,明确判断 HER-2 状态成为分子分型诊断的重要原则。依据 HER-2 状态,将乳腺癌分为 5 个类型,见表 6-8。

表 6-8 乳腺癌的分子分型

分型	HER-2	ER	PR	Ki-67
HER-2 阳性（HR 阴性）	+	-	-	任何
HER-2 阳性（HR 阳性）	+	+	任何	任何
三阴型	-	-		任何
Luminal A 型		+	高表达	低表达
Luminal B 型（HER-2 阴性）	-	+	低表达或-	高表达

【治疗原则与预后】

（一）治疗原则

乳腺癌的治疗方法主要包括手术治疗、放射治疗、化学治疗、内分泌治疗、靶向治疗,应根据不同病情制订适宜的治疗方案,采取综合治疗方案。

1. 非浸润性乳腺癌的治疗

（1）小叶原位癌（lobular carcinoma in situ,LCIS）：小叶原位癌和小叶非典型增生（atypical lobular hyperplasia,ALH）属于小叶肿瘤（lobular neoplasia,LN）的范围,在乳腺疾病中发生率较低（<5%）。它们的生物学特征和细胞学形态一致。小叶原位癌是指在一个受累的小叶单位中必须有超过一半的腺泡被原位癌细胞充满扩张（在一个腺泡的直径断面上可见 8 个或更多细胞出现）,没有中央空腔。当一个病灶发展程度和范围小于上述标准,被看作是 ALH。处理原则：①随访观察；②ER 和/或 PR 阳性的病人可行内分泌治疗；③双侧预防性乳腺切除。

（2）导管原位癌（ductal carcinoma in situ,DCIS）：即导管内癌（intraductal carcinoma）,其临床表现和生物学特性都与 LCIS 不同。随着乳腺 X 线普查的广泛应用使得 DCIS 的检出率明显增加,DCIS 进展到浸润性癌的风险高,被认为是浸润性癌的前驱病变。处理的原则：①全乳房切除术,可达到 98%~99% 的治愈率；②局限性 DCIS 的病人可行保留乳房手术和术后放射治疗；③ER 阳性的 DCIS 病人可同时应用他莫昔芬治疗。

2. 浸润性乳腺癌的治疗

（1）分期治疗原则

1）Ⅰ期、Ⅱ期乳腺癌的治疗原则：保乳手术或改良根治术,目前无禁忌证的多主张保乳手术。不论何种术式,肿块直径≥1cm 均需行全身化疗,术后尽早行辅助化疗,其后需要时做放疗。肿块直径≥0.5cm 且<1cm 时,如病人为绝经后、ER（+）/PR（+）、HER-2（-）、病理类型高分化,可观察,不行全身化疗。肿块<0.5cm 不行化疗。ER（+）和/或 PR（+）者行内分泌治疗 5~10 年,不与化疗同步。$T_{3~4}$ 或淋巴结有转移者建议术后放疗。

2）Ⅲ期乳腺癌的治疗原则：行改良根治术,术后行辅助治疗。对不宜手术者,可行新辅助治疗后再次评估手术指征。术后依据病理及免疫组织化学结果考虑辅助治疗。ER（+）和/或 PR（+）的病人行内分泌治疗。HER-2 高表达的病人可应用靶向治疗。

3）Ⅳ期乳腺癌、复发乳腺癌的治疗原则：治疗原则以改善生活质量,延长生命为目的。以全身治疗为主,局部治疗为辅,首选全身化疗。ER（+）和/或 PR（+）的病人行内分泌治疗,建议行卵巢去势,去势后应用芳香化酶抑制剂。HER-2 高表达的病人可应用靶向治疗。经系统治疗后,肿块局限、转移灶单发、无新病灶出现,可对原发灶和转移灶行手术切除或姑息性放疗。转移灶位置特殊的病人症状明显或危及生命时,如脑转移、骨转移、肝门区淋巴结转移,可行病灶姑息性放疗,也可行转移灶摘除或减瘤术,同时要积极对症支持治疗。对炎性乳腺癌要先行化疗后手术或放疗。

（2）手术治疗：手术方式包括乳腺癌根治术、乳腺癌改良根治术、乳腺癌扩大根治术、全乳房切除术以及保留乳房手术等。目前较为常用的手术方式为乳腺癌改良根治术和保留乳房乳腺癌切除手术。手术方式的选择需要根据病变部位、病期、手术医生的习惯以及各种辅助治疗的条件而定。总的原则是在不影响彻底切除的前提下,尽量减少手术范围。若设备和技术条件允许,对早期乳腺癌应尽量行保留乳房手术。无论选择何种术式,都必须严格掌握以根治为主、保留功能及外形为辅的基本原则。

(3) 放射治疗

1) 分类:依据放疗参与的时间可分为术前放疗、术后放疗和术中放疗。

a. 术前放疗可以提高手术切除率,使部分不能手术的病人再获手术机会。随着化疗药物的研究和发展,目前术前放疗应用较少。

b. 术后放疗:包括保乳术后放疗和根治术后放疗。①保乳术后放疗指征及靶区:腋窝淋巴结阴性者,行全乳放疗和瘤床加量;腋窝淋巴结阳性,已行腋窝淋巴结清扫者,行全乳放疗和瘤床加量、加或不加区域淋巴结放疗;前哨腋窝淋巴结阳性,未行腋窝淋巴结清扫者,行全乳放疗(高位乳房切线野)和瘤床加量。放疗剂量:保乳术后放疗剂量推荐为 50Gy,2Gy/F,5 周,后瘤床加量 10 ~ 16Gy/5 ~ 8F。术后辅助放疗者应在术后 3 个月内进行,最迟不超过 6 个月。②根治术后放疗指征:T_{3-4};腋窝淋巴结阳性;前哨腋窝淋巴结阳性但未行腋窝淋巴结清扫者。放疗靶区:胸壁加高危淋巴引流区。前哨腋窝淋巴结阳性但未行腋窝淋巴结清扫者,可行腋窝淋巴结清扫术或包括腋窝在内的区域淋巴结放疗。腋窝淋巴结规范清扫者不需腋窝区域淋巴结放疗。内乳淋巴引流区预防性放疗指征:≥4 枚腋窝淋巴结转移;原发肿块位于中央或内侧象限且存在腋窝淋巴结转移;年龄≤35 岁且存在腋窝淋巴结转移;治疗前影像学诊断内乳淋巴结转移可能较大或者经术后活检证实为内乳淋巴结转移。根治术后放疗剂量推荐为 50Gy,2Gy/F,5 周。

c. 术中放疗:术中放疗的目的在于避免或减少放疗对肿瘤周围正常组织的辐射损伤,提高肿瘤局部控制率。其远期效果尚待进一步研究。

乳腺癌术后放疗的目的

乳腺癌术后辅助放疗的目的在于杀灭术后残存于胸壁和淋巴引流区的亚临床灶,降低局部复发和远处转移发生率。在浸润性乳腺癌综合治疗中,放疗具有十分重要的作用。术后辅助放疗的合理应用不仅有助于提高肿瘤的局部控制率、降低复发风险,同时能够减少肿瘤的播散和转移机会,从而提高乳腺癌病人的生存率。如无辅助化疗指征,在切口愈合良好的前提下,术后 8 周内开始放射治疗。辅助化疗病人,术后 6 个月内开始放疗。

2) 放疗靶区

a. 全乳靶区:乳腺 CTV 勾画需参考定位 CT 图像可见的乳腺腺体组织,并且参考 CT 定位标记点。上界:第 2 肋下缘水平,若不设同侧锁骨上下淋巴引流区,则位于第 1 肋下缘;下界:CT 上可见的乳腺组织下缘层面;前界:皮下 0.5cm;后界:不包括胸肌、胸壁以及肋骨;外侧界:腋中线,不包括背阔肌;内侧界:胸骨和肋骨结合处。对于瘤床局部加量者,瘤床 CTV 应包括定位 CT 上可见的血清肿及术中放置的钛夹,并且参考术后瘢痕。

b. 胸壁靶区:上界,位于锁骨头下缘下 1cm,与锁骨上野衔接;下界,健侧乳房皱襞下 2cm;前界,包括胸壁皮肤;后界,包括肋骨及肋间肌;内界,体中线;外侧界,腋中线,参考对侧乳腺腺体位置。

c. 锁骨上下淋巴引流区靶区:上界为环甲膜水平,下界位于锁骨头下缘下 1cm 与胸壁野相接,内界为胸骨切迹中点沿胸锁乳突肌内缘向上,外界与肱骨头相接。

d. 内乳淋巴引流区靶区:资料显示乳腺癌内乳淋巴结转移常见于第 1~3 肋间,第 4、5 肋间少见,因此内乳淋巴引流区靶区仅包括第 1~3 肋间内乳淋巴引流区。其上界与锁骨上野衔接,下界为第 4 肋骨上缘,侧界包括内乳动静脉内侧及外侧 4~5mm 的范围,不包括肺及胸骨。

3) 放疗并发症:乳腺癌放疗并发症主要有早期反应和晚期反应。早期反应主要包括放射性皮肤损伤、放疗区域局部水肿疼痛、放射性肺炎、骨髓抑制、疲劳等。晚期反应主要表现为同侧上肢水肿、臂丛神经炎、肋骨骨折、心脏损伤等。

a. 放射性皮肤损伤及乳房纤维化:放疗时会对局部的皮肤产生不同程度的损伤,尤其是真皮、皮下血管丛和上皮生发层细胞的损伤,即放射性皮肤损伤。主要表现为放射野皮肤的色素沉着、干性脱皮、湿性脱皮、皮肤破溃渗出等。血管损伤、微循环障碍则会引起组织细胞变性坏死,造成乳腺纤维化。

b. 放射性肺损伤:是指肺组织在受到放射后发生的局部损伤。主要症状有咳嗽、轻微或严重的呼吸困难、低热等,严重者会出现呼吸功能不全。影像学表现为肺部出现与放射野一致的片状模糊阴影,不受肺叶、肺段的限制。晚期出现纤维索条影或局部胸膜增厚。

c. 放射性臂丛神经损伤:是指成熟的神经组织在受到放射治疗后发生的延迟性局部损伤。临床表现主要包括感觉改变、神经性疼痛、运动无力等。

d. 上肢淋巴水肿:多发生于术后辅助放疗的病人,表现为外观异常伴上肢功能障碍。上肢淋巴水肿的发生主要与腋窝淋巴结清扫有关,腋窝淋巴结清扫切断了部分淋巴管,放疗进一步引起细微的淋巴管狭窄、闭塞且皮下组织发生纤维化,限制了淋巴液回流,长期如此则引起淋巴管壁增厚、硬化及管腔内出现纤维蛋白原栓子,淋巴液回流进一步受阻并可继发感染。

(4)化学治疗:乳腺癌是实体瘤中应用化疗最有效的肿瘤之一,化疗在整个治疗中占有重要的地位。Fisher 等提出乳腺癌治疗的生物学观点,认为乳腺癌一开始即是一种全身性疾病,区域淋巴结并无防御的功能。有些早期或淋巴结没有转移的病例,以后亦可因远处转移而死亡。一般认为辅助化疗宜术后早期应用,联合化疗的效果优于单药化疗。常用的化疗方案有 AC-D(多柔比星+环磷酰胺序贯多西他赛)、EC-D(表柔比星+环磷酰胺序贯多西他赛)、AC-wP(多柔比星+环磷酰胺序贯紫杉醇)、EC-wP(表柔比星+环磷酰胺序贯紫杉醇)、TAC(多西他赛+多柔比星+环磷酰胺)等。

(5)内分泌治疗:目前主要通过测定肿瘤的雌激素受体(ER)和孕激素受体(PR)来判断内分泌治疗效果。检测为阳性者属激素依赖型乳腺癌,内分泌治疗效果较好;阴性者则属非激素依赖型乳腺癌,内分泌治疗效果较差。常用的内分泌治疗方法如下:

1)双侧卵巢切除术:主要用于绝经前病人,其中 ER 阳性病例的有效率可达 76%,卵巢切除术可使雌激素水平迅速下降。对绝经前、病情发展较快、ER/PR 阳性者目前仍可考虑进行卵巢切除术。卵巢切除术的主要缺点是造成不可逆性绝经。

2)放射治疗:用放疗代替卵巢切除术,见效较慢(需历时 8 周),有时可能抑制不完全。卵巢体表定位在脐与髂前上棘连线中点与耻骨联合连线中点,两野 20cm×10cm,单个 8cm×6cm,前后对穿照射,DT 25~30Gy,有月经的 40Gy,常规分割照射。

3)药物治疗

a. 他莫昔芬(TAM)和托瑞米芬:为非甾体抗雌激素药物。用于绝经后和绝经前 ER(+)的晚期病人及术后需作辅助内分泌治疗的病人。对晚期乳腺癌有效率为 16%~52%,平均 32%。研究显示 TAM 对 ER(+)、绝经后或 50 岁以上的病人效果较好。每次 10mg,口服,2 次/d。氟维司群作为一类新的雌激素受体拮抗剂,其治疗对象为已接受抗雌激素药物(如他莫昔芬)但病情仍趋恶化的绝经后妇女。

b. 孕激素:甲孕酮(MPA)和甲地孕酮(MA)。MPA:一般用药为 500mg/次,口服或肌内注射,1~2 次/d;大剂量用药 1 000~1 500mg/d。MPA 有效率为 17%~70%。MA:一般用药 160mg/次,口服,1 次/d;大剂量用药 320~480mg/d,MA 有效率为 14%~56%。孕激素主要用于绝经后的病人效果较好。此外,还具有增进食欲、增加体重、保护骨髓造血功能等。

c. LHRH 类似物:常用的为戈舍瑞林。对绝经前激素受体阳性的高危复发病例,卵巢切除能提高生存率,但由于手术的不良反应以及对病人心理的影响,故越来越多的病人选用药物性卵巢去势。常用的药物是脑垂体黄体生成素释放激素(LHRH)类似物戈舍瑞林,相对于手术和化疗而言,其疗效较好且毒性较低。适于绝经前或围绝经期 ER/PR 阳性病人。戈舍瑞林 3.6mg/次,皮下注射,每 4 周 1 次。3~6 次为 1 个疗程。

d. 芳香化酶抑制剂:包括第一代芳香化酶抑制剂氨鲁米特、第二代芳香化酶抑制剂福马斯坦和第三代芳香化酶抑制剂(阿那曲唑、来曲唑、依西美坦)。第三代芳香化酶抑制剂最早用于TAM治疗无效的绝经后晚期乳腺癌。随后大量资料表明其可作为绝经后晚期乳腺癌的一线治疗。而在早期乳腺癌,研究也显示对激素依赖型绝经后早期乳腺癌,芳香化酶抑制剂比TAM治疗更有效、更安全。

绝经的定义

绝经一般指月经永久性停止,满足以下任意一条则可推断为绝经:

(1) 双侧卵巢切除术后。

(2) 年龄≥60岁。

(3) 年龄<60岁,停经≥12个月且FSH及雌二醇水平在绝经后的范围内。但是,正在或1年内接受过化疗或者药物性卵巢功能抑制治疗(例如LHRH类似物)的病人除外。

(6) 靶向药物治疗:人源化单克隆抗体曲妥珠单抗(赫赛汀,Herceptin)是第一个以癌基因为靶向、针对HER-2高表达乳腺癌的治疗药物。曲妥珠单抗对治疗转移性乳腺癌有明显效果,单药治疗总有效率在25%左右。曲妥珠单抗与不同化疗药物(紫杉醇、长春瑞滨或蒽环类)联合应用于HER-2过度表达的乳腺癌病人,获得了较高的总反应率(ORR)、临床完全缓解率(cCR)和病理完全缓解率(pCR),其中pCR达到12%~42%。

依维莫司(EVE)是哺乳动物雷帕霉素作用靶点(mTOR)的抑制剂,能够用于治疗HR(+)、HER-2(−)的绝经后晚期乳腺癌妇女,这一类病人在接受过非甾体芳香化酶抑制剂(NSAI)治疗后疾病复发或继续恶化。对于已发生内脏转移的病人来说,依维莫司治疗尤为重要。这类病人的预后通常都很差。

(二)预后

乳腺癌的预后受多种因素影响,如病人年龄、月经、生育、病程、原发癌大小、淋巴结转移、临床病理分期、治疗方式、病理组织学类型、局部浸润情况、激素受体状况、HER-2状态、癌细胞DNA倍体状态以及癌细胞中一些癌基因表达状况等,其中起决定性作用的是病期的早晚、淋巴结转移状态及病理组织学类型等因素。其中Ⅰ期乳腺癌的5年生存率高达95%左右,Ⅱ期病人80%~90%,Ⅲ期病人40%~70%,而Ⅳ期病人5年生存率很低。

第四节 胸腺肿瘤

胸腺肿瘤是前上纵隔常见的肿瘤。纵隔肿瘤有其好发部位,前上纵隔主要为胸腺瘤,其他常见的有淋巴瘤、生殖细胞肿瘤等。前下纵隔是畸胎类肿瘤的好发部位。中纵隔最常见的肿瘤为淋巴瘤、间质肿瘤和转移癌。后纵隔多数是良性肿瘤,以神经源性肿瘤最常见,其次为肠源性囊肿、间质肿瘤和内分泌肿瘤。

胸腺肿瘤是指发源于胸腺网状上皮细胞的肿瘤,内可伴有不同程度的淋巴细胞。成人胸腺瘤的发生率占纵隔肿瘤的20%~40%,50~60岁最常见,胸腺瘤在儿童少见。胸腺瘤多数呈膨胀性生长,有时虽生长巨大,但仍有完整包膜,与周围组织无粘连或仅有纤维性粘连,易被完整切除,这一类称为非浸润性胸腺瘤。部分胸腺瘤(40%~60%)无完整包膜或无包膜,呈浸润性生长,侵犯包膜或包膜外周围脂肪组织和器官组织如胸腺、心包、肺、纵隔大血管和胸壁等,称为浸润性胸腺瘤。

【诊断方法】

(一)症状和体征

30%~40%的胸腺瘤病人无症状。肿瘤较大压迫邻近组织和器官时可出现咳嗽、胸闷、胸痛、心慌、呼吸困难、声音嘶哑、颜面水肿、胸腔积液、心包积液等。胸腺瘤可合并多种副肿瘤综合征:重症肌无力、单纯红细胞再生障碍性贫血、低丙种球蛋白血症、多肌炎、系统性红斑狼疮等。

1. **重症肌无力** 发生率为10%~20%,常表现为受累肌群无力和疲劳,常见的部位是眼外周肌肉,产生上睑下垂和复视,也可发生在面颈部肌肉、四肢肌肉等。如延髓支配的肌肉受累可出现吞咽困难、言语不清,严重时累及呼吸肌。

2. 单纯红细胞再生障碍性贫血 发生率为5%,表现为贫血。胸腺切除可使30%的病人症状得到缓解。

3. 低丙种球蛋白血症 约10%的胸腺瘤病人伴发此症,病人多为老年人。表现为免疫功能低下、易感染,特别是腹泻。治疗需输入新鲜血液,单纯输入丙种球蛋白无效。

（二）影像学检查

胸腺瘤的影像学诊断主要依靠CT和MRI检查。

1. CT检查 是了解胸腺瘤范围及定性比较可靠的手段。CT表现为位于心脏大血管前区正中线上,也可偏于一侧或突向两侧的软组织密度肿块。非浸润性胸腺瘤呈圆形或椭圆形,局限于心血管前间隙,边缘光滑或分叶,软组织密度,少数可见钙化,增强扫描可有轻度强化。浸润性胸腺瘤多表现为边界不清的不规则肿块,密度不均匀,增强扫描可明显强化,肿块主体位于血管前间隙但延伸部分已进入纵隔固有结构之间,常侵犯心包引起心包积液,也可侵犯邻近的胸膜、肺组织。

2. MRI检查 表现为前纵隔肿块,信号大多与肌肉信号相似。MRI可较满意地显示肿瘤与心包间的界面,显示侵犯周围纵隔脂肪及心包、胸膜的程度,心包种植表现为不规则心包增厚。

【分类与分期】

（一）分类

经皮细针针吸活检可获得细胞学诊断,但细胞学很难区别淋巴细胞型胸腺瘤与淋巴瘤。应尽可能作纵隔镜或胸腔镜以获得组织学诊断。胸腺瘤特殊的形态学特征使它的病理分类标准一直未统一。现行的病理分类方法有 Muller-Hermelink 分类法、WHO 分类法、Suster 和 Moran 分类法,其中以WHO 分类法使用最广泛（表6-9）。WHO 将胸腺肿瘤依据病理分为胸腺瘤和胸腺癌（包括神经内分泌上皮肿瘤）。其中胸腺瘤分为 A、AB、B 三型:A 型由梭形或椭圆形上皮细胞组成,缺乏核异型性,不含典型或肿瘤淋巴细胞;B 型又进一步分为 B1、B2 和 B3 型。其中 A 型和 AB 型为良性肿瘤,B1 型为低度恶性肿瘤,B2 型为中度恶性肿瘤,B3 型与胸腺癌均为高度恶性,侵袭性强。

表 6-9　WHO 胸腺上皮肿瘤病理学和遗传学分类

胸 腺 瘤	胸腺癌（包括神经内分泌上皮肿瘤）
A 型（梭形细胞,髓质性）	鳞癌
AB 型（混合性）	基底细胞癌
B1 型（富裕淋巴细胞、淋巴细胞性、皮质为主性,器官样）	黏液表皮样癌、淋巴上皮瘤样癌
B2 型（皮质性）	肉瘤样癌（癌肉瘤）
B3 型（上皮性、非典型性、鳞状样、分化好胸腺癌）	透明细胞癌腺癌
微结节性胸腺瘤	乳头状腺癌
化生性胸腺瘤	具有 t(15：19)异位的癌
显微镜下胸腺瘤	分化好的神经内分泌癌
硬化性胸腺瘤	典型类癌
脂肪纤维腺瘤	不典型类癌
	分化差的神经内分泌癌
	大细胞神经内分泌癌
	小细胞癌,神经内分泌型
	未分化癌
	复合型胸腺上皮肿瘤,包括神经内分泌癌

（二）分期

临床常用的是 Masaoka 分期和 TNM 分期（AJCC 第 8 版）,见表 6-10、表 6-11。

表6-10 胸腺瘤 Masaoka 分期

Ⅰ期	肿瘤局限在胸腺内,肉眼及镜下均无包膜浸润
ⅡA期	肿瘤镜下浸润包膜
ⅡB期	肿瘤肉眼可见侵犯到周围脂肪组织,但未侵犯至纵隔胸膜
Ⅲ期	肿瘤侵犯到邻近组织或器官(包括心包、肺或大血管)(ⅢA期不侵犯大血管,ⅢB期侵犯大血管)
ⅣA期	肿瘤广泛侵犯胸膜和/或心包
ⅣB期	肿瘤扩散至远处器官

表6-11 胸腺瘤的 TNM 分期(AJCC 第8版,2017)

T 原发肿瘤

T_X 原发肿瘤不能评估

T_0 无原发肿瘤证据

T_1

T_{1a} 肿瘤未侵犯纵隔胸膜

T_{1b} 肿瘤侵犯纵隔胸膜

T_2 肿瘤直接侵犯心包膜

T_3 肿瘤侵犯任何一个器官:肺、无名静脉、胸壁或者心外肺动静脉

T_4 肿瘤侵犯任何一个:主动脉(升支、主动脉弓或降支)、心内肺动脉、心肌、气管、食管

N 区域淋巴结

N_X 区域淋巴结不能评估

N_0 无区域淋巴结转移

N_1 前纵隔淋巴结转移

N_2 N_1+胸内淋巴结转移

N_3 胸深处淋巴结或颈部淋巴结转移

M 远处转移

M_X 远处转移不能评估

M_0 无远处转移

M_1 有远处转移

M_{1a} 孤立的胸膜或者心包结节

M_{1b} 肺实质内结节或远处器官转移

临床分期

Ⅰ期 　$T_{1a\sim b}$ 　N_0 　M_0

Ⅱ期 　T_2 　N_0 　M_0

ⅢA期 　T_3 　N_0 　M_0

ⅢB期 　T_4 　N_0 　M_0

ⅣA期 　$T_{1\sim 4}$ 　N_1 　M_0,$T_{1\sim 4}$ 　$N_{0\sim 1}$ 　M_{1a}

ⅣB期 　$T_{1\sim 4}$ 　N_2 　$M_{0\sim 1a}$,$T_{1\sim 4}$ 　$N_{0\sim 3}$ 　M_{1b}

【治疗原则与预后】

(一)治疗原则

外科手术是胸腺瘤治疗的首选方法,应尽可能地完整切除肿瘤。对于完全切除Ⅰ期和无高危因

素ⅡA期的胸腺瘤,不推荐术后放疗。对于ⅡA期(伴有高危因素)、ⅡB及以上胸腺瘤术后应给予辅助放疗。对于Ⅲ期或Ⅳ期胸腺瘤,应积极给予新辅助治疗后争取手术机会。

1. **手术治疗** 是胸腺瘤首选的治疗方法,应尽可能地完整切除或尽可能多地切除肿瘤。胸腺瘤对放疗有一定的敏感性,尤其淋巴细胞型最为敏感,临床经验表明放疗在胸腺瘤的治疗中发挥了重要的作用。包膜完整、无浸润的胸腺瘤(Ⅰ期)、手术完全切除者不需要行术后放疗。术后定期复查,一旦复发,争取二次手术再行根治性放疗。对浸润性胸腺瘤,无论手术切除是否完全,术后都应行放疗。对晚期胸腺瘤,只要病人情况允许,不要轻易放弃治疗,应积极给予放疗化疗,仍有获得长期生存的可能。

2. **放射治疗**

(1)适应证:①ⅡA期(伴有高危因素)、ⅡB及以上胸腺瘤手术后的病人;②胸腺瘤未能完全切除的病人;③部分胸腺瘤的术前放疗;④复发性胸腺瘤的治疗。

(2)放疗靶区及剂量:对于有放疗指征的术后胸腺瘤病人,术后放疗靶区应包括整个胸腺(对于部分切除的病例)、金属夹标识区及潜在的残留病灶,因胸腺瘤转移至区域淋巴结不常见,因此不推荐行广泛的选择性淋巴结区放疗。适形调强放疗是最佳选择,特别是有胸膜、肺或心包转移者。手术完整切除的浸润性胸腺癌术后放疗剂量建议45~50Gy,1.8~2.0Gy/F,4~5周,镜下切缘阳性者放疗剂量可为54Gy,肉眼残留者放疗剂量应达60~70Gy。

对胸腺瘤合并重症肌无力的病人,放疗应慎重。放疗前应先给予抗胆碱酯酶药物控制肌无力症状,放疗应从小剂量开始,1Gy/F缓慢增加至2Gy/F,治疗期间密切观察重症肌无力症状变化,一旦病情加重或出现危象,应立即给予处理。

(3)放疗并发症及处理:报道较少,有放射性肺炎、放射性心包炎等,放射性脊髓炎少见。

3. **化学治疗** 胸腺瘤是化疗敏感的恶性肿瘤,化疗广泛应用于新辅助治疗、辅助治疗及晚期疾病的姑息性治疗等。常用的化疗方案有PAC(顺铂+多柔比星+环磷酰胺)和泼尼松方案、ADOC(多柔比星+顺铂+长春新碱+环磷酰胺)方案、VIP(依托泊苷+异环磷酰胺+顺铂)方案等。

(二)预后

胸腺瘤通常生长缓慢,存在侵犯是一种重要的不良预后标志。胸腺癌更具有侵袭性并且预后更差。影响预后的两项主要因素为疾病分期和肿瘤是否能完全切除。依据Masaoka系统分期,Ⅰ期5年总体生存率为94%~100%,Ⅱ期5年总体生存率为86%~95%,Ⅲ期5年总体生存率为56%~69%,Ⅳ期5年总体生存率为11%~50%。

本章小结

本章介绍了肺癌、食管癌、乳腺癌及胸腺瘤的诊断方法、分类与分期及治疗原则。对于胸部肿瘤的治疗,特别是放疗的适应证、放疗靶区、放疗剂量及放疗并发症,进行了系统讲述,能够帮助学生更好地了解胸部肿瘤的诊疗流程,有助于培养学生临床诊疗思维,为培养合格的医疗卫生人才提供了必要的临床基础知识。

病例讨论

病人,男性,59岁。因"咳嗽、咳少量鲜血痰1周"来诊,既往有高血压病史3年。吸烟史:20支/d,40年。病人1周前无明显诱因出现咳嗽,咳白黏痰,痰中带血,鲜红色,3~4次/d,行CT检查提示左肺上叶磨玻璃影,大小约2.2cm×1.7cm,纵隔未见肿大淋巴结,考虑左肺上叶占位性病变。于CT引导下左肺磨玻璃灶穿刺病理示(左肺穿刺活检)腺癌。

(孙洪福)

扫一扫,测一测

思考题答案

思考题

1. 简述肺癌常见的临床表现。
2. 简述进展期食管癌常见的症状。
3. 简述纵隔常见的肿瘤,并说明其好发部位。

学习目标

1. 掌握：胃癌、原发性肝癌、结直肠癌、胰腺癌和壶腹周围癌的诊断方法、临床分期和综合治疗原则。

2. 熟悉：胃癌、原发性肝癌、结直肠癌、胰腺癌和壶腹周围癌的流行病学。

3. 了解：胃癌、原发性肝癌、结直肠癌、胰腺癌和壶腹周围癌的预后因素。

病例导学

病人，男性，51岁，因"上腹部疼痛2个月"就诊。病人于2个月前无明显诱因上腹部进食后饱胀及间歇性隐痛，上腹部疼痛无明显节律性，夜间疼痛较重，并向左侧季肋区放射，与进食及体位无关。无明显恶心、呕吐、反酸、黑便。曾于院外以"胃病"自行口服中草药（具体药物、剂量不详）和"胃必治（复方铝酸铋片）"治疗，症状有所缓解。近3天病人上腹部隐痛症状逐渐加重，遂于当地医院就诊，胃镜检查示胃窦巨大溃疡并考虑"胃癌"，为求进一步治疗来院就诊。病人自发病以来精神、睡眠好，大小便无明显异常，体重下降约3kg。

问题：

1. 确诊胃癌的诊断方法有哪些？

2. 胃癌的分类及治疗原则是什么？

3. 胃癌的预后如何？

第一节　胃　癌

胃癌（gastric cancer，GC）是指原发于胃黏膜上皮的恶性肿瘤。其高发因素主要有地理位置（如日本为高发地区）、幽门螺杆菌（Hp）感染、胃病、胃部手术、饮食（如大量摄入腌制食品）、吸烟和饮酒等。超过50岁的人群，患胃癌的风险明显增高。在我国，胃癌的发病率位于第2位，而死亡率排在第3位，中国胃癌病人约占全球胃癌发病人数的40%。我国胃癌的特点有：①胃窦、胃小弯、贲门是胃癌的多发部位，而胃体部发病少；②胃癌好发年龄为40~60岁，男女之比约为3:1；③确诊时早期胃癌少，进展期胃癌多见，5年生存率低（不足50%）。胃癌的治疗手段主要包括手术、放疗、化疗、分子靶向治疗和免疫治疗等。

【诊断方法】

（一）症状

早期胃癌症状不明显或无特异性症状，常常与胃炎、胃溃疡等良性疾病相混淆。上腹部不适是最常见的症状,可表现为饱胀感、嗳气或者隐痛,进食后加重。另外也可出现反酸、恶心、呕吐、食欲减退等消化系症状,严重者可出现呕吐及黑便。

进展期胃癌可出现明显的症状,常见的症状可分为原发肿瘤相关症状、转移相关症状、全身症状及副肿瘤综合征。

1. 原发肿瘤相关症状　主要是指原发肿瘤生长、浸润、区域淋巴结受侵及邻近器官受侵引起的相关症状。

（1）上腹部胀痛:是进展期胃癌最常见的症状。可见于80%左右的胃癌病人,主要表现为间断发作的隐匿性胀痛,随病情进展发展为持续性疼痛。如果肿瘤浸润腹腔神经丛或胰腺,可出现剧烈、持续性上腹部放射痛。

（2）恶心、呕吐、食欲减退:是常见症状,肿瘤常引起胃蠕动紊乱,导致恶心、呕吐及食欲减退,严重者可出现明显厌食症状、消瘦及体重降低。

（3）消化道梗阻:胃癌累及贲门可有进食梗阻的表现,而幽门部肿瘤可导致胃排空障碍,导致呕吐出大量宿食。

（4）呕血、黑便、贫血:约30%的胃癌病人有上消化道出血,早期出血量较少,为反复发作、自行停止、肉眼难以发现的出血,大便潜血往往阳性。大量出血可表现为呕血、柏油样便,有时需要紧急治疗。长期出血最终会表现为难以纠正的贫血。

2. 转移相关症状　胃癌容易血行转移、淋巴结转移、种植性转移,可引起转移部位的相关症状。常见肝脏、肺及盆腔转移。肝脏转移可引起厌油、消化不良、肝区疼痛症状。肺转移可引起胸痛、咳嗽、咯血、呼吸困难等症状。卵巢转移可引起下腹部疼痛、腹胀、内分泌失调等症状。

3. 全身症状　肿瘤热是常见的全身症状,通常无明显乏力、寒战、畏寒等伴随症状,体温一般不超过38.5℃。其他全身症状有消瘦、贫血、黄疸、恶病质等。

4. 副肿瘤综合征　胃癌可引起黑色棘皮病、反复发作性血栓静脉炎（Trousseau征）、皮肌炎、低血糖及高血糖、神经系统改变等副肿瘤综合征。常见的临床症状有皮肤色素沉着,对称性颈肌、咽肌无力,皮肤瘙痒及红肿、眩晕、共济失调、肢体麻木、乏力及内分泌失调症状等。

（二）体征

早期胃癌阳性体征多不明显,而中晚期胃癌多有明显的阳性体征。

1. 原发肿瘤体征

（1）腹部肿块:肿块多位于上腹近幽门处,而胃体、贲门处肿瘤不容易被触及。肿块的特征为质硬,可有压痛,可触及分叶或者表面不光滑,常与周围组织粘连,活动度差。

（2）上腹部压痛:多数为上腹部深压痛,压痛定位不明确。如果肿瘤侵犯周围组织或者穿孔,会出现明显腹部压痛,并伴有肌紧张、反跳痛等腹膜刺激征,需要与心脏、肺部病变相鉴别。

（3）消化道梗阻:多为幽门部梗阻、贲门部梗阻及肠腔部分或者完全性梗阻。幽门部梗阻可有胃型、振水音等阳性体征,贲门部梗阻阳性体征不明显。而胃癌腹腔播散引起的部分或者完全性肠梗阻,可有胃肠型、腹部膨隆、全腹压痛等阳性体征。

（4）腹水征:主要发生于胃癌侵犯浆膜层、胃周组织或有腹膜转移时,可表现为蛙状腹、移动性浊音阳性、液波震颤等体征。

2. 转移相关体征　常见的血行转移部位包括肝脏、肺、中轴骨等,可引起黄疸、发绀与呼吸困难、骨肿物等体征。淋巴结转移包括锁骨上淋巴结转移、纵隔淋巴结转移、腋下淋巴结转移、腹腔淋巴结转移等,查体可发现颈部肿物、腋下肿物、腹腔压痛与肿物等体征。胃癌也可以在盆底形成种植结节,造成腹水征、腹部压痛与反跳痛、胃肠型、肛诊可触及盆底的种植转移结节等体征。

3. 全身体征　全身体征提示肿瘤晚期、预后不良。主要有:①消瘦、体重下降;②贫血;③恶病质:是胃癌晚期肿瘤的表现,难以逆转,预后极差;④黄疸:提示肝门的淋巴结肿大或者广泛的肝转移。

4. 副肿瘤综合征　黑色棘皮病可见皮肤皱褶处如腹股沟、腋窝等处黑色或深黑色色素沉着。皮肌炎可导致面、颈部蝴蝶形红斑疹。另外也有副肿瘤风湿综合征、反复发作性血栓静脉炎,痴呆、眩晕、共济失调等神经肌肉系统改变,掌棘皮病、圆形糠疹、鲜红皮肤乳头状瘤、低血糖和高血糖等。

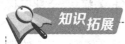

胃的癌前病变

胃的癌前病变常指一类可逆、有较高癌变风险的胃黏膜病理组织学变化。常见的胃癌前病变有慢性萎缩性胃炎、胃溃疡、胃黏膜异型增生、胃息肉、残胃、恶性贫血等。

在癌前病变中,通常认为慢性萎缩性胃炎容易发生癌变。研究发现,3%~5%的慢性萎缩性胃炎病人5~10年发生癌变,而10年以上癌变率为10%。另外异型增生的10年癌变率:轻度为2.5%~11%,中度为4%~35%,重度为10%~83%。

预防癌前病变癌变的方法为病因预防,目前认为幽门螺杆菌是胃癌的罪魁祸首。幽门螺杆菌可引起胃黏膜萎缩性或增生性胃炎,其可提高胃癌发病率3~6倍,清除幽门螺杆菌可降低胃癌的发病率。

(三)实验室检查

1. **常规检查** 是病人接受诊疗过程中评估病人的基础检查,可以评估病人的一般状况以及对治疗措施的耐受能力。通常的项目有:①血常规、尿常规、大便常规检查;②肝、肾功能,无机离子检查;③幽门螺杆菌检查;④如拟行胃镜检查、活检等有创检查或手术治疗的病人,还需进行凝血功能检测、病毒系列检查等。

2. **肿瘤标志物** 胃癌缺乏特异性的肿瘤标志物,联合检查可能提高准确性,单独检测对胃癌的敏感性不高。主要用于治疗后随访,不能作为确诊的依据,如提示胃癌可能,需要胃镜等进一步检查确诊。目前胃癌肿瘤标志物建议CEA、CA724、CA199为基础,配合CA125、AFP、CA50等指标,而胃蛋白酶原PG I 及 PG II、胃泌素17的临床意义有待进一步临床研究。通常CEA等肿瘤标志物升高提示预后不良或者复发转移。

(四)影像学检查

胃癌的影像学检查临床上常用的方法有:X线检查、CT检查、MRI检查、PET-CT检查等。

1. **X线检查** X线上消化道钡剂造影是胃癌主要的筛查方法,造影剂通常采用硫酸钡,特殊情况下可采用复方泛影葡胺注射液。检查方法主要采用低张X线双重气钡检查,可以发现<1cm的肿瘤,有较大诊断价值。胃癌的X线检查主要观察胃黏膜的形态、胃充盈的形态、胃壁的柔软度和蠕动进行诊断。

(1)早期胃癌的X线征象:浅龛影伴有周围黏膜纠集或中断,环形充盈缺损,颗粒状突起等。依形态特征分为3个类型:①隆起型(Ⅰ型);②表面型(Ⅱ型);③凹陷型(Ⅲ型),尚有混合型。

(2)进展期胃癌的X线表现

1)增生型:表现为不规则的充盈缺损,胃壁僵硬且蠕动差,病灶边缘多清楚。

2)浸润型:表现为黏膜紊乱与破坏、胃蠕动消失、胃腔狭窄,严重者呈"皮革胃"改变。

3)溃疡型:表现为不规则龛影,周围有环堤、边缘不整、常见指压征。

4)混合型:X线具有以上3型的各种表现。

2. **CT检查** CT检查是胃癌定性诊断、鉴别诊断、分期诊断首选的检查方法,可以确定肿瘤位置、范围、浸润深度、周围器官侵犯程度,淋巴结及远处转移情况。特别在术前分期、确定治疗方案及制订手术方法有重要价值。CT平扫扫描前推荐使用阴性对比剂,500~800ml水(可加入20ml复方泛影葡胺注射液)。胃癌的CT表现如下:①胃壁增厚,正常胃充盈状态下胃壁厚度不超过0.5cm,胃癌时呈胃壁局限性增厚,常超过1.0cm;②腔内肿块;③溃疡、环堤、黏膜皱襞改变;④增强扫描胃壁异常强化;⑤转移征象如腹腔淋巴结肿大、肝脏及其他脏器转移灶等。胃癌CT影像,见图7-1。

3. **MRI检查** 胃癌的体外高分辨磁共振成像(HRMRI)常规序列主要为呼吸触发FSE-T_2WI序列及增强T_1WI序列,显示结构最清晰的是呼吸触发FSE-T_2WI序列。由于MRI具有良好的软组织对比

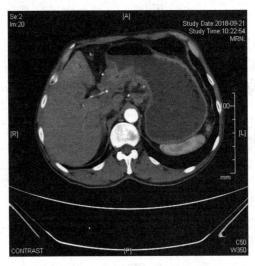

图 7-1 胃癌 CT 图像

度和分辨率,可显示胃壁黏膜层、黏膜下层、肌层、浆膜层及胃周脂肪间隙。另外 MRI 可以实现功能定量,常用指标为 DWI 及量化表征值 ADC,MR 的多 b 值 DWI 对胃癌的 T、N 分期有重要价值。MRI 主要用于胃癌的临床分期及疗效评价,其判断 T 的分期准确率可达 80% 以上,可以准确判断肿瘤与血管的关系。在 N 和 M 分期上,MRI 和 CT 的价值相仿。

4. PET-CT 检查 PET-CT 已经广泛应用于各种恶性肿瘤的诊断和鉴别诊断、分期检查、治疗指导和治疗后的随诊检查。在胃癌的诊疗中,可辅助胃癌的分期,一般不做常规检查。^{18}F-脱氧葡萄糖(FDG)是常用的造影剂,胃癌表现为 SUV>2.5 的高代谢区,但是需要注意假阴性病人。假阴性常见于印戒细胞癌、低分化腺癌和黏液细胞癌的病人。

5. 全身骨显像检查 主要应用于胃癌骨转移的检查,对骨转移的诊断价值极高,临床上多发的病灶假阳性低,而单发的病灶假阳性率高,同时,全身骨显像检查对脊柱及骨髓内局限病灶假阴性率高,需要与 MRI 检查合用以提高确诊率。

（五）内镜检查

1. 胃镜检查 胃镜是定位、定性胃癌最直接、准确有效的方法,创伤小、可以直视下组织活检,诊断特异性高。内镜检查技术有:普通白光内镜、化学染色内镜、电子染色内镜、内镜超声、荧光内镜等。早期胃癌内镜下表现为局部黏膜的色泽改变(苍白或发红);点状、小片状浅表糜烂,边缘不规则的溃疡;息肉样隆起等。进展期胃癌表现为较大的肿块、溃疡。但弥漫浸润型(皮革胃)胃癌多为黏膜下浸润,黏膜可完好,仅表现胃壁较硬,而且胃黏膜活检可呈阴性,须结合 CT、MRI、X 线检查。

2. 内镜超声检查(EUS) EUS 检查是胃癌特别是早期胃癌术前分期的手段,它可以清楚地显示胃癌侵犯胃壁各层的深度,并且可以发现胃周淋巴结有无肿大,是目前 T 和 N 分期最精确的方法,对于那些考虑行内镜下黏膜切除术(EMR)的病人尤为重要。但是由于 EUS 探头的组织穿透力有限,限制了其对远处转移的检查。

（六）病理学检查

胃癌的病理学检查包括细胞学诊断和组织病理学检查。

1. 细胞学诊断 临床上常采用胃脱落细胞学检查及腹水或者腹腔冲洗/灌洗液细胞学检查。胃脱落细胞学检查简单、有效、安全性高,可实现定性检查。获得有下列途径:胃镜刷片法、线网气囊法、加压冲洗法。腹水细胞学或术中腹腔冲洗或灌洗细胞学检查腹腔游离癌细胞(FCC),对指导临床分期具有重要意义。总体上来讲,细胞学检查的阳性率>92%,而早期胃癌的阳性率约为 75%。

2. 组织病理学检查 组织病理学检查需肿瘤组织块,取得肿瘤组织块的方法主要靠手术切除肿瘤,而胃黏膜活组织检查及经皮穿刺活检术也能得到足量的组织块。其能观察到肿瘤细胞本身的病理类型、分化程度、肿瘤的结构等,并且能对肿瘤及其周围的免疫反应提供信息。Ki-67 阳性率高提示更多细胞进入细胞周期,提示对化疗药物更敏感。

（七）分子诊断

广义上讲,分子诊断包括基因检测及肿瘤标志物检测。基因检测是肿瘤精准治疗、个体化治疗的基石,是肿瘤诊疗、预后判断不可替代的一部分。

目前 NCCN 及 CSCO 胃癌诊疗指南推荐的为:HER-2、MSI/MMR、PD1/PD-L1。临床试验 ToGA 显示,HER-2 阳性胃癌病人,曲妥珠单抗联合化疗可显著改善病人总生存期(OS)和无病生存期(DFS)及客观缓解率(ORR)。

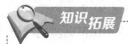

知识拓展

胃癌的淋巴结分组

淋巴结转移是胃癌转移的主要方式。胃癌的淋巴结分组为：

1. 贲门右淋巴结；2. 贲门左淋巴结；3. 胃小弯淋巴结；4sa. 胃大弯淋巴结左组（胃短动脉）；4sb. 胃大弯淋巴结左组（胃网膜左动脉）；5. 幽门上淋巴结，6. 幽门下淋巴结；7. 胃左动脉淋巴结；8a. 肝总动脉前上淋巴结；8b. 肝总动脉后部淋巴结；9. 腹腔动脉周围淋巴结；10. 脾门淋巴结；11p. 脾动脉近端淋巴结；11d. 脾动脉远端淋巴结；12a. 肝十二指肠韧带淋巴结（沿肝动脉）；12b. 肝十二指肠韧带淋巴结（沿胆管）；12p. 肝十二指肠韧带淋巴结（沿门静脉）；13. 胰头后淋巴结；14v. 沿肠系膜上静脉淋巴结；14a. 沿系膜上动脉淋巴结；15. 结肠中动脉周围淋巴结；16a1. 腹主动脉周围淋巴结 a1；16a2. 腹主动脉周围淋巴结 a2；16b1. 腹主动脉周围淋巴结 b1；16b2. 腹主动脉周围淋巴结 b2；17. 胰头前淋巴结；18. 胰下淋巴结；19. 膈下淋巴结；20. 食管裂孔淋巴结；110. 胸部下食管旁淋巴结；111. 膈上淋巴结；112. 后纵隔淋巴结。

【分类与分期】

（一）大体分型

1. 早期胃癌　是指肿瘤局限于胃黏膜和黏膜下层的胃癌，分型推荐采用巴黎分型。按肉眼形态可分为：①隆起型（0～Ⅰ型），可细分为有蒂隆起型（0～Ⅰp型）和无蒂隆起型（0～Ⅰs型）；②表浅型（0～Ⅱ型）：可细分为表浅隆起型（0～Ⅱa型），表浅平坦型（0～Ⅱb型），表浅凹陷（0～Ⅱc型）；③凹陷型（0～Ⅲ型）：可细分为表浅凹陷+凹陷型（0～Ⅱc+Ⅲ型）和凹陷+表浅凹陷型（0～Ⅲ+Ⅱc型）。

2. 进展期胃癌　是指肿瘤组织浸润深度已超越黏膜下层的胃癌，分型推荐采用 Borrmann 分型，分为结节隆起型（Borrmann Ⅰ型）、局限溃疡型（Borrmann Ⅱ型）、浸润溃疡型（Borrmann Ⅲ型）和弥漫浸润型（Borrmann Ⅳ型）四类。

（二）组织学分型

临床上常用的为 WHO 分型（2010 年）及 Lauren 分型。依据 WHO 分型，胃恶性肿瘤可分为癌、间叶肿瘤、神经内分泌肿瘤、淋巴瘤和继发性肿瘤五大类。Lauren 分型为弥漫型、肠型、混合型和未确定型。肠型较弥漫型更多见于老年人，分化程度较高，恶性程度低，预后较好。

1. 癌　癌是胃最常见的恶性肿瘤，腺癌是胃癌最常见的病理类型，>95% 胃癌为腺癌，其他少见的癌有鳞癌、腺鳞癌、低黏附性癌、未分化癌等。

2. 间叶肿瘤　主要有胃肠间质瘤、平滑肌肉瘤、Kaposi 肉瘤、滑膜肉瘤等。

3. 其他肿瘤　胃是 MALT 淋巴瘤最常见的发病部位，抗幽门螺杆菌治疗是中低度胃 MALT 淋巴瘤首选的治疗方法。其他少见的恶性肿瘤有神经内分泌肿瘤、继发肿瘤等。胃癌的病理图片，见彩图 7-2。

（三）临床分期

AJCC 第 8 版胃癌的分期有 3 种：临床分期（clinical TNM，cTNM）、病理分期（pathology TNM，pTNM）和新辅助化疗后分期（ypTNM）。可以更好地适应肿瘤个体化精准医疗理念及多学科诊疗协作组（MDT）的协作。

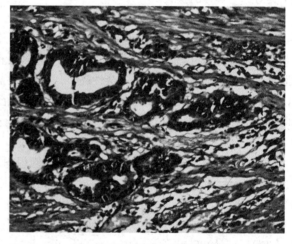

图 7-2　胃癌病理图片

胃癌的精准分期依靠多种检查手段的合理应用，包括体格检查、实验室检查、影像学检查（CT、MR、PET-CT 等）、内镜检查与 EUS、内镜下细针穿刺与活检、诊断性腹腔镜探查术（包括腹腔灌洗细胞学检查）等。在临床实践中，CT 胃癌 T 分期的主要方法，临床上初始 cTNM 推荐 EUS 和 CT（胸部+腹部+盆腔增强扫描，必要时口服对比剂），PET-CT、SPECT 和 MRI 可作为精确分期的补充手段。详见表 7-1。

表 7-1 胃癌 TNM 分期(AJCC 第 8 版,2017)

原发肿瘤(T)

T_X 原发肿瘤无法评估

T_0 无原发肿瘤证据

Tis 原位癌:肿瘤位于上皮内,未侵犯黏膜层

T_{1a} 肿瘤侵入固有膜或黏膜肌层

T_{1b} 肿瘤侵犯黏膜下层

T_2 肿瘤侵犯固有肌层

T_3 肿瘤侵及浆膜下层结缔组织,未侵及脏层腹膜或邻近结构(其中:侵及大小网膜且未穿透脏层腹膜视为 T_3)

T_{4a} 肿瘤穿透浆膜层(脏层腹膜)

T_{4b} 肿瘤侵及邻近结构(包括膈肌、肾上腺、肾、横结肠、小肠、胰腺、脾、肝、腹壁、腹膜后间隙)

区域淋巴结(N)

N_X 区域淋巴结无法评估

N_0 无区域淋巴结转移

N_1 区域淋巴结 1~2 个转移

N_2 区域淋巴结 3~6 个转移

N_{3a} 区域淋巴结 7~15 个转移

N_{3b} 区域淋巴结 ≥16 个转移

远处转移(M)

M_X 远处转移无法评估

M_0 无远处转移

M_1 有远处转移(包括腹腔种植、腹腔细胞学检测阳性以及非延续性延伸的大网膜肿瘤)

临床分期

Ⅰ期 T_1 N_0 M_0;T_2 N_0 M_0

ⅡA 期 T_1 $N_{1~3}$ M_0;T_2 $N_{1~3}$ M_0

ⅡB 期 T_3 N_0 M_0;T_{4a} N_0 M_0

Ⅲ期 T_3 $N_{1~3}$ M_0;T_{4a} $N_{1~3}$ M_0

Ⅳa 期 T_{4b} $N_{0~3}$ M_0

Ⅳb 期 $T_{1~4}$ $N_{0~3}$ M_1

【治疗原则与预后】

(一)治疗原则

原位癌及早期(T_1 期)胃癌首选根治性手术治疗,依据术后分期确定术后辅助治疗方案。对于早期无淋巴结转移的胃癌,可依据浸润深度选择内镜下治疗(EMR/ESD)或者传统手术方式、腹腔镜手术,术后不需要辅助化疗、放疗。进展期胃癌($T_{2~4}N_{0~3}M_0$)根治性 D2 手术是主要治疗手段,并辅助术前、术后的放射治疗及化学治疗。转移癌(任何 T、任何 N、M_1)多数采取以药物治疗为主的综合、对症治疗,对于局限的转移灶,放疗及肿瘤微波/射频/冷冻消融治疗可提高局部控制率。残胃癌在狭义上指胃良性病变手术后 5 年以上发生的原发癌,广义的也包括胃癌及其他恶性疾病胃部分切除后发生的胃癌,首选手术为主的综合治疗。

1. 手术治疗

(1)根治性手术:根治性手术是治愈胃癌的唯一方法,包括标准手术、改良手术和扩大手术。标准手术范围包括原发病灶、连同 2/3 以上的胃、D2 淋巴结清扫、局部受浸润的脏器部分切除,保证胃和十二指肠断端无肿瘤细胞残留。改良根治术的适应证为分期较早的肿瘤,切除部分胃或者全胃,并行 D1 或者 D1+淋巴结清扫。扩大手术切除的范围包括标准手术范围,还要全胃切除或联合脏器切除(受侵犯的横结肠、肝左叶、脾脏,胰体尾和贲门左、脾脉管旁的淋巴结等)和/或 D2 以上淋巴结清扫的扩大手术。

(2)非根治性手术:减瘤手术与姑息手术称为非根治手术。①减瘤手术的适应证为原发肿瘤可

以切除,但存在不可切除的肝转移、腹膜或淋巴结广泛转移时,病人可耐受手术情况下进行的胃切除。这种手术有可能消除肿瘤导致的梗阻、出血或穿孔等症状,术后再辅以化疗、靶向、免疫检查点及中药治疗,有可能延长病人的生存期,但目前多不推荐。②姑息手术主要适用于治疗肿瘤并发症(梗阻、出血),改善病人的生活质量、延长生存期。手术方式有胃姑息性切除、空肠营养管置入术、胃空肠吻合短路手术、空肠食管侧侧吻合手术、血管介入栓塞治疗等。

(3) 腹腔镜手术:腹腔镜手术具有创伤小、病人恢复快、安全性高等特点,循证医学证据证实了腹腔镜胃癌根治术的优势。目前推荐适应证为:①cT_1N_0 及 cT_1N_1 期,常规推荐腹腔镜行根治性远端胃癌根治术;②Ⅱ期及以上的胃癌,腹腔镜手术近期疗效有优势、远期疗效相当,腹腔镜下根治性远端胃切除术可在大型的医疗中心开展或作为临床研究;③腹腔镜下全胃切除目前尚无大型前瞻性研究证实其在安全性及近期、远期疗效上的优势,仅推荐在临床研究中或在有丰富经验的医疗中心开展。

(4) 内镜治疗手术:主要有 EMR、ESD 技术。EMR 即内镜下黏膜剥离切除术,ESD 即内镜下黏膜下切除术。目前 EMR/ESD 应用越来越广泛,是外科的重要替代治疗。内镜治疗推荐的绝对适应证:①<2cm 的肉眼可见的黏膜内癌(cT_{1a});②组织类型分化良好(乳头状腺癌、高分化管状腺癌、中分化管状腺癌);③无论何种大体类型,限于非溃疡型。

(5) 机器人手术系统:机器人手术系统开创微创外科的新纪元,显著提高了手术操作的稳定性、精确性和安全性。美国 FDA 于 2000 年 7 月批准达芬奇机器人手术系统临床外科治疗,达芬奇机器人手术系统辅助胃癌根治术在 2002 年被首次报道。目前推荐的机器人胃癌手术适应证与腹腔镜手术类似:①胃癌浸润深度≤T_{4a} 期;②术前、术中分期为Ⅰ、Ⅱ期;③对于胃癌手术经验丰富、机器人操作熟练的医生,可用于分期为Ⅲ期的病人。

2. 化学治疗 是进展期胃癌标准治疗,可分为新辅助化疗、辅助化疗、同步化放疗、姑息化疗、腹腔内灌注化疗等。胃癌化疗药物主要有:①抗代谢类抗肿瘤药物如氟尿嘧啶、卡培他滨、替吉奥、雷替曲塞;②植物类抗肿瘤药物如紫杉醇、多西他赛、伊立替康;③铂类药物如顺铂、卡铂、奥沙利铂;④抗肿瘤抗生素如多柔比星、表柔比星、吡柔比星。

目前胃癌的化疗方案多采用氟尿嘧啶类+铂类为主的双药联合方案。辅助与新辅助化疗、姑息化疗常用的化疗方案主要是 PF[顺铂+氟尿嘧啶+四氢叶酸钙(CF)]、XP(顺铂+卡培他滨)、SP(顺铂+替吉奥)、FOLFOX(奥沙利铂+氟尿嘧啶+CF)、XELOX(奥沙利铂+卡培他滨)、SOX(奥沙利铂+替吉奥),多西他赛联合氟尿嘧啶也是一种替代化疗方案。而三药联合方案 DCF(多西他赛+顺铂+氟尿嘧啶)、ECF/EOX(表柔比星+顺铂/奥沙利铂+氟尿嘧啶/卡培他滨)及单药方案多不常规推荐。

3. 靶向治疗 目前,胃癌的分子靶向药物包括:①以 HER-2 为靶点的药物如曲妥珠单抗、帕妥珠单抗、TDM-1;②小分子酪氨酸激酶抑制剂如拉帕替尼;③抗肿瘤血管生成类靶向药物如阿帕替尼、沙利度胺、安罗替尼、贝伐珠单抗及雷莫芦单抗等。曲妥珠单抗、帕妥珠单抗主要治疗 HER-2 或 ERBB2 阳性的病人,曲妥珠单抗+氟尿嘧啶/卡培他滨+顺铂可作为 HER-2 阳性胃癌病人的一线治疗。

4. 免疫治疗 广义免疫治疗包括肿瘤疫苗、过继细胞疗法、免疫检查点治疗等。目前狭义的免疫治疗是指免疫检查点治疗,其信号通路主要由 CTLA-4 通路和 PD-1/PD-L1 通路组成。PD-1 抗体主要有纳武单抗和派姆单抗,主要适用于 PD-L1 阳性的胃腺癌二线以上治疗或者三线以上的晚期胃腺癌。而作用于 CTLA-4 通路的药物有帕博利珠单抗,主要用于晚期胃癌的二线和三线治疗,也可用于微卫星不稳定性(MSI-H)或错配修复缺陷(dMMR)实体瘤的二线治疗。

5. 放射治疗 放疗是胃癌多学科综合治疗的重要组成部分,放疗要求病人一般状况好、ECOG(美国东部肿瘤协作组 Eastern)0~2 分或 KPS(卡诺夫斯凯计分)≥70 分,通常分为术前、术中及术后放疗,单纯放疗,姑息放疗,局部复发后放疗等。

(1) 适应证

1) 单纯放疗:不适于手术或拒绝手术者及姑息性治疗(梗阻、疼痛、出血等)、不能手术的局部晚期胃癌可行同步放化疗。

2) 术前放疗:临床开展相对较少,主要适用于对射线较敏感的胃癌如管状腺癌、乳头状腺癌及低分化癌,或者局部晚期($T_{3~4}$ 或者 N+)的较大肿瘤,手术切除难度大的术前可进行同步放化疗。

3) 术后放疗:局部晚期根治术后进行同步放化疗($T_{3~4}$ 或者 N+);姑息根治术后进行同步放化疗

（切缘阳性、原发肿瘤残存或者淋巴结残存）；<D2 手术于术后病理发现 T_3、T_4 和/或淋巴结转移。

4）术中放疗：主要目的为肿瘤切除术后的瘤床及淋巴结引流区（腹腔动脉及肝、十二指肠韧带区淋巴结）预防照射。适应证包括原发灶已切除、无腹膜及肝转移、淋巴结转移在两组以内、原发灶累及浆膜面或累及胰腺者或对残留以及未能切除的病灶给予治疗性照射，临床常主要采用电子线照射。

5）姑息放疗与局部复发后放疗：姑息放疗主要适用于晚期胃癌的姑息性治疗，包括止血、止痛、缓解压迫梗阻等；复发后放疗主要为适用于瘤床、吻合口或者区域淋巴结复发的病人，但如果条件允许，可同步放化疗，必要时再次手术。

（2）禁忌证：①恶病质；②大量腹水；③广泛远处转移；④严重的骨髓抑制、凝血功能障碍等；⑤严重的心、肺、肝等重要脏器功能障碍，不能耐受放疗；⑥无明确的病理学诊断及病人拒绝放疗者。

（3）放疗技术：临床上常用的放疗设备有直线加速器（LA）、TOMO、质子等重离子放疗装备、立体定向放疗设备、近距离放疗设备等。临床治疗常采用的放疗技术 3D-CRT、IMRT、IGRT、VMAT、SABR、TOMO、质子等重离子放疗等，而普通放疗及近距离放疗在胃癌中的应用较少。

（4）放疗靶区：依据 ICRU 靶区规定，胃癌的放疗靶区分为 GTV、CTV、ITV、PTV，肿瘤靶区 GTV、CTV 的确定依赖 CT、MRI、PET-CT/MRI 与临床医生的临床经验。具体的靶区勾画原则如下：

1）近端 1/3、贲门、胃食管结合部胃癌：术前和术后治疗范围包括近端或胃食管结合部原发癌、瘤床与吻合口外，照射野应包括远端 3~5cm 食管及高危淋巴结区域。高危淋巴结区包括食管旁/贲门旁（1、2 组）、胃小/大弯（3、4 组）、胃左动脉（7 组）、肝总动脉（8 组）、腹腔动脉周围淋巴结（9 组）、脾动脉/脾门（10、11 组）及腹主动脉周围淋巴结 a2（16a2）。

2）胃中部 1/3 胃体：术前和术后治疗范围包括肿瘤或者瘤床、吻合口和胰体，高危淋巴结区包括食管旁/贲门旁（1、2 组）、胃小/大弯（3、4 组）、幽门上下（5、6 组）、胃左动脉（7 组）、肝总动脉（8 组）、腹腔动脉周围淋巴结（9 组）、脾动脉近端（11p 组）、胰十二指肠淋巴结（沿肝动脉 12a）、胰头后淋巴结（13 组）、肠系膜上动脉/上静脉淋巴结（14 组）、腹主动脉周围淋巴结 a2（16a2）及腹主动脉周围淋巴结 b1（16b1）。

3）远端 1/3 胃窦/幽门：术前、术后放疗范围包括肿瘤或者瘤床、吻合口外，如果肿瘤侵犯胃十二指肠结合部，放射野应覆盖胰头及十二指肠第 1 和第 2 段（3~5cm）。高危淋巴结区包括胃小/大弯（3、4 组）、幽门上下（5、6 组）、胃左动脉（7 组）、肝总动脉（8 组）、腹腔动脉周围淋巴结（9 组）、脾动脉近端（11p 组）、胰十二指肠淋巴结（沿肝动脉 12a）、胰头后淋巴结（13 组）、肠系膜上动脉/上静脉淋巴结（14 组）、腹主动脉周围淋巴结 a2（16a2）及腹主动脉周围淋巴结 b1（16b1）。

4）淋巴结区域的范围需要结合临床肿瘤情况、病人耐受性及放疗并发症风险进行调整，如 6 区有淋巴结转移，则须覆盖 14 区肠系膜上动脉/上静脉淋巴结。如果有 7~12 区淋巴结转移或者 N2/3，腹主动脉周围淋巴结 b1（16b1）需覆盖。

5）PTV 依据 CTV 外扩而成，有条件可行 4D-CT 检查，勾画 ITV，在 ITV 的基础上精确勾画 GTV。

（5）放疗剂量

1）根治性放疗：2Gy/F，共 DT 54~60Gy/27~30F。

2）术后放疗：推荐 CTV 1.8Gy/F，DT 45~50.4Gy/25~28F；有肿瘤和/或残留者，可局部缩野加量照射 DT 5~10Gy。

3）术前放疗：推荐 1.8Gy/F，DT 41.4~45Gy/23~25F。

4）正常组织耐受剂量：肺 $V_{20}<25\%$，心脏 $V_{30}<30\%$，脊髓 $D_{max}<45Gy$，肾脏 $V_{20}<25\%$，小肠 $V_{45}<195cc$，肝脏 $V_{30}<30\%$ 及肝脏 $D_{mean}<25Gy$。

（6）放疗并发症：放疗的不良反应可分为急性和晚期不良反应，急性不良反应主要为血液系统毒性，表现为白细胞或者中性粒细胞计数降低，严重者可引起血小板及红细胞计数降低，需要进行人粒细胞集落刺激因子治疗，严重者需要暂停放疗。胃肠道反应也是常见的急性不良反应，表现为恶心、呕吐、反酸，严重者可出现呕血、便血及穿孔，需要积极对症治疗。晚期不良反应以胃炎最常见，其他少见的并发症有食管吻合口狭窄、小肠粘连、良性溃疡等，主要与放疗剂量相关，45~50Gy 很少发生。

6. 介入与消融治疗

（1）介入治疗：经导管动脉栓塞（TAE）、化疗栓塞（TACE）或灌注化疗（TAI）、X 线引导下支架植入是最常采用的方法,可应用于不可切除的进展期胃癌的姑息性治疗或辅助治疗、肝转移及并发症(如胃癌相关出血、梗阻)的姑息性治疗,创伤小、病人耐受性好,达到姑息性治疗的目的,具有独特的优势。

(2) 消融治疗:肿瘤消融治疗主要包括热消融治疗如微波/射频消融治疗、冷冻治疗、化学消融治疗及不可逆电穿孔治疗(IRE)等。主要适用于胃癌肝脏转移、肺转移及腹腔转移的姑息性治疗,达到减瘤改善症状的目的。

(二)预后

在我国,胃癌发病率高,死亡率高,早诊率低。临床分期是胃癌预后最重要的因素,胃癌确诊时的分期情况:Ⅰ期占4.1%、Ⅱ期占21.8%、Ⅲ期占31.7%、Ⅳ期占42.4%。我国胃癌总体5年生存率不足50%,经过规范的诊治后,依照临床分期,胃癌的5年生存率为:Ⅰ期90%~98%,Ⅱ期68.5%,Ⅲ期30.8%~50.1%,Ⅳ期16.6%。

第二节 原发性肝癌

病人,男性,55岁,因"间断右上腹不适1个月"来诊。该病人于1个月前无明显诱因出现右上腹不适,无恶心、呕吐,无腹痛、腹胀,行腹部CT检查示:肝右叶低密度影,大小约3.5cm×2.4cm,增强扫描动脉期明显强化,静脉期和平衡期强化程度减低。检查AFP:528μg/L。为求进一步诊治来院。既往:乙肝病史10余年,口服"恩替卡韦"抗病毒治疗。

问题:
1. 原发性肝癌的诊断方法有哪些?
2. 原发肝癌的分类及治疗原则是什么?

0702

视频:肝癌的防治:正确认识"乙肝"

原发性肝癌是指起源于肝脏的恶性肿瘤,在我国发病率居第3位,死亡率居第2位,严重威胁我国人民的生命和健康。原发性肝癌主要包括肝细胞癌(hepatocellular carcinoma,HCC)、肝内胆管癌(intrahepatic cholangiocarcinoma,ICC)和肝细胞癌-肝内胆管癌混合型3种不同病理类型,其中肝细胞癌占85%~90%。肝细胞癌的发病与HBV或HCV感染、黄曲霉毒素摄入及长期饮用不洁水有关;此外,吸烟、饮酒、缺硒等亦被认为与肝细胞癌的发病相关。肝癌的高发年龄集中在40~60岁。肝癌主要的治疗手段有手术、局部消融、经导管动脉化疗栓塞、放疗、化疗、分子靶向治疗和免疫治疗等。

【诊断方法】

(一)症状

肝癌早期一般无特殊症状,少数病人可有上腹闷胀、腹痛、乏力和食欲减退等慢性肝病表现。早期肝癌多于体检时发现。一旦出现肝癌典型症状,一般已达中、晚期。

1. **肝区疼痛** 半数以上病人肝区疼痛为首发症状,多为持续性钝痛、刺痛或胀痛。主要是由于肿瘤迅速生长,使肝包膜张力增加所致。

2. **消化道症状** 部分病人可伴有食欲减退、恶心、呕吐、腹胀、腹泻等症状,缺乏特异性,易被忽视。

3. **全身症状** 主要表现为乏力、消瘦、发热等,晚期可出现贫血、下肢水肿、皮下出血及恶病质。

4. **肝癌并发症** 主要有肝功能障碍、肝性脑病、肝性肾病、上消化道出血、肿瘤破裂出血及继发感染等。

5. **转移症状** 肝癌如发生肺、骨、脑等转移,可产生咳嗽、骨痛、头痛等相应症状。

6. **副癌综合征** 即肝癌组织本身代谢异常或肝癌间接导致机体产生的内分泌或代谢紊乱的少见综合征,如低血糖症、红细胞增多症、高钙血症、高纤维蛋白原血症、高胆固醇血症等。

(二)体征

早期肝癌无特殊阳性体征,先前有肝炎、肝硬化基础者也会有类似的体征出现,容易被忽视。如

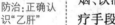

出现肝癌典型体征,则预示病期较晚。

1. 肝大　肝脏可因原有肝硬化基础而弥漫性增大,也可因较大的肿瘤而发生局部增大,或两者同时存在。往往呈进行性增大,质硬,常有触压痛,可伴有弥漫的结节或可触及巨块样肿物。

2. 血管杂音　当肿瘤的血供丰富或侵犯被膜时,可以闻及动脉血管杂音及肝脏被膜摩擦音。

3. 黄疸　皮肤巩膜黄染,常在晚期出现,由于肿瘤或肿大淋巴结压迫胆管引起胆道梗阻所致,也可因肝细胞损害直接导致。

4. 门静脉高压征象　在原有肝硬化基础上进一步加重的脾大、腹壁静脉曲张、腹水等体征。

(三)实验室检查

1. 常规检查　即血常规、凝血功能、肝肾功能、电解质等检查,血清中 γ-谷氨酰转肽酶及其同工酶、碱性磷酸酶、乳酸脱氢酶同工酶可高于正常,还可出现凝血酶原异常。以上检查缺乏特异性。

2. 肿瘤标志物　血清甲胎蛋白(AFP)是用于肝癌诊断及监测的重要肿瘤标志物,在70%的肝细胞癌病人中可升高,具有一定特异性。在具有肝硬化及 HBV 和/或 HCV 感染证据、具有典型HCC 影像学特征的病人中,如果血清 AFP≥400μg/L 持续 1 个月以上或 AFP≥200μg/L 持续 2 个月以上,并能排除妊娠、活动性肝病、生殖腺胚胎性肿瘤等,不需要病理学证据,即可考虑肝细胞癌的诊断。在肝内胆管癌病人血清中,会出现 CA199 的升高。另外,CEA 也可作为肝癌的肿瘤标志物。

3. 肝炎病毒感染检查　我国肝癌病人中,90%以上有乙型肝炎和/或丙型肝炎感染,肝炎病毒感染检查对肝癌的诊断和治疗具有重要意义。

(四)影像学检查

在肝癌的诊断与治疗中,影像学检查有着重要的地位,临床上常用的影像学检查有超声、CT、MRI、数字减影血管造影(DSA)、PET-CT 等。

1. 超声检查　具有简便、灵活、直观的特点,是临床上最常用的肝脏影像学检查方法。常规超声筛查可以早期、敏感地检出肝内可疑占位性病变。彩色多普勒血流成像可观察病灶内血供情况,也可明确病灶与肝内重要血管的毗邻关系。实时超声造影技术可揭示肝肿瘤的血流动力学动态变化,帮助鉴别不同性质的肝肿瘤。

2. CT 检查　具有较高的分辨率,对肝癌的诊断符合率可达90%以上,可检出直径 1.0cm 左右的早期肝癌且能全面、客观地反映肝癌的影像学特征。多采用平扫+增强扫描方式(常用碘对比剂),肝癌病灶在平扫时大多呈低密度或等密度,增强扫描动脉期呈不均匀明显强化,静脉期及平衡期强化程度减低,即"快进快出"现象,为诊断肝癌的特征性征象,见图7-3。

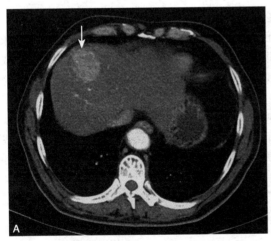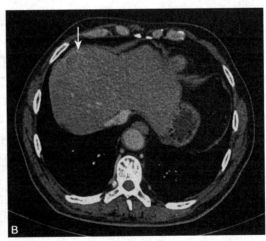

图 7-3　原发性肝癌 CT 图像
A.动脉期呈高密度;B.门静脉期呈低密度。

3. MRI 检查　无辐射、组织分辨率高、多方位、多序列参数进行形态成像,并可进行功能成像,包括弥散加权成像、灌注加权成像和波谱分析等。肝癌病灶的 T_1WI 一般显示为相对低信号,T_2WI 一般显示为相对高信号,两者内部均可见混杂信号,见图7-4。常规采用平扫+增强扫描方式(常用对比剂Gd-DTPA),若使用肝细胞特异性对比剂(Gd-EOB-DTPA),可提高≤1.0cm肝癌的检出率且有助于鉴别诊断。肝癌在增强MRI上的影像特征与CT大致相同,呈"快进快出"征象。

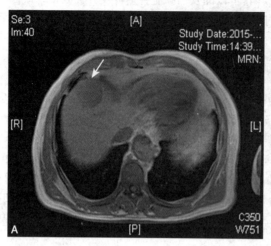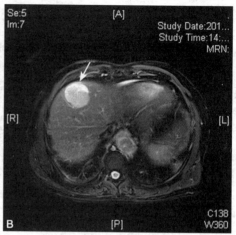

图7-4 原发性肝癌MRI图像

4. 数字减影血管造影(digital subtraction angiography,DSA) 是一种有创性检查,可用于评估病变范围、了解肝内播散情况,同时可进行局部化疗或碘油栓塞等治疗,肝癌破裂急性出血治疗也可在DSA下进行治疗。

5. PET-CT检查 PET-CT全身显像可以评估肿瘤的原发病灶活性和全身转移情况,有助于诊断、分期、评价疗效、监测随访。将PET-CT与放疗定位CT进行图像融合,可指导放疗靶区的勾画。碳-11(11C)标记的乙酸盐或胆碱PET显像可提高对高分化肝癌诊断的灵敏度。

(五)肝脏穿刺活检

具有典型肝癌影像学特征的占位性病变、符合肝癌临床诊断标准的病人,通常不需肝穿刺活检进行确诊。对于缺乏典型肝癌影像学特征的占位性病变,肝穿刺活检可获得病理学诊断,对确诊、指导治疗、判断预后非常重要。肝穿刺活检需在超声或CT引导下进行。

肝癌临床诊断的价值

肿瘤诊断的"金标准"一般为病理学诊断,在肝癌的诊断中,也可不需病理学诊断即作出临床诊断,临床诊断标准要求至少同时满足以下3项条件中的2项:①具有肝硬化以及HBV和/或HCV感染的证据。②典型的HCC影像学特征,CT和/或MRI检查显示肝脏占位在动脉期强化、静脉期及平衡期强化程度减低,即"快进快出"现象,其中,如果肝脏占位直径≥2cm,需要CT或MRI中任何1项影像学检查显示肝脏占位具有肝癌特征,如果肝脏占位直径1~2cm,需要CT、MRI或超声中的2项影像学检查均显示肝脏占位具有肝癌特征。③血清AFP≥400μg/L持续1个月或AFP≥200μg/L持续2个月,并且能够排除其他原因引起的AFP升高,包括妊娠、生殖系胚胎源性肿瘤、活动性肝病及转移性肝癌等。

【分类与分期】

(一)分类

1. 按病理类型 分为肝细胞癌(HCC)、肝内胆管癌(ICC)、混合型肝癌(即HCC-ICC混合型肝癌),见彩图7-5。

2. 按大体形态 分为结节型、巨块型和弥漫型。

3. 按生长方式 分为浸润型、膨胀型、浸润膨胀混合型及弥漫型。

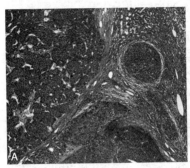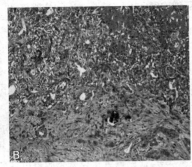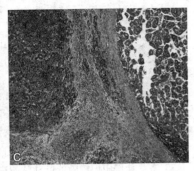

图 7-5　原发性肝癌病理图片
A. 肝细胞癌；B. 肝内胆管癌；C. 混合型肝癌。

4. 按病灶大小　微小癌(直径<1cm)、小肝癌(单个癌结节最大直径≤3cm,或多个癌结节数目不超过 2 个,最大直径总和≤3cm)、中肝癌(3cm<直径≤5cm)、大肝癌(5cm<直径≤10cm)和巨块型肝癌(直径>10cm)。其中小肝癌生长较慢、恶性程度偏低、发生转移的可能性较小,预后较好。

（二）临床分期

肝癌的分期对于预后的评估、选择合理的治疗方案至关重要。影响肝癌病人预后的因素很多,包括肿瘤因素、病人一般情况及肝功能情况。肝癌病理类型中,肝细胞癌占85%~90%。常用的分类、分期标准一般针对肝细胞癌。常用的有巴塞罗那分期(BCLC)、UICC/AJCC 分期。BCLC 分期比较全面地考虑了肿瘤、肝功能状态(Child-Pugh 分级,表 7-2)和全身情况(PS 评分),与治疗原则联系起来,并且具有循证医学高级别证据的支持,目前应用广泛,BCLC 分期,见表 7-3。UICC/AJCC 分期是最规范的肿瘤分期方式,但却忽视了对病人肝功能状态和全身情况的评价,见表 7-4。

表 7-2　肝功能 Child-Pugh 分级

	评　分		
	1	2	3
总胆红素/(μmol·L^{-1})	<34	34~51	>51
清蛋白/(g·L^{-1})	>35	28~35	<28
凝血酶原时间延长/s	1~3	4~6	>6
腹水	无	轻度	中等量
肝性脑病/级	无	1~2	3~4

A 级:5~6 分;B 级:7~9 分;C 级:≥10 分。

表 7-3　肝癌 BCLC 分期

期别	PS 评分	肿瘤状态		肝功能状态
		肿瘤数目	肿瘤大小	
0 期:极早期	0	单个	<2cm	没有门脉高压
A 期:早期	0	单个	任何	Child-Pugh A~B
		3 个以内	<3cm	Child-Pugh A~B
B 期:中期	0	多结节肿瘤	任何	Child-Pugh A~B
C 期:进展期	1~2	门脉侵犯或 N$_1$、M$_1$	任何	Child-Pugh A~B
D 期:终末期	3~4	任何	任何	Child-Pugh C

表 7-4 肝细胞癌 TNM 分期(AJCC 分期第 8 版,2017)

原发肿瘤(T)

T_X　原发肿瘤不能评估

T_0　无原发肿瘤的证据

T_{1a}　肿瘤直径≤2cm

T_{1b}　肿瘤直径>2cm 且没有血管受侵

T_2　肿瘤直径>2cm 且存在血管受侵,或多发病灶且单病灶直径不大于 5cm

T_3　多发病灶且至少一个单病灶直径>5cm

T_4　病灶侵犯门静脉或肝动脉的主要分支,或肿瘤直接侵及除胆囊以外的邻近脏器,或侵透内脏腹膜

区域淋巴结(N)

N_X　区域淋巴结转移无法确定

N_0　无区域淋巴结转移

N_1　有区域淋巴结转移

远处转移(M)

M_X　远处转移不能确定

M_0　无远处转移

M_1　有远处转移

临床分期

Ⅰ A 期　T_{1a}　N_0　M_0

Ⅰ B 期　T_{1b}　N_0　M_0

Ⅱ 期　T_2　N_0　M_0

Ⅲ A 期　T_3　N_0　M_0

Ⅲ B 期　T_4　N_0　M_0

Ⅳ A 期　任何 T　N_1　M_0

Ⅳ B 期　任何 T　任何 N　M_1

【治疗原则与预后】

(一)治疗原则

　　肝癌治疗的特点是多种方法、多学科共存。因此肝癌诊疗须重视多学科诊疗团队的模式,避免单学科治疗的局限性。合理治疗方法的选择需要有高级别循证医学依据支持。

　　1. 手术治疗　肝癌的手术治疗是肝癌病人获得长期生存最重要的手段,主要包括肝癌切除术和肝移植术。

　　(1) 切除术的适应证

　　1) 肝脏储备功能良好的 Ⅰ A 期、Ⅰ B 期和 Ⅱ A 期肝癌是手术切除的首选适应证。

　　2) 部分 Ⅱ B 期和 Ⅲ A 期肝癌病人中,手术切除有可能获得比其他治疗方式更好的效果,但需更为谨慎的术前评估。肿瘤数目≤3 枚的多发性肝癌病人可能从手术中获益。

　　3) 对于其他 Ⅱ B 期和 Ⅲ A 期肝癌,如有以下情况也可考虑手术切除:①如肿瘤数目>3 枚,但肿瘤局限在同一段或同侧半肝者,或可同时行术中射频消融处理切除范围外的病灶;②合并门静脉主干或分支癌栓者,若肿瘤局限于半肝且预期术中癌栓可完整切除或取净,可考虑手术切除肿瘤并经门静脉取栓,术后再结合 TACE、门静脉化疗或其他全身治疗措施;③合并胆管癌栓且伴有梗阻性黄疸,肝内病灶亦可切除的病人;④伴有肝门部淋巴结转移者,切除肿瘤的同时行淋巴结清扫或术后外照射治疗;⑤周围脏器受侵犯,但可一并切除者。

　　(2) 肝移植手术:肝移植是肝癌根治性治疗手段之一,尤其适用于有失代偿肝硬化背景、不适合切除的小肝癌病人。国际适应证标准有米兰标准和美国加利福尼亚大学旧金山分校标准,国内标准包括杭州标准、上海复旦标准、华西标准和三亚共识等。各家标准对于无大血管侵犯、淋巴结转移及肝外转移的要求都比较一致,但是对于肿瘤大小和数目的要求不尽相同。

　　2. 局部消融治疗　局部消融治疗是局部采用物理或化学的方法直接杀灭肿瘤组织的一类治疗手

段。主要包括射频消融（RFA）、微波消融（MWA）以及无水乙醇注射治疗（percutaneous ethanol injection，PEI）等。肝癌病人大多合并肝硬化，或者在确诊时大部分病人已达中晚期，能获得手术切除机会的病人为20%~30%，局部消融治疗可使不能耐受手术切除的病人获得根治机会。

（1）RFA：是肝癌微创治疗最具代表性的消融方式，其优点是操作方便，疗效确切。对于直径≤3cm的肝癌病人，RFA的无瘤生存率略逊于手术切除。RFA可使肿瘤整体灭活并尽量减少正常肝组织损伤，治疗前需进行精确的影像学检查，以对肿瘤浸润范围和卫星灶进行确认，见彩图7-6。

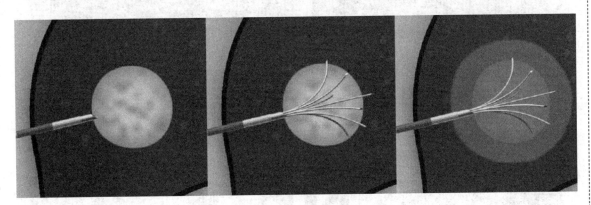

图7-6 原发性肝癌射频消融示意图

（2）MWA：是我国常用的热消融方法，在局部疗效、并发症发生率以及远期生存方面与RFA相比都无显著差异。MWA技术也能一次性灭活肿瘤，血供丰富的肿瘤，可先凝固阻断肿瘤主要滋养血管，再灭活肿瘤。温度监控系统可以调控有效热场范围，保证凝固效果。

（3）PEI：PEI对直径≤2cm的肝癌消融效果确切，远期疗效类似于RFA。PEI的优点是安全，特别适用于癌灶贴近肝门、胆囊及胃肠道组织者。

3. 经导管动脉化疗栓塞（transcatheter arterial chemoembolization，TACE） 亦称介入疗法，是目前肝癌非手术治疗的最常用方法之一（图7-7）。TACE的适应证：

（1）ⅡB期、ⅢA期和ⅢB期的部分病人，肝功能分级Child-Pugh A或B级，ECOG评分0~2。

（2）可以手术切除，但由于其他原因（如高龄、严重肝硬化等）不能或不愿接受手术的ⅠB期和ⅡA期病人。

（3）多发结节型肝癌。

（4）门静脉主干未完全阻塞，或虽完全阻塞但肝动脉与门静脉间代偿性侧支血管形成。

（5）肝肿瘤破裂出血或肝动脉-门静脉分流造成门静脉高压出血。

（6）控制局部疼痛、出血以及栓堵动静脉瘘。

（7）肝癌切除术后，DSA造影可以早期发现残癌或复发灶，并给予介入治疗。

4. 放射治疗 放疗分为外照射放疗和内照射放疗。外照射放疗是利用放疗设备产生的射线（光子或粒子）从体外对肿瘤进行照射。内照射放疗是利用放射性核素，经机体管道或通过针道植入肿瘤内，从内部照射肿瘤。

（1）放疗适应证

1）中央型肝癌切缘距肿瘤≤1cm的窄切缘术后可以辅助放疗。

2）对小肝细胞癌不宜手术切除者，可行立体定向放疗。

3）对伴有门静脉/下腔静脉癌栓或肝外转移的ⅢA期、ⅢB期肝癌病人，可行姑息性放疗，有一部分病人肿瘤缩小或降期，可获得手术切除机会。

4）对肝外转移（包括淋巴结转移、肺转移、骨转移、肾上腺转移、脑转移、腹膜和胸膜转移等），放疗可减轻疼痛、梗阻或出血等症状，使肿瘤发展减缓。

5）肝癌肝移植前，也可行局部放疗。

（2）放疗禁忌证：肝功能为Child-Pugh C是肝内病灶放疗的相对禁忌证。

（3）放疗技术：3D-CRT和IMRT可使肿瘤区达到高剂量，同时尽量降低周围正常组织、器官的剂

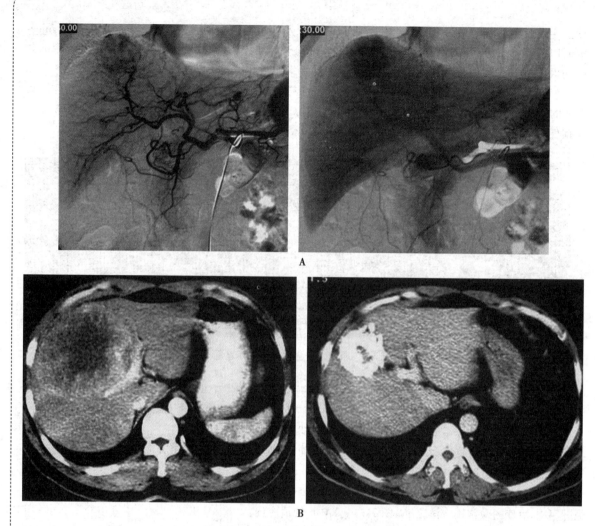

图 7-7　原发性肝癌的动脉化疗栓塞（TACE）
A. 原发性肝癌选择性动脉造影；B. 原发性肝癌化疗栓塞后病灶缩小。

量。IGRT 可以纠正分次治疗之间的摆位误差，也可以观察肿瘤的治疗反应情况。Tomotherapy（肿瘤断层放射治疗）适合多发病灶的肝癌病人。SBRT 能使射线聚焦到肿瘤，同时使肿瘤之外的射线梯度快速下降。SBRT 需要有个体化图像校正、4D-CT 的影像引导或肿瘤追踪系统。体位固定采用腹部加压，减少肝脏的呼吸动度，压腹部位在剑突与脐连线上半部，可最大程度地减小肝脏呼吸动度。质子和重离子放疗剂量分布具有 Bragg 峰的特点，可以减少正常组织或器官受照。

（4）靶区勾画

1）GTV：应参考增强 CT 的动脉期、静脉期；MRI 对肝内病灶显示较清楚，可与定位 CT 图像融合后进行勾画；PET-CT 可以了解肿瘤代谢情况及肝外病灶情况。靶区的确定应尽量使用多种影像学资料互相参考。

2）CTV：肝癌出现淋巴引流区转移较少见，因此如无淋巴结转移，一般不包括淋巴引流区，对局限于肝内的病灶、癌栓、肾及肺等转移病灶的 CTV 为影像学可见的病灶外扩 2～4mm。但是对已经出现淋巴结转移的病人，必须包括其下一站的淋巴引流区作为 CTV。

3）PTV：在常规放疗技术情况下，一般在 CTV 基础上外扩 5～15mm。目前可采取多种技术以减少呼吸运动带来的影响，如门控技术、实时追踪技术和呼吸控制技术，还可根据 4D-CT 确定内靶区（ITV）等。

4）照射野设计：要充分利用正常肝组织的强大再生能力，在设计放射野时（尤其是大肝癌），最好能保留一部分正常肝组织不受照射，从而使部分正常肝组织能得到再生。

（5）放疗剂量：常规分割剂量的情况下，肿瘤的放疗剂量取决于全肝和/或周围胃肠道的耐受量，根据情况给予 40~70Gy,1.8~2.0Gy/F。立体定向放疗时,推荐放疗总剂量 30~60Gy,3~6F 完成,如肝功能为 Child-Pugh A 级、正常肝体积超过 700ml,则单次不超过 15Gy,共计 3F,如正常肝体积大于 800ml,则单次可达 18Gy,共计 3F。

(6)正常组织耐受剂量:肝功能为 Child-Pugh A 者,常规分割放疗时,全肝的耐受量为 28~30Gy,低分割放疗(每次分割剂量 4~8Gy)全肝的耐受量为 23Gy。肝功能为 Child-Pugh B 者,肝脏对射线的耐受量明显下降。伴有肝硬化和脾功能亢进的病人,胃肠道淤血和凝血功能差,胃肠道的放射耐受性会进一步降低。

(7)内照射放疗:包括⁹⁰Y 微球疗法、¹³¹I 单克隆抗体、放射性碘化油、¹²⁵I 粒子植入等。其中,放射性粒子植入使用较为广泛,在肿瘤组织内或在受肿瘤侵犯的管腔(门静脉、下腔静脉或胆道)内植入放射性粒子后,通过产生低能 X 射线、γ 射线或 β 射线,持续照射肿瘤,最大程度杀伤肿瘤细胞。肝癌的粒子植入技术包括组织间植入、门静脉植入、下腔静脉植入和胆道内植入,分别治疗肝内病灶、门静脉癌栓、下腔静脉癌栓和胆管内癌或癌栓。

(8)放疗并发症及处理:肝癌放疗的急性并发症主要包括肝功能损伤、转氨酶升高、血细胞计数下降、恶心、呕吐等,严重者可有上消化道出血。多数急性并发症程度较轻,在治疗后可恢复,不影响放疗的进行。较严重者可给予针对性的处理,确保放疗的顺利进行。放疗远期并发症主要为放射诱发的肝病(radiation induced liver disease,RILD),一般发生于放疗后 4 个月内,临床表现为短期内迅速出现肝大以及大量腹水,伴转氨酶的异常升高。RILD 一旦发生,死亡率很高。因此,医生在制订放疗计划时,要充分评估病人的身体状况,尤其重视对肝功能 Child-Pugh 分级的评价。根据病人的具体情况制订合理的放疗方案,尽量避免 RILD 的发生。

5. 靶向治疗 索拉非尼仍然是唯一获得 FDA 批准治疗晚期肝癌的分子靶向药物,在晚期肝癌病人中使用索拉非尼具有一定的生存获益。应用时需注意对肝功能的影响。最常见的不良反应为腹泻、体重下降、手足综合征、皮疹、心肌缺血以及高血压等,可用于肝功能 Child-Pugh A、B 级的病人。

6. 化学治疗 多柔比星、顺铂等传统的细胞毒性药物在肝癌中的有效率均不高且毒副作用大,可重复性差。一个主要原因为化疗药物不但会激活乙肝病毒复制,还会损害病人的肝功能,加重肝炎肝硬化,导致化疗无法带来生存效益。含奥沙利铂的 FOLFOX4 方案(奥沙利铂+CF+氟尿嘧啶)在整体反应率、疾病控制率、无进展生存期、总生存期方面均优于传统化疗药物。因此,奥沙利铂在我国被批准用于治疗不适合手术切除或局部治疗的局部晚期和转移性肝癌。

7. 免疫治疗 肝癌免疫治疗主要包括免疫调节剂(干扰素 α、胸腺素等)、免疫检查点阻断剂(CTLA-4 阻断剂、PD-1/PD-L1 阻断剂等)、肿瘤疫苗、细胞免疫治疗。这些治疗手段均有一定的抗肿瘤作用。

(二)预后

全球原发性肝癌发病率占恶性肿瘤发病率的第 7 位,死亡率占第 3 位。影响肝癌病人预后的因素主要有基础肝病(慢性肝炎、肝硬化)、治疗方法的选择、肿瘤特性(多中心发生的肿瘤预后差)、身体免疫状况等。我国的肝癌病人,多发生在慢性肝炎或者肝硬化的基础之上,起病隐匿,早期症状不明显,确诊时大多数病人已是局部晚期或发生转移,预后很差。目前随着血清甲胎蛋白和肝脏超声联合筛查手段在肝炎和肝硬化病人中的应用,手术切除率增长到 30% 以上。但是,即使是可手术病人,5 年复发率也高达 70% 以上。所以,原发性肝癌强调多学科规范化的综合治疗,以提高病人的生存率。

第三节 结直肠癌

结直肠癌(colorectal cancer,CRC)是指原发于结肠、直肠黏膜细胞的恶性肿瘤,是发病率、死亡率居第 5 位的恶性肿瘤。我国的发病率逐年升高,但是早期诊断率较低。结直肠癌的危险因素包括溃疡性结肠炎、克罗恩病(Crohn disease)、高脂肪低纤维素饮食、结直肠息肉病、遗传因素(如家族性腺瘤性息肉病、黑斑息肉综合征)和其他因素(如血吸虫病)。吸烟、盆腔受照射及环境因素也有一定的相关性。发病年龄多在 40 岁以上,男性多于女性。结直肠癌的治疗方法有手术、放疗、化疗及分子靶向治疗等。

【诊断方法】

（一）症状

早期结直肠癌症状隐匿、无特异性症状，早期症状多为非特异性的腹部不适、腹痛、恶心、食欲减退及排便不适感等，容易误诊为良性疾病。而进展期结直肠癌，症状逐渐加重，有可能出现明显的症状。结直肠癌因部位不同可出现不同的症状。常见的症状有原发肿瘤相关症状、转移相关症状、全身症状和副肿瘤综合征。

1. 原发肿瘤相关症状

（1）右半结肠癌：腹部不适或腹痛的主要症状，可伴有黑便、食欲减退、恶心、呕吐等消化系统症状。右半结肠癌多见缺铁性贫血，表现乏力、易疲劳、甲床苍白等症状。

（2）左半结肠癌：临床上以肠道梗阻为基础的大便习惯及性状改变、便秘、腹泻、黑便或者便血、腹痛、腹胀等。新鲜便血提示肿瘤位于左半结肠末端或直肠。

（3）直肠癌：①大便异常如便血、大便变形或变细，也可出现黏液便或脓血便；②直肠刺激症状，多表现为肛门下坠感、里急后重、便之不尽感，常伴有腹胀及下腹不适；③肠梗阻症状：通常是肿瘤侵犯肠管引起狭窄时，有排便困难、腹痛、腹胀及恶心呕吐，严重者可见肠型并有肠鸣音亢进等。

（4）局部浸润相关症状：结直肠癌生长以浸润方式为主，局部侵犯周围组织或器官，引起周围器官的临床症状。直肠癌侵犯骶神经丛可导致腰骶部持续性疼痛、肛门失禁等症状。

2. 转移相关症状 淋巴转移常见的部位为锁骨上淋巴结转移、纵隔淋巴结转移、腹股沟及盆腔淋巴结转移等，可引起头颈部肿胀、胸痛、胸闷及腹部不适、下肢水肿等症状。血行转移的常见部位为肝脏、肺部、骨等，可引起肝区不适、厌食、厌油、消瘦、黄疸、胸闷、骨痛等症状。结直肠癌也可种植转移盆腔器官，可引起下腹部不适、会阴部疼痛、里急后重等症状，严重者可导致恶性腹腔积液。

3. 全身症状 常见有消瘦、乏力、贫血、黄疸、低热、恶病质等。

4. 副肿瘤综合征 指由原发肿瘤或转移灶间接引起，由肿瘤产物或其他不明原因导致的内分泌、神经、消化、造血、骨关节、肾脏及皮肤等系统的病变，往往会累及神经系统。类癌综合征是多发生于胃肠道的一类特殊副肿瘤综合征，症状有皮肤潮红、支气管痉挛、腹泻等。

（二）体征

结直肠癌的体征来源于规范的体格检查，直肠指诊是直肠癌特殊的体格检查方法，常规推荐对疑似病人进行肛门直肠指检。

1. 原发肿瘤相关体征

（1）腹部肿块：早期肿块较小、容易随肠道活动，不容易被触及。晚期肿瘤容易侵犯周围组织，可触及固定的肿块，质硬，表面粗糙，可有压痛或伴有反跳痛。如果肿瘤位于直肠末端，肛诊可触及肿物或盆底结节灶。

（2）腹部压痛：多数为定位不明确的深压痛，如果肿瘤侵犯周围组织或者穿孔，病人会出现明显压痛、反跳痛等腹膜刺激征。

（3）肠梗阻：结直肠癌生长压迫或者腹腔播散均可引起部分或完全性肠梗阻，多为低位的消化道梗阻，可有明显胃肠型、蛙状腹、全腹压痛等阳性体征。

（4）大便习惯及性状改变：主要为大便变细、血便、黏液便、黑便等。

（5）腹腔积液：主要是结直肠癌穿透浆膜层、累及周围组织或有腹膜转移等，常见体征为蛙状腹、移动性浊音阳性、液波震颤等。

2. 转移相关症状 结直肠癌的远处转移以淋巴转移和血行转移为主。淋巴转移常见的部位为锁骨上淋巴结转移、纵隔淋巴结转移、腹股沟及盆腔淋巴结转移等，查体可发现相应区域的淋巴结肿大，质地较硬，活动差，有可能融合成团。血行转移的常见部位为肝脏、肺部、骨等，可以出现肝大、黄疸、骨肿物、病理性骨折等阳性体征。盆腔种植转移，直肠指检可发现膀胱直肠窝或子宫直肠窝的转移灶，并可发现移动性浊音等恶性腹腔积液体征。

3. 全身体征 常见的全身体征有消瘦、贫血貌、黄疸、恶病质、副肿瘤综合征相关体征等，全身症状与体征的出现往往提示肿瘤预后不良。

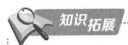

知识拓展

结直肠癌转移途径

结直肠癌转移途径主要有3个:淋巴转移、血行转移、浸润与种植。

1. 淋巴转移 通常由近及远扩散,但也存在跨越转移。常见转移顺序为:①肠壁脂肪垂内淋巴结;②结肠旁淋巴结(邻近结肠壁系膜内);③系膜血管淋巴结,即中间淋巴结组;④系膜根部淋巴结(结肠系膜根部)。

2. 血行转移 肿瘤细胞或癌栓沿门静脉系统到达的首站是肝脏,然后通过血流转移到肺、脑、骨等其他脏器。血行转移通常是由肿瘤侵犯毛细血管、小静脉引起,需要注意按压肿瘤、手术时挤压瘤体、甚至梗阻时的剧烈肠蠕动都可能导致肿瘤细胞进入血液。结直肠癌的血行转移最常见的部位是肝脏,30%的病人在手术前可能存在无法检测的隐匿性肝转移,约50%的病人会在术前或术后发生肝转移。

3. 浸润与种植 肿瘤可直接浸润周围组织与脏器。肿瘤细胞也可脱落在腹腔内,种植到其他组织的黏膜上。转移灶多呈白色或灰白色结节状或粟粒状,质硬。全腹腔种植转移的病人可引起癌性腹膜炎、冰冻骨盆、肠梗阻及腹腔积液等。

(三)实验室检查

1. 常规检查 实验室常规检查是准确评估病人一般状况的基础。推荐常规检测:①血常规、尿常规、大便常规及潜血试验;②肝功能、肾功能、无机离子等生化检查;③如需进行结肠镜、活检或手术治疗的病人,还需进行必要的凝血功能检测、病毒系列检查等。

2. 肿瘤标志物 常用的肿瘤标志物包括CEA、CA199等,主要用于结直肠癌的疗效判断及随访。AFP用于有肝转移病人,而CA125适用于有腹膜、卵巢转移病人。

(四)影像学检查

1. X线检查 X线钡剂灌肠检查是结直肠癌诊断与筛查的常规检查,疑似肠梗阻病人是钡剂灌肠检查的禁忌。结直肠癌的X线检查表现依据不同类型而各有特点,常见的共性表现有:黏膜充盈缺损或者龛影、管壁僵硬或者增厚、管腔狭窄、蠕动消失,部分肠壁发现明显的肿块。排泄性尿路造影用于肿瘤侵及尿路的病人,不推荐常规检查。

2. CT检查 CT检查可对结直肠癌进行定位诊断,可判断浸润范围、深度、周围器官浸润情况、局部淋巴结及远处转移,进行精确的TNM分期。推荐CT平扫/增强扫描机+多角度重建影像技术,CT仿真内镜技术及三维重建技术提供更加直观、无创的诊断方法。建议CT检查时使用口服或者静脉增强剂。结直肠癌的CT表现有:①肠壁或者肠腔肿块或者肠壁环形、半圆形增厚,也可表现为肠壁管状不规则增厚、僵硬和管腔狭窄;②肿瘤密度多不均匀,可有低密度的缺血坏死区;③肿瘤常呈分叶状和不对称性生长;④肿瘤内砂砾样钙化是黏液性腺癌特异性的征象;⑤增强扫描时以中度强化为主,肿瘤CT值可升高10%~30%;⑥浸润及转移征象如直肠周围间隙消失、肝脏转移灶、腹腔淋巴结肿大、大网膜转移灶等。结直肠癌的CT影像见图7-8。

3. MRI检查 MRI是结直肠癌推荐的常规检查项目,软组织对比度和分辨率高,可以清晰显示肠壁结构及肿瘤组织。建议MRI扫描前应用山莨菪碱抑制肠蠕动,防止尾影。建议行非抑脂、小FOV轴位高分辨T_2WI扫描及多期动态增强扫描序列等技术,动态对比度增强剂(DCE)及DWI扫描可以检测治疗的生物学和功能效应,对治疗评估具有重要意义。为发现肝内1cm以下的小病灶,有条件者可

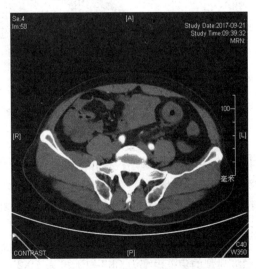

图7-8 结直肠癌的CT图像

行肝脏细胞特异性造影剂增强 MRI。另外 MRI 对直肠系膜筋膜(MRF)受侵的诊断价值高,尤其对于低位直肠癌。腔内 MRI 是常规 MRI 检查的另外一个选择,可以更好地判断肿瘤浸润及淋巴结转移情况。

4. PET-CT 一般初诊病人不推荐常规检查,但是 PET-CT 可以改变约 1/3 晚期结直肠癌的治疗方案,具有重要的临床价值。目前主要推荐使用术前检查提示为Ⅲ期以上肿瘤或病情复杂、常规检查无法明确诊断的病人。对于持续 CEA 升高,而常规检查阴性的病人可考虑 PET-CT 检查。[18]F-脱氧葡萄糖(FDG)是最常用的造影剂,结直肠癌表现为 SUV>2.5 的高代谢区,假阴性见于印戒细胞癌和黏液细胞癌的病人。

5. 直肠内超声(endorectal ultrasonography,ERUS) 直肠癌术前检查、术后监测首选 ERUS 检查。ERUS 可准确鉴别早期癌与进展期癌,特异性高,可以进行更精确的 T、N 分期,同时可引导进行精确的细针抽吸组织活检。直肠癌典型的 ERUS 声像图表现为:肠壁出现半环状、环状增厚、强弱不等的实质性光团影,表面凹凸不平,内部回声不均匀,边界不规整。

（五）内镜检查

常用的内镜器械包括直肠镜、乙状结肠镜、结肠镜、胶囊内镜、色素内镜及电子染色内镜等。结肠镜适应证广、应用也最广泛,直肠镜、乙状结肠镜适用于距肛门较近的病变,适应证较少。目前常规推荐疑似结直肠癌病人如无禁忌,均首选全结肠镜检查。内镜可直观地检查病变的大小、形态、距肛缘位置、局部浸润情况,并可行病理学活组织检查。

（六）病理学检查

病理学诊断是确诊结直肠癌的"金标准",结直肠癌的病理学诊断包括组织病理学检查和细胞学诊断。

1. 组织病理学检查 组织病理学检查对结直肠癌,尤其是早期诊断和鉴别诊断以及指导临床治疗及预后判断有决定性意义。组织病理学检查取得肿瘤组织的方法主要有手术切除、内镜活组织检查及经皮穿刺活检术。组织病理学是确诊结直肠癌的首选,其可观察到肿瘤细胞本身的病理类型、分化程度、肿瘤的结构等,并且能对肿瘤及其周围的免疫反应提供信息,是指导临床治疗及预后判断的"金标准"。结直肠癌的病理见彩图 7-9。

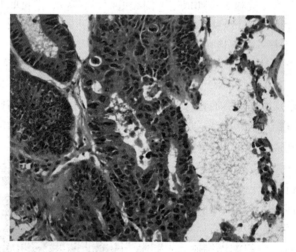

图 7-9 结直肠癌病理图片

2. 细胞学诊断 结直肠脱落细胞学检查不易获得满意的标本,临床应用相对较少,不作为常规推荐检查。实用脱落细胞学检查有内镜直视下刷取及病灶指检涂片法,可选的方法有直肠冲洗、细针穿刺涂片、线网气囊擦取等。如发现恶性细胞有诊断意义,但临床上多见可疑恶性或核略大、染色质增多的核异质细胞,往往不能获得最终诊断,需要复查或组织活检行组织病理学诊断。

（七）分子诊断

分子检测可以辅助确定肿瘤的组织来源及指导肿瘤的个体化诊疗,具有重要的临床意义。结直肠腺癌典型的免疫表型为 CK7⁻/CK20⁺/CDX2⁺。分子检测常用的指标有 *EGFR* 基因表达、*K-ras* 基因突变、*BRAF V600E* 基因突变、*N-ras* 基因突变、*PIK3CA* 基因突变、*VEGF*、*VEGFR1*、*VEGFR2* 基因表达、

MSI(微卫星不稳定)等。

常规推荐结直肠癌病人进行 *K-ras* 及 *N-ras* 基因突变、*BRAF* 基因突变、MMR/MSI 及 *EGFR* 表达、*VEGDR* 表达等基因状态,确定个体化的治疗方案。检测标本可来源于手术及活检标本、血液学检测 ctDNA 及 CTC 检测、体液及分泌物等。

知识拓展

结直肠癌的 MMR 与 MSI 检测

结直肠癌推荐的分子检测为 *K-ras*、*N-ras*、*BRAF*、*MMR/MSI* 基因等,是结直肠癌个体化诊疗、精准治疗的基石,主要用于指导治疗、判断预后。

MMR 与 MSI 是独立的,但是又是有关联的指标。MMR 基因突变或功能缺失可引起 MSI,因此,检测 MMR 蛋白缺失状态可反映 MSI 状态。

错配修复(MMR)蛋白的检测通常采用免疫组织化学方法,通过检测 MMR 蛋白(MLH1、MSH2、MSH6 和 PMS2)的阳性表达(定位于细胞核)。所有 4 个蛋白表达均阳性为 pMMR,即错配修复功能完整,而任何 1 个蛋白表达缺失为 dMMR,即错配修复功能缺陷。

微卫星不稳定(MSI)的检测首选美国国家癌症研究院(NCI)推荐的 5 个微卫星(MS)检测位点(BAT25,BAT26,D5S346,D2S123 和 D17S250)。分级标准为:MSS(微卫星稳定)即 5 个位点均稳定;MSI-L(微卫星低度不稳定)为 1 个位点不稳定;MSI-H(微卫星高度不稳定)即 2 个及 2 个以上位点不稳定。dMMR 相当于 MSI-H,pMMR 相当于 MSI-L 或 MSS。

【分类与分期】

(一)大体分型

1. 早期结直肠癌　早期结直肠癌(pT_1)是指位于结直肠黏膜层及黏膜下层,未侵犯固有肌层的肿瘤。而重度异型增生的黏膜上皮及未穿透黏膜肌层的癌称为高级别上皮内瘤变。早期结直肠的大体分型常采用早期结直肠癌的内镜分型,依据发育形态分为:①隆起型;②平坦型;③浅表凹陷型。

2. 进展期结直肠癌的大体类型

(1)隆起型:肿瘤的主体向肠腔内突出。

(2)溃疡型:肿瘤呈深达或贯穿肌层的溃疡。

(3)浸润型:肿瘤在肠壁弥漫浸润,导致局部肠壁增厚,黏膜表面无明显溃疡或隆起。

(二)组织学分型

结直肠癌采用 2010 年 WHO 组织学分型,见表 7-5。

表 7-5　WHO 组织学分型

1. 普通类型腺癌	3. 少见类型癌
2. 特殊类型腺癌	腺鳞癌
筛状粉刺型腺癌	梭形细胞癌
髓样癌	鳞状细胞癌
微乳头状癌	未分化癌
黏液腺癌	4. 其他特殊类型
锯齿状腺癌	
印戒细胞癌	

(三)分子分型

结直肠癌共识分子亚型(CMS)依据基因检测将结直肠癌分成 4 个亚型,不同分子分型预后也不同,具体如下:①CMS1 型(MSI-免疫,14%),有高度突变、高甲基化、*BRAF*、微卫星不稳定(MSI)及强烈的免疫激活;②CMS2 型(37%),特征性表现为 SCNA 高、上皮性肿瘤伴有标志性的 WNT 和 MYC 信号通路激活;③CMS3 型(13%),以上皮性肿瘤伴明显的代谢功能失调为特征,CIMP 低、KRAS 突变高;④CMS4 型(23%),表现为 TGF-β 信号通路活化,上皮间质转化(EMT)、基质浸润以及血管生成。

CMS1 型预后最差,CMS2 型预后最好。一般认为,右半结肠癌以 CMS1、4 型为主,左半结肠以 CMS2、4 型为主。

(四)临床分期

常用的分期包括 TNM 分期系统及 Dukes 分期。AJCC 结直肠癌第 8 版 TNM 分期有:cTNM 是临床分期,pTNM 是病理分期,rTNM 分期中前缀"r"表示经治疗获得一段无瘤间期后复发,ypTNM 中"y"代表新辅助(术前)治疗后的肿瘤分期。$ypT_0N_0cM_0$ 代表病理学完全缓解,与 0 期或 I 期类似。TNM 分期详见表 7-6。

表 7-6 结直肠癌的 TNM 分期(AJCC 第 8 版,2017)

原发肿瘤(T)

T_X 原发肿瘤无法评价

T_0 无原发肿瘤证据

Tis 原位癌:局限于上皮内或侵犯黏膜固有层

T_1 肿瘤侵犯黏膜下层

T_2 肿瘤侵犯固有肌层

T_3 肿瘤穿透固有肌层到达浆膜下层,或侵犯无腹膜覆盖的结直肠旁组织

T_{4a} 肿瘤穿透腹膜脏层

T_{4b} 肿瘤直接侵犯或粘连于其他器官或结构

区域淋巴结(N)

N_X 区域淋巴结无法评价

N_0 无区域淋巴结转移

N_1 有 1~3 枚区域淋巴结转移

N_{1a} 有 1 枚区域淋巴结转移

N_{1b} 有 2~3 枚区域淋巴结转移

N_{1c} 浆膜下、肠系膜、无腹膜覆盖结肠/直肠周围组织内有肿瘤种植,无区域淋巴结转移

N_2 有 4 枚以上区域淋巴结转移

N_{2a} 4~6 枚区域淋巴结转移

N_{2b} 7 枚及更多区域淋巴结转移

远处转移(M)

M_0 无远处转移

M_1 有远处转移

M_{1a} 远处转移局限于单个器官(如肝、肺、卵巢、非区域淋巴结),但没有腹膜转移

M_{1b} 远处转移分布于 1 个以上的器官

M_{1c} 腹膜转移有或无其他器官转移

临床分期

0 期 Tis N_0 M_0

I 期 T_2 N_0 M_0;T_1 N_0 M_0

IIA 期 T_3 N_0 M_0

IIB 期 T_{4a} N_0 M_0

IIC 期 T_{4b} N_0 M_0

IIIA 期 $T_{1~2}$ N_1/N_{1c} M_0;T_1 N_{2a} M_0

IIIB 期 $T_{3~4a}$ N_1/N_{1c} M_0;$T_{2~3}$ N_{2a} M_0;$T_{1~2}$ N_{2b} M_0

IIIC 期 T_{4a} N_{2a} M_0;$T_{3~4a}$ N_{2b} M_0;T_{4b} $N_{1~2}$ M_0

IVA 期 任何 T 任何 N M_{1a}

IVB 期 任何 T 任何 N M_{1b};任何 T 任何 N M_{1c}

【治疗原则与预后】

(一)治疗原则

1.结肠癌综合治疗原则

(1)可切除结肠癌(T_1N_0、$cT_{1~4}N_{0~2}M_0$)的治疗:①结肠腺瘤或 T_1N_0 期结直肠腺癌,推荐内镜下治

疗,包括 EMR、ESD、PEMR 等,也可选择手术治疗、腹腔镜下治疗及机器人辅助手术系统;②$cT_{1-4}N_{0-2}M_0$(Ⅰ~Ⅲ期)结肠癌,首选结肠切除术+区域淋巴结清扫术+术后辅助治疗如放疗、化疗、分子靶向药物治疗等;③如果伴有需急诊处理的肠梗阻、穿孔、出血,可予以急诊手术治疗,同时或者择期处理结直肠肿瘤。

(2)$T_{4b}M_0$ 不可切除结肠癌的治疗:转化治疗、姑息性化疗、局部治疗(外科、介入、内镜)是推荐的治疗方案,部分病人可行局部外科/消融治疗、介入治疗、同步放化疗等。对于排便困难者,可行肠造口术,改善生活质量,提高生存率。

(3)转移癌(任何 T 任何 NM_1):①对于无症状、可切除的同时性仅有肝转移病人,一线选择有同期或者分期肿瘤切除术及转移灶切除术+术后辅助化疗,也可术前行新辅助化疗;②对于转移灶,射频与微波消融、氩氦刀也是可选的治疗方法。多数采取对症姑息性治疗,对于局限的转移灶,放疗及肿瘤消融治疗有可能取得满意的疗效。

2. 直肠癌综合治疗原则

(1)cT_1N_0 直肠癌:如果保留肛门括约肌有困难,首选经肛门局部切除或者直肠癌根治术。如果可以保留肛门括约肌,直肠癌根治术是首选,也可选择内镜下切除或者经肛门局部切除。

(2)cT_2N_0 直肠癌:无论保留肛门括约肌有无困难,首选直肠癌根治术。如果病人强烈要求保留肛门,可术前同步放化疗,后直肠癌根治术或经肛门局部切除。如果 $cT_{1-2}N_0$ 病人存在无法手术的因素,可同步放化疗后选择经腹切除+密切随访。

(3)cT_3N_0 直肠癌:距肛缘 10cm 以下的中低位直肠癌推荐可同步放化疗+经腹切除+辅助化疗。肛缘 10cm 以上同结肠癌治疗,首选根治术+区域淋巴结清扫术+术后辅助治疗如放疗、化疗、分子靶向药物治疗等。

(4)cT_4 任何 N、任何 cTN_{1-2} 或局部不可切除:推荐可同步放化疗+经腹切除+辅助化疗。也可选择化疗+同步放化疗+经腹切除±辅助化疗。无法手术的 cT_3/cT_4N+直肠癌,推荐同步放化疗+经腹切除+辅助化疗。

(5)转移性直肠癌:直肠原发瘤和转移瘤同时存在,局部治疗和全身治疗都是必需的。经 MDT 评估可切除的病人可选择同步放化疗+全身治疗+手术、全身治疗±同步放化疗+手术等。如果不能切除可选择短程放疗+全身治疗、全身治疗±放疗。

3. 手术治疗 结直肠癌以手术为主综合治疗,手术是根治肿瘤的唯一方法。结直肠癌的手术分为根治性手术、局部切除术、挽救性手术、减瘤手术、姑息手术等。

(1)结肠癌的手术治疗:根治性手术是Ⅰ、Ⅱ和Ⅲ期结肠癌的标准治疗,Ⅳ期病人若出现肠梗阻、严重肠出血时,可行姑息性切除,缓解症状,改善病人的生活质量。根治性手术范围包括结肠切除加区域淋巴结清扫。位于肿瘤血管起始部的根部淋巴结及清扫范围外的可疑转移淋巴结也应切除或活检。只有完全切除的手术才可能根治肿瘤。手术方式包括:Ⅰ期切除吻合、Ⅰ期切除吻合+近端保护性造口、Ⅰ期肿瘤切除近端造口远端闭合、造口术后Ⅱ期切除等。

(2)直肠癌的手术治疗:直肠癌根治术涉及肛门括约肌保护、手术比较困难。常见手术方式有:经肛门切除术、直肠全系膜切除手术、低位前切术、经腹肛门括约肌腹会阴联合切除。对于中低位局部晚期(Ⅱ、Ⅲ期)直肠癌,标准治疗是术前同步放化疗+手术+辅助化疗,建议术前同步放化疗,降低局部肿瘤分期,再行根治性手术治疗。

(3)内镜下手术治疗:包括 EMR、ESD、PEMR 等,行内镜下切除或局部切除必须满足下列条件:①肿瘤大小<3cm;②切缘距离肿瘤>3mm;③活动,不固定;④仅适用于 T_1 期肿瘤;⑤高至中分化;⑥治疗前影像学评估无淋巴结转移。局部切除标本必须由手术医生展平、固定,标记方位后送检。

(4)腹腔镜/机器人辅助手术:腹腔镜/机器人辅助可安全地进行结直肠癌根治术,具有微创与保肛的优势,但长远期疗效优势需要进一步评估,目前建议在有经验的医疗中心开展。通常梗阻者不建议腹腔镜手术。

4. 化学治疗 结直肠癌常用化疗药物有 5-FU/CF、伊立替康、奥沙利铂、卡培他滨、雷替曲塞,联合化疗是能耐受化疗的结直肠癌病人的一线治疗方案,术后辅助化疗一般在术后 3 周左右开始,不应迟于术后 2 个月。推荐联合化疗方案有 mFOLFOX6、氟尿嘧啶输注/CF、mXELIRI、FOLFOX/FOLFIRI±

西妥昔单抗(推荐 *K-ras*、*N-ras*、*BRAF* 基因野生型),CapeOx/FOLFOX/FOLFIRI±贝伐珠单抗。

5. 分子靶向治疗 西妥昔单抗在治疗前需要检测肿瘤 *K-ras*、*N-ras*、*BRAF* 基因状态,推荐用于 *K-ras*、*N-ras*、*BRAF* 基因野生型病人。抗肿瘤血管生成靶向药物有贝伐单抗、阿帕替尼和瑞戈非尼。

6. 免疫治疗 派姆单抗推荐含有错配修复缺陷(dMMR)或者微卫星高度不稳定(MSI-H)的晚期结直肠癌或者含有类似突变的实体瘤,而纳武单抗推荐用于含有 dMMR 的结直肠癌中。考虑到仅 5% 的病人 dMMR 或 MSI-H 突变,并且价格昂贵,故推荐用于临床试验或者在大型医疗中心使用。

7. 放射治疗 放疗分为单纯放疗,术前、术中及术后放疗,姑息放疗等。

(1)适应证

1)单纯放疗:不能手术的晚期病人、转移灶或姑息减症放疗(梗阻、疼痛、骨转移等)或者立体定向放疗;不能耐受手术、化疗等内科治疗的病人放疗。

2)术前放疗:临床诊断为Ⅱ/Ⅲ期直肠癌,推荐行术前放疗或术前同步放化疗;局部晚期不可手术切除的直肠癌(T_4),首选术前同步放化疗,MDT 重新评估后争取根治性手术;转移病灶可切除或潜在可切除的Ⅳ期直肠癌,建议同步放化疗或者短程放疗,治疗后 MDT 评估可切除性。

3)术后放疗:Ⅰ期直肠癌仅推荐具有分化低、切缘阳性等高危因素者放疗;根治术后病理学诊断为Ⅱ/Ⅲ期,未行术前放化疗的直肠癌病人,推荐行术后同步放化疗;手术残留、切缘阳性或切缘<5mm的病人。

4)术中放疗:局部晚期不能切除的直肠和结肠癌、已完成术前放疗者;手术探查时肿瘤与附近器官如骨盆侧壁、前列腺或膀胱粘连、固定,姑息切除后局部高度复发危险的病人;肿瘤无法彻底切除,肿瘤残留腹腔或盆腔者。

5)局部复发后放疗:可切除的局部复发病人,首选手术切除±术后放疗。不可切除局部复发的病人,未接受过盆腔放疗,建议术前同步放化疗,MDT 重新评估后±手术切除。

(2)禁忌证:①恶病质;②大量腹水;③全身广泛转移;④严重的骨髓抑制;⑤严重的心、肺等脏器功能障碍,不能耐受放疗;⑥缺乏病理学诊断者。

(3)放疗技术:放疗定位建议俯卧位或仰卧位,充盈膀胱。放疗设备可选用直线加速器(LA)、TOMO、质子等重离子放疗装备、立体定向放疗设备、近距离放疗设备等。结直肠癌放疗技术可选用3D-CRT、IMRT、IGRT、VMAT、SABR、TOMO、质子等重离子放疗等。

(4)靶区勾画:结直肠癌的靶区主要为 GTV、CTV、ITV、PTV,结直肠癌放疗范围包括原发肿瘤/高危复发区域和区域淋巴引流区。

1)GTV:依据定位 CT 结合 MRI、PET-CT 等影像技术,确定肿瘤区范围。根治术后放疗无 GTV。

2)CTV:CTV 应包括结直肠癌高危复发区,即包括肿瘤(吻合口)、直肠系膜区(瘤床)和骶前区、坐骨直肠窝,区域淋巴引流区包括真骨盆内髂总血管淋巴引流区、直肠系膜区、髂内血管淋巴引流区和闭孔血管淋巴引流区。

3)ITV/PTV:ITV 指器官的活动度,在 ITV 基础上外扩摆位误差为 PTV。PTV 应当包含 ITV 及摆位误差。

(5)放疗剂量

1)术前放疗:原发肿瘤高危复发区域及区域淋巴引流区,推荐 DT 45~50.4Gy/25~28 次,每次1.8~2.0Gy。短程放疗也是一种选择方案,每次 5Gy,每天 1 次,共25Gy/5d,3D-CRT 或 IMRT 技术。放疗后 1 周进行根治手术。

2)术后放疗:原发肿瘤/高危复发区域和区域淋巴引流区,推荐 DT 45~50.4Gy,每次 1.8~2.0Gy,共 25~28 次。

3)有肿瘤和/或残留者,全盆腔照射后局部缩野加量照射 DT 10~20Gy,同时需慎重考虑肠道受照射剂量。

4)术中放疗:采用电子线单次照射,剂量为 15~17Gy。

5)正常组织耐受剂量:小肠与结肠 D_{max}<52Gy、V_{50}≤10%,膀胱 V_{50}≤50%,股骨头 V_{50}≤5%。

(6)放疗并发症及处理:常见的急性放疗并发症有恶心、呕吐、骨髓抑制、放射性皮肤损伤、放射性肠炎及放射性膀胱炎,如果得不到及时治疗有可能引起感染、血便、消化道穿孔、血尿等症状,必要时中断放疗,严重者可危及生命。远期不良反应有皮肤软组织纤维化、肠梗阻等,为不可逆病变,重在预防。

8. 介入与消融治疗 一般来讲,介入治疗与消融治疗是结直肠癌的辅助治疗,结直肠癌不是介入治疗与消融治疗主要的适应证。主要用于不可切除的进展期结直肠癌的姑息性治疗及辅助治疗、肺与肝转移灶治疗及并发症如胃癌相关出血、梗阻的姑息性治疗。创伤小、病人耐受性好,具有独特的临床价值。

(二)预后

结直肠癌是我国发病率、死亡率均居第 5 位的恶性肿瘤。最新数据显示,无论是发病率还是死亡率,城市均远高于农村。结直肠癌的预后与发病年龄、部位、临床特征、临床分期等临床因素及生物学特性相关。总体上讲,结直肠癌 5 年生存率我国为 57%,美国约为 65%。

影响结直肠癌病人预后的因素主要有临床分期、原发肿瘤位置、分子分型等。依据 CMS 分子分型,以 CMS1 型预后最差,PFS 为 7.2 个月,OS 为 14.8 个月;CMS2 型预后最好,PFS 为 12.2 个月,OS 为 31.9 个月。在治疗有效率方面,西妥昔单抗的有效率在各分型均优于贝伐珠单抗,在 CMS2 型和 CMS4 型更明显。

第四节 胰 腺 癌

病人,男性,63 岁,因"腹胀、腹痛伴消瘦 2 个月,加重 1 周"就诊。2 个月前无明显诱因出现腹胀、腹痛,近 1 周症状加重,疼痛向后背部放射,伴食欲下降,体重减轻 10kg。查体:一般状态可,KPS 评分 80 分。皮肤、巩膜无黄染,上腹部深压痛,无反跳痛,未触及包块。辅助检查:腹部增强 CT 见胰体占位性病变,最大截面约 3.0cm×2.0cm,病变包绕腹腔干,边界模糊,增强扫描见强化低于正常胰腺实质。CA199:85U/ml。疼痛评分为 5 分。既往健康。

问题:

1. 最可能的诊断是什么?还需完善哪些检查?

2. 胰腺癌的分期及治疗原则是什么?

胰腺癌(pancreatic cancer)是一种发病隐匿、进展迅速、预后较差的消化系统恶性肿瘤。病人早期食欲减退,体重下降,出现典型症状体征时大多已属中晚期。发病率呈逐年上升趋势。2015 年,中国国家癌症中心最新统计数据显示,中国胰腺癌死亡率在所有恶性肿瘤中列第 6 位,预计 2030 年将达到所有恶性肿瘤第 2 位。一般认为,吸烟是胰腺癌发生的高危因素。另外,接触化学物质和重金属、过重或肥胖、慢性胰腺炎被认为是胰腺癌发病的危险因素。糖尿病与胰腺癌之间的关系较复杂,大量研究证实 2 型糖尿病发生胰腺癌的风险增高。胰腺癌 40 岁以上多发,男性多于女性。胰腺癌主要治疗方式有手术、放疗以及化疗等。

【诊断方法】

(一)症状

1. 腹痛 是胰腺癌的主要症状,各部位的胰腺癌均有疼痛。表现为上腹隐痛、钝痛、胀痛和上腹部不适,晚期肿瘤侵犯腹腔神经丛,表现为剧痛,呈顽固性,并伴有背痛。

2. 体重减轻 约 90% 病人有迅速而显著发展的体重减轻,早期即可出现消瘦,体重下降迅速,一般可下降 10~20kg,可能与胰液分泌不足、消化功能差、食欲减退等有关。在胰腺癌晚期常伴有恶病质。

3. 消化道症状 食欲减退是最常见的消化道症状,其次有恶心、呕吐,可有腹胀、腹泻或便秘。少数胰腺癌病人可发生上消化道出血。消瘦、乏力常见。

4. 高血糖表现 少数病人起初表现为糖尿病症状,也可表现为长期患糖尿病的病人病情加重。

（二）体征

1. 黄疸 胰腺癌黄疸属于梗阻性，在胰头癌较早出现，呈进行性加深，伴有皮肤瘙痒、小便深黄及陶土样大便，是由于胆总管受侵犯或被压引起。部分病人晚期出现黄疸是由于多发肝转移所致。

2. 腹部包块 胰腺癌多位于腹膜后，一般难以扪及。晚期可以扪及肿块和质硬结节，可有轻压痛，位置固定。提示疾病多属晚期。

3. 腹腔积液 多见于胰腺癌晚期，为肿瘤腹膜浸润、扩散所致。腹腔积液可呈血性。

（三）实验室检查

1. 常规检查 病人在诊断治疗前需要行实验室常规检查，以了解病人的一般状况以及是否适于采取相应的治疗措施。主要包括血常规检查、肝肾功能等生化检查。如需进行有创检查或手术治疗，还需进行凝血功能检测。

2. 肿瘤标志物 目前常用的胰腺癌标志物有 CA199，是黏液糖蛋白抗原，在胰腺癌中研究和应用最为广泛。血清 CA199 升高作为诊断胰腺癌的辅助指标，其灵敏度和特异度分别达 69%～93% 和 46%～98%。发现 CA199 升高者，需排除胆道梗阻或胆系感染等因素。约 10% 胰腺癌病人 CA199 不升高，此时需结合其他肿瘤标志物如 CA125、CEA、CA242 和 CA50 等协助诊断。

3. 血糖监测 胰腺癌常伴有血糖的变化，对以下病人需警惕：老年、低体重指数、无糖尿病家族史的新发糖尿病者；短期出现血糖波动且难以控制的既往患糖尿病病人。

（四）影像学检查

1. 超声检查 超声检查方便快速，是胰腺癌筛查的主要影像手段，超声还可发现肝脏转移灶。但是由于胰腺是腹膜后器官，位置深且前面有小肠等空腔器官的影响，超声对胰腺癌的诊断具有一定局限性。

2. CT 检查 CT 检查是胰腺癌最主要的影像学诊断手段。在 CT 平扫时，胰腺癌一般表现为低密度占位，增强扫描时，可呈低强化。CT 可较好地显示胰腺肿物的大小、部位、形态、内部结构及与周围结构的关系，提示邻近血管、脏器受侵情况，发现局部淋巴结转移、肝转移。

3. MRI 检查 MRI 是用于胰腺癌诊断分期、可切除性评估的一种安全可靠的影像手段。除显示肿瘤解剖学特征外，还可清晰地显示血管受侵情况、胰腺旁淋巴结和肝脏内有无转移病灶；在与水肿型或慢性肿块型胰腺炎鉴别方面优于 CT。磁共振胰胆管造影（magnetic resonance cholangiopancreatography，MRCP）能显示胰、胆管梗阻的部位、扩张程度，具有重要的诊断价值，具有无创性，多角度成像，定位准确，无并发症等优点。

4. PET-CT 检查 可行全身扫描，能显示肿瘤的代谢活性和代谢负荷，在发现胰腺外转移，评价全身肿瘤负荷方面具有明显优势。

胰腺癌 CT、MRI、PET-CT 图像，见彩图 7-10。

（五）内镜检查

1. 内镜超声检查（EUS） 在内镜技术的基础上结合了超声成像，提高了胰腺癌诊断的敏感性和特异性；特别是 EUS 引导细针穿刺活检（fine needle aspiration，FNA），成为目前胰腺癌定位和定性诊断最准确的方法。

2. 经内镜逆行胰胆管造影（endoscopic retrograde cholangio-pancreatography，ERCP） 是在内镜下经十二指肠乳头插管，注入造影剂，从而逆行显示胰胆管的造影技术，对胰腺癌的诊断和鉴别诊断有重要价值。

（六）病理学检查

组织病理学和/或细胞学检查是诊断胰腺癌的"金标准"。除拟行手术切除的病人外，其余病人在制订治疗方案前均应力争明确病理学诊断。目前获得组织病理学或细胞学标本的方法包括 EUS 或 CT 引导下穿刺活检、腹水脱落细胞学检查、腹腔镜或开腹手术下探查活检。

（七）分子诊断

随着一系列高通量分子病理技术的应用，胰腺癌的分子分型为临床药物选择提供了一定参考，如基因组不稳定合并 BRCA 通路突变或信号异常，提示对铂类药物敏感，而表达较多的肿瘤特异性抗原及存在相关免疫细胞浸润时，可能从免疫治疗中获益。

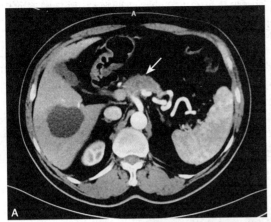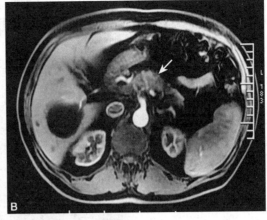

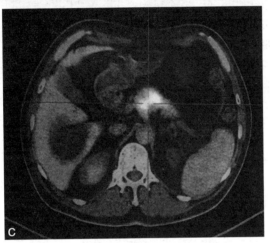

图 7-10　胰腺癌 CT、MRI、PET-CT 图像
A:CT;B:MRI;C:PET-CT。

【分类与分期】

（一）位置分类

胰腺癌按解剖部位分为胰头癌、胰体癌、胰尾癌和全胰癌。

（二）组织学分类

1. 导管腺癌　导管腺癌占胰腺癌的 80%~90%,主要由不同分化程度的导管样结构的腺体构成,伴有丰富的纤维间质。60%~70% 发生在胰头,20% 发生在胰体,10% 发生在胰尾,累及全胰者仅为5%。根据分化程度分为高分化、中分化和低分化。高分化导管腺癌主要由分化较好的导管样结构构成,内衬高柱状上皮细胞,有的为黏液样上皮,有的具有丰富的嗜酸性细胞质;低分化导管腺癌大部分为实性癌巢,可见少许不规则腺腔样结构;中分化介于两者之间。

2. 特殊类型的导管起源的癌

（1）多形性癌:亦称巨细胞癌,可能为导管癌的一种亚型。由奇形怪状的单核或多核瘤巨细胞,甚至梭形细胞构成,有时可类似于破骨细胞的巨细胞或绒毛膜癌样细胞。瘤细胞排列成实性巢状或呈肉瘤样排列。

（2）腺鳞癌:偶见于胰腺,可能为胰管上皮鳞化恶变的结果。肿瘤兼有腺癌和鳞癌成分。纯粹的鳞癌在胰腺癌中相当罕见。

（3）黏液癌:切面可呈胶冻状,极相似于结肠的胶样癌。

（4）黏液表皮样癌和印戒细胞癌:在胰腺中偶可见到。

（5）纤毛细胞癌:形态与一般导管癌相同,其特点是有一些细胞有纤毛。

3. 腺泡细胞癌　仅占 1%,肿瘤细胞呈多角形、圆形或矮柱形。

4. 小腺体癌　为少见类型的胰腺癌。胰头部较为多见。

5. 大嗜酸颗粒细胞性癌 此肿瘤罕见,其肿瘤细胞胞质具有丰富的嗜酸性颗粒,核呈圆形或卵圆形,排列成小巢状。其间有纤维间隔分隔。电镜可见瘤细胞胞质内充满肥大的线粒体。

6. 小细胞癌 胰腺的小细胞癌形态上与肺小细胞癌相似,占胰腺癌的1%~3%。由一致的小圆细胞或燕麦样细胞构成,细胞质极少,核分裂不少,常有出血坏死,NSE 免疫组织化学染色阳性,此型预后非常差。其起源尚不清楚。

(三)临床分期

胰腺癌 UICC/AJCC 的临床分期,见表7-7。

表7-7　胰腺癌 TNM 分期(AJCC 第8版,2017)

原发肿瘤(T)

T_X　原发肿瘤无法评估

T_0　没有原发肿瘤证据

Tis　原位癌

T_1　肿瘤局限于胰腺内,最大直径≤2cm

T_2　肿瘤局限于胰腺内,最大直径>2cm 且≤4cm

T_3　肿瘤最大直径>4cm,未累及腹腔干或肠系膜上动脉

T_4　肿瘤不论大小,累及腹腔干、肠系膜上动脉和/或肝总动脉区域淋巴结(N)

N_X　区域淋巴结无法评价

N_0　无区域淋巴结转移

N_1　有1~3个区域淋巴结转移

N_2　≥4个区域淋巴结转移

远处转移(M)

M_0　无远处转移

M_1　有远处转移

临床分期

0期　　 Tis　N_0　M_0

ⅠA期　T_1　N_0　M_0

ⅠB期　T_2　N_0　M_0

ⅡA期　T_3　N_0　M_0

ⅡB期　$T_{1~3}$　N_1　M_0

Ⅲ期　　$T_{1~3}$　N_2　M_0 或 T_4　任何N　M_0

Ⅳ期　　任何T　任何N　M_1

【治疗原则与预后】

(一)治疗原则

手术是可切除胰腺癌的主要根治手段,但是即使根治术后,局部复发率和肝转移率也高达50%以上,而且绝大部分复发出现在术后2年内。因此,对于根治术后病人有必要施行术后辅助放化疗,以期提高肿瘤控制率,从而改善生存率。

1. 手术治疗 胰腺癌首选手术治疗,根据手术的术式及目的不同,分为根治性手术及姑息性手术。胰头癌行根治性胰十二指肠切除术;胰体尾癌推荐根治性胰体尾联合脾脏切除术;部分胰腺颈部癌或胰腺多中心病灶的病人,可考虑行全胰腺切除。根治性手术需进行区域淋巴结清扫。姑息性手术是以解除黄疸、胃肠梗阻、疼痛为目的,以尽可能提高生活质量、延长生存期,包括胆道引流减黄术、胃肠吻合术等。

2. 化学治疗 胰腺癌在化疗前均应获得细胞学或组织学病理证据。化疗策略主要有术后辅助化疗、术前新辅助化疗,对局部进展期不可切除或合并远处转移病人的姑息性化疗等。如对不可切除者进行放疗,放疗前可行诱导化疗,放疗后可行辅助化疗。常用化疗药物包括吉西他滨、氟尿嘧啶类药物(如卡培他滨、替吉奥)、奥沙利铂、伊立替康、白蛋白结合型紫杉醇等。常用化疗方案有 FOLFIRI-NOX(奥沙利铂+伊立替康+CF+氟尿嘧啶)、吉西他滨+白蛋白结合型紫杉醇、吉西他滨+卡培他滨、吉

西他滨+顺铂等。

3. 放射治疗

（1）适应证

1）局部晚期胰腺癌,失去手术机会,可行根治性放化疗。如一般状态允许,可行放化同步治疗,常用的同步化疗药物为吉西他滨、氟尿嘧啶类药物,此类药物可起到放射增敏作用。

2）术后具有以下高危复发因素者,行术后放化疗:①淋巴结转移,特别是淋巴结包膜外浸润;②镜下切缘阳性（R1）;③大体病灶残留（R2）。

3）可切除和临界可切除的胰腺癌可行术前新辅助放化疗。

4）术后局部复发,如无法手术切除,可行放疗。

5）胰腺癌病人常伴有严重腹背部疼痛,可以使用姑息放疗止痛;转移性病变引起的局部剧烈疼痛如骨转移,可以给予姑息放疗。EUS 引导下的胰腺癌瘤体内放射性粒子植入是一种内照射技术,对控制进展、姑息止痛有一定的作用。

（2）靶区勾画

1）术后放疗靶区:CTV,瘤床外扩 0.5~1.0cm+吻合口外扩 0.5~1.0cm+区域淋巴引流区。区域淋巴引流区包括:①腹腔干动脉自腹主动脉发出的 1.5cm 部分;②肠系膜上动脉自腹主动脉发出的 2.5~3cm 部分;③门静脉:自肠系膜上静脉汇入处至肝门部分叉为左、右门静脉处,包括胆肠吻合和肝管空肠吻合部以及肝门淋巴结;④部分腹主动脉:自上述腹腔动脉、门静脉或胰腺空肠吻合部区域的最上层,至腰 2 椎体下缘,如术前肿瘤下缘超过腰 2 椎体下缘,则下界需要延伸至腰 3 椎体下缘。

2）根治放疗靶区:GTV,胰腺肿瘤+影像学阳性淋巴结;CTV,GTV 外扩 0.5~1.5cm。SBRT 一般用于不可手术切除的胰腺癌,不推荐肿瘤累及肠道或胃壁的病人接受体部立体定向放疗（SBRT）。SBRT 需根据术中置放的金属标记勾画 GTV,CTV 为 GTV 外扩 5mm,采用 4D-CT 定位确定 ITV 范围,再外扩 5mm 为 PTV,在胰体尾可外扩 5~10mm,如果具有靶区追踪技术,可仅外扩 2mm。

（3）放疗剂量:①术后放疗推荐剂量 45~50Gy,单次 1.8~2Gy,瘤床和吻合口根据临床具体情况补量 5~9Gy;②根治性放疗推荐剂量 45~54Gy,单次 1.8~2.5Gy,或采用总剂量 36Gy,单次 2.4Gy;③姑息放疗推荐剂量 25~36Gy,单次 2.4~5Gy。SBRT 的总剂量和分割剂量推荐为 30~45Gy/3F,或 25~45Gy/5F。

（4）放疗并发症及处理:放疗并发症包括消化道反应和骨髓抑制。消化道反应主要是恶心、呕吐、腹泻,给予甲氧氯普胺、昂丹司琼止吐对症治疗,给予抑酸剂保护胃肠道黏膜。骨髓抑制包括白细胞、血红蛋白及血小板减少,定期监测,给予对症治疗。极个别出现出血、肠穿孔等急症,应立即禁食、禁水,给予止血以及外科手术治疗。

（二）预后

胰腺癌起病隐匿,早期不易发现,术后复发、转移早,发生率高,预后极差。可切除胰腺癌仅占 15%,中位生存期只有 15~17 个月,局部进展期胰腺癌占 25%,中位生存期 9 个月,而转移性胰腺癌占 60%,中位生存期仅 6 个月。5 年生存率为 4%~8%。因此,深入进行胰腺癌的防治、提高早诊率、加强综合治疗,是提高胰腺癌治疗水平的重要途径。

第五节　壶腹周围癌

胆总管末端斜穿十二指肠降部后内侧壁,在此处与胰管汇合,形成略膨大的肝胰壶腹,又称 Vater 壶腹。肝胰壶腹开口于十二指肠乳头,在肝胰壶腹周围有肝胰壶腹括约肌包绕,胆总管和胰管的末段也各有括约肌包绕。胆汁和胰液以此为共同管道进入十二指肠（图 7-11）。壶腹周围癌（periampullary adenocarcinoma）较为少见,主要包括壶腹癌、胆总管下端癌和十二指肠腺癌。其发病因素可能与饮酒、饮食习惯、环境因素、胆道结石、胆道慢性炎症、胆管腺瘤、胆管乳头状瘤、胆总管囊肿等有关。发病年龄多在 40~70 岁,男性居多。壶腹周围癌的主要治疗方式为手术,辅以放疗、化疗等。

【诊断方法】

（一）症状和体征

1. 黄疸　壶腹周围癌黄疸出现较早,进行性加重,亦可呈波动性黄疸。皮肤黏膜黄染较明显,多

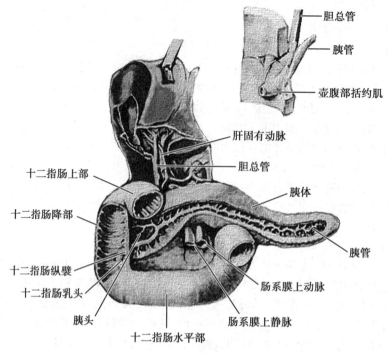

图 7-11　胰腺及周围脏器解剖图

（图中标注：胆总管、胰管、壶腹部括约肌、肝固有动脉、胆总管、胰体、胰管、肠系膜上动脉、肠系膜上静脉、十二指肠水平部、胰头、十二指肠乳头、十二指肠纵襞、十二指肠降部、十二指肠上部）

伴有皮肤瘙痒。

2. 腹痛　常为首发症状。早期部分病人可产生剑突下钝痛，腹痛可放射至背部，常于进食后、傍晚、夜间或脂餐后加重。

3. 间歇性寒战、发热　常因肿瘤破溃、胆汁淤积和胆道感染引起。特点为短暂性高热伴畏寒、白细胞总数升高，甚至出现中毒性休克。

4. 消化道症状　由于肠道缺乏胆汁、胰液而引起消化吸收功能紊乱，主要表现为食欲减退、饱胀、消化不良、乏力、腹泻或脂肪痢、灰白大便和体重下降等。

5. 肝、胆囊增大　常可触及肿大的肝脏和胆囊，肝质地硬、光滑。少数病人由于长期黄疸而致胆汁性肝硬化、脾大等。

（二）实验室检查

1. 常规检查　主要包括血常规检查、肝肾功能等生化检查。如需进行有创检查或手术治疗，还需进行凝血功能检测。

2. 肿瘤标志物　血清 CA199 升高可作为壶腹周围癌的辅助指标，需排除胆道梗阻或胆系感染等因素。30% 的胆总管下端癌、壶腹癌的病人癌胚抗原（CEA）升高，40% ~ 50% 的胆管癌病人 CA125 升高。

（三）影像学检查

1. 超声检查　怀疑胆道梗阻时，超声仍为首选检查手段，可见肝内外胆管扩张，胆囊增大。可鉴别胆囊结石。缺点是会漏诊小的远端胆管、壶腹肿瘤，并且不能准确确定肿瘤的范围。

2. CT 检查　CT 检查是壶腹周围癌最主要的影像学诊断手段。壶腹周围癌表现为壶腹周围的占位，需与胰头癌鉴别。CT 能够提供良好的图像，发现扩张的胆管以及局部的淋巴结肿大，疑有门静脉或动脉侵犯时，应进行增强 CT 检查。

3. MRI 检查　可用于壶腹周围癌诊断分期、可切除性评估。明确肝脏和胆道的解剖、肿瘤的范围。明确肝实质的异常和肝脏转移灶。

4. MRCP 检查　可以提示肿瘤累及胆管的范围，能显示胰、胆管梗阻的部位、扩张程度，具有重要的诊断价值。

5. MR 血管成像　可以显示血管受累情况。

6. PET-CT 检查　全身扫描能显示肿瘤的代谢活性和代谢负荷，能确诊直径 1cm 大小癌灶，并可评价全身肿瘤负荷。

（四）内镜检查

1. 内镜超声检查（EUS）　对壶腹周围癌的诊断和鉴别诊断有重要价值，可初步判断肿瘤的位置和侵犯范围。

2. 经内镜逆行胰胆管造影（ERCP）　可见十二指肠乳头隆起的菜花样肿物，胆管与胰管于汇合处中断，其上方胆胰管扩张；在胆总管下端癌中，ERCP 胆管不显影或梗阻上方胆管扩张，下方中断，胰管可显影正常。可同时取胆汁进行细胞学检查或置入支架行姑息性治疗。

（五）病理学检查

组织病理学和/或细胞学检查是诊断壶腹周围癌的"金标准"。除拟行手术切除的病人外，其余病人在制订治疗方案前均应力争明确病理学诊断。目前获得组织病理学或细胞学标本的方法包括 EUS或 CT 引导下穿刺活检、ERCP 细胞学检查、腹水脱落细胞学检查、腹腔镜或开腹手术下探查活检。

【分类与分期】

（一）位置分类

按解剖位置和来源不同，可分为壶腹癌、胆总管下端癌和十二指肠腺癌。

（二）组织学分类

壶腹周围癌的病理学分类中，腺癌占95%，其他少见的病理分类有原位癌、乳头状癌、腺癌肠型、黏液腺癌、透明细胞癌、印戒细胞癌、腺鳞癌、鳞状细胞癌、小细胞癌、未分化癌等。

（三）临床分期

壶腹周围癌的 UICC/AJCC 临床分期需参照壶腹癌和胆总管下端癌的分期，见表 7-8 和表 7-9。

表 7-8　壶腹癌 TNM 分期（AJCC 第 8 版，2017）

原发肿瘤（T）

T_X　原发肿瘤无法评估

T_0　没有原发肿瘤证据

Tis　原位癌

T_{1a}　肿瘤局限于肝胰壶腹或 Oddi 括约肌

T_{1b}　肿瘤超出 Oddi 括约肌和/或侵及十二指肠黏膜下

T_2　肿瘤侵及十二指肠固有肌层

T_{3a}　肿瘤侵及胰腺（≤0.5cm）

T_{3b}　肿瘤侵及胰腺（>0.5cm），或者胰腺周围软组织/十二指肠浆膜，无腹腔动脉和肠系膜上动脉侵袭

T_4　肿瘤侵及腹腔动脉干，肠系膜上动脉，和/或肝总动脉，无论肿瘤大小

区域淋巴结（N）

N_X　区域淋巴结无法评价

N_0　无区域淋巴结转移

N_1　有 1~3 个区域淋巴结转移

N_2　≥4 个区域淋巴结转移

远处转移（M）

M_0　无远处转移

M_1　有远处转移

临床分期

0 期　　Tis　N_0　M_0

ⅠA 期　T_{1a}　N_0　M_0

ⅠB 期　$T_{1b~2}$　N_0　M_0

ⅡA 期　T_{3a}　N_0　M_0

ⅡB 期　T_{3b}　N_0　M_0

ⅢA 期　$T_{1a~3a}$　N_1　M_0

ⅢB 期　T_4　任何 N　M_0；任何 T　N_2　M_0

Ⅳ 期　　任何 T　任何 N　M_1

表 7-9 胆总管下端癌 TNM 分期（AJCC 第 8 版，2017）

原发肿瘤（T）

T_X 原发肿瘤无法评估

T_0 没有原发肿瘤证据

Tis 原位癌

T_1 侵及胆管壁深度<5mm

T_2 侵及胆管壁深度 5~12mm

T_{3a} 侵及胆管壁深度>12mm

T_4 侵及腹腔干、肠系膜上动脉和/或肝总动脉

区域淋巴结（N）

N_X 区域淋巴结无法评价

N_0 无区域淋巴结转移

N_1 有 1~3 个区域淋巴结转移

N_2 ≥4 个区域淋巴结转移

远处转移（M）

M_0 无远处转移

M_1 有远处转移

临床分期

0 期　　Tis　N_0　M_0

Ⅰ 期　　T_1　N_0　M_0

ⅡA 期　T_1　N_1　M_0；T_2　N_0　M_0

ⅡB 期　T_2　N_1　M_0；T_3　$N_{0~1}$　M_0

ⅢA 期　$T_{1~3}$　N_2　M_0

ⅢB 期　T_4　任何 N　M_0

Ⅳ 期　　任何 T　任何 N　M_1

【治疗原则与预后】

（一）治疗原则

壶腹周围癌的治疗主要为手术治疗，辅以化学治疗、放射治疗。

1. 手术治疗　是唯一能治愈壶腹周围癌的治疗手段。壶腹周围癌的术式主要为胰头十二指肠切除术（Whipple 手术）或保留幽门的胰头十二指肠切除术，远期效果较好，5 年生存率可达 40%~60%。对于高龄、已有肝转移、肿瘤已不能切除或合并明显心肺功能障碍而不能耐受较大手术的病人，可行姑息性手术（如胆肠吻合术、胃空肠吻合术、胆道减压与支架术），以缓解胆道、十二指肠梗阻和疼痛。

2. 化学治疗　总体上，化疗一般不敏感，常用药物有氟尿嘧啶、丝裂霉素或阿糖胞苷、长春新碱等。胆总管下端癌对化疗相对敏感，单用氟尿嘧啶有效率为 10%~20%。吉西他滨和顺铂联用有效率为 30%~50%，两者联用后可使部分病人降期并能够行手术切除。

3. 放射治疗

（1）适应证

1）目前没有证据支持术后辅助性放疗。

2）对局部痛性转移灶，难以控制的出血等情况，放射治疗有重要的姑息性治疗价值。

3）肿瘤不能切除者、切除后肿瘤残余者、复发者均应积极参与放化疗的临床试验。

（2）靶区勾画：①GTV，肿瘤病灶+阳性淋巴结；②CTV，邻近淋巴引流区。

（3）放疗剂量：①CTV，45~50Gy/1.8~2Gy；②GTV，50.4~59.4Gy/1.8~2Gy。

（4）其他放疗技术：腔内近距离照射联合外照射可提高肿瘤局部剂量，联合氟尿嘧啶化疗可能会

进一步提高疗效。

（5）放疗并发症及处理：放疗并发症主要是恶心、呕吐、腹泻等消化道反应，可给予甲氧氯普胺、昂丹司琼止吐对症治疗，给予抑酸剂保护胃肠道黏膜。

（二）预后

因解剖位置特点，在肿瘤较小时即可发生黄疸等症状体征，壶腹周围癌手术切除率较高且恶性程度明显低于胰头癌，5年生存率明显高于胰头癌。手术能否完整切除肿瘤是壶腹周围癌的重要预后因素。

本章小结

消化道肿瘤是我国的常见肿瘤，其发生是一个多因素、多步骤癌变的过程，手术是根治消化道肿瘤的主要方法。胃癌是一种对放射线相对抗拒的肿瘤，与胃相邻的脏器如肾脏、胰腺、大肠、小肠和脊髓，对放射线的耐受性低。这决定了胃癌的放射治疗更多情况下为胃癌外科治疗的辅助治疗手段。原发性肝癌可综合临床表现、实验室检查、影像学检查作出临床诊断，AFP可作为肝癌的肿瘤标志物，在增强CT或MRI中，原发性肝癌具有典型的"快进快出"征象。肝癌的分期主要有BCLC分期和AJCC分期。在治疗方面，肝癌需要包括手术、全身治疗、放疗的综合治疗模式。90%的结直肠癌见于50岁以上人群，临床上结直肠癌的早期症状不明显、不典型，容易被漏诊。需要警惕早期症状包括便血、黑便、排便习惯改变（突然便秘或腹泻、次数增多、排便不尽等）、大便性状改变（变细、变形等）、腹胀腹痛、不明原因的贫血或体重减轻等。胰腺癌发病率相对低，起病隐匿，临床表现不典型，不易早期发现。恶性程度高，生存时间短。早期病人以手术为首选治疗，术后容易复发和转移，放化疗效果有限；不能手术的胰腺癌以综合治疗为主，放疗必不可少，最佳治疗方案还在探索中。壶腹周围癌治疗手段以手术为主，预后好于胰腺癌。壶腹周围癌手术切除率较高，5年生存率明显高于胰头癌。

病例讨论

病人，中年男性，因"间断性腹痛1个月"入院。病人于1个月前无明显诱因出现腹部疼痛，疼痛位于脐周，呈间断性隐痛。无恶心、呕吐，无发热、寒战、畏寒及盗汗，无心慌、心悸，曾于当地医院就诊，胃镜检查提示"浅表性胃炎"，予以对症治疗后症状无明显好转。后于当地医院再次就诊，纤维结肠镜提示：降结肠脾曲隆起性病变，呈结节状，表面附有大量污秽分泌物、质地硬，肠腔变形狭窄，肠镜不能通过。结肠镜活检病理提示：结肠腺癌。为求进一步诊治来院就诊，门诊以"结肠腺癌"收治入院。自发病来，饮食、睡眠、小便尚可，大便稀，体重减轻约2.5kg。既往体健，无心、肺、脑重大疾病史，否认肝炎、结核或其他传染病病史，否认药物及食物过敏史，否认手术史。

病例讨论分析

（常金 董丽华 闫雷）

扫一扫，测一测

思考题

1. 简述胃癌术后放疗的适应证。
2. 简述胃癌放疗照射野靶区的设置。
3. 简述肝癌的临床诊断标准。
4. 肝癌的局部消融治疗手段有哪些？各有何特点？
5. 简述结直肠癌分子诊断的方法及内容。
6. 简述结直肠癌剂量与分割方式。
7. 简述胰腺癌的影像学检查手段。
8. 简述胰腺癌术后放疗靶区的设置。

思考题答案

第八章	泌尿及男性生殖系统肿瘤

学习目标

1. 掌握：肾细胞癌、膀胱癌、前列腺癌、睾丸生殖细胞肿瘤和阴茎癌的诊断方法及治疗原则。
2. 熟悉：肾细胞癌、膀胱癌、前列腺癌、睾丸生殖细胞肿瘤和阴茎癌的流行病学。
3. 了解：肾细胞癌、膀胱癌、前列腺癌、睾丸生殖细胞肿瘤和阴茎癌的预后因素。

案例导学

病人范某，女，51岁，因"发现左肾占位1周"就诊。既往体健，无高血压、糖尿病等病史。该病人1周前体检发现左肾肿物，无腰痛，无腹胀、腹痛，无肉眼血尿，无尿频、尿急，无发热、盗汗，无恶心、呕吐。查体：浅表淋巴结未触及肿大，双肺呼吸音清，未闻及干湿性啰音，双肾区对称，无隆起，双肾未触及肿物，无叩痛。双侧输尿管区、膀胱区未触及肿物，无压痛。腹部CT提示左肾肾盂内圆形低密度肿块，大小约4cm×4cm，考虑左肾肿瘤，现为求进一步治疗入院。

问题：

1. 为明确肾癌，该病人需要进一步完善哪些检查？
2. 肾癌的分类及治疗原则是什么？

第一节　肾　细　胞　癌

肾细胞癌（renal cell carcinoma，RCC）是指起源于肾脏的肾小管或集合管上皮细胞的恶性肿瘤，又称肾腺癌，简称为肾癌，占肾脏恶性肿瘤的80%~90%，包括起源于肾小管不同部位的各种肾细胞癌亚型，但不包括来源于肾间质以及肾盂上皮系统的各种肿瘤。肾透明细胞癌是最常见的肾脏实质恶性肿瘤。

RCC占成人恶性肿瘤的2%~3%，各国、各地区的发病率不同，发达国家的发病率高于发展中国家。在我国城市高于农村，两者最高相差43倍。发病年龄可见于各年龄段，高发年龄为50~70岁。发病原因虽然还不明确，但主要与环境因素和基因的内在因素有关。吸烟者及经常接触铬工业环境的发病率高于常人。治疗以手术为主，对放疗和化疗均不敏感，对新型分子靶向药物和免疫治疗有一定的疗效，随着多学科综合治疗的加入，RCC总体预后较好。

【诊断方法】

（一）症状

1. 间歇性无痛性血尿　占病人就诊主诉的40%~60%，是最重要的症状，这表明肿瘤已侵入肾盏、肾盂。

2. 腰、腹痛　30%~50%的肾癌病人出现，疼痛常为钝痛或隐痛，血尿通过输尿管时可发生肾绞痛,多因增大的肿块牵扯肾被膜或向肾周围侵犯而引起的症状。

3. 肿块 肿瘤较大时腹部或腰部肿块较易发现,属较晚期的表现。

4. 其他 国外报道无症状肾癌的发病率逐年升高(约占50%)。30%为转移性肾癌,可由于肿瘤转移所致的骨痛、骨折、咳嗽、咯血等症状就诊。

（二）体征

1. 副肿瘤综合征 10%～40%的病人出现此症状,表现为高血压、贫血、体重减轻、恶病质、发热、红细胞增多症、肝功能异常、高钙血症、高血糖、红细胞沉降率增快、神经肌肉病变、淀粉样变性、溢乳症和凝血机制异常等改变。

2. 精索静脉曲张 肾肿瘤侵及肾静脉,或肿瘤压迫精索内静脉时出现,常发生在左侧。

3. 下肢水肿 若下腔静脉受侵,可同时有双下肢水肿。

（三）实验室检查

1. 实验室一般检查 主要有尿素氮、肌酐、肝功能、全血细胞计数、血红蛋白、血钙、血糖、红细胞沉降率、碱性磷酸酶和乳酸脱氢酶,有些病人会出现红细胞沉降率增快,尿乳酸脱氢酶增高等表现,但这些表现都是非特异性的。

2. 尿常规及脱落细胞学检查 当肾癌侵入肾盂、肾盏时,尿常规检查有数量不等的红细胞。肾癌侵入肾盂时,尿液脱落细胞学检查可出现阳性。

（四）影像学检查

在肾细胞癌的诊断与治疗中,影像学检查有着重要的地位,临床上常用的有超声检查、X线胸片、CT、MRI、PET-CT检查等。

1. 超声检查 是现阶段最简便而且无创伤的检查,可作为常规检查,能发现1cm以上的肿瘤病变,准确性接近CT。可鉴别肾癌与肾囊肿、肾血管平滑肌脂肪瘤等;肾癌为低回声或不均匀回声,肾囊肿为无回声。

2. X线检查 平片可见肾脏外形改变,形状不规则,偶有点状、絮状或不完整的壳状钙化。静脉肾盂造影是常规检查方法,可了解肾功能以及肾盂、输尿管和膀胱情况,对治疗有很重要的参考意义。

3. CT和MRI检查 CT和MRI是目前主要的诊断肾癌的检查方法,可比较清楚地显示肿瘤的大小、位置、密度以及和周围组织的关系,而且精确度较高,能发现早期肾癌,对病人早期治疗非常有利,典型CT见图8-1。

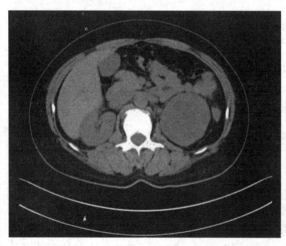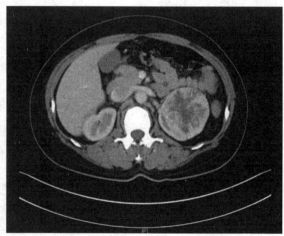

图 8-1 肾细胞癌 CT 平扫及强化图像

4. 全身骨显像检查 主要用于检查是否存在骨转移,有时用于静脉肾盂造影碘过敏者。

5. PET-CT检查 PET或PET-CT检查费用昂贵,主要用于发现远处转移病灶以及对化疗、细胞因子治疗、分子靶向治疗或放疗的疗效评定。

（五）肾穿刺活检与肾血管造影检查

肾穿刺活检和肾血管造影对肾癌的诊断价值有限。对影像学诊断难以判定性质的小肿瘤病人,可以选择行保留肾单位手术或定期(1~3 个月)随诊检查。对年老体弱或有手术禁忌证的肾癌病人以及不能手术需行化疗或其他治疗(如射频消融、冷冻消融等)的晚期肾癌病人,治疗前为明确诊断,可选择肾穿刺活检获取病理学诊断。

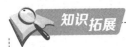

肾癌免疫治疗进展

CSCO 中国肾癌诊治指南已经从 2017 年版开始推荐 NIVO 单抗用于转移性肾癌接受抗血管生成治疗失败后的二线治疗。

而对于 PD-1 和 PD-L1 单抗能否应用于晚期肾癌的一线治疗,国外已经开展了一系列免疫治疗联合的临床研究,包括抗 PD-1 和 PD-L1 单抗联合抗 CTLA-4 单抗,或与靶向药物的联合等。

2017 年底已经公布了 2 项大型Ⅲ期临床研究的结果,首先是 NIVO 单抗联合伊匹木单抗与舒尼替尼对照用于晚期肾癌一线治疗的Ⅲ期临床研究结果显示,中高危人群免疫联合组的 OS、客观有效率以及 PFS 均优于舒尼替尼组。

其次是抗 PD-L1 单抗 atezolizumab 联合贝伐珠单抗与舒尼替尼对照用于晚期肾癌一线治疗的Ⅲ期临床研究(IMmotion 151 研究)显示,PD-L1 阳性病人 atezolizumab 联合贝伐单抗的治疗中位 PFS 与 OS 均显著优于舒尼替尼。

另外,PD-1 和 PD-L1 单抗与现有 TKI 类靶向药物联合用于晚期肾癌一线治疗的Ⅰ/Ⅱ期一系列临床研究结果显示,其可获得较高的客观有效率(达到 60%~80%),而其中抗 PD-1 单抗派姆单抗(pembrolizumab)联合阿昔替尼用于晚期肾癌一线治疗的Ⅱ期临床研究,中位 PFS 时间达到 20.6 个月。这些临床研究数据已经改变了晚期肾癌一线靶向治疗为主的现状。

【分类与分期】

(一)组织学分型

肾细胞癌有多种细胞类型,主要细胞类型有透明细胞癌、颗粒细胞癌及梭形细胞癌。基于对家族性和散发性肾细胞癌的细胞遗传学与组织病理学的综合研究,世界卫生组织对肾癌的分类进行了修订,修改为 10 种肾癌亚型,见表 8-1。

表 8-1　肾癌亚型

透明细胞肾细胞癌	肾癌合并神经母细胞癌
多房囊性透明细胞肾细胞癌	Xp11 易位癌
乳头状肾细胞癌	黏蛋白管状和梭形细胞癌
嫌色细胞肾细胞癌	未归类肾癌
Bellini 集合管癌	肾髓质癌

其中透明细胞癌、乳头状癌和嫌色细胞癌约占 90%。新肾癌分类中,由于颗粒细胞癌在基因和临床方面与透明细胞癌无太大区别,将其归为透明细胞癌。多房囊性肾细胞癌为一种特殊的肾癌分型,由于其 *VHL* 基因突变,因此也归为透明细胞癌。肉瘤样细胞癌被认为是肾细胞癌的进展表现。按照分化程度,肾癌分为高分化、中分化、低分化(未分化)。

(二)临床分期

临床分期根据 2017 年 AJCC 第 8 版,见表 8-2。

【治疗原则与预后】

(一)治疗原则

1. 综合治疗原则　Ⅰ期:根治性肾切除术,术后一般不需要化疗及放射治疗。Ⅱ期、Ⅲ期:尽可能行根治性肾切除,术前、术后辅以化疗,术后行辅助性放疗。Ⅳ期:主要行放疗与化疗,如有可能行姑息性肾切除术。远处转移灶也可行放射治疗。复发病例:以化疗为主,配合放射治疗。肾癌的孤立性转移灶可行手术治疗。

表 8-2　肾癌 TNM 分期（AJCC 第 8 版,2017）

T 原发肿瘤	
T_X	原发肿瘤无法评估
T_0	无原发肿瘤的证据
T_1	肿瘤局限于肾脏,最大径≤7cm
T_{1a}	肿瘤最大径≤4cm,局限于肾
T_{1b}	4cm<肿瘤最大径≤7cm,局限于肾
T_2	肿瘤局限于肾脏,最大径>7cm
T_{2a}	7cm<肿瘤最大径≤10cm
T_{2b}	肿瘤局限于肾脏,最大径>10cm
T_3	肿瘤侵犯主要静脉,或者肾周围软组织,但未侵及同侧肾上腺或超过肾周围筋膜
T_{3a}	肿瘤侵犯肾静脉或其主要分支,或侵及肾盂,或肾周和/或肾窦脂肪组织,但未超出 Gerota 筋膜
T_{3b}	肿瘤延伸至横膈以下腔静脉
T_{3c}	肿瘤延伸至横膈以上腔静脉,或侵犯腔静脉壁
T_4	肿瘤已超出肾筋膜(Gerota 筋膜)
N 区域淋巴结	
N_X	区域淋巴结无法评估
N_0	没有区域淋巴结转移
N_1	单个区域淋巴结转移
N_2	1 个以上的区域淋巴结转移
M 远处转移	
M_X	远处转移无法评估
M_0	无远处转移
M_1	有远处转移

临床分期			
Ⅰ 期	T_1	N_0	M_0
Ⅱ 期	T_2	N_0	M_0
Ⅲ 期	T_3	N_0 或 N_1	M_0
	T_1, T_2	N_1	M_0
Ⅳ期	T_4	任何 N	M_0
	任何 T	N_2	M_0
	任何 T	任何 N	M_1

2. 手术治疗　手术是肾细胞癌的最根本方法,尤其对于分期较早的局限性病变,早期可手术切除的病人大部分可以治疗,长期生存率很低。常用的手术方式有:根治性肾切除术、肾部分切除术、肿瘤剜除术和减瘤术。

3. 化学治疗　根据以往经验,肾细胞癌对细胞毒性药物有很强的耐药性,单药反应率多低于10%。用于其化疗的药物主要有吉西他滨、氟尿嘧啶或卡培他滨、顺铂,吉西他滨联合氟尿嘧啶或卡培他滨主要用于以透明细胞为主型的 mRCC;吉西他滨联合顺铂主要用于以非透明细胞为主型的mRCC;如果肿瘤组织中含有肉瘤样分化成分,化疗方案中可以联合多柔比星。总体来说,化疗对于

mRCC 有效率较低，为 10%~15%。化疗联合 IFN-α 和/或 IL-2 也未显示出优势。

4. 放射治疗

（1）适应证：由于肾癌组织对一般放疗并不敏感，术前放疗是否有意义目前尚无定论，术后辅助放疗仅适用于切缘阳性、有淋巴结转移或不能手术的病例以及肾癌骨转移的姑息止痛治疗，对于脑转移病人立体定向治疗可考虑应用，见彩图 8-2。

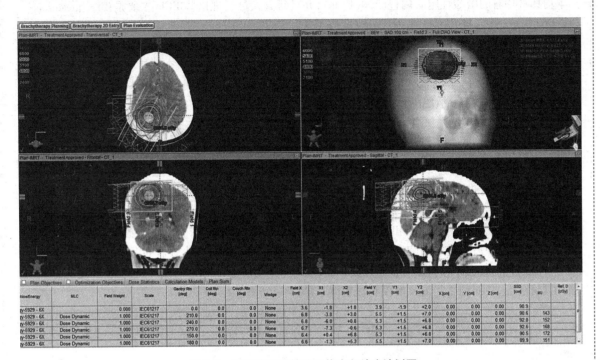

图 8-2　肾细胞癌脑转移立体定向放疗计划图

（2）禁忌证：①病人有严重合并症如心力衰竭、糖尿病，应控制后再放疗，白细胞低于 $3.0 \times 10^9/L$，血小板低于 $50 \times 10^9/L$ 者，应慎重考虑是否放疗；②恶病质、昏迷病人，大量胸腔积液、腹水、有穿孔倾向、大出血者不宜放疗；③肿瘤经足量照射后又原位复发，经评估正常组织不能耐受再次放疗者；④凡放疗不敏感的肿瘤应列为放疗相对禁忌证。

（3）放射源的选择：一般采取 ^{60}Co 或高能 X 线照射。

（4）靶区设置：术后放疗照射范围应包括瘤床、肾床、肾门及同侧或双侧腹主动脉淋巴结引流区。

（5）放疗剂量：以上射野剂量 40~45Gy，然后缩野至残瘤区加量至总剂量 50~60Gy。

（6）分割方式：一般采取常规分割 1.8~2.0Gy/F，对于转移病人可采取大剂量低分割治疗方式。

（7）放疗并发症及处理：肾癌的放疗反应主要为消化道反应如食欲减退、恶心呕吐等。对右肾癌病人进行放疗，肝脏会受到一定的照射，如果肝脏的受照面积过大、剂量过高则可引起放射性肝炎，但经过治疗计划系统的严密设计，已经很少发生。即使发生，反应也较为轻微，一般经过对症止吐及保肝治疗后均会好转。

5. 免疫治疗　靶向治疗出现以后，以细胞因子为代表的免疫治疗退出晚期肾癌的治疗。但随着新型免疫检查点抑制剂药物，特别是 PD-1 单抗、PD-L1 单抗的出现，免疫治疗再次受到重视。CSCO 中国肾癌诊治指南已经从 2017 年版开始推荐 NIVO 单抗用于转移性肾癌接受抗血管生成治疗失败后的二线治疗。

6. 靶向治疗　推荐索拉非尼用量 400mg，2 次/d。近 2 年国内的临床研究结果显示：索拉非尼增量（600~800mg，2 次/d）或索拉非尼（400mg，2 次/d）联合 IFN-α（3MU 肌内注射或皮下注射，每周 5 次）方案可提高治疗晚期肾癌有效率（证据水平Ⅲ B），但相关的毒副反应发生率高于索拉非尼 400mg、2 次/d 的治疗方案。

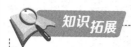

知识拓展

肾细胞癌与细胞自噬

　　细胞自噬与肿瘤之间的关系已经研究得很详细,但是肿瘤细胞形态的变化相关的细胞自噬缺陷却报道很少,尤其是在肾细胞癌(RCC)中。最近,有研究人员搜集了 10 个肾肿瘤样本,这些样本均具有特有的嗜酸性胞质内包涵体(ECIs),并且研究人员发现这些 ECIs 主要是由 Sequestosome 1/P62 组成,并且与 *BRCA1* 基因(*NBR1*)、*PEX14* 和 *CATALASE1*(*CAT1*)近邻。更进一步的是,透射电镜分析阐释了 ECIs 是蛋白类物质和过氧化物酶体的集合体。这些结果确认了 RCCs 中 ECIs 是细胞自噬缺陷的产物。ECIs 的出现与 RCCs 高福尔曼等级组成相关。全外显子组测序(WES)和 Sanger 测序表明,具有 ECIs 的肿瘤具有体细胞突变或者细胞自噬相关(ATG)基因的高频率突变,比如 ATG7,ATG5 和 ATG10。

(二)预后

　　影响肾癌预后的最主要因素是病理分期,早期肾癌中位生存期为 36 个月,其 5 年生存率为 36%,而发生淋巴结转移的肾癌 5 年生存率为 15%。此外,组织学分级、病人的行为状态评分、症状、肿瘤中是否有组织坏死、一些生化指标的异常和变化等因素也与肾癌的预后有关。既往认为肾癌的预后与组织学类型有关,肾乳头状腺癌和嫌色细胞癌的预后好于透明细胞癌;肾乳头状腺癌 I 型的预后好于 II 型;集合管癌预后较透明细胞癌差。但一项有关细胞亚型与 RCC 病人预后的多中心研究结果显示,与 TNM 分期、癌细胞分级和体能状态评分相比,组织学亚型并不是独立的预后因素,在肿瘤的分期、分级相同情况下,各亚型之间的预后没有显著性差异。

第二节　膀　胱　癌

　　膀胱癌(bladder cancer)是我国的十大恶性肿瘤之一,是泌尿系统中最常见的恶性肿瘤,位列男性最常见实体瘤的第 4 位。膀胱癌的发病有明显的性别差异,男女之比为 4∶1,同时好发于老年人。近几年,我国部分城市膀胱癌的发病率呈上升趋势。根据其组织来源可分为两大类:上皮组织发生的肿瘤(膀胱移行上皮癌、腺癌、鳞状细胞癌、未分化癌);间叶组织发生的肿瘤,如膀胱肉瘤。根据其生物学行为不同分为两类:一类是非肌层浸润型,为低级别肿瘤,发病率占 80%,一般不会侵犯肌层,预后较好,仅有 10% 左右会发展为浸润性。另一类是肌层浸润型,为高级别恶性肿瘤,复发率较高,在早期就表现为浸润性生长,甚至远处转移,预后欠佳。

　　膀胱癌的发病是一个多因素混合、多基因参与、多步骤形成的过程。目前比较公认的观点是,病毒或某些化学致癌物作用于人体造成,吸烟和职业接触芳香胺是目前明确的膀胱癌危险因素。治疗上以手术治疗为主要治疗方式。

【诊断方法】

(一)症状和体征

　　1. **血尿**　膀胱癌病人中有 80% 以上以血尿为首发症状就诊,间歇性、无痛性肉眼血尿是其典型和常见的症状。出血量、血尿持续时间的长短与肿瘤的恶性程度、肿瘤大小、范围和数目有一定的关系,但不一定成正比。有的病例发现血尿时肿瘤已达晚期,有时很小的肿瘤却有严重的血尿。因为血尿呈间歇性,当血尿停止时,误认为疾病康复,而不作及时检查而延误治疗。一般情况下,分化良好的乳头状肿瘤可有严重的血尿,分化不良的浸润性癌血尿可不严重,非上皮性肿瘤血尿较轻。

　　2. **膀胱刺激症状**　早期膀胱肿瘤较少发生膀胱刺激症状。若同时伴有肿瘤坏死、溃疡、合并感染或肿瘤位于膀胱三角区时,可较早发生尿频、尿急、尿痛等膀胱刺激症状。因此,对于缺乏感染依据的膀胱刺激症状者,应采取全面的检查措施,以免膀胱癌的漏诊。

　　3. **排尿困难、尿潴留**　当肿瘤较大、膀胱肿瘤发生在膀胱颈部或血块形成,可造成尿流梗阻、排尿困难甚至出现尿潴留。

　　4. **其他症状**　当肿瘤浸润到后尿道、直肠、前列腺时,会出现相应的症状;当肿瘤转移至肝、肺、骨等部位时,可发生相应的症状;如果肿瘤位于一侧输尿管口附近并浸润输尿管口引起梗阻,可造成该侧输尿管积水、扩张,进一步引起肾积水。盆腔广泛浸润可出现腰骶部疼痛、下肢水肿等。

（二）实验室检查

1. 实验室一般检测　病人在诊断治疗前需要行实验室常规检测,以了解病人的一般状况以及是否适于采取相应的治疗措施。①血常规检测;②肝、肾功能等检测及其他必要的生化检查;③如需进行有创检查或手术治疗的病人,还需进行必要的凝血功能检测。

2. 尿常规检测　尿常规检测简单易行,尤其是某些膀胱癌早期病人肉眼血尿不重,仅为镜下血尿且间歇出现时。如果通过离心尿沉渣中高倍镜下红细胞超过 5 个的病人应当引起高度注意。

3. 尿脱落细胞学检查　膀胱癌诊断筛选第一步,检查无痛苦、无损伤,病人易于接受,应作为首选的检查和普查方法。

4. 肿瘤标志物　膀胱癌抗原(BTA)、癌胚抗原(CEA)、LDH 同工酶及核基质蛋白 22、Urovysion 检测等。

（三）影像学检查

在膀胱癌的诊断与治疗中,影像学检查有着重要的地位,临床上常用的有 X 线检查、超声、CT、MRI 及膀胱造影等。

1. X 线检查　排泄性尿路造影可了解肾盂、输尿管有无肿瘤,以及肿瘤对肾功能的影响;肾积水或显影不良常提示肿瘤浸润输尿管口。

2. 超声检查　应检查双侧肾脏、腹部、后腹膜和膀胱区,可发现 0.5cm 以上的膀胱肿瘤,如应用经尿道超声扫描,能比较准确地了解肿瘤浸润的范围和分期。

3. CT 检查　对膀胱癌的诊断有一定意义,常用于膀胱癌的临床分期,对肿瘤的浸润深度、邻近组织侵犯范围及有无淋巴结转移有一定的参考价值。

4. MRI 检查　MRI 检查三维成像对软组织显示优于 CT,能够更准确地判断膀胱癌的大小及浸润深度,分期作用优于 CT 和彩超。但 MRI 不能区分膀胱壁各层结构且容易受到出血的影响,临床应用上受到一定限制。

5. 膀胱造影　膀胱癌病人膀胱造影时可见充盈缺损,浸润膀胱壁僵硬不整齐。但其一般不作为常规检查,除非怀疑有膀胱憩室或输尿管反流的病人。

（四）膀胱镜及活组织病理检查

所有临床怀疑膀胱肿瘤的病例,均应进行膀胱镜检查。膀胱镜检查可直接看到肿瘤所在部位、大小、数目、形态、蒂部情况和基底部浸润程度等(彩图 8-3)。膀胱原位癌仅表现为局部红斑,呈颗粒状或天鹅绒状,而被误诊为炎症。表浅的乳头状癌(T_a,T_1)呈浅红色,似水草在水中飘荡。有浸润的乳头状癌(T_2、T_3)呈暗红色,较实性,乳状融合,部分呈团块状,蒂周围黏膜水肿,肿物在水中活动性很小。浸润性癌(T_3、T_4)呈褐色团块状,表面坏死形成溃疡,边缘隆起水肿,并可有钙质沉着。膀胱镜检查还要注意肿瘤与输尿管口和膀胱颈的关系,并应同时作肿瘤活组织检查。

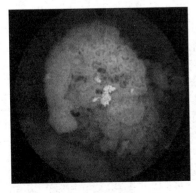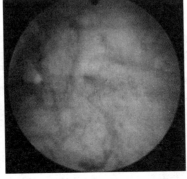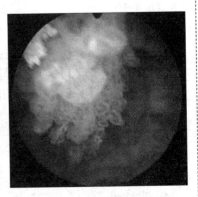

图 8-3　膀胱癌的膀胱镜下影像

除膀胱镜活组织检查外,尿脱落细胞学检查对膀胱癌的诊断有较重要的意义。此方法取材方便,无痛苦,病人较容易接受,是一种较好的诊断方法。但对一些分化较好的肿瘤,因肿瘤细胞与正常细胞连接紧密不易脱落,所以对低度恶性膀胱癌的诊断阳性率较低。

【分类与分期】

（一）组织学分型

膀胱癌包括膀胱尿路上皮（移行）细胞癌、鳞状细胞癌和腺细胞癌,其次还有较少见的小细胞癌、混合型癌、癌肉瘤及转移性癌等。其中,膀胱尿路上皮癌最为常见,占膀胱癌的90%以上;膀胱鳞状细胞癌比较少见,占膀胱癌的3%~7%。膀胱腺癌更为少见,占膀胱癌的比例<2%。

膀胱癌的组织病理学分级有两种方法:

1. 低级别和高级别　低级别的分化程度好,恶性程度低;高级别分化程度差,恶性程度高。

2. G_x（不能判定分化）、G_1（高分化）、G_2（中分化）、G_3（低分化）以及G_4（未分化）。

（二）临床分期

膀胱肿瘤的扩散主要向深部浸润,直至膀胱外组织。浸润深度是肿瘤临床（T）和病理（P）分期的依据。淋巴结转移常见,浸润浅肌层者约50%淋巴管内有癌细胞;浸润深肌层者几乎全部淋巴管内有癌细胞;膀胱癌浸润至膀胱周围时,多数已有远处淋巴结转移。膀胱癌最常转移至膀胱周围、髂总和腹膜后淋巴结。血行转移多在晚期,主要转移至肝、肺、骨和皮肤等处。肿瘤细胞分级愈高（恶性度高）愈容易发生远处转移。美国癌症联合委员会（AJCC,2017）TNM分类方法,见表8-3。

表8-3　2017年AJCC膀胱癌的TNM分期

T 原发肿瘤

　T_x 原发肿瘤无法评估

　T_0 无原发肿瘤证据

　Ta 非浸润性乳头状尿路上皮癌

　Tis 原位癌（平坦肿瘤）

　T_1 肿瘤浸润固有层（上皮下结缔组织）

　T_2 肿瘤浸润固有肌层

　　T_{2a} 肿瘤浸润浅肌层（内侧1/2肌层）

　　T_{2b} 肿瘤浸润深肌层（外侧1/2肌层）

　T_3 肿瘤侵犯膀胱周围组织

　　T_{3a} 显微镜下发现肿瘤侵犯膀胱周围组织

　　T_{3b} 肉眼可见肿瘤侵犯膀胱周围组织（膀胱外肿块）

　T_4 肿瘤侵犯以下任一器官或组织,如前列腺、子宫、阴道、盆壁和腹壁

　　T_{4a} 肿瘤侵犯前列腺、子宫或阴道

　　T_{4b} 肿瘤侵犯盆壁或腹壁

N 区域淋巴结

　N_x 区域淋巴结无法评估

　N_0 无区域淋巴结转移

　N_1 真骨盆区（髂内、闭孔、髂外,或骶前）单个淋巴结转移

　N_2 真骨盆区（髂内、闭孔、髂外,或骶前）多个淋巴结转移

　N_3 髂总淋巴结转移

M 远处转移

　M_x 远处转移无法评估

　M_0 无远处转移

　M_1 远处转移

续表

临床分期

0_a	T_a	N_0	M_0
$0is$	Tis	N_0	M_0
Ⅰ期	T_1	N_0	M_0
ⅡA期	T_{2a}	N_0	M_0
ⅡB期	T_{2b}	N_0	M_0
ⅢA期	T_{3a}、T_{3b}、T_{4a}	N_0	M_0
ⅢA期	$T_{1\sim4a}$	N_1	M_0
ⅢB期	$T_{1\sim4a}$	$N_{2\sim3}$	M_0
ⅣA期	T_{4b}	N_0	M_0
ⅣA期	任何T	任何N	M_{1a}
ⅣB期	任何T	任何N	M_{1b}

【治疗原则与预后】

(一)治疗原则

经尿道膀胱肿瘤切除术(transurethral resection of bladder tumor,TUR-BT)是非肌层浸润性膀胱尿路上皮癌的主要治疗手段。对低危非肌层浸润性膀胱尿路上皮癌,术后可只进行单剂即刻膀胱灌注化疗。对中、高危非肌层浸润性膀胱尿路上皮癌,术后单剂即刻膀胱灌注化疗后,应进行后续化疗药物或 BCG 维持灌注治疗。对高危非肌层浸润性膀胱尿路上皮癌,首选 BCG 膀胱灌注治疗(至少维持 1年)。膀胱灌注治疗无效的非肌层浸润性膀胱尿路上皮癌(如肿瘤进展、肿瘤多次复发、Tis 和 T_1G_3 肿瘤经 TUR-BT 及膀胱灌注治疗无效等),则建议行根治性膀胱切除术。对于肌层浸润性膀胱尿路上皮癌首选根治性膀胱切除术,并同时进行淋巴结清扫。如肿瘤侵犯尿道、女性膀胱颈部或男性前列腺部,或手术尿道切缘阳性时,应行全尿道切除术。特殊情况下行保留膀胱的手术须经过仔细选择,应辅以放、化疗并密切随访。

1. 手术治疗 确诊为膀胱癌的病人,外科治疗是首选的治疗方式。对于非肌层浸润的首选 TUR-BT,而肌层浸润性膀胱癌首选根治性膀胱切除术。对于局限性肌层浸润性膀胱癌且肿瘤处于适合做一定范围切除的位置,可以选择膀胱部分切除术。

2. 化学治疗 膀胱尿路上皮癌对化疗较为敏感,早期的非肌层浸润性膀胱癌,在术后可以用腔内化疗,以降低局部复发率。局限期肌层浸润性膀胱癌,根治性手术前后使用化疗,可达到降期、提高手术切除率、延长生存期的目的。对于晚期病人,全身化疗则是有效延长病人生存期的治疗方法之一。因此,化疗在膀胱癌中有其不可或缺的地位。临床常用的化疗药物如紫杉醇类药物、铂类药物及表柔比星等。

3. 放射治疗 膀胱癌的放疗分为根治性、辅助性及姑息性放疗 3 部分。根治性放疗的病人是指 T_2 期以内的病人或 T_3 期及以上病人不愿或医疗原因无法行手术切除的部分病人,亦可选择以放疗作为根治性手段,但此种情况下往往需要联合化疗;姑息性放疗的病人是指膀胱癌手术后复发或残留,或有淋巴结转移,或因远处转移需要行放疗者。对于膀胱癌的放疗,可根据不同的肿瘤类型、浸润深度采取以下 3 种形式:

(1)膀胱腔内照射:在气囊导尿管的气囊内放置固体或液体状放射源,置入膀胱腔内进行放疗。常用的放射性物质有^{226}Ra、^{60}Co、^{82}Br 液等。此外,也可用放射性^{198}Au、^{60}Co、^{90}Y 等直接注入膀胱腔内照射。

(2)膀胱组织内照射:以放射性 Au、Ra 和 Ta 制成针剂,通过手术或膀胱镜直接种植入膀胱壁内发挥持续治疗作用。主要用于鳞状细胞癌的放射治疗。

(3)体外照射:3 种放射治疗中应用最多的一种,一般采用高能 X 线或^{60}Co。适用于肿瘤已经浸润,甚至向膀胱外浸润的乳头状癌和未分化癌。

放射治疗适用于各期膀胱肿瘤病人。对 T_1、T_{2a} 病变,单纯放疗可以达到与手术相似的疗效,照射方式可以选用外照射加组织间插植放疗,并且可以保留膀胱和男性病人的性功能。对 T_{2b}、T_3 病人,术前放疗加手术较单纯手术有效率明显提高。对 T_4 病变,放疗可达姑息减症、减少痛苦的目的。

膀胱癌放射治疗前要先作静脉尿路造影,以明确病变的部位、大小,如果出现尿路梗阻时则须先行尿流改道;另外,对膀胱近期有活检、电切、电灼时,均应配合抗生素消炎处理。

（4）照射方法

1）定位:利用模拟机对病人定位,给病人导尿,排空残余尿液,经导尿管注入膀胱 12.5% 碘化钠,使膀胱显影。

2）设野:常用前后对穿两野,一前两后斜野或前后两野加两侧野照射。

3）靶区设置:照射野应包括盆腔淋巴结在内,肿瘤没有浸润肌层者有 20% 发生区域淋巴结转移,而浸润至深肌层者 50% 可发生淋巴结转移;如果膀胱颈、前列腺、尿道受侵,则应延伸包括受侵的部位。一般设野边界为:上界第 5 腰椎下缘,下界闭孔下线,两侧界为真骨盆外 1~2cm 处。常选用前、后两野对穿照射或前后和两侧四野照射;前一野后二野照射具有膀胱前壁剂量偏高而直肠受量较低的特点,直肠受量明显减低。

4）放疗剂量:肿瘤局部总量 DT 65Gy/7 周左右。

a. 近距离组织间放疗技术:一般作为外照射后的补量治疗用,耻骨上切开后,在病灶下 0.5cm 深度插入施源器,将摄片结果输入计算机进行两维或三维重建,TPS 计划,在术后 24h 内开始治疗,插植总剂量依据外照射的不同而变化,一般 DT 30~40Gy/3~4F。

b. 术前放射治疗:术前放疗可以使肿瘤分期下降,提高手术的切除率,并可提高病人的生存期。它适用于病期为 T_2、T_3 的病人,一般采用全盆腔照射 DT 40~50Gy/4~5 周,休息 6~8 周后手术。有研究表明,手术加术前放疗与单纯手术相比,可以将 5 年生存率由 15% 提高到 29%~46%,可见术前放疗对于病人,特别是 T_2、T_3 的病人有显著的疗效。

c. 术后放射治疗:对于病变侵犯邻近组织或器官,手术不能完全切除者可行术后放疗,放疗剂量采用全盆腔照射 DT 40~50Gy/4~5 周,然后缩野至瘤床区加量至 DT 60~65Gy/6~7 周。T_1 病变经手术后可行组织内插植放疗,1985 年 Gerard 报道 98 例 T_1 病变应用 ^{192}Ir 治疗后 5 年生存率为 77%,而 148 例 T_1 病变单纯经尿道膀胱肿瘤电切术后病人 5 年生存率仅为 20%。

d. 单纯放射治疗:对于不适宜手术的所有期别的病人（T_1~T_4 病变）均可采用放射治疗,另外对于局部晚期病人放疗可以达到减症的目的。但原位癌以手术为主,术后配合组织内放疗,因为分级高的原位癌单纯手术后仍有 50% 以上病人复发且发展为浸润癌。

对于肿瘤直径≤5cm 的 T_2、T_3 病变,可采用体外照射加组织间插植放疗,1977 年 Arendian Wijnmaalem 报道 66 例 T_2、T_3 病变采用体外照射加组织内照射,5 年生存率达 48%。对于 T_1、T_2 病变单纯放疗和单纯手术相比疗效相似,但放疗可保留膀胱,故放疗仍不失为有效治疗手段。

（5）放疗并发症及处理:膀胱肿瘤的放疗并发症分为急性反应与晚期反应。

1）急性反应:表现为膀胱炎、直肠炎、膀胱溃疡等,其产生原因为膀胱手术后未经充分恢复即行放疗,故膀胱手术后应休息 4~6 周后再行放疗。其次尿路梗阻,膀胱感染或膀胱内有大量肿瘤坏死或溃疡,故放疗前应先行尿流改道,控制感染及出血,等上述症状改善后再作放疗。

2）晚期反应:为膀胱出血,可对症治疗,如长期大量出血则需行膀胱全切术。其次膀胱挛缩,治疗无特殊办法,此外膀胱阴道瘘或膀胱直肠瘘,主要系肿瘤巨大,侵及阴道或直肠,放疗后局部创面不能修复或放疗剂量过高所致。

免疫检查点抑制剂和膀胱癌

晚期膀胱癌病人的长期生存时间较短。只有 5% 转移性膀胱癌病人的生存时间超过 5 年。免疫检查点抑制剂（pembrolizumab、avelumab、durvalumab 及 atezolizumab 等）能用于膀胱癌的一线和二线治疗,但是仍需要随机临床试验来确定免疫检查点抑制剂和化疗药物一线治疗转移性膀胱癌时哪个效果更好。目前前期多项临床试验均得到较好的结果,因此,可以综合考虑生存时间、生存质量后选择免疫检查点抑制剂作为晚期膀胱癌治疗方案。

（二）预后

膀胱癌的治疗效果与肿瘤的浸润深度和病理类型有密切的关系。保留膀胱手术 5 年存活率为

48%,其中T_1期为100%,T_2期为67%,T_{3a}期为37.5%,因此本类手术应限于T_2期以内采用,T_4期平均生存10个月。其中移行上皮细胞癌的治疗效果较好;原位癌是高度恶性细胞,在发生浸润前治疗效果较好,一旦发生浸润,病人的存活率明显下降;膀胱鳞状上皮细胞癌和腺癌均为广基肿瘤,恶性程度高,除手术切除外,对化疗、放疗都不敏感,治疗效果差。移行上皮细胞癌的预后又与肿瘤的浸润程度及分级有关,浸润深度越深,分级越高,预后越差。

第三节 前 列 腺 癌

前列腺癌(prostate cancer)是男性生殖系统常见的恶性肿瘤,国内发病率与国外相比有较大差异。在欧美国家,前列腺癌居男性恶性肿瘤发病率首位,发病率可达到$(30\sim50)$/10万。我国根据1999年上海市肿瘤发病率统计,前列腺癌的发生率为9.3/10万。虽然我国前列腺癌发病率远低于欧美国家,但上升趋势明显。前列腺癌在40岁以后其发病率随年龄增长而增加。前列腺癌的病因不清楚,可能与体内雄激素/雌激素的比值升高有关;另外,高脂肪摄入、环境污染、淋球菌感染等均可增加前列腺癌的发病率;从事橡胶业和镉工业者发生前列腺癌的概率较高;种族和地区环境也是相关因素。治疗上采取手术、放疗为主,内分泌治疗及全身化疗相结合的综合治疗。

【诊断方法】

(一)症状

前列腺癌早期常无症状,此时病灶较小,局部症状不明显,但可能已经发生无症状转移。中晚期出现肿瘤局部侵犯及远处转移的相关症状。局部症状如:排尿困难、尿频、尿急、尿流中断、血尿、腰腿痛(神经受压迫)等。转移部位出现相应的症状,如骨转移可出现转移骨的疼痛等。

(二)体征

除了常规的体格检查外,直肠指检是必要的诊断步骤,需要特别注意前列腺的大小、外形,有无不规则结节,肿块大小,质地,扩散范围及精囊情况,淋巴转移后可出现下肢淋巴水肿,骨转移神经受压可出现神经检查病理征阳性。

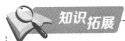
知识拓展

前列腺癌常见的转移途径

前列腺癌转移可发生于早期,但多见于晚期。前列腺癌可直接蔓延至包膜及精囊。淋巴转移主要沿神经周围淋巴管扩散至膀胱后、骶部、髂内、髂外、髂总、腹主动脉旁,有时转移至锁骨上淋巴结。血行转移常见。系从前列腺静脉通过阴茎深静脉通向椎静脉系统致骨转移,以骨盆、腰椎、股骨头常见,肋骨、颅骨转移偶见;脏器转移主要见于肺、肝、脑等。

(三)实验室检查

1. 酸性磷酸酶测定 酸性磷酸酶可来自正常前列腺细胞,亦可来自癌细胞,还可来自红细胞、肝、肾及骨骼。在血清测定标本中共有3种酸性磷酸酶,即血清酸性磷酸酶、血清总酸性磷酸酶和前列腺血清酸性磷酸酶。前列腺血清酸性磷酸酶的测定对于诊断前列腺癌较为敏感,证实有肿瘤转移者升高,局限于前列腺内者则不升高。

2. 前列腺特异抗原(PSA)测定 PSA是一种大分子糖蛋白,存在于前列腺上皮细胞及其分泌物中,为特异性高、敏感性强的肿瘤标志物,较血清酸性磷酸酶的诊断价值更高,能作为前列腺癌的病理分型,治疗前、后的监测以及早期诊断等方面的预测指标。

PSA增高见于良性前列腺增生、前列腺炎和前列腺癌等。前列腺炎、活检、射精和经尿道操作都可导致暂时性PSA增高。故PSA检测应在直肠指诊后1周,活检后至少6周才能进行。

(四)影像学检查

1. 经直肠超声检查(transrectal ultrasonography, TRUS) TRUS用于活检和局部分期。前列腺癌TRUS显示多数为低回声区,小部分为等回声、高回声和混合回声。肿瘤包膜外侵犯时显示前列腺轮廓增大或边缘不规则凸起。精囊受侵时显示精囊基底部后方肿大或精囊回声不对称合并前列腺基底低回声区域。通过超声检查获得前列腺体积大小，通常前列腺体积 = $(\pi/6)\times$（前后径×横径×矢径）。另外在超声引导下可以进行冷冻治疗。

2. 直肠腔内磁共振检查　直肠腔内磁共振对前列腺癌分期的准确率为 51%～92%，有人报道和腔内超声检查相似。但由于磁共振费用高，使应用受到限制。

3. CT 和 MRI 检查　可用于显示有无肿瘤扩展和淋巴结转移，典型 MRI 图像见图 8-4。可采用 CT 引导下细针穿刺抽吸以确定有无淋巴结转移。但 CT 和 MRI 对前列腺癌的诊断价值低，不能显示有价值的影像。

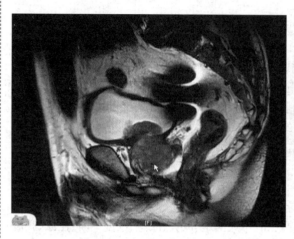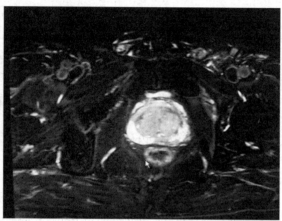

图 8-4　前列腺癌的典型 MRI 图像

4. X 线检查　静脉肾盂造影可发现前列腺癌累及输尿管口引起的肾盂积水和肾功能损害。骨转移引起的成骨性破坏可在平片上显示。

5. 全身骨显像　全身骨显像可显示骨转移，先于 X 线骨片 6～18 个月发现骨转移。有报道对新诊断病人、无症状、血清 PSA<20ng/ml 不必进行骨扫描，因为少有骨转移被发现。

（五）前列腺活检

目前采用前列腺横断面和纵向扫描的端扫式双平面高频超声探头，取活检是在 TRUS 引导下采用自动弹射式活检枪和 18 号 Tru-cut 穿刺针取得。活检方式包括：

1. 可疑区活检　对直肠指诊和 TRUS 发现的可疑区域进行活检，一般取 3～4 个标本。

2. 随机系统性分区 6 针活检　PSA 高但肛指检查和 TRUS 正常时采用，在前列腺两侧叶的中线矢状扇形平面，分别在尖部、底部和中部取活检 1 条，有人建议针方向应朝外穿刺以取得外周带组织。

3. 移行带 2 针活检　当系统分区活检阴性但 PSA 高时采用。

4. 重复系统分区活检　当首次活检阴性但发现有高分级前列腺上皮内瘤或非典型增生、PSA 持续升高时，建议重复活检。

（六）病理学检查

前列腺癌中 95% 以上为腺癌，另外 5% 中大多数是移行细胞癌，少数为小细胞癌和肉瘤等。60%～70% 的前列腺癌原发于前列腺外周带，10%～20% 原发于移行带，5%～10% 原发于中央带。

前列腺癌局部扩散常侵及尿道、膀胱颈和精囊。侵及膀胱三角区常引起输尿管梗阻。淋巴结转移常侵及髂内、髂外等盆腔组织及后腹膜淋巴结。成骨性骨转移是非淋巴结转移中最常见的转移类型，好发部位依次为骨盆、腰椎、肋骨等。实质器官转移以肺、肝、肾上腺多见。

【分类与分期】

（一）分级

前列腺癌恶性分级方法有多种，国际上以 Gleason 分级方法应用为最普遍。Gleason 分级是在低倍镜视野下根据分化程度和肿瘤在前列腺间质中的生长类型将肿瘤恶性程度分成 5 级，最常见分级为主要分级，其次多见的分级是次要分级，两者分级的总和为 Gleason 评分（主要分级+次要分级），可以是 2～10。Gleason 评分为 2～4 时，前列腺癌分化良好；Gleason 评分 5～6 为分化中度；Gleason 评分 8～10 为分化差；Gleason 评分为 7 有时被认为是分化中度，有时被认为是分化差。有报告无论主要类型和次要类型的 Gleason 分级为多少,只要两者的总和即 Gleason 评分相同,其预后相似。

（二）分期

肿瘤的临床分期方法很多,目前尚不统一。常用的临床分期包括 TNM 分期(UICC 第 7 版)和 Jewette 分期,见表 8-4。

表 8-4　前列腺癌分期

T		原发肿瘤
T_0		无原发肿瘤的证据
T_X		原发肿瘤不能评估
T_1	A	不能触及或不能用影像学手段发现的肿瘤
T_{1a}	A1	切除组织中偶发肿瘤在 5% 以下
T_{1b}	A2	切除组织中偶发肿瘤在 5% 以上
T_{1c}	B	穿刺证实肿瘤
T_2	B	可以确定的位于前列腺内的肿瘤
T_{2a}	B1	肿瘤位于一个侧叶内
T_{2b}	B2	肿瘤位于双侧叶内
T_3	C	肿瘤超出前列腺包膜
T_{3a}	C1	前列腺包膜外浸润(单侧或双侧)
T_{3b}	C2	肿瘤侵及精囊腺
T_4	C2	肿瘤固定或侵犯邻近的组织结构
N		局部淋巴结
N_X		局部淋巴结不能评估
N_0		局部淋巴结无转移
N_1	D1	局部淋巴结有转移
M		远处转移
M_X		远处转移不能评估
M_0		无远处转移
M_1	D2	有远处转移

肿瘤的病理分级(G)

G_X　不能分级

G_1　分化好的腺癌

G_2　中分化腺癌

$G_{3\sim4}$　分化差的或未分化腺癌

临床分期

Ⅰ期　T_{1a}　N_0　M_0　G_1

Ⅱ期　T_{1a}　N_1　M_0　$G_{2\sim4}$;$T_{1b\sim c}$　N_0　M_0　$G_{X,1\sim4}$;$T_{1\sim2}$　N_1　M_0　$G_{X,1\sim4}$

Ⅲ期　T_3　N_0　M_0　$G_{X,1\sim4}$

Ⅳ期　T_4　N_X　M_0　$G_{X,1\sim4}$;T_3　N_1　M_0　$G_{X,1\sim4}$;$T_{0\sim4}$　$N_{0\sim1}$　M_1　$G_{X,1\sim4}$

【治疗原则与预后】

（一）治疗原则

前列腺癌的治疗方式包括手术治疗、激素治疗、化疗、放疗和免疫治疗等。具体治疗方式应根据分期选择。

1. A 期　单一小结节,分化好,无转移者,可行根治性精确放疗(3D-CRT、IMRT 或近距离放疗);无症状者可严密随访,病情进展再治疗。预期生存时间较长者,可考虑根治性前列腺切除+盆腔淋巴结清扫。

2. B 期　根治性前列腺切除术或精确放疗。预期生存期短且症状轻微者可严密随访。

3. C、D 期　内分泌治疗为主,适当选择放射治疗及化疗参与。

对年龄较大、预期生存期短于 10 年的病人不主张行前列腺癌根治切除术,一方面高龄病人死亡多数与癌症不相关;另一方面,内分泌治疗和放疗可望使多数病人生存 5 年以上。

（二）治疗方法

1. 手术治疗　前列腺癌手术指征:①高度恶性的前列腺癌;②直肠指诊前列腺肿块局限于前列腺内,肿瘤与直肠黏膜无浸润而能推动者③无转移症状者;④病人一般情况能耐受手术。

（1）前列腺癌根治术:采取经会阴或耻骨后切口,切除包括前列腺体及前列腺包膜,适于 A、B 期且酸性磷酸酶正常者。

（2）经尿道前列腺切除:主要用于解除膀胱颈部梗阻,经尿道切除发现癌组织分化不良时或活检证实有残存癌,则应行前列腺根治术。

2. 化疗治疗　疗效尚不肯定,多用于晚期内分泌治疗失败者。常用药物磷酸雌二醇氮芥、顺铂、依托泊苷、长春新碱、米托蒽醌、吉西他滨、紫杉醇和多西他赛。

3. 靶向治疗　endostatin(血管内皮抑素)、舒尼替尼、索拉非尼、肿瘤血管生长抑制剂和 lapachone(一种植物提取物)的具体疗效如何仍有待于今后的观察。

4. 放射治疗　放射治疗在前列腺癌中起着重要的作用:局限早期前列腺癌可以采用根治性放射治疗;局部晚期前列腺癌可以采用放疗与激素治疗等综合治疗的方法以提高总体治疗效果;对于晚期和转移性前列腺癌,采用放疗可以达到止痛、减症等姑息性治疗的目的。

（1）适应证:经组织学或细胞学证实为前列腺癌者;全身情况能耐受放疗者;癌肿虽较广泛,但放射野尚能包括者;手术后复发病人;手术探查发现癌肿与附近的重要器官粘连,难以手术切除者;手术后病理标本的切缘有癌细胞存在者,或与周围粘连手术未能切除干净的病人;有孤立性转移,尤其是溶骨性转移者,局部放射可减轻疼痛等症状。

（2）禁忌证

1）近距离治疗的绝对禁忌证有:前列腺癌一般情况差者不适合近距离治疗;预计生存期少于 5 年;有远处转移;TURP 后缺损较大或预后不佳。

2）近距离治疗的相对禁忌证是:腺体>60ml;严重糖尿病;中叶突出;多次盆腔放疗及手术史;既往有 TURP 史。

（3）放射源的选择:前列腺癌外照射建议应用三维适形放疗或调强适形放疗技术,建议用影像引导放疗以提高放疗准确性,对放射源无特殊要求,目前以高能 X 线为主。近距离放射治疗目前常用的粒子主要有 ^{125}I、^{103}Pd 和 ^{192}Ir,临床中以放射碘应用最为广泛。

（4）靶区设置:见彩图 8-5。

1）GTV:肿瘤靶区(GTV)指在通过临床检查、CT 或其他影像学检查发现的大体肿瘤。前列腺癌为多灶性,靶区需包括整个前列腺及其包膜。因此,常直接勾画 CTV,不需勾画 GTV,如果前列腺内病灶范围很明确且计划行病灶补量,可以考虑勾画 GTV。

2）CTV:临床靶区(CTV)定义为 GTV 加上可能受侵的亚临床病灶。前列腺癌常为多灶性且多侵犯两叶,15%~66%的临床 T_1 和 T_2 病变,在根治性前列腺切除术后证实有包膜受侵,或合并列腺周围组织侵犯。因此,CTV 应包括整个前列腺及其包膜。局限中高危前列腺癌,精囊受侵的概率明显增高,CTV 需包括部分精囊腺。低危或中危局限期前列腺癌的 CTV 不需要包括盆腔淋巴引流区,对于高危病人,前列腺淋巴结转移常见,盆腔淋巴结预防照射有可能改善无病生存率,CTV 可以考虑盆腔淋巴结预防照射。

3）PTV:前列腺的运动受到直肠及膀胱的充盈状态、呼吸运动和治疗体位的影响。前后方向运动距离的标准差为 1.5~4.5mm,左右方向的运动距离标准差为 0.7~1.9mm,上下方向运动距离的标准差为 1.7~4.5mm。精囊运动要大于前列腺运动,其运动距离的标准差范围在前后方向上为 3.8~7.3mm,在上下方向上为 3.5~5.5mm,在左右方向为 1.7~3.2mm。建议 PTV 需要在 CTV 外扩 10mm,由于前列腺后方为直肠,为减少直肠照射剂量,PTV 在后方仅放 5mm。如果盆腔预防照射,PTV 建议

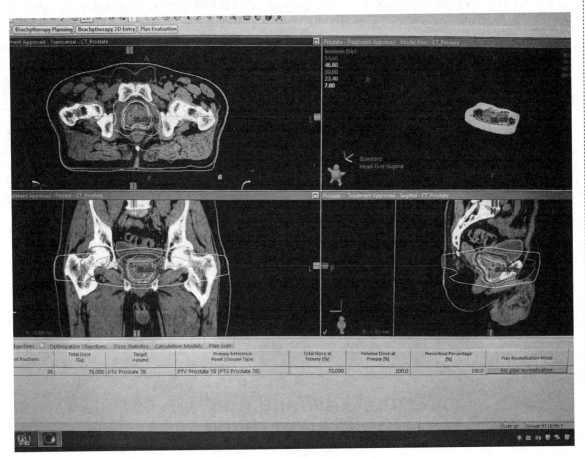

图 8-5　前列腺癌放疗计划图

在 CTV 基础上均匀外扩 7~8mm。

（5）照射剂量与分割方式：三维适形放疗或调强适形放疗根治性治疗前列腺癌，可以提高肿瘤照射剂量至 76~80Gy，采用常规分割照射，即每日照射剂量 1.8~2.0Gy，每周 5 次。如果做全盆腔预防照射，45~50Gy/5 周，然后缩野照射前列腺精囊腺，补量 26~30Gy。术后辅助放疗或术后生化失败的挽救性放疗剂量在三维适形或调强适形放疗技术下能保证正常组织安全，则建议增加照射剂量至 66~70Gy，若存在临床局部复发，放疗剂量需提高到 76Gy 或更高。

（6）放疗并发症及处理：前列腺癌的近期放疗并发症主要表现为膀胱和直肠的毒副作用。一般能耐受，但老年病人耐受性差，有的需要对症处理或中断放疗。胃肠道反应为腹泻或有脓血便、里急后重等症状，膀胱症状为尿频、尿急、尿痛等。远期并发症有直肠和膀胱毒性，如尿道狭窄、膀胱挛缩、直肠狭窄、直肠溃疡和坏死等，尿道狭窄主要发生在经尿道前列腺切除的病人。部分病人放射治疗后出现性功能障碍。极少数病人会出现肠梗阻或穿孔。鉴于以上并发症，放疗过程中要严格控制放疗剂量，精确定位，并加强对症处理。三维适形放射治疗能更好地保护正常组织，减少膀胱和直肠毒性。调强放射治疗进一步降低了直肠的照射剂量和受高剂量照射的体积，从而进一步提高了治疗比。

5. 内分泌治疗　由于大多数前列腺癌为雄激素依赖性，因此降低体内雄激素水平对前列腺癌有治疗作用。内分泌治疗常用的方法有：

（1）睾丸切除术（双侧）：男子雄激素 95% 来自睾丸，切除睾丸可去除体内雄激素主要来源，抑制前列腺癌发展。

（2）雌激素类药物：常用己烯雌酚 3~5mg/d 以上，7~21 天后改维持剂量 1~3mg/d。副作用较明显。

（3）抗雄激素治疗：常用氟他胺 250mg，每日 3 次；比卡鲁胺 150mg，每日 1 次。

（4）促性腺释放激素类似药物：醋酸戈舍瑞林，3.6mg，每 4 周 1 次。

（三）预后

早期前列腺癌（$T_{1~2}N_0M_0$）单纯放射治疗和根治术疗效相同，放射治疗 $T_{1b~2}N_0$ 前列腺癌，10 年疾病专项死亡率为14%,87%无局部复发,79%无远处转移,其生存率和年龄相当健康人群相似。调强适形放疗显著改善了病人的无生化失败生存率(bNED),多个肿瘤中心的5~7年随访资料证明,调强适形放疗增加了bNED生存率。治疗前PSA>10ng/ml的病人,3D-CRT和常规外照射比较,提高了bNED约30%。与国外相比,我国前列腺癌病人病变分期晚,建立适合我国高危人群筛查、增加早期前列腺癌的比例是改善整体治疗效果的根本途径。

第四节　睾丸生殖细胞肿瘤

睾丸肿瘤(testicular tumor)较少见,多发生于15~35岁年龄组的男性,占男性恶性肿瘤的0.5%~1.5%,占泌尿生殖系统肿瘤的3%~9%。在睾丸恶性肿瘤中,睾丸生殖细胞肿瘤(testicular germ cell tumor,TGCT)约占95%,其他的为非生殖细胞肿瘤。TGCT分为精原细胞肿瘤和非精原细胞肿瘤,各占50%。非精原细胞瘤包括绒毛膜癌、胚胎癌、畸胎瘤和内胚窦瘤,大部分为混合型生殖细胞瘤,含有多种非精原细胞瘤成分;精原细胞瘤预后较非精原细胞瘤好。睾丸肿瘤地理分布较明显,西方国家男性发病率为(2~6)/10万,中国发病率比欧美国家低。

睾丸肿瘤的发生与多种因素有关,包括家族史、环境、隐睾、睾丸发育不良或萎缩、睾丸外伤、克兰费尔特综合征(Klinefelter syndrome)、对侧曾有肿瘤以及不育症等。其中,隐睾具有最密切的关系,7%~10%的睾丸肿瘤病人具有隐睾史,可能与睾丸血供障碍、内分泌失调、生殖细胞异常、温度升高、性腺发育不全等因素有关。治疗上以手术治疗为主,根据分期,配合术后放化疗的综合治疗模式。

【诊断方法】

(一)症状和体征

1. 无痛性包块　为睾丸恶性肿瘤常见的症状和体征,典型的临床表现为睾丸内逐渐增大的无痛性包块,半数病人有睾丸沉重下坠和牵拉感,跳跃、跑步、站立过久时症状加重。

2. 急性疼痛　表示存在睾丸急性蒂扭转或急性出血可能。部分病人有类似急性睾丸炎或附睾炎症状,抗炎后症状缓解,但睾丸肿块不消退。

3. 转移　腹膜后淋巴结转移压迫可出现腹部和腰背部疼痛、肠梗阻、尿路梗阻等。肺转移出现咳嗽、咯血。

4. 恶病质　晚期恶性肿瘤可发生恶病质。

5. 其他　查体睾丸大小可正常或明显增大,可触及实性肿块,质硬,表面光滑或结节改变,正常弹性消失,无明显压痛,透光试验阴性。腹腔隐睾肿瘤可表现一侧下腹部进行性增大的肿块,同侧睾丸缺如。对于乳房肥大、性早熟或女性化病人,需注意睾丸的滋养叶细胞癌、间质细胞癌及胚胎癌可能。

(二)实验室检查

肿瘤标志物为实验室主要检查手段,非精原细胞性生殖细胞瘤(NSGCT)病人血清中甲胎蛋白(AFP)出现不同程度升高,但在精原细胞瘤和绒毛膜癌中不会升高;人绒毛膜促性腺激素(HCG)亦在大比例的非精原细胞性生殖细胞瘤中升高,而精原细胞瘤病人的血清中仅有15%出现升高。血清乳酸脱氢酶(LDH)特别是同工酶-1在睾丸非精原细胞性生殖细胞瘤中升高,多与肿瘤体积大小有关。睾丸切除前后及放化疗后定期检查血清中的AFP和HCG,对于评估治疗效果、估计预后及预测肿瘤复发具有一定的参考价值。

(三)影像学检查

影像学检查对于诊断和分期有重要作用,怀疑睾丸肿瘤的病人应常规进行胸部X线和腹部B超检查。腹部CT用于诊断腹膜后淋巴结转移的准确性达80%~85%,目前直径<2cm的转移淋巴结可通过CT检查检出,而且可显示转移淋巴结的大小及其与周围脏器、大血管的关系,为临床分期、决定治疗方案提供重要的信息;PET优于CT,可敏感显示化疗后残留有活力的恶性肿瘤。

(四)病理学检查

睾丸穿刺细胞学检查穿破各层被膜可能导致肿瘤种植,应首先考虑经腹股沟睾丸切除术,隐睾病人需行剖腹探查术。部分恶性肿瘤因粘连较重而无法全切,可仅做活检或肿瘤部分切除。异位生殖细胞瘤必须做睾丸切除,以除外转移可能。

图片:睾丸生殖细胞肿瘤各病理类型典型病理切片

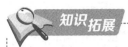

睾丸生殖细胞肿瘤的鉴别诊断

　　睾丸生殖细胞肿瘤需与下列疾病鉴别:①结核,主要侵犯附睾尾部、输精管,触诊常有结节感,或伴肺结核病史。抗结核治疗有效。②鞘膜积液和精液囊肿,通过透光试验,特别是 B 超检查可鉴别之。③睾丸炎或附睾炎,发病较稳,多有发热和明显压痛,抗炎治疗,短期内缓解。④睾丸非生殖细胞肿瘤,需病理组织学明确。⑤睾丸梅毒病,病史和血清学检查有助于鉴别。

【分类与分期】

（一）组织学分型

1. 曲细精管内生殖细胞肿瘤(睾丸原位癌)

2. 一种组织学类型的肿瘤(纯化型)　见表 8-5。

表 8-5　睾丸肿瘤组织学分型(纯化型)

一种组织学类型的肿瘤
精原细胞瘤
精母细胞性精原细胞瘤
胚胎性肿瘤
滋养层细胞瘤:绒毛膜癌、其他细胞类型绒毛膜癌、胚胎部位滋养层细胞瘤
畸胎瘤:成熟型、未成熟型、皮样囊肿、伴有恶性区域的畸胎瘤
卵黄囊性肿瘤

3. 多种组织类型　见表 8-6。

表 8-6　睾丸肿瘤组织学分型(多种组织学类型)

多种组织学类型	多种组织学类型
胚胎癌伴畸胎瘤	其他特殊混合
绒毛膜癌伴其他类型	

（二）分期

　　目前均采用国际抗癌联盟(UICC)2007 年公布的分期标准,见表 8-7 和表 8-8。通过原发灶的切除确定侵犯范围,再根据影像学检查结果和肿瘤标志物水平进行 TNM 分类。美国癌症联合委员会(AJCC)则根据以上标准制定了简化的临床分期,见表 8-9。

表 8-7　睾丸肿瘤的 TNM 分期(UICC,2007)

原发肿瘤(T)	
pT_x	原发肿瘤无法评估
pT_0	无原发肿瘤的证据
pTis	导管内生殖细胞瘤(原位癌)
pT_1	肿瘤局限于睾丸和附睾,无血管/淋巴管浸润;肿瘤可侵及白膜,但未侵及睾丸鞘膜
pT_2	肿瘤局限于睾丸和附睾,合并血管/淋巴管浸润,或肿瘤侵透白膜并侵及睾丸鞘膜
pT_3	肿瘤侵及精索,有或无血管/淋巴管浸润
pT_4	肿瘤侵及阴囊,有或无血管/淋巴管浸润

区域淋巴结(N)

  临床

    N_X 区域淋巴结不能估计

    N_0 无区域淋巴结转移

    N_1 单个区域淋巴结转移最大直径≤2cm;或多个淋巴结转移,最大直径≤2cm

    N_2 转移的单个淋巴结转移最大直径>2cm,但≤5cm;或多个淋巴结转移,任何一个淋巴结最大直径>2cm 但≤5cm

    N_3 淋巴结转移最大直径>5cm

  病理

    pN_X 区域淋巴结不能估计

    pN_0 无区域淋巴结转移

    pN_1 单个区域淋巴结转移最大直径≤2cm 且≤5 个阳性淋巴结

    pN_2 转移的单个淋巴结最大直径>2cm 但≤5cm,或数量>5 个阳性淋巴结,无直径超过 5cm 的淋巴结,或肿瘤有淋巴结外扩散

    pN_3 转移的单个淋巴结最大直径>5cm

远处转移(M)

    M_X 远处转移无法评估

    M_0 无远处转移

    M_1 有远处转移

    M_{1a} 远处淋巴结转移或肺转移

    M_{1b} 远处淋巴结和肺转移以外的远处转移

表 8-8 血清肿瘤标志物

	LDH	HCG/(mU · ml^{-1})	AFP/(ng · ml^{-1})
S_X	血清肿瘤标志物未检测		
S_0	标志物在正常范围		
S_1	<1.5 倍正常值	<5 000	<1 000
S_2	1.5~10 倍正常值	5 000~50 000	1 000~10 000
S_3	>10 倍正常值	>50 000	>10 000

表 8-9 睾丸肿瘤的临床分期(AJCC,2018)

分期	T	N	M	S
0	pTis	N_0	M_0	S_0
I	pT_{1-4}	N_0	M_0	S_0
I A	pT_1	N_0	M_0	S_0
I B	pT_{2-4}	N_0	M_0	S_0
I S	任何 pT/T_X	N_0	M_0	S_{1-3}
II 期	任何 pT/T_X	N_{1-3}	M_0	S_X

分期	T	N	M	S
ⅡA	任何 pT/T$_x$	N$_1$	M$_0$	S$_{0-1}$
ⅡB	任何 pT/T$_x$	N$_2$	M$_0$	S$_{0-1}$
ⅡC	任何 pT/T$_x$	N$_3$	M$_0$	S$_{0-1}$
Ⅲ	任何 pT/T$_x$	任何 N	M$_1$	S$_x$
ⅢA	任何 pT/T$_x$	任何 N	M$_{1a}$	S$_{0-1}$
ⅢB	任何 pT/T$_x$	N$_{1-3}$	M$_0$	S$_2$
ⅢB	任何 pT/T$_x$	任何 N	M$_{1a}$	S$_2$
ⅢC	任何 pT/T$_x$	N$_{1-3}$	M$_0$	S$_3$
ⅢC	任何 pT/T$_x$	任何 N	M$_{1a}$	S$_3$
ⅢC	任何 pT/T$_x$	任何 N	M$_{1b}$	任何 S

区域淋巴结包括:腹主动脉与下腔静脉间淋巴结、腹主动脉旁淋巴结、下腔静脉旁淋巴结、腹主动脉前淋巴结、下腔静脉前淋巴结、腹主动脉后淋巴结、下腔静脉后淋巴结。

【治疗原则与预后】

无论何种类型的睾丸肿瘤都要先做高位睾丸切除术及精索结扎,再根据病理类型和分期决定下一步治疗方案。如病理证实为恶性肿瘤,单纯手术的疗效远不如综合治疗效果,如为混合性肿瘤则按恶性程度高的一种治疗。化疗对睾丸肿瘤敏感,已证实能提高生存率;有研究数据表明辅助放疗亦有肯定的治疗效果。因此,术后辅助性化疗或放射治疗应作为常规治疗。

(一)精原细胞瘤

1. Ⅰ期精原细胞瘤　其亚临床淋巴结转移率只有 10%,所以对于有较好长期随访依从性的ⅠA期病人可行严密的随访观察,当肿瘤复发后再给予挽救性的放化疗,几乎全部病人均能获得无瘤生存,总生存率几乎不受影响;ⅠB期病人术后应首先行改良腹膜后淋巴结清扫术,对于不愿手术的病人,可以给予 2 周期 BEP 方案全身化疗;ⅠS期病人几乎都有病变播散可能,因此术后应给予 3 周期 BEP 或 4 周期 EP 方案化疗。

2. ⅡA、ⅡB期精原细胞瘤　术后首选放疗,其 6 年无瘤生存率可分别达 95% 和 89%,ⅡB 期可选择 3 个疗程的 BEP(BLM+VP-16+DDP)方案化疗或 4 个疗程的 EP(VP-16+DDP)方案化疗。

3. ⅡC、Ⅲ期精原细胞瘤　术后以全身化疗为主,对于预后好的病人,标准化疗是 3 个疗程的 BEP 方案或 4 个疗程的 EP(博来霉素过敏)方案,化疗剂量应充足。化疗后,当肿瘤标志物下降和肿瘤退缩或保持稳定时,通常化疗 3~4 个周期可终止;2 个周期后出现肿瘤标志物持续增高,或影像学检查发现新发病灶或残余病灶较前明显增大,则需更改治疗方案。对于术后预防性照射的范围,一般根据淋巴引流区域照射 1~2 站。如腹膜后无转移,可以只照射腹主动脉旁及髂淋巴区;如腹膜后已有转移,需加照纵隔及锁骨上区。

(二)非精原细胞瘤

1. 睾丸切除术后临床Ⅰ期的低危病人(pT$_1$,没有高危因素)　如能坚持至少 5 年的长期随访,可先不行辅助放化疗。术后随访:第 1 年每 1~2 个月检测胸片和肿瘤标志物,每 2~3 个月行腹盆腔 CT 检查;术后第 2 年每 2 个月检测肿瘤标志物和胸片,每 3~4 个月行腹盆腔 CT 检查。对于不能严格依从随访计划者建议行改良腹膜后淋巴结清扫术,如手术证实无腹膜后淋巴结转移,无需给予辅助化疗。

2. ⅠB期病人　术后应首先行改良腹膜后淋巴结清扫术,对于不愿意手术的病人可以给予 2 周期 BEP 方案全身化疗;ⅠS期病人几乎都存在病变播散可能,术后应给予 3 周期 BEP 方案或 4 周期 EP 方案全身化疗。

3. Ⅱ期病人 术后如肿瘤标志物正常,可行腹膜后淋巴结清扫术,对于 pN1 病人定期随访、pN2 病人给予 2 周期 BEP 方案或 EP 方案化疗;如肿瘤标志物升高,给予 3 周期 BEP 方案或 4 周期 EP 方案化疗,如化疗后肿瘤标志物恢复正常,CT 提示腹膜后有残存病变,可以考虑腹膜后淋巴结清扫术。Ⅱ C 期及Ⅲ期病人以全身化疗为主,标准的化疗是 3 周期 BEP 方案或 4 周期 EP 方案,如化疗后肿瘤标志物恢复正常,CT 提示存在腹膜后有残存病灶可以行腹膜后淋巴结清扫术。病灶直径<1cm 仍是残余肿瘤或畸胎瘤的高风险因素,对持续的腹膜后转移灶,在化疗后 4~6 个周期内应完整切除所有病灶。

4. ⅢA 期病人 如有脑转移,可根据临床情况选择放疗或手术治疗。

（三）放射治疗

1. 精原细胞瘤 睾丸精原细胞瘤对放疗很敏感,低剂量的术后放疗可以根治后腹膜动脉周围潜藏的亚临床病灶,Ⅰ期和ⅡA、ⅡB 期病人术后放射治疗是标准治疗手段。Ⅱ C 期和Ⅲ期的病人以化疗为主。

（1）Ⅰ期精原细胞瘤:Ⅰ期睾丸精原细胞瘤病人行睾丸高位切除术后,应进行放射治疗。放射治疗的靶区应包括腹主动脉旁及同侧髂血管、淋巴引流区,其标准照射野又称"狗腿野"(DL 野见彩图 8-6)。可行阴囊挡铅技术,以减少对睾丸的散射剂量。接受 20~30Gy 的放疗,即能获得满意的低复发率及高生存率,有研究显示 30Gy 较 20Gy 有更多的放疗毒性,因此越来越多的肿瘤治疗中心把放射剂量调整在 20~25Gy。除肿瘤侵犯鞘膜者外,不作腹股沟区预防性照射。对于严密随访的 Ⅰ 期术后病人,85%~90%复发于腹主动脉旁淋巴结,仅有 1%~3%的病人出现盆腔及腹股沟淋巴结转移,肺及纵隔等膈上转移者<1%。越来越多的研究证实可省略同侧盆腔淋巴结照射,仅给予单纯腹主动脉旁淋巴结照射,从而减少照射体积,降低放疗的急、慢性毒副反应。

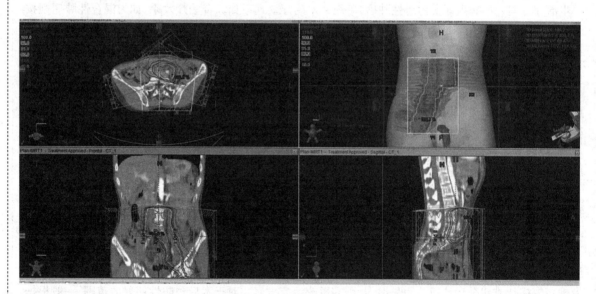

图 8-6 精原细胞瘤放疗 DL 野

（2）Ⅱ期精原细胞瘤:对低负荷Ⅱ期(Ⅱ A~Ⅱ B 期)病人,放疗仍是主要的辅助治疗手段。对临床Ⅱ期病人腹膜后转移淋巴结较小时,照射野同临床Ⅰ期,即为 DL 野,放射总量 35~40Gy;转移淋巴结大时,应根据转移淋巴结大小和部位设计照射野,以充分包括转移淋巴结;腹腔广泛淋巴结转移时,应进行全腹照射 DT 30Gy,然后缩野至肿瘤区补量 DT 6Gy,单次量 1.5~1.8Gy。

（3）Ⅲ期精原细胞瘤:以化疗为主,辅以放疗控制局部病灶,不作预防性照射。

2. 非精原细胞性生殖细胞瘤 早期非精原细胞性生殖细胞瘤(NSGCT)的治疗主要为手术或化疗,晚期 NSGCT 应以化疗为主。NSGCT 放疗敏感性要低于精原细胞瘤,放疗对早期 NSGCT 的作用极小,同样期别的非精原细胞瘤放疗剂量要高于精原细胞瘤 10Gy 左右,要达到 35~40Gy,可能对腹腔主要脏器产生较严重的毒副作用,而且放疗后远处转移率高,并降低了化疗耐受性,所以在 NCCN 指南中放疗已不作为非精原细胞瘤的常规治疗手段。

（四）放疗并发症及处理

急性反应最常见的是胃肠道反应,表现为恶心、呕吐和腹泻,一般以Ⅰ~Ⅱ度反应为主;骨髓抑制以Ⅰ~Ⅱ度白细胞减少为主,发生率15%~20%,Ⅲ~Ⅳ度白细胞减少发生率<1%。远期并发症主要为不育、胃溃疡和继发第二肿瘤等。41%~62%病人放疗后发生精子数量减少。最常见的第二肿瘤为睾丸癌,非睾丸生殖细胞肿瘤包括淋巴瘤、白血病、胶质母细胞瘤、脑膜瘤、胃肠道癌、膀胱癌、头颈部癌等。

（五）预后

随着诊断技术的提高,分期误差下降,以及以DDP为基础的联合化疗技术的日渐成熟,睾丸生殖细胞肿瘤病人生存率得到大幅度提高,预后较好,总的5年生存率已达90%,其中Ⅰ期为90%~100%,Ⅱ期超过80%,Ⅲ期也可达40%左右。

第五节　阴　茎　癌

阴茎癌(penile cancer)在世界各地的发病率差异很大。欧美等发达国家发病率占男性恶性肿瘤的0.4%~0.6%;亚洲、非洲、拉丁美洲等国家发病率较高,占10%~20%。20世纪50年代以前,阴茎癌是我国最常见的男性恶性肿瘤,由于经济状况和卫生条件的好转,阴茎癌的发病率迅速下降,但仍是危害人们健康的重要疾病。发病年龄各地区亦不尽一致,欧美各国50~60岁为发病高峰;我国40岁以前发病率占28.6%,41~60岁为高峰,平均发病年龄49.1岁。

阴茎癌病人多数存在包茎、包皮过长,由于包茎或包皮过长,尿液残留及包皮垢清洗不及时,长期刺激局部皮肤,最终导致阴茎癌的发生。另外,阴茎癌的发生与不良卫生习惯、病毒感染等有着密切的联系。许多阴茎疾病可演变成癌前病变,最后恶变成阴茎癌,主要包括:阴茎角质增生、阴茎乳头状瘤、尖锐湿疣、阴茎龟头炎后的瘢痕增生组织、阴茎白斑、增殖性阴茎红斑症、鲍恩病等。治疗上以手术治疗为主,配合放射治疗的综合治疗模式。

【诊断方法】

（一）症状

1. 溃疡、丘疹　阴茎癌常见于阴茎头部、冠状沟及包皮内板,早期表现有小溃疡、丘疹、湿疹、乳头状疣块、红斑、白斑等,这些表现多在包皮环切后方可看到,多无明显自觉症状,少数病人仅感包皮内有刺痒不适,或有烧灼、疼痛感,常不被病人所注意。

2. 排尿异常　如病变得不到及时治疗,肿块增大可出现排尿不适、尿道口移位、尿线变形等;溃疡扩大、加深,可出现包皮外口分泌物增多变稠,合并感染时可有脓性或血性分泌物,伴有恶臭味。临床所见大多为此期病人。局部检查可见癌肿局限于阴茎头部或累及阴茎体部远段,表面覆盖一层脓性分泌物或结痂,组织脆弱,易出血。

（二）体征

1. 淋巴结肿大　阴茎癌病人会出现单侧或双侧腹股沟淋巴结肿大,部分为继发感染,部分为肿瘤转移,需通过淋巴结活检明确。

2. 远处转移　癌细胞可经血运转移到肝、肺、骨、肾等器官,出现转移部位的相应症状,同时出现乏力、消瘦、贫血、厌食等晚期恶病质表现。

（三）实验室检查

1. 实验室一般检测　病人在诊断治疗前需要行实验室常规检测,以了解病人的一般状况以及是否适于采取相应的治疗措施。①血常规检测;②肝、肾功能等检测及其他必要的生化检查;③如需进行有创检查或手术治疗的病人,还需进行必要的凝血功能检测。

2. 肿瘤标志物　阴茎癌没有特异性的肿瘤标志物,SCC、CEA等有一定的指导意义。

（四）影像学检查

影像学检查对于诊断和分期有重要作用,怀疑阴茎癌的病人建议用超声和MRI检查明确原发灶侵犯范围;腹股沟淋巴结和盆腔淋巴结建议应用CT检查(图8-7),对怀疑存在骨转移的可行ECT检查;PET优于CT,可敏感显示化疗后残留有活力的恶性肿瘤。

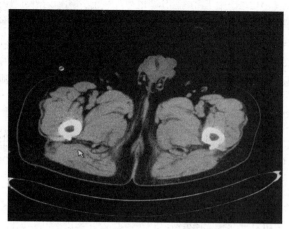

图 8-7　阴茎癌的 CT 图像

（五）病理学检查

应用局部活检给予明确病理学诊断,确诊及治疗前必须取得细胞学或组织学诊断。

【分类与分期】

（一）大体分型

按阴茎癌生长方式分为:①乳头状型,癌肿多由丘疹或疣状病变发生,表面呈多叶状,高低不平,可有溃疡,被覆脓性带有奇臭味分泌物,最后发展成菜花状。②浸润型,癌肿多由湿疹或白斑样病变开始,表面呈结节状,灰白色,可有溃疡,质硬,体积不大,但其基底浸润可深入海绵体,血运丰富,生长较快。

（二）组织学分类

阴茎癌约 92% 为分化良好的鳞状细胞癌,乳头状癌占 3.3%,腺癌、基底细胞癌或未分化癌极少见,其他有原位癌、淋巴瘤和肉瘤等。疣状癌为鳞状细胞癌的一种变异,并不少见,为分化良好的低度恶性肿瘤,但不易与鳞状上皮癌区别。

（三）临床分期

临床分期见表 8-10。

表 8-10　阴茎癌 TNM 分期（AJCC 第 8 版,2017 年）

T 原发肿瘤	
T_X	原发肿瘤无法评估
T_0	无原发肿瘤的证据
Tis	原位癌
T_a	非浸润性局限性鳞状细胞癌
T_1	龟头:肿瘤侵及固有层;包皮:肿瘤侵及固有层或阴囊筋膜
T_{1a}	肿瘤无淋巴血管及神经侵犯,非低分化
T_{1b}	肿瘤存在淋巴管及神经侵犯,或者低分化(3 级或肉瘤样)
T_2	肿瘤侵犯尿道海绵体,有或无尿道浸润
T_3	肿瘤侵犯阴茎海绵体(包括白膜),有或无尿道浸润
T_4	肿瘤已超出肾筋膜(Gerota 筋膜)
N 区域淋巴结	
N_X	区域淋巴结无法评估
N_0	没有区域淋巴结转移
N_1	≤2 个单侧腹股沟浅表淋巴结转移,无淋巴结外侵犯
N_2	≥3 个或双侧腹股沟浅表淋巴结转移
N_3	淋巴结外侵犯或者盆腔淋巴结转移
M 远处转移	
M_X	远处转移无法评估
M_0	无远处转移
M_1	有远处转移
组织分级	
G_X	无法评估
G_1	高分化
G_2	中分化
G_3	低分化

临床分期			
0is 期	Tis	N_0	M_0
0_a	T_a	N_0	M_0
Ⅰ期	T_{1a}	N_0	M_0
ⅡA 期	T_{1b}	N_0	M_0
	T_2	N_0	M_0
ⅡB 期	T_3	N_0	M_0
ⅢA 期	$T_{1\sim3}$	N_1	M_0
ⅢB 期	$T_{1\sim3}$	N_2	M_0
Ⅳ期	T_4	任何 N	M_0
	任何 T	N_3	M_0
	任何 T	任何 N	M_1

【治疗原则与预后】

阴茎癌的治疗方法主要有手术、放射治疗、化疗、冷冻治疗等。以手术为主，亦可行放疗和化疗。Ⅰ、Ⅱ期病人既可选择手术治疗又可选择放疗治疗，两者的治疗效果一样，但放疗在保留阴茎的完整和性功能方面则比手术要好得多。Ⅲ期病人根治性手术比放疗要彻底，效果较满意。Ⅳ期病人不主张手术，放疗或化疗也只有减轻症状的作用。

（一）手术治疗

阴茎癌若不积极治疗，大多数病人于诊断后 1 年半内死亡，外科手术切除阴茎癌及其转移的腹股沟淋巴结，仍是重要的、比较彻底的治疗手段。根据阴茎的大小、侵犯深度、病人年龄以及腹股沟淋巴结转移情况决定手术方式。理想的手术应该是切除病变的同时保留排尿和性功能，但有时由于病变广泛而难以做到。

手术方式根据病变位置及分期有包皮环切术、肿瘤局部切除术、阴茎部分切除术、阴茎全切除术及髂腹股沟淋巴结清除术等，如淋巴结转移较广泛，可行术前放射治疗后再行根治性治疗。

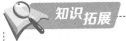 **知识拓展**

最常用的手术方式——阴茎全切术

（1）适应证：①位于阴茎头、包皮、冠状沟及阴茎体远端的Ⅰ、Ⅱ期阴茎癌；②侵及阴茎体的Ⅲ期阴茎癌，肿瘤切除后，阴茎海绵体残留 3cm 以上者。

（2）切除范围：阴茎断端至少离肿瘤近端缘 2cm 以上。

（3）优点：①大部分病人一般情况，性生活情况与术前相似；②排尿功能满意；③因为排尿方式同前，不会出现心理障碍。

（二）放射治疗

放射治疗是治疗阴茎癌的重要手段之一，有时效果超过手术治疗，单纯放射治疗不但可取得很好疗效，而且能保留阴茎，大多数病人保留性生理功能且可直立排尿。

1. 适应证　病人一般情况良好或中等，局部病变最大径在 2cm 左右，浅表外生型，无浸润或轻度浸润，无区域淋巴结或远处转移者可作根治性放疗；病灶大于 2cm 而小于 5cm，有轻度浸润，有单侧腹股沟淋巴结肿大，但是活动的直径在 2cm 以下者可作阴茎根治性放疗；病灶直径>5cm，近阴茎根部，有深层浸润及邻近组织受累，双侧腹股沟淋巴结转移，或皮肤红肿有卫星结节，但未破溃者，可作姑息性放疗；双侧腹股沟预防性放射治疗无统一意见，大多学者认为对于早期阴茎癌不建议作预防性放疗，而晚期病人可施行双侧腹股沟淋巴引流区预防性放疗。

2. 放疗前准备　准确记录肿瘤情况，包括肿瘤位置、大小、形态、浸润、淋巴结肿大、皮肤等情况且必须明确病理学诊断;放疗前应做包皮环切术,以减少放疗并发症,便于局部清洁;对于合并局部感染的,每天用1:5 000高锰酸钾液浸泡,对病灶处的分泌物作细菌培养及药敏试验,选用高敏抗生素抗感染治疗。

3. 照射范围 外生表浅型,病变最大径<2cm,照射范围超出病灶外1cm;病变在2~5cm,有轻度浸润者,照射范围应包括阴茎的1/3~1/2;病变>5cm,有深部浸润要照全阴茎;腹股沟淋巴转移时,应照射两侧腹股沟区及髂淋巴结;一般不做腹股沟淋巴结预防照射,因腹股沟预防照射可引起下肢水肿等并发症。

4. 照射方法 阴茎癌放疗的方法包括X线外照射,铱贴敷治疗,用铱进行的组织间插植治疗。

5. 放疗剂量 常规放疗1次/d,2Gy/次,总量达60~65Gy,最后5~10Gy应缩野放疗,以减少晚期纤维化;低于60Gy,生存率下降;高于70Gy,放射反应和后遗症加重,生存率也下降。姑息放疗总剂量为30~40Gy/2~3周。腹股沟淋巴结转移的治疗剂量为70Gy/7~8周,髂淋巴结的预防剂量为50Gy。睾丸为放射高度敏感器官,在放射治疗阴茎癌中,必须做好睾丸的保护。

6. 放疗并发症 急性尿道炎、黏膜皮肤湿性反应、阴茎头或体皮肤坏死性溃疡、尿道狭窄、下肢水肿等。

（三）化学治疗

阴茎癌多数为高分化鳞状细胞癌,对化疗药物大多不敏感,单独化疗对阴茎癌的治疗效果并不满意,故多用为辅助治疗和联合化疗。早期浅表的阴茎癌可用氟尿嘧啶软膏局部涂敷。化疗与放疗联用可缩短治疗时间,减少两者总剂量及副作用。常用的化疗药物有博来霉素、多柔比星、长春新碱、甲氨蝶呤、顺铂及氟尿嘧啶等。由于阴茎癌大多数病变为鳞癌,因此以铂类为基础的化疗方案可望产生疗效,目前选择较多。

（四）预后

阴茎癌发病率低,恶性程度也较低,早期行手术、放疗或冷冻治疗,治愈率可达70%~80%,预后好;病变发展到晚期,治愈率明显下降,5年生存率仅为20%~30%。原发病灶的范围,淋巴结状况是阴茎癌最重要的预后因素。区域淋巴结未受侵预示能够长期生存,腹股沟淋巴结受侵提示预后不良,盆腔淋巴结受侵则提示预后很差。

本章小结

本章详细阐述了泌尿及男性生殖系统常见的几大恶性肿瘤。对泌尿系统肿瘤的临床表现、实验室检查、影像学检查、疾病的分类、分期及治疗进展进行了概述。重点内容为各种肿瘤的定义、临床表现及治疗原则,放射治疗作为前列腺癌、男性生殖系统肿瘤治疗的重要手段,需要重点掌握。熟悉泌尿及男性生殖系统恶性肿瘤的发病情况及病理分型;了解各种肿瘤的临床分期、预后等。

病例讨论

病例讨论分析

病人王某,男性,39岁,因"发现右侧阴囊肿物3年余"入院,既往体健,无隐睾病史。病人3年前无意中发现右侧阴囊肿物,当时无疼痛,无恶心、呕吐,无腹痛、腹泻,无小便失禁。曾就诊于当地医院行"抗炎"治疗后肿物无变化。1个月前出现行走后会阴部坠胀,休息后好转,无发热、盗汗,遂就诊于当地医院。行彩超检查提示右侧阴囊内低回声团块——睾丸病变可能。盆腔CT提示右侧睾丸占位性病变、盆腔内多发转移灶,考虑睾丸恶性肿瘤,现为行进一步治疗入院。

（王 峰）

扫一扫,测一测

思考题答案

思考题

1. 简述肾癌的临床表现及治疗原则。
2. 简述前列腺癌的治疗原则。
3. 简述睾丸生殖细胞肿瘤的分型及其治疗原则。

笔记

第九章　妇科肿瘤

学习目标

1. 掌握：宫颈癌、子宫内膜癌、卵巢癌、外阴癌的诊断方法、分类与分期和综合治疗原则。
2. 熟悉：宫颈癌、子宫内膜癌、卵巢癌、外阴癌的流行病学。
3. 了解：宫颈癌、子宫内膜癌、卵巢癌、外阴癌的预后因素。

案例导学

病人，女，37 岁，因"接触性阴道出血半年，加重 1 个月"就诊。病人于半年前出现性生活后阴道流血，量少。近 1 个月病人阴道流血量增加，伴坠胀不适，今为求进一步诊治来诊。体格检查：生命体征正常，各浅表淋巴结未扪及肿大，腹软，无压痛。妇科检查：宫颈见菜花样新生物，触之易出血，双侧附件区未扪及包块。宫颈活检结果：3 点和 6 点鳞状细胞癌。

问题：
1. 病人目前诊断是什么？
2. 应该采取什么治疗方式？

第一节　宫　颈　癌

宫颈癌（cervical cancer）是女性生殖系统最常见的恶性肿瘤，是发展中国家妇女癌症的主要死亡原因，我国宫颈癌年发病率 14.93/10 万。宫颈癌由人乳头瘤病毒（HPV）慢性感染所致，70% 以上宫颈癌由 HPV-16 型和-18 型两种亚型感染引起，接种 HPV 疫苗可有效预防 HPV 感染，降低宫颈癌发病率。其致病危险因素包括性生活开始年龄早、多次妊娠、多个性伴侣、免疫抑制状态等。宫颈癌的主要治疗是手术治疗和放射治疗，辅以化学治疗和靶向治疗。

知识拓展

HPV 疫苗与宫颈癌

HPV 有 100 多种亚型，分为低危型和高危型，少数高危型 HPV（主要为 HPV-16 型和-18 型）的持续感染（间隔 1 年以上连续 2 次检测出同一高危型的 HPV）是宫颈癌的主要危险因素。HPV 感染不仅会导致宫颈癌，肛门癌、外阴癌、阴道癌、阴茎癌、头颈癌、口咽癌、口腔癌、喉癌等也与 HPV

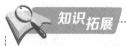

感染相关。HPV疫苗是全球第一个肿瘤疫苗,目前上市的HPV疫苗有3类,分别是2价、4价和9价疫苗。2价疫苗,可预防HPV-16、-18两型病毒;4价疫苗,可预防HPV-6、-11、-16、-18四型病毒;9价疫苗,可预防HPV-6、-11、-16、-18、-31、-33、-45、-52、-58九型病毒。HPV疫苗接种有年龄限制,全球标准是9~45岁,NMPA批准的年龄是9~25岁。年龄限制并非绝对,关键在于是否有性生活,HPV疫苗对于无性生活史的女性效果最佳。

【诊断方法】

（一）症状

宫颈癌早期多无明显特异的症状,或仅有类似宫颈炎的表现,疾病发展到一定程度后逐渐出现与肿瘤浸润相关的临床表现。

1. 阴道出血　早期典型表现为少量接触性阴道出血,常见于性生活后和妇科检查后,随着病情的发展,阴道流血的频度和每次出血量增加,严重者可发生大出血。年轻病人可表现为经期延长、经量增多,老年病人为绝经后阴道不规则流血。

2. 白带增多　初期由于肿瘤刺激宫颈腺体分泌功能亢进,产生黏液性或浆液性白带;随病情进展,肿瘤组织坏死脱落及继发感染,白带浑浊,如米汤样或血性,合并感染时呈脓性或伴特殊的臭味。

3. 疼痛　多发生于中、晚期病人或合并感染者,常位于下腹、臀部、骶尾部或下肢。产生疼痛的原因主要是由于盆腔神经受到肿瘤浸润或压迫所致。

4. 泌尿道症状　肿瘤向前压迫或侵犯膀胱,引起尿频、排尿困难、血尿,严重者可形成膀胱阴道瘘。肿瘤压迫或侵犯输尿管引起肾盂积水,甚至肾衰竭。

5. 消化道症状　肿瘤向后压迫或侵犯直肠,出现里急后重、便血、排便困难等症状,严重者可形成直肠阴道瘘。

6. 转移症状　宫颈癌淋巴结转移首先为盆腔淋巴结转移,盆腔以外的淋巴结转移以腹主动脉旁淋巴结转移常见。肺转移多数无症状,病灶增大可出现咳嗽、胸痛、呼吸困难等症状;骨转移可出现相应部位疼痛。

7. 全身症状　晚期可出现贫血、恶病质等全身衰竭表现。

（二）体征

早期的镜下浸润癌,局部可出现糜烂、红斑、表浅溃疡,也可能光滑、无任何肉眼可见病灶。局部肿瘤进展可出现明显新生物,宫颈原形消失,局部肿瘤肉眼观可表现为糜烂、菜花状、溃疡状、结节状新生物。局部进展期病人还可出现宫旁组织、宫颈旁或阴道组织侵犯、下肢水肿和腹股沟淋巴结肿大。远处转移者可表现为腹水、胸腔积液和锁骨上淋巴结肿大等。

（三）实验室检查

肿瘤标志物如鳞状上皮细胞癌抗原、CEA等检测,可作为治疗前、后及随访监测的指标。

（四）影像学检查

宫颈癌的诊断与治疗中,影像学检查有助于补充体格检查的不足,了解病灶局部侵犯和淋巴结转移、全身转移情况。应常规进行盆腔MRI和胸腹增强CT,推荐进行PET-CT检查。

1. MRI检查　盆腔MRI用于确定宫颈病变大小和侵犯范围及盆腔淋巴结转移与否,对治疗方案确定、手术范围及放射治疗的照射野设计有很好的参考作用,是诊断和评估宫颈癌病灶的首选影像学检查手段。

2. CT检查　胸部CT有利于判断是否有肺转移和纵隔淋巴结转移,敏感性优于常规X线。腹部增强CT有利于判断腹腔淋巴结有无转移,发现肾盂输尿管积水情况。

3. PET-CT检查　PET-CT用于全身肿瘤状况评估,可早期发现无症状的盆腔和腹主动脉旁淋巴结转移情况以及其他远处转移,对选择正确的治疗方式和设计放疗范围有益。另外PET-CT的一些参数如肿瘤标准摄取值（SUV）,肿瘤代谢体积（MTV）和肿瘤糖酵解体积（TVG）等可用于治疗效果的预测和评估。

4. 肾血流图　可了解是否有输尿管梗阻及肾排泄功能。

0902

图片:宫颈癌多方位多序列MRI图像

（五）内镜检查

1. 阴道镜检查　若细胞学检查巴氏分类Ⅲ级以上或 TBS 法发现鳞状上皮内病变者,应作阴道镜检查。

2. 膀胱镜检查　对于中晚期宫颈癌病人,必要时应进行膀胱镜检查,了解膀胱黏膜和肌层有无受累。

3. 电子肠镜检查　对于可疑有直肠、结肠受累者应行电子肠镜检查。

（六）病理学检查

1. 细胞学诊断　宫颈刮片细胞学检查是发现早期宫颈癌的重要手段,有性生活的妇女均应常规做宫颈刮片细胞学检查。目前临床常用检测方法有常规巴氏涂片和液基细胞学薄片等。

2. 组织学检查　组织病理学检查是宫颈癌诊断的"金标准",任何期别肿瘤均应通过宫颈肿物活检进行组织病理学检查,以明确肿物的性质、病理类型及肿瘤的分化程度。

3. 宫颈锥切术　适用于宫颈刮片检查多次阳性而宫颈活检阴性者,或宫颈活检为原位癌需确诊者。可采用冷刀切除、环形电刀切除或冷凝电刀切除,切除组织应作连续病理切片检查。

【分类与分期】

（一）大体分型

根据浸润扩散深度可以分为原位癌、微小浸润癌和浸润癌。镜下早期浸润癌肉眼观察常无明显异常,或类似宫颈糜烂。

1. 外生型　最常见,癌灶向外生长呈乳头状或菜花样,组织脆弱,触之易出血,癌灶体积较大,常累及阴道穹窿。

2. 内生型　癌灶向宫颈深部组织浸润,宫颈表面光滑或仅有轻度糜烂,宫颈扩张、肥大、变硬呈桶状,常累及宫旁组织。

3. 溃疡型　上述两型癌组织继续发展合并感染坏死,脱落后形成溃疡或空洞,似火山口状。

4. 颈管型　癌灶发生于宫颈管内,常侵入宫颈及子宫下段供血层或转移至盆腔淋巴结。

（二）组织学分型

1. 鳞状细胞癌　占 80%~85%,包括疣状鳞癌、乳头状鳞癌、淋巴上皮瘤样癌等。

2. 腺癌　占 15%~20%,包括乳头状腺癌、宫颈子宫内膜样腺癌、透明细胞癌和浆液性乳头状癌等。

3. 腺鳞癌　占 3%~5%,癌组织中含有腺癌和鳞癌两种成分。

4. 其他类型　包括小细胞癌、神经内分泌癌、腺样基底细胞癌和未分化癌等。

（三）临床分期

宫颈癌分期采用国际妇产科联盟（FIGO）2009 年分期标准,见表 9-1。

图片：宫颈癌病理图片

表 9-1　宫颈癌 FIGO 2009 分期

Ⅰ期	肿瘤严格局限于宫颈(扩展至宫体可以被忽略)
ⅠA 期	镜下浸润癌,间质浸润深度≤5.0mm,水平浸润范围≤7.0mm
ⅠA1 期	间质浸润深度≤3.0mm,水平浸润范围≤7.0mm
ⅠA2 期	间质浸润深度>3.0mm,但不超过 5.0mm,水平浸润范围≤7.0mm
ⅠB 期	临床肉眼可见病灶局限于宫颈,或是临床前病灶大于ⅠA 期
ⅠB1 期	临床肉眼可见病灶最大直径≤4.0cm
ⅠB2 期	临床肉眼可见病灶最大直径>4.0cm
Ⅱ期	肿瘤已经超出宫颈,但未达盆壁或未达阴道下 1/3
ⅡA 期	无宫旁组织浸润
ⅡA1 期	临床肉眼可见病灶最大直径≤4.0cm
ⅡA2 期	临床肉眼可见病灶最大直径>4.0cm

ⅡB 期	有明显宫旁组织浸润
Ⅲ 期	肿瘤侵及盆壁和/或侵及阴道下 1/3 和/或导致肾盂积水或无功能肾
ⅢA 期	肿瘤侵及阴道下 1/3，未侵及盆壁
ⅢB 期	肿瘤侵及盆壁和/或导致肾盂积水或无功能肾
Ⅳ 期	肿瘤超出真骨盆或（活检证实）侵及膀胱或直肠黏膜泡状水肿不能分为Ⅳ期
ⅣA 期	肿瘤侵及邻近器官
ⅣB 期	肿瘤侵及远处器官

【治疗原则与预后】

（一）治疗原则

手术治疗和放射治疗是宫颈癌的主要治疗方法，化学治疗及靶向治疗等是综合治疗方案的一部分。宫颈癌的治疗需根据病人分期，采取不同治疗手段进行综合治疗。原则上Ⅰ～ⅡA 期宫颈癌以手术治疗为主，也可选择放射治疗；ⅡA～ⅢB 期以放射治疗为主，辅以化学治疗；Ⅳ期采取化学治疗为主的多学科综合治疗。

1. 手术治疗 是早期宫颈癌的有效治疗手段，适用于Ⅰ A～ⅡA 期病人。宫颈癌手术方式包括宫颈锥切术、全子宫切除术、改良根治性子宫切除术、根治性子宫切除术等，临床上应根据不同的分期采用相应的手术方式。

2. 放射治疗 是宫颈癌的主要治疗手段之一，已经有近百年的历史，适用于各期病人。约有 80% 的宫颈癌病人在治疗期间需要接受放射治疗，包括根治性放疗、术后放疗或复发转移后的姑息放疗。宫颈癌放疗包括远距离体外照射（外照射）和近距离腔内照射（后装治疗），外照射主要针对宫颈癌原发灶和淋巴转移区域，后装治疗主要照射宫颈癌的原发病灶区域。

（1）适应证：各期别的宫颈癌均可进行放射治疗，根治性放疗需要外照射和内照射合理结合进行。对于早期宫颈癌，根治性放疗和单纯手术治疗，两者生存率相当。

（2）禁忌证：无法配合放疗者；恶病质；严重感染、严重骨髓抑制或伴有其他无法耐受放疗情况。

（3）靶区勾画：体外放疗可选择前后二野或四野照射的二维等中心照射，推荐采用精确放疗技术如三维适形放疗、调强放疗或螺旋断层放疗。

1）GTV：如已根治性手术切除者，原则上没有 GTV。未行手术切除者，GTV 包括宫颈和受累的阴道、宫体、宫旁、转移淋巴结及其他病灶。

2）CTV：包括肿瘤临床病灶、亚临床病灶及肿瘤可能侵犯的范围。宫颈癌 CTV 主要包括盆腔原发肿瘤区和淋巴引流区。盆腔原发肿瘤区指未行子宫切除者，包括肿瘤、全子宫（宫颈+宫体）、部分阴道、宫旁或阴道旁软组织；已行子宫切除者包括残存肿瘤、阴道残端、上段阴道（3～4cm）、阴道旁或瘤床软组织。淋巴引流区包括闭孔、髂内、髂外、髂总±腹主动脉旁淋巴结引流区。对于宫颈影像学诊断宫颈间质受侵的病人，应包括骶前淋巴引流区；如果髂总淋巴结、腹主动脉旁淋巴结有转移，则需行腹主动脉旁淋巴引流区照射，其靶区上界要求达肾血管水平；如果转移淋巴结超过肾血管水平，靶区应包括整个腹主动脉旁淋巴引流区；肿瘤侵及达阴道下 1/3 时，靶区需包括全阴道及双腹股沟淋巴引流区。应建立考虑膀胱体积变化的内靶区（ITV）。

3）PTV：宫颈癌体外照射由 CTV 外扩一定距离形成 PTV，目前没有统一标准，一般 CTV 外扩 7～15mm，可根据各治疗单位实际情况制定。

（4）腔内照射：近距离腔内后装治疗主要照射宫颈癌的原发区域，现国内以传统二维后装系统为主，探索图像引导的三维后装治疗，多使用高剂量率（HDR）后装治疗机。

腔内放疗剂量应与体外照射剂量结合考虑，采用二维高剂量率后装治疗，A 点剂量 40～45Gy，每次 5～7Gy，每周 1 次，腔内后装治疗当天不进行体外照射。体外照射联合腔内治疗 A 点的总剂量以期

图片：宫颈癌根治性放疗靶区

图片:宫颈癌三维后装治疗

别而异,ⅠA2 期应达到 75～80Gy,ⅠB1 期和ⅡA1 期达 80～85Gy,ⅠB2、ⅡA2 和ⅡB～ⅣA 期≥85Gy。采用不同剂量率后装机治疗时,应进行生物剂量转换(腔内剂量以体外常规分割等效生物剂量换算),同时注意对膀胱及直肠剂量的监测,避免膀胱及直肠的过高受量。

三维后装治疗将 CTV 按照肿瘤负荷和复发的危险程度分为 3 类:高危 CTV(HR-CTV)包括宫颈和肉眼可见的肿瘤侵犯范围;中危 CTV(IR-CTV)表示明显的显微镜下肿瘤区,推荐包括外照射开始前的肿瘤范围;低危 CTV(LR-CTV)指可能的显微镜下播散区,一般用手术或外照射处理。对于较小病灶(肿瘤 2～3cm),高危 CTV 内外照射剂量达 75～80Gy;对于较大病灶(肿瘤>3cm),高危 CTV 内外照射剂量在 85Gy 以上。

(5) 放疗剂量:A 点(位于侧穹窿上方 2cm,子宫中轴旁开 2cm 交叉点处)总剂量为盆腔体外照射联合后装治疗换算后的总的生物等效剂量,对于早期(Ⅰ期、ⅡA 期)宫颈局部肿瘤小的病人,A 点总剂量 75～80Gy;局部肿瘤大或晚期(Ⅲ期以上)A 点总剂量≥85Gy。宫旁、盆腔及腹主动脉转移淋巴结剂量≥60Gy。外照射剂量 45～50Gy,1.8～2.0Gy/次,4～6 周。

(6) 放疗并发症及处理

1) 放射性结直肠炎:有 10%～20% 的病人可出现放射性结直肠炎,表现为里急后重、黏液便、血便等,可反复发作,部分严重病人可有结直肠糜烂、溃疡。处理上主要是对症治疗,对轻度病人不必特殊处理,注意保持大便通畅;中度以上的病人一般采用消炎、止血、解痉等药物治疗;若出现直肠狭窄、梗阻、瘘管、穿孔,则需考虑手术治疗。

2) 放射性膀胱炎:多发生在放疗后 1 年左右,表现为下腹不适、尿频、尿痛或血尿。给予止血、抗炎、碱化尿液及膀胱冲洗等治疗后,大部分可获得缓解,严重者考虑手术治疗。

3) 放射性皮炎及阴道炎:接受盆腔外照射者可发生放射性皮炎,表现为放疗野皮肤粗糙、水肿增厚,大多数呈自愈性,放疗结束后逐渐缓解,可局部外用比亚芬软膏。接受腔内放疗者,阴道黏膜潮红、部分呈糜烂状,后期阴道黏膜皱褶消失、狭窄。

3. 化学治疗 化学治疗主要用于放射治疗的同步化疗、手术和放射治疗的辅助治疗以及复发和全身转移病人的主要治疗。化疗方案主要为以顺铂为基础的联合方案如 TP(紫杉醇+顺铂)、GP(吉西他滨+顺铂)或单药顺铂方案。

4. 靶向治疗 宫颈癌的靶向治疗药物为抗血管生成药物,如贝伐单抗联合化疗,用于复发转移病人,可增加病人治疗的缓解率和提高总生存时间。

(二)预后

宫颈鳞癌的预后受到众多肿瘤相关因素的影响,包括临床分期、肿瘤体积、浸润深度、淋巴结受累情况、淋巴血管间隙是否受侵、组织学类型和肿瘤分级等。早期宫颈癌预后很好,经过手术或放射治疗,Ⅰ期宫颈癌的 5 年生存率可达 85% 以上,ⅡA 期为 73%,ⅡB 期为 67%,ⅢA 期为 45%,ⅢB 期为 36%,Ⅳ期为 4%。

第二节 子宫内膜癌

子宫内膜癌(endometrial carcinoma)是发生于子宫内膜的一组上皮性恶性肿瘤,以来源于子宫内膜腺体的腺癌最常见。多发生于绝经后妇女,高发年龄为 50～69 岁。子宫内膜癌病因不十分清楚,可能有两种发病机制:一种是雌激素依赖型,其发生可能是在无孕激素拮抗的雌激素长期作用下发生子宫内膜增生,甚至癌变。病人较年轻,常伴有肥胖、高血压、糖尿病、不孕或不育及绝经延迟,这种类型占大多数,均为子宫内膜样腺癌,肿瘤分化较好,雌、孕激素受体阳性率高,预后好。另一种是非雌激素依赖型,发病与雌激素无明确关系。病人较年老体瘦,肿瘤恶性度高,分化差,雌、孕激素受体多呈阴性,预后不良。本病以手术治疗为主,辅助以放射治疗,预后较好。

【诊断方法】

(一)症状

早期子宫内膜癌可无明显症状,随病情进展,可出现以下症状:

1. 阴道出血 是子宫内膜癌最主要的临床症状,典型表现为绝经后阴道出血,未绝经者可表现为月经增多、经期延长甚至大出血。

2. 异常阴道分泌物 表现为水样或血性分泌物,此为肿瘤渗出或出血所致,合并感染时可出现脓性分泌物及异味。

3. 疼痛 随着病情进展,可出现下腹胀痛或阵发性疼痛,多与子宫积血或合并感染有关。也可因肿瘤与盆腔脏器粘连固定,压迫骶神经引起下肢或腰骶部疼痛。

4. 全身症状 晚期病人可出现贫血、消瘦、恶病质等。

（二）体征

早期子宫内膜癌无明显体征,晚期可有子宫明显增大,合并宫腔积液时可有分泌物,宫颈管内偶有癌组织脱出,触之易出血。癌灶浸润周围组织时,子宫固定或宫旁扪及不规则结节状物。

（三）实验室检查

肿瘤标志物方面,推荐进行 CA125、人附睾蛋白 4(HE4)检测,可作为子宫内膜癌早期诊断和个体化治疗的参考指标,标志物联合检测可提高阳性率及评估疾病的预后。

（四）影像学检查

1. MRI 检查 MRI 可显示子宫内膜增厚或信号异常,提示肿瘤浸润宫壁肌层的深度、宫旁扩散范围、淋巴受累及其他腹盆腔转移灶,应作为首选的影像学检查手段。

2. CT 检查 胸腹部 CT 可以评价病变范围和盆腔、腹腔淋巴结有无肿大,肝、肺有无转移等。

3. PET-CT 检查 PET-CT 在评估肿瘤恶性程度和发现远处转移上有明显的优势,有条件的单位可行此检查。

4. 超声检查 经阴道超声检查可了解子宫大小、宫腔形状、宫腔内有无赘生物、子宫内膜厚度、肌层有无浸润及深度,为临床诊断及处理提供参考。

（五）内镜检查

宫腔镜检查不仅可直接观察宫腔内病灶的大小、部位及形态等,还可在直视下对可疑部位取活检,提高诊断准确率。

（六）病理学检查

病理学检查是确诊子宫内膜癌最可靠的手段。分段诊刮是最常用的诊断方法,其优点是能鉴别子宫内膜癌和宫颈管腺癌,也可明确子宫内膜癌是否累及宫颈管,为制订治疗方案提供依据。若怀疑宫腔内有病变,宫腔内膜活检也可明确诊断。

【分类与分期】

（一）大体分型

1. 弥漫型 累及子宫内膜面积较广,可蔓延至宫颈管内膜,常侵犯子宫肌层,甚至穿透肌层达子宫浆膜层,常伴有出血、坏死。

2. 局限型 为较小的孤立病灶,常为早期癌,多见于宫腔底部或宫角部,呈息肉或菜花状,易浸润肌层。

（二）组织学分型

1. 子宫内膜样腺癌 占 80%~90%,常与雌激素长期刺激、肥胖和子宫内膜增生有关。按分化程度分为Ⅰ级(高分化,G_1)、Ⅱ级(中分化,G_2)、Ⅲ级(低分化,G_3)。

2. 浆液性腺癌 占 1%~9%,恶性程度高,易有深肌层浸润和腹腔淋巴及远处转移,预后极差。

3. 透明细胞癌 占 1%~5%,恶性程度高,易早期转移。

4. 其他类型 包括未分化癌、鳞癌等。

（三）临床分期

子宫内膜癌分期采用 FIGO 2009 年分期标准,见表 9-2。

【治疗原则与预后】

（一）治疗原则

子宫内膜癌治疗以手术治疗为主,辅助放射治疗和内分泌及化疗。各临床分期治疗方案选择如下:ⅠA 期 G_1 及 G_2,根治性手术治疗,必要时术后行阴道腔内放疗。ⅠB 期、ⅠC 期或ⅠA 期 G_3,根治性手术加放射治疗。Ⅱ期,根治性手术加放射治疗。Ⅲ期,放射治疗加内分泌治疗,必要时配合手术。Ⅳ期,姑息性治疗,根据病情可选择姑息性手术、放射治疗、内分泌治疗及化疗。

表 9-2 子宫内膜癌 FIGO 2009 分期

Ⅰ期	肿瘤局限于宫体
ⅠA($G_{1,2,3}$)	无浸润或<50%肌层浸润
ⅠB($G_{1,2,3}$)	≥50%肌层浸润
Ⅱ期	肿瘤累及宫颈间质,但未播散到子宫外
Ⅲ期	肿瘤局限性和/或区域扩散
ⅢA($G_{1,2,3}$)	侵及子宫浆膜和/或附件
ⅢB($G_{1,2,3}$)	阴道和/或宫旁受累
ⅢC	转移到盆腔和/或腹主动脉旁淋巴结
ⅢC1($G_{1,2,3}$)	盆腔淋巴结阳性
ⅢC2($G_{1,2,3}$)	腹主动脉旁淋巴结阳性,无论盆腔淋巴结是否阳性
Ⅳ期	累及膀胱和/或肠黏膜,和/或远处转移
ⅣA($G_{1,2,3}$)	累及膀胱和/或肠黏膜
ⅣB($G_{1,2,3}$)	远处转移,包括腹腔转移或腹股沟淋巴结转移

1. **手术治疗** 是子宫内膜癌的主要治疗手段。子宫内膜癌的根治性手术范围包括广泛性子宫切除加盆腔淋巴结清扫。广泛性子宫切除术需筋膜外切除全子宫、切除双侧附件、阴道上段 2cm。Ⅰ期病人是否需要行盆腔淋巴结清扫术尚有争论。Ⅲ期及Ⅳ期病例手术仅作为综合性治疗手段之一,多在放射治疗后根据情况决定是否手术及手术范围。

2. **放射治疗** 在子宫内膜癌的治疗中有重要地位,可以作为唯一的治疗手段,又可以作为手术、化疗、激素治疗的辅助治疗手段。但根治性放射治疗对子宫内膜癌的疗效不及手术治疗,故根治性放疗不作为首选,只适用于伴有严重内科并发症、高龄等不宜手术的病人或无法手术切除的病人。

(1)适应证:子宫内膜样腺癌完全手术分期后Ⅰ期的治疗。术后治疗需结合病人有无高危因素,包括年龄>60 岁、淋巴脉管间隙浸润、肿瘤大小、子宫下段或宫颈腺体浸润。

1)ⅠA 期:无高危因素者,G_1 级术后可观察;G_2 和 G_3 级可观察或加用阴道内照射。ⅠA 期有高危因素者,G_1 级术后可观察或加用阴道内照射;G_2 和 G_3 级可观察或加用阴道内照射和/或盆腔外照射。

2)ⅠB 期:无高危因素者,G_1、G_2 级可观察或加用阴道内照射;G_3 级可观察或加用阴道内照射和/或盆腔外照射。ⅠB 期有高危因素者,G_1、G_2 级可观察或加用阴道内照射和/或盆腔外照射;ⅠB 期 G_3 级可盆腔外照射和/或阴道内照射化疗。

3)Ⅱ期的治疗:G_1 级可行阴道内照射和/或盆腔外照射;G_2 级可行阴道内照射加盆腔外照射;G_3 级可行盆腔外照射+阴道内照射±化疗。

4)Ⅲ期的治疗:ⅢA 期,无论肿瘤分化程度如何都可选择化疗+放疗(盆腔外照射±阴道内照射);ⅢB 期,术后化疗和/或放疗;ⅢC 期,术后加化疗+放疗。Ⅳ期,已行减灭术并无肉眼残存病灶或显微镜下腹腔病灶时,行化疗±放疗。

(2)禁忌证:无法配合放疗者;恶病质;严重感染、严重骨髓抑制或伴有其他无法耐受放疗情况。

(3)靶区勾画:体外扩疗可选择前后二野或四野照射的二维等中心照射,推荐精确放疗技术如三维适形放疗(3D-CRT)和调强放疗(IMRT)。

1)CTV:子宫内膜癌 CTV 主要包括阴道残端和上 1/2 阴道或近端阴道 3cm、阴道旁组织、髂总、髂内外、闭孔、骶前(宫颈间质受侵时)。

2)PTV:由 CTV 外扩一定距离形成 PTV,目前没有统一标准,一般 CTV 外扩 7~15mm,可根据各治疗单位实际情况制定。

(4)腔内照射:子宫内膜癌的内照射方法与宫颈癌治疗和子宫内膜癌术后放疗不同。照射的目的是使整个子宫得到均匀的高剂量发布。可选用高剂量率或低剂量率腔内照射,根据子宫的大小和形状选择合适的施源器,一般应用 2 根有弯度的宫内施源器或单管施源器。剂量参考点的选择目前没有统一标准,一般是根据子宫壁的厚度来确定。三维腔内放疗可以获得较好的剂量分布和对正常

图片:子宫内膜癌术后靶区

组织的保护。子宫肌层剂量应争取达到 36~50Cy,5~8Cy/F,1~2F/周,分 6~8F 进行,要适当补充阴道腔内照射,以减少阴道复发。

（5）放疗剂量:术后辅助放疗外照射剂量 45~50Gy,1.8~2.0Gy/F,4~6 周。阴道内照射可以单独应用,也可作为体外照射后的补量治疗。剂量参考点定义在阴道黏膜下 0.5cm。内照射的剂量分割方式目前尚无统一标准,单纯阴道内照射时:7Gy×3F、5Gy×6F,体外照射后补量时:(4~6)Gy×(2~3)F。

（6）放疗并发症及处理

1）放射性结直肠炎:表现为里急后重、黏液便、血便等,部分严重病人可有结直肠糜烂、溃疡。处理上主要是对症治疗,对轻度病人不必特殊处理,注意保持大便通畅;中度以上的病人一般采用消炎、止血、解痉等药物治疗,严重者考虑手术治疗。

2）放射性膀胱炎:表现为下腹不适、尿频、尿痛或血尿。给予止血、抗炎、碱化尿液及膀胱冲洗等治疗后,大部分可获得缓解,严重者考虑手术治疗。

3）放射性皮炎及阴道炎:表现为放疗野皮肤粗糙、水肿增厚,大多数呈自愈性,放疗结束后逐渐缓解。接受腔内放疗者,阴道黏膜潮红、部分呈糜烂状,后期阴道黏膜皱褶消失、狭窄。

3. 化学治疗　由于本病经典、有效的治疗方法为手术及放射治疗,化学治疗在子宫内膜癌的治疗中处于辅助地位,用于配合手术或根治性放射治疗或远处转移的病人。常用药物有顺铂、多柔比星、氟尿嘧啶、环磷酰胺、紫杉醇等。

4. 内分泌治疗　大剂量的孕激素(甲羟孕酮,160mg/d)及抗雌激素药物如他莫昔芬对子宫内膜癌治疗有效,常用于术后晚期或复发病人。

（二）预后

子宫内膜癌的预后受到众多肿瘤相关因素的影响,临床分期对预后起决定性作用,期别越晚,预后越差。早期诊断、及时正规治疗是本病治疗的关键。本病总体预后较好,早期病人治疗后局部复发率<5%,5 年生存率在 85% 以上。

第三节　卵　巢　癌

卵巢癌(ovarian cancer)是指发生于卵巢的恶性肿瘤。卵巢癌发病率低于宫颈癌和子宫内膜癌,但死亡率高,居女性生殖器恶性肿瘤死亡率的首位。卵巢癌可发生于任何年龄,高峰发病年龄为 60~70 岁。

卵巢癌的发病原因不明。下列因素可能与发病有关:①内分泌因素,如初潮年龄早、未婚、不孕症、未育、分娩次数少等妇女,都较自然对照组发生卵巢癌的危险增加,口服雌、孕激素的复方避孕药,可减少卵巢癌的发病率。②饮食及经济因素,经济发达国家、经济收入高及动物脂肪摄入量高的妇女,较其他人群易患卵巢癌。③遗传因素,5%~10% 卵巢癌病人的家族中有一级亲属患过卵巢癌,而有遗传性卵巢癌综合征(HBOC)家系的妇女患卵巢癌的概率可高达 40%~60%。*BRCA1* 或 *BRCA2* 基因突变携带者和遗传性非息肉性结直肠癌综合征是最常见的两种遗传易感因素。

卵巢癌以手术治疗为主,辅助以化学治疗和靶向治疗。本病具有腹腔内广泛转移的特点,易复发转移,预后较差。

【诊断方法】

（一）症状

早期通常无症状或仅有轻度非特异性症状,如食欲缺乏、腹胀、腹痛和消瘦等。

1. 腹胀　腹胀不适是病人最多见的症状。腹胀原因系肿瘤、腹水使盆腔内压增加所致。

2. 腹痛　早期一般无腹痛或仅有隐痛,当肿瘤发生扭转、破裂、出血和感染时,可出现较明显的腹痛。肿瘤压迫或侵犯局部神经时,可引起腰痛、下肢疼痛。

3. 肠梗阻　本病易出现腹腔播散转移,腹腔内有转移播散的病人可出现肠梗阻的症状。

4. 全身症状　晚期病人可出现消瘦、贫血等全身症状。

（二）体征

1. 腹盆腔肿块 肿瘤位于盆腔时,妇科检查可扪及盆腔包块,肿瘤增大时可进入腹腔。肿瘤表面可呈结节状,实性或囊实性,若侵犯周围组织,则肿物固定。晚期病例可在直肠子宫陷凹扪及融合的质硬结节。

2. 腹腔积液 腹部叩诊移动性浊音阳性,大量腹水时腹部膨隆呈蛙腹状。

3. 第二性征异常 卵巢肿瘤分泌性激素的表现,如青春期前性早熟或男性化、绝经期阴道流血、生育期闭经、子宫不规则出血等。

4. 远处转移 如锁骨上淋巴结肿大、胸腔积液、肝大、脾大等。

（三）实验室检查

肿瘤标志物 CA125 是上皮性卵巢癌的相关抗原,其特异性不高,但敏感性高,阳性率可达 80%～90%,是目前临床上应用最广的诊断及随访监测指标。在现有肿瘤标志物中,人附睾蛋白4（HE4）作为单一肿瘤标志物对卵巢癌的检出表现最为灵敏,灵敏度高于 CA125,在鉴别盆腔肿块、良、恶性肿瘤中具有重要的诊断价值。甲胎蛋白、人绒毛膜促性腺激素（HCG）在卵巢恶性生殖细胞肿瘤中可出现阳性。

（四）影像学检查

图片:卵巢癌腹部 CT

1. CT 检查 腹盆腔增强 CT 或 MRI 可客观评价病变范围和淋巴结有无肿大,腹膜、腹腔内脏器有无转移、有无腹腔积液灶等。

2. PET-CT 检查 PET-CT 在评估肿瘤恶性程度和发现远处转移上有明显的优势。

3. 超声检查 超声检查简便经济,可初步判断肿瘤部位、大小,与邻近器官的关系,有无腹腔积液等。

（五）腹腔镜检查

腹腔镜检查能直接观察盆腔肿块,鉴别肿块性质,并可活检,还可观察盆腔及腹腔内有无转移。可用于可疑卵巢癌的进一步检查诊断及分期,或选择性用于卵巢癌治疗后再次盆腹腔内探查及疗效评估。

（六）病理学检查

对于有腹腔积液的病人,腹水穿刺脱落细胞学检查可明确部分病人的诊断。腹腔镜下或剖腹探查内容包括探查原发肿瘤部位是否为双侧卵巢受累、肿瘤包膜是否完整、有无粘连,探查其他器官、肠、膀胱、肝脏、大网膜、膈肌、腹膜、盆腔及腹主动脉旁淋巴结等有无侵犯,腹腔积液冲洗液是否呈阳性,是确诊卵巢癌及分期的可靠方法。

【分类与分期】

（一）组织学分型

1. 卵巢上皮癌 约占90%,包括高级别浆液性癌、子宫内膜样癌、黏液性癌、透明细胞癌、勃勒纳瘤、未分化癌、混合性上皮细胞性肿瘤、未分类上皮细胞性肿瘤等。

2. 性索-间质细胞来源 约占10%,包括颗粒细胞瘤、卵泡膜细胞瘤、卵巢睾丸细胞瘤、两性母细胞瘤、伴环状小管的性索肿瘤、性母细胞瘤、脂质细胞瘤等。

3. 生殖细胞来源 约占5%,包括畸胎瘤、胚胎性癌、无性细胞瘤、内胚窦癌、绒毛膜癌、混合型生殖细胞瘤等。

4. 间质细胞来源 包括纤维瘤、平滑肌瘤、恶性淋巴瘤、肉瘤等。

5. 转移性 卵巢转移性肿瘤可来自消化道、乳房及其他生殖器肿瘤。以来自消化道的转移性癌最为常见。

（二）临床分期

卵巢癌分期采用 FIGO 2013 年分期标准,见表9-3。

【治疗原则与预后】

（一）治疗原则

卵巢癌总的治疗原则是以手术为主的综合治疗。按标准分期确诊的病人,可参考下列各期治疗方案:

笔记

表9-3 卵巢癌FIGO 2013分期

Ⅰ期	肿瘤局限于卵巢或输卵管
ⅠA	肿瘤局限于一侧卵巢(包膜完整)或输卵管,卵巢和输卵管表面无肿瘤;腹水或腹腔冲洗液未找到癌细胞
ⅠB	肿瘤局限于双侧卵巢(包膜完整)或输卵管,卵巢和输卵管表面无肿瘤;腹水或腹腔冲洗液未找到癌细胞
ⅠC	肿瘤局限于单或双侧卵巢或输卵管,并伴有如下任何一项: ⅠC1:术中肿瘤包膜破裂 ⅠC2:术前肿瘤包膜已破裂或卵巢、输卵管表面有肿瘤 ⅠC3:腹水或腹腔冲洗液中找到癌细胞
Ⅱ期	肿瘤累及一侧或双侧卵巢或输卵管伴盆腔扩散(在骨盆入口平面以下)或原发性腹膜癌
ⅡA	肿瘤扩散至或种植到子宫和/或输卵管和/或卵巢
ⅡB	肿瘤扩散至其他盆腔内组织
Ⅲ期	肿瘤累及单侧或双侧卵巢、输卵管或原发性腹膜癌,伴有细胞学或组织学证实的盆腔外腹膜转移,或腹膜后淋巴结转移
ⅢA	ⅢA1:仅有腹膜后淋巴结阳性(细胞学或组织学证实) ⅢA1(i)期:淋巴结转移灶最大直径≤10mm;ⅢA1(ⅱ)期:淋巴结转移灶最大直径>10mm ⅢA2:显微镜下盆腔外腹膜受累,伴或不伴腹膜后阳性淋巴结
ⅢB	肉眼可见盆腔外腹膜转移,病灶最大直径≤2cm,伴或不伴腹膜后阳性淋巴结
ⅢC	肉眼可见盆腔外腹膜转移,病灶最大直径>2cm,伴或不伴腹膜后阳性淋巴结(包括肝、脾表面受累,但无脏器实质转移)
Ⅳ期	腹腔外的远处转移
ⅣA	胸腔积液细胞学检查发现癌细胞
ⅣB	肝、脾实质受累,腹腔外器官转移(包括腹股沟淋巴结转移或腹腔外淋巴结转移)

注:肝包膜转移为Ⅲ期,肝实质转移为ⅣB期;胸腔积液必须找到恶性细胞才能分为ⅣA期;ⅠC3,如果细胞学检查阳性,应注明是腹水还是腹腔冲洗液。

Ⅰ期:ⅠA期和ⅠB期单行常规手术治疗,术后酌情化疗;ⅠC期常规手术,加术后化疗。Ⅱ期:常规手术治疗或肿瘤细胞减灭术,加术后化疗。Ⅲ、Ⅳ期:尽可能行肿瘤细胞减灭术,术后化疗。复发病人:能手术者,尽可能手术;不宜手术者,行姑息性化疗及靶向治疗。

1. 手术治疗 手术治疗是卵巢癌治疗手段中最重要的手段,也是组织病理学确诊,准确分期的主要方法。除非临床检查估计肿瘤不能切除或有手术禁忌证,均应首先进行手术。

对于早期和中期病人,强调首次手术的彻底性,首次手术彻底性与预后密切相关。需要有经验的妇科专科医生实施手术包括剖腹探查、经腹全子宫及双侧输卵管-卵巢切除术、大网膜切除术,仔细探查肝表面、横膈、结肠旁沟和盆腔侧壁,并行多点活检,腹水和/或腹腔灌洗液采样,腹主动脉旁淋巴结和盆腔淋巴结活检。没有进行手术分期而诊断为早期卵巢癌的病人应再次探查以明确分期。对于晚期病人也应考虑行手术及肿瘤细胞减灭术,并尽可能切除原发病灶和转移病灶。有的病人可能需要行多次肿瘤细胞减灭术。

2. 放射治疗 由于卵巢癌通常在盆、腹腔广泛播散,放射治疗不能作为卵巢恶性肿瘤的主要治疗手段,仅用于个别局部复发的不能手术、耐药病例,如腹膜后淋巴结转移的局灶复发。加之放疗可导致组织纤维化和粘连,病人一旦接受了腹部和盆腔放疗,就很难再有切除腹盆腔肿瘤的手术机会。因此,对卵巢恶性肿瘤病人选择放射治疗应非常慎重,放疗方式(外照射、腔内后装放疗或放射性粒子植入)及剂量需个体化制订。

3. 化学治疗 化学治疗是卵巢癌重要的治疗方法,几乎可用于各期卵巢癌。

(1)化疗方案:对上皮性卵巢癌首选TC方案(紫杉醇联合卡铂,紫杉醇135~175mg/m², 静脉滴注,第1天;卡铂AUC:4~6,静脉滴注,第1天;每21天重复为一周期)。也可用顺铂(75~100mg/m²,静脉滴注,第1天)代替卡铂。对早期病人术后建议给予3~6周期化疗,如能耐受最好行6周期化疗。对晚期病人建议给予6周期化疗,化疗方案可联合贝伐单抗,化疗结束后贝伐单抗单药进行维持治疗。对恶性生殖细胞肿瘤,以依托泊苷联合顺铂、博来霉素联合依托泊苷和顺铂方案为一线方案,术后辅助3~4个疗程化疗。

对复发或未控的病例,首先应区分是"铂敏感型复发",还是"铂耐药型复发"。复发时间距初次化疗结束大于6个月为"铂敏感型复发";治疗结束后6个月以内出现的复发为"铂耐药型复发"。铂敏感型复发病人,给予铂为基础的联合化疗要优于单药化疗的疗效且仍可选择原来的一线方案。其他可选择的方案包括GP方案(吉西他滨联合铂类)、AP方案(脂质体多柔比星联合铂类)等。铂耐药型复发是指经过连续两种化疗方案,没有获得临床缓解,或肿瘤在停药后6个月内复发的病人,临床预后很差。化疗方案不推荐使用含铂类方案,可选用吉西他滨、多西他赛、拓扑替康、异环磷酰胺等药物。

(2)腹腔内化疗:由于卵巢恶性肿瘤具有腹盆腔内播散的特点,腹腔灌注给药可以提高肿瘤局部的药物浓度与全身用药相比,腹内灌注能够使药物在腹腔内达到非常高的浓度比(铂类为10倍,紫杉醇为100倍),取得良好的疗效。腹腔化疗适用于肿瘤细胞减瘤术后无大块残留病灶的病人,腹腔灌注液体总量2 000ml以上,以使药物在腹腔内均匀分布。

4. 靶向治疗　抗血管生成药物如贝伐单抗联合化疗可改善晚期及复发卵巢癌病人的生存期,用于晚期卵巢癌病人的一线治疗和维持治疗。奥拉帕尼(olaparib)是一种口服的多聚ADP-核糖聚合酶(PARP)抑制剂,用于BRCA突变的进展期卵巢癌的治疗和病人化疗后维持治疗。靶向治疗将在卵巢癌的治疗中发挥越来越重要的作用。

(二)预后

卵巢恶性肿瘤预后较差,尤以中晚期病人预后更差,总5年生存率在30%左右。影响预后的因素包括肿瘤分期、病理组织学类型、分级、年龄、肿瘤减灭术情况、手术残余肿瘤的大小和术后化疗疗程数等。

第四节　外　阴　癌

外阴癌(vulvar cancer)是指发生在外阴的恶性肿瘤。发病率较低,占女性生殖系统癌症的3%~5%。本病病因不明确,可能和HPV感染、慢性外阴炎症性病变、尖锐湿疣、肥胖、高血压、糖尿病等因素有关。本病治疗以手术治疗为主,辅助以放射治疗和化学治疗;本病易早期发现,预后较好。

【诊断方法】

(一)症状

大多数外阴癌的首发症状是外阴刺激,瘙痒,疼痛,或有肿块,主要为不易治愈的外阴瘙痒和各种不同形态的肿物。肿瘤可合并感染,晚期可出现疼痛、渗液和出血。其他少见的症状有外阴出血,排尿困难。

(二)体征

肿瘤可生长在外阴任何部位,大阴唇最多见,其次为小阴唇、阴蒂、会阴、尿道口或肛周等。早期局部体征表现为丘疹、结节或小溃疡;晚期呈不规则肿块,伴或不伴破溃或呈乳头样肿瘤。如肿瘤转移至腹股沟淋巴结,可有腹股沟淋巴结增大。

(三)实验室检查

尚未有与外阴癌诊断、预后评估相关肿瘤标志物,还需进一步研究。

(四)影像学检查

1. MRI检查　MRI有良好的软组织对比性,可客观评价病变范围和淋巴结有无肿大,有利于术前肿瘤评估和治疗计划的制订。

2. CT检查　胸腹CT可评价治疗侵犯范围及有无远处转移等,是本病重要的影像学检查手段。

3. 超声检查　超声检查在判断本病有无腹股沟淋巴结转移上有一定价值。

（五）病理学检查

外阴肿块活检是确诊本病的方法,由于本病位于体表,病理学活检及诊断并不困难。

【分类与分期】

（一）组织学分型

1. 鳞状细胞癌　最常见,占外阴恶性肿瘤80%以上,约60%伴有邻近外阴上皮内瘤变。

2. 腺癌和前庭大腺癌　大多数外阴腺癌都发生在前庭大腺。

3. 佩吉特病和类似于佩吉特病的病变　外阴佩吉特病的典型表现为外阴部湿疹样红色炎性渗出改变,主要病变在大阴唇、会阴体、阴蒂区。

4. 外阴恶性黑色素瘤　约占9%,占所有女性恶性黑色素瘤的3%。

5. 外阴转移癌　大多数的外阴转移癌累及大阴唇或前庭大腺。在所有的外阴肿瘤中,转移癌约占8%,其中有一半原发肿瘤发生在下生殖道,包括宫颈、阴道、子宫内膜和卵巢。

（二）临床分期

外阴癌分期采用 FIGO 2009 年分期标准,见表9-4。

表 9-4　外阴癌 FIGO 2009 分期

Ⅰ期	肿瘤局限于外阴
ⅠA	病灶局限于外阴或会阴,直径≤2cm,间质浸润深度≤1.0mm,无淋巴结转移
ⅠB	病灶局限于外阴或会阴,直径>2cm,或间质浸润深度>1.0mm,无淋巴结转移
Ⅱ期	任何大小的肿瘤,累及邻近会阴结构(阴道下 1/3,尿道下 1/3,肛门),淋巴结阴性
Ⅲ期	任何大小的肿瘤,累及或未累及邻近会阴结构(阴道下 1/3,尿道下 1/3,肛门),淋巴结阳性
ⅢA(ⅰ)	1 个淋巴结转移(≥5mm)
ⅢA(ⅱ)	1~2 个淋巴结转移(<5mm)
ⅢB(ⅰ)	2 个或 2 个以上淋巴结转移(≥5mm)
ⅢB(ⅱ)	3 个淋巴结转移(<5mm)
ⅢC	淋巴结阳性,包膜外扩散
Ⅳ期	肿瘤侵犯会阴其他结构(阴道上 2/3,尿道上 2/3)或远处转移
ⅣA	肿瘤侵犯下列任一部位:①尿道上段或阴道上段黏膜、膀胱黏膜、直肠黏膜、骨盆;②腹股沟淋巴结固定或溃疡
ⅣB	任何远处转移,包括盆腔淋巴结

【治疗原则与预后】

（一）治疗原则

外阴癌以手术治疗为主,辅以放射治疗和化学治疗。早期病人治疗应个体化采用最适合其病情需要的治疗方法,在不影响预后的前提下,尽量缩小手术范围,减少手术创伤和并发症,尽量保留外阴的生理结构,改善生活质量。晚期应采用综合治疗的方法,将放射治疗、化学治疗和手术的优势结合起来,最大限度地缩小手术范围,减少术后并发症,减轻病人的痛苦,提高生活质量。

1. 手术治疗　是外阴癌最重要的治疗手段,早期及中期外阴癌病人应争取行根治性手术治疗。外阴癌根治性手术即为广泛性外阴切除术加双侧腹股沟淋巴结清扫术。其手术切除范围:距病灶边缘的外阴部位,整个外阴,包括大部分阴阜的皮肤及皮下脂肪,深度达深筋膜及骨膜;切除双侧腹股沟区域的脂肪及腹股沟深淋巴结、腹股沟浅淋巴结。对于部分中晚期病例,可根据情况施行姑息性手术治疗。

2. 放射治疗

（1）适应证:手术切缘距肿瘤边缘<8mm,肿瘤基底不净,血管、淋巴管受累,肿瘤浸润深度>5mm,腹股沟淋巴结术后病理证实阳性者;不能手术及晚期肿瘤。

（2）禁忌证:无法配合放疗者;恶病质;严重感染、严重骨髓抑制或伴有其他无法耐受放疗的情况。

图片：外阴癌术后靶区

（3）靶区勾画：体外扩疗可选择常规放疗、三维适形放疗、调强放疗技术，推荐使用调强放疗。

1）GTV：基于影像学检查所见原发肿瘤。

2）CTV：GTV及周围未受侵的支持外阴组织和邻近软组织，盆腔及双侧腹股沟淋巴结区域。阴道侵犯应包括骶前区域，肛管/直肠侵犯应包括直肠周淋巴结。

3）PTV：CTV外扩7~10mm。

（4）放疗剂量：术后辅助放疗，外照射剂量45~50Gy，1.8~2.0Gy/F，4~6周。如根治性放疗，肿瘤照射剂量可至65~70Gy。

（5）放疗并发症及处理

1）急性并发症：主要表现为外阴部皮肤的反应，充血、水肿甚至造成湿性脱皮。经过充分的局部护理，这种急性反应在治疗结束后3~4周内可恢复。

2）后期并发症：阴道的照射可能会导致阴道的变短、变窄、润滑度的降低及性功能紊乱，放疗结束后应考虑使用阴道扩张器。放射性膀胱炎及直肠炎等并发症参见本章第一节"宫颈癌"。

3. 化学治疗 外阴癌化疗选择用于部分预后不良或复发的病人。外阴鳞状细胞癌的化疗可参考选择宫颈鳞状细胞癌的化疗方案。

（二）预后

外阴癌预后与临床分期、组织学类型、淋巴结转移等因素密切相关，尤其是淋巴结转移情况。本病总体预后较好，各临床分期的5年生存率分别为：Ⅰ期和Ⅱ期80%~90%，Ⅲ期60%%，Ⅳ期15%。

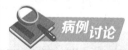

本章小结

宫颈癌、子宫内膜癌、卵巢癌、外阴癌是常见的女性生殖系统恶性肿瘤，其中宫颈癌发病率最高。宫颈癌和HPV感染密切相关，常见的症状为阴道出血，肿瘤以局部生长为主，多向宫旁组织、盆腔脏器浸润及盆腔淋巴结转移，手术治疗和放射治疗是本病根治的治疗手段。子宫内膜癌多见于绝经后妇女，表现为绝经后阴道流血，手术治疗辅助以放射治疗是子宫内膜癌的主要治疗手段，预后较好。卵巢癌常见症状是腹胀及腹痛，肿瘤易腹腔播散转移，预后差，需要采取以手术为主的综合治疗，化疗在卵巢癌中有重要作用。外阴癌发病率较低，易早期发现，预后较好，以手术治疗为主，辅以放射治疗和化学治疗。

病例讨论

病例讨论分析

病人，女，46岁，因"阴道不规则流血3个月余"就诊。病人于3个月前出现性生活后阴道流血，鲜红，量少。不伴腹部疼痛、尿频、尿急、尿痛，无便血、肛门坠胀等不适。其未引起重视，未进行检查及治疗。近5天病人性生活后阴道流血量增加，为求进一步诊治入院。患病以来，精神、食欲、睡眠尚可，大小便无异常，体重无明显变化。体格检查：生命体征正常，各浅表淋巴结未扪及肿大，腹平坦，腹部无压痛、反跳痛及肌紧张。妇科检查：外阴已婚已产式，阴道畅，见血迹，宫颈见直径约4cm大小菜花样新生物，触之易出血，侵及阴道后穹窿，似与左侧盆腔固定，子宫前位，正常大小，活动度良好，双侧附件区未扪及包块。

（缪继东）

扫一扫，测一测

思考题答案

思考题

1. 简述宫颈癌的临床表现。
2. 简述宫颈癌的治疗原则。

第十章 淋巴造血系统肿瘤

1. 掌握：淋巴瘤、恶性浆细胞瘤的诊断方法、分类与分期和治疗原则。
2. 熟悉：淋巴瘤、恶性浆细胞瘤的流行病学。
3. 了解：淋巴瘤、恶性浆细胞瘤的预后因素。

案例导学

病人王某，男性，67岁，因"发现左颌下肿物1个月余"就诊。病人1个月前无意间发现左颌下肿物，花生粒大小，无疼痛，无发热、盗汗，无消瘦等不适，病人经常揉捏该肿物，左颌下肿物逐渐增大增多，伴左侧面颊部疼痛不适。就诊于当地医院，行左颌下肿物穿刺术，细胞学示"查见恶性肿瘤细胞"。既往吸烟10支/d×40余年，无饮酒嗜好，否认肝炎、结核病病史，无肿瘤家族遗传史。查体：左颌下可扪及多枚肿大淋巴结，大者短径1.5cm，质韧，固定，边界不清，无压痛。

问题：

1. 为明确诊断，该病人需要进行哪些检查？
2. 该疾病的治疗原则是什么？

第一节 淋 巴 瘤

恶性淋巴瘤（malignant lymphoma，ML）是原发于淋巴造血系统的恶性肿瘤，可以发生于淋巴结和/或淋巴结外组织，是免疫系统中的B淋巴细胞、T淋巴细胞或自然杀伤（NK）细胞的非正常克隆性增殖。按照病理可以分为霍奇金淋巴瘤（Hodgkin lymphoma，HL）和非霍奇金淋巴瘤（non-Hodgkin lymphoma，NHL）两大类。NHL占所有淋巴瘤的80%～90%，男性多于女性，在西方国家发病年龄为60～70岁，我国发病年龄高峰为40岁左右。HL占所有淋巴瘤的10%左右，男女发病之比为（1.3～1.4）∶1，其发病年龄在西方国家呈典型的双峰分布，分别在15～39岁和50岁以后；而包括中国在内的东亚地区发病年龄多在30～40岁，呈单峰分布。EB病毒感染、HIV感染、免疫状态、遗传因素以及化学职业因素等与淋巴瘤的发病相关。恶性淋巴瘤的治疗手段包括化疗、放疗、免疫治疗、抗感染治疗等。

【诊断方法】

（一）症状

1. 淋巴结肿大 浅表淋巴结肿大表现为无痛性和渐进性，以颈部、腋下、腹股沟常见，质地为硬橡皮样，侵袭性或高度恶性NHL往往进展迅速，部分融合成团，活动度差，并有软组织浸润表现。深部淋巴结以纵隔、腹膜后、肠系膜、盆腔等部位常见，轻者无明显症状，增大明显者可产生局部压迫、梗阻、浸润或组织破坏所致的症状。HL 病变多倾向于侵犯邻近淋巴结,而 NHL 可呈"跳跃式"向远处扩散。

2. 淋巴结外器官侵犯　淋巴结外受累多见于鼻腔、胃肠道、皮肤等;甲状腺、眼眶、生殖器官等也可累及。1/3 的 HL 可有脾脏受累,亦可有肝脏受累,出现肝、脾大。胃肠道受累常继发于腹膜后淋巴结肿大,以 NHL 较多见,临床症状常为:腹痛、腹部肿块、呕血、黑便等。骨骼受累多表现为骨痛、骨质破坏甚至病理性骨折。骨髓受累可导致出血、贫血。此外,神经系统、泌尿系统等受累可出现脊髓压迫、脑膜受侵和尿毒症等症状。

3. 全身症状　可有发热、盗汗、进行性体重下降、皮肤瘙痒和乏力等。发热持续时间、温度及发热周期性均可不同。连续 3 天以上不明原因发热超过 38℃,6 个月内不明原因体重下降超过 10%,应引起重视。

（二）体征

可触及肿大的浅表淋巴结,质地硬,可融合。进行常规全身体格检查注意观察有无贫血貌、恶病质等。重点记录全身淋巴结、肝脾有无肿大、韦氏环及其他结外淋巴组织受累情况。

（三）实验室检查

1. 实验室检查　血常规、肝肾功能、红细胞沉降率、LDH、β_2-微球蛋白、EB 病毒、肝炎病毒、HIV等。对 NK/T 细胞淋巴瘤病人,应进行外周血 EB 病毒 DNA 滴度检测。

2. 骨髓涂片和活检　可以了解骨髓功能和有无骨髓侵犯。支持多次多部位骨髓穿刺,可增加诊断阳性率。骨髓穿刺是分化不良性 NHL 分期的关键性步骤。

3. 腰椎穿刺　对于存在中枢神经系统受侵危险的病人应进行腰椎穿刺,予以脑脊液生化、常规和细胞学等检查。

（四）影像学检查

在淋巴瘤的诊断与治疗中,临床上常用的有超声、X 线、CT、MRI、PET-CT、全身骨显像等影像学检查。

1. 超声检查　是无创性检查,可用于浅表淋巴结和浅表器官(如睾丸、甲状腺、乳腺等)病变的诊断和随诊,但一般不用于淋巴瘤的分期诊断。对于腹部、盆腔淋巴结检查可以选择性使用。在浅表淋巴结切除活检时,选取超声检测声像图异常的淋巴结,有助于提高活检的准确度。超声引导下穿刺活检也应用于深部淋巴结、肝脏、纵隔等部位病变的诊断。

图片:恶性淋巴瘤 CT 图像

2. X 线检查　X 线检查可观察纵隔淋巴结肿大情况,肺门淋巴结及肺部是否受累,通过测量纵隔肿瘤大小与胸廓横径之比,判断是否为纵隔大肿块。

3. CT 检查　是目前淋巴瘤分期、再分期、疗效评价和随诊的最常用影像学检查方法;颈、胸部可以精确地了解颈部、纵隔、肺门淋巴结状况;腹部 CT 可以了解腹膜后腹主动脉旁淋巴结状况以及肝、脾等实质性脏器是否累及,为病情判断提供准确、翔实的依据。

4. MRI 检查　对于中枢神经系统、骨髓和肌肉部位的病变应首选 MRI 检查;对于肝、脾、肾、子宫等实质器官病变可以选择或首选 MRI 检查,尤其对于不宜行增强 CT 扫描者。MRI 也可作为 CT 发现可疑病变后的进一步检查。对评价脑、脊髓的病变及隐匿的骨髓侵犯有重要价值,当怀疑有骨髓侵犯但骨髓活检阴性,MRI 可以证实有骨髓侵犯的局灶病变,此时再做骨髓活检可证实有骨髓侵犯。

5. PET-CT 检查　目前是除惰性淋巴瘤外,淋巴瘤分期与再分期、疗效评价和预后预测的最佳检查方法。对于下列情况,可选择采用 PET-CT 检查:①推荐所有 FDG 高亲和性淋巴瘤的初始分期采用 PET-CT 检查,并用 Deauville 五分量表评估病变缓解情况,见表 10-1,但对于 FDG 亲和性差的淋巴瘤亚型(如惰性淋巴瘤),治疗前的分期检查仍以增强 CT 扫描为首选;②如果有影像学的临床指征,PET-CT 可用于治疗中期疗效评价,但仍处于临床研究阶段,故根据中期 PET-CT 结果更改治疗方案仍须慎重;③对于 HL 和多数弥漫性大 B 细胞淋巴瘤(diffuse large B cell lymphoma,DLBCL),如果 PET-CT 提示有明确的骨髓受累,则无需行骨髓活检;④PET-CT 可以作为惰性淋巴瘤向侵袭性更强的病理类型转化时活检部位选择的依据;⑤PET-CT 对于疗效和预后预测好于其他方法,可以选择性使用。

图片:弥漫性大 B 细胞淋巴瘤治疗前后 PET-CT 图像

表 10-1　恶性淋巴瘤疗效判定标准(Deauville 五分量表)

评分	描述	评分	描述
1	无 FDG 摄取	4	SUV 稍高于肝脏
2	有摄取但 SUV 低于纵隔血池	5	SUV 明显高于肝脏或出现新病灶
3	SUV 介于纵隔血池和肝脏之间	6	新出现的有摄取的区域,与淋巴瘤没有关系

注:SUV(standarized uptake value)指标准摄取值。

6. 全身骨显像检查 淋巴瘤骨受侵病人的全身骨显像缺乏特征性改变,需要结合病人的病史、实验室检查和其他影像学检查。常规全身骨显像检查对初治 HL 病人的临床评估价值有限,但骨扫描对原发骨淋巴瘤治疗后随访观察和预后评估作用优于 CT。

（五）病理学检查

病理学检查是淋巴瘤确诊的唯一定性检查手段。病理学检查的组织样本应首选切除病变或切取部分病变组织。如病变位于浅表淋巴结,应尽量选择颈部、锁骨上和腋窝淋巴结。空芯针穿刺仅用于无法有效、安全地获得切除或切取病变组织的病人。对于复发的病人,可以通过空芯针穿刺获取的病变组织来诊断。

淋巴瘤的病理学诊断需综合应用形态学、免疫组织化学、遗传学及分子生物学等技术,尚无一种技术可以单独定义为"金标准"。

1. 形态学 非常重要,不同类型的淋巴瘤具有特征性、诊断性的形态学特点。

2. 免疫组织化学（IHC） 可用于鉴别淋巴瘤细胞的免疫表型,如 B 或 T/NK 细胞、肿瘤细胞的分化及成熟程度等。通过组合相关的免疫组织化学标记物,进行不同病理亚型的鉴别诊断。

3. 荧光原位杂交（FISH） 可以发现特异的染色体断裂、易位、扩增等异常,辅助诊断与特异性染色体异常相关的淋巴瘤,如 Burkitt 淋巴瘤相关的 t(8;14)易位、滤泡性淋巴瘤相关的 t(14;18)易位以及套细胞淋巴瘤相关的 t(11;14)易位等。

4. 淋巴细胞抗原受体基因重排检测技术 淋巴细胞受体基因单克隆性重排是淋巴瘤细胞的主要特征,可用于协助鉴别淋巴细胞增殖的单克隆性与多克隆性,以及无法通过免疫组织化学方法来鉴别的淋巴瘤,是对形态学检查和免疫组织化学方法的重要补充。

5. 其他 如原位杂交、二代测序、流式细胞技术等。

【分类与分期】

（一）分类

1. 非霍奇金淋巴瘤,见表 10-2。

图片:弥漫性大 B 细胞淋巴瘤病理图片

表 10-2 非霍奇金淋巴瘤 WHO 分类（2008 年）

成熟 B 细胞肿瘤	**成熟 T 和 NK 细胞淋巴瘤**
1. 慢性淋巴细胞白血病/小淋巴细胞性淋巴瘤	—— ALK 阳性弥漫性大 B 细胞淋巴瘤
2. B-前淋巴细胞白血病	—— 起源于 HHV8 阳性的多中心 Castleman 病的大 B 细胞淋巴瘤
3. 脾边缘带淋巴瘤	15. 伯基特淋巴瘤
4. 毛细胞白血病	16. 介于弥漫性大 B 细胞淋巴瘤和伯基特淋巴瘤之间、不能分类的 B 细胞淋巴瘤
5. 脾淋巴瘤/白血病,不能分类	17. 介于弥漫性大 B 细胞淋巴瘤和经典霍奇金淋巴瘤之间、不能分类的 B 细胞淋巴瘤
6. 淋巴浆细胞淋巴瘤	**成熟 T 和 NK 细胞淋巴瘤**
7. 重链病	1. T 前淋巴细胞白血病
8. 浆细胞骨髓瘤/浆细胞瘤	2. T 大颗粒淋巴细胞白血病
9. 结外黏膜相关淋巴组织边缘带 B 细胞淋巴瘤（MALT 淋巴瘤）	3. 慢性 NK 细胞淋巴增殖性疾病
10. 原发皮肤滤泡中心淋巴瘤	4. 侵袭性 NK 细胞白血病
11. 滤泡性淋巴瘤	5. 成人 T 细胞白血病/淋巴瘤
—— 胃肠道滤泡性淋巴瘤	6. EBV 相关的克隆性淋巴组织增殖性疾病（儿童）
—— 儿童滤泡性淋巴瘤	—— 儿童系统性 EBV 阳性 T 细胞增殖性疾病（与慢性活动性 EBV 感染相关）
—— "原位"滤泡性淋巴瘤	—— 种痘水疱病样淋巴瘤
12. 结内边缘带 B 细胞淋巴瘤	7. 结外 NK/T 细胞淋巴瘤,鼻型
13. 套细胞淋巴瘤	8. 肠病相关 T 细胞淋巴瘤
14. 弥漫性大 B 细胞淋巴瘤	9. 肝脾 T 细胞淋巴瘤
—— 弥漫性大 B 细胞淋巴瘤,非特殊类型	10. 皮下脂膜炎样 T 细胞淋巴瘤
—— T 细胞/组织细胞丰富的大 B 细胞淋巴瘤	11. 蕈样肉芽肿
—— 老年人 EBV 阳性的弥漫性大 B 细胞淋巴瘤	12. 赛塞里综合征
—— 慢性炎症相关的弥漫性大 B 细胞淋巴瘤	13. 原发皮肤间变性大细胞淋巴瘤
—— 脓胸相关淋巴瘤	14. 原发皮肤侵袭性嗜表皮 CD8 阳性细胞毒性 T 淋巴瘤
—— 慢性骨髓炎相关淋巴瘤	15. 原发皮肤 γ/δT 细胞淋巴瘤
—— 植入物相关淋巴瘤	16. 原发皮肤小/中 CD4 阳性 T 细胞淋巴瘤
—— 原发中枢神经弥漫性大 B 细胞淋巴瘤	17. 外周 T 细胞淋巴瘤,非特殊类型
—— 淋巴瘤样肉芽肿	18. 血管免疫母细胞 T 细胞淋巴瘤
—— 原发纵隔（胸腺）大 B 细胞淋巴瘤	19. ALK 阳性间变性大细胞淋巴瘤
—— 血管内大 B 细胞淋巴瘤	20. ALK 阴性间变性大细胞淋巴瘤
—— 原发皮肤大 B 细胞淋巴瘤,腿型	
—— 浆母细胞性淋巴瘤	
—— 原发渗漏性淋巴瘤	

2. 霍奇金淋巴瘤,见表 10-3。

表 10-3 霍奇金淋巴瘤 WHO 分类

结节性淋巴细胞为主型霍奇金淋巴瘤	淋巴细胞为主型
经典霍奇金淋巴瘤	混合细胞型
结节硬化型	淋巴细胞消减型

图片:经典霍奇金淋巴瘤病理图片

(二)临床分期

临床最常用的分期系统是 Ann Arbor 分期系统,见表 10-4。2014 版 Lugano 会议对该分期系统进行了修订,此表适用于 HL 和原发淋巴结的 NHL。全身淋巴结区分布情况见图 10-1。对于某些结外原发 NHL,如慢性淋巴细胞白血病、皮肤 T 细胞淋巴瘤、结外鼻型 NK/T 细胞淋巴瘤和胃肠道、中枢神经系统淋巴瘤等则难以适用,这些部位的 NHL 通常有其专属的分期系统。

【治疗原则与预后】

(一)非霍奇金淋巴瘤

1. 治疗原则 因为 NHL 的病理类型、临床特点、淋巴细胞分化程度及遗传学特点不同,其综合治疗的方法有所差异,但放疗与化疗的综合治疗是 NHL 最常见的临床治疗手段。对于惰性 NHL,Ⅰ~Ⅱ期多采用单纯放疗,Ⅲ~Ⅳ期可采用化、放疗综合治疗;对于侵袭性 NHL,Ⅰ~Ⅱ期以放化疗综合治疗为主,Ⅲ~Ⅳ期以化疗为主。

(1) 放射治疗

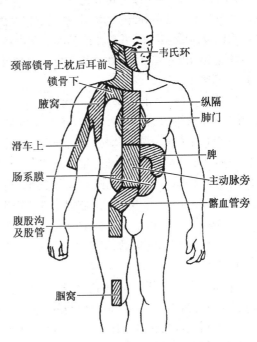

图 10-1 全身淋巴结区分布示意图

表 10-4 Ann Arbor(Cotswolds 修订)分期系统

分期	描 述
Ⅰ期	单一淋巴结区受侵(Ⅰ);单一结外器官或部位的局限受侵(ⅠE)
Ⅱ期	横膈同侧两个或两个以上淋巴结区受侵(Ⅱ);横膈同侧的单一结外器官或部位的局限受侵及其区域淋巴结受侵,伴或不伴其他淋巴结区受侵(ⅡE);受侵的区域数目可以用脚注标出,例如Ⅱ$_3$
Ⅲ期	横膈两侧的淋巴结区域受侵(Ⅲ);可伴有受侵淋巴结外器官或部位受侵(ⅢE);或伴有脾脏受侵(ⅢS);或两者均受侵(ⅢE+S) Ⅲ$_1$:伴有脾门、脾、腹腔或肝门脉区淋巴结受侵 Ⅲ$_2$:伴有腹主动脉旁淋巴结、盆腔淋巴结、肠系膜淋巴结受侵
Ⅳ期	弥漫或播散性的一个或多个结外器官受侵,可伴或不伴相关淋巴结受侵;孤立的结外器官受侵伴远处部位的侵犯;肝或骨髓的任何受侵,或肺的结节样受侵 A 无症状 B 不明原因发热>38℃;夜间盗汗;诊断前 6 个月内体重下降超过 10% X 大肿块:肿块最大直径≥10cm;大纵隔:纵隔肿块直径≥1/3T$_{5-6}$ 水平胸腔内径 E 连续性的结外受侵或淋巴结侵及邻近器官或组织 CS 临床分期 PS 病理分期

1) 适应证:放疗在 NHL 的治疗中具有重要的地位。①弥漫性大 B 细胞淋巴瘤化疗缓解后,根据预后因素(IPI 预后分组、化疗前大肿块、结外受侵、未达 CR 等),需巩固放疗;对于化疗抗拒或不耐受化疗的病人,放疗可作为挽救治疗手段。②对于某些特殊类型的 NHL,放疗可以作为主要的治疗手

段,主要包括:Ⅰ~Ⅱ期滤泡性淋巴瘤、Ⅰ~Ⅱ期小淋巴细胞淋巴瘤、Ⅰ~Ⅱ期结外黏膜相关淋巴瘤、Ⅰ~Ⅱ期 NK/T 细胞淋巴瘤鼻型等。

2)禁忌证:无法配合放疗者;恶病质;需再次放疗的部位已发生明显严重的并发症或后遗症;有出血危险或伴有其他无法耐受放疗的情况。

图片:右侧鼻腔的 NK/T 细胞淋巴瘤靶区图

3)靶区勾画:对于器官受累,照射野范围仅包括完整的受累器官。如胃黏膜相关淋巴瘤,包括全胃;一侧腮腺 NHL 仅包括受累侧腮腺;骨和脊椎受累,仅照射受累部位(包括边缘);NK/T 细胞淋巴瘤鼻型具有弥漫性生长特点,其照射野范围应适当放大。病变局限于一侧鼻腔,照射野包括双侧鼻腔、双侧前组筛窦、硬腭和同侧上颌窦;病变超出鼻腔时,照射野应包括受累的邻近器官或结构,如前组筛窦受累应包括后组筛窦,后鼻孔或鼻咽受累应包括整个鼻咽,同时双颈也应照射。韦氏环淋巴瘤是属于结外还是结内存在争议,照射野适当放大包括韦氏环,1~6 区颈部淋巴结。对于淋巴结受累者,仅照射受累野。

4)放疗剂量:不同病理类型照射剂量存在差异。①弥漫性大 B 细胞淋巴瘤或外周 T 细胞淋巴瘤:化疗 CR 后巩固治疗,30~36Gy;PR 后补充,40~50Gy;难治或不适合化疗者以放疗作为主要治疗,40~55Gy;联合干细胞移植,20~36Gy,取决于病变部位和既往放疗暴露。②局灶性慢性淋巴细胞白血病(CLL)/小细胞小淋巴细胞淋巴瘤(SLL):24~30Gy。③滤泡性淋巴瘤(FL):24~30Gy,大肿块可达到 36Gy。④结外黏膜相关淋巴瘤:胃,30Gy;其他结外部位,24~30Gy。⑤边缘区淋巴瘤(MZL):24~30Gy。⑥早期套细胞淋巴瘤(MCL):30~36Gy。⑦SLL、FL、MZL、MCL 姑息性治疗/局部控制:2Gy/F×2F,可根据需要重复。⑧NK/T 细胞淋巴瘤:放疗为主要治疗,50~65Gy;联合化疗时,45~60Gy。⑨原发皮肤间变性大细胞淋巴瘤:30~36Gy。⑩原发皮肤滤泡中心或边缘区淋巴瘤:24~30Gy。

5)放疗并发症及处理:包括全身反应和局部反应。全身反应主要表现为恶心、呕吐、免疫功能下降和血细胞计数下降等。局部反应与放疗部位有关,如受照射区域毛发脱落,口咽照射造成的口干咽痛,腹部照射造成的腹痛、腹泻等,一般经对症处理均可缓解。

(2)化学治疗:化疗是大多数 NHL 的主要治疗方法。NHL 常用的化疗方案有:CHOP 方案(环磷酰胺、多柔比星、长春新碱、泼尼松);ECHOP 方案(环磷酰胺、多柔比星、长春新碱、泼尼松、依托泊苷);BACOP 方案(博来霉素、多柔比星、环磷酰胺、长春新碱、泼尼松)。

1)低度恶性 NHL:即惰性淋巴瘤,病情进展缓慢,生存期较长,因此主张推迟化疗,定期密切随访,若病情进展可首选 COP、COPP 方案化疗。

2)中度恶性 NHL:病情进展迅速,未治者多于 1~2 年内死亡,生存期以月计算。强力化疗可使 80% 到达 CR,约 60% 可治愈。CHOP 是治疗中晚期中度恶性 NHL 的标准方案。对于弥漫性大 B 细胞淋巴瘤、套细胞淋巴瘤等,可选用 ECHOP 作为标准化疗方案。

3)高度恶性 NHL:病程短,进展迅速,发病时往往已经播散,预后很差。未治疗者多在数周或数个月内死亡,生存期以周计算,中位生存期 1 年左右。对放化疗敏感,但常在治疗间歇期迅速复发,治愈率约 30%。CHOP 等常规方案化疗往往效果不佳,需采用高剂量强度化疗,争取在短时间内包括骨髓和实体瘤均达到 CR。对于复发的 NHL,应采用比原治疗方案更强的化疗方案或改换新的化疗方案。

(3)免疫治疗:B 淋巴细胞分化的过程中出现 CD20 表达,次级淋巴组织中的成熟 B 细胞中表达水平最高。抗 CD20 单抗——利妥昔单抗(rituximab)是通过生物遗传工程,针对存在于大多数(90%)B 细胞淋巴瘤表面的 CD20 抗原产生的非结合型人鼠嵌合单克隆抗体,以单药或与联合化疗方案结合使用。单药有效率 50%,与化疗联合使用有效率高达 90% 以上。目前已广泛用于治疗弥漫性大 B 细胞淋巴瘤、初治或复发的惰性滤泡淋巴瘤或套细胞淋巴瘤等 B 细胞淋巴瘤。

(4)支持治疗:包括感染性并发症、肿瘤溶解综合征的治疗以及骨髓生长因子或血液制品的使用。骨髓移植和/或基础恶性肿瘤可导致严重的免疫抑制,发生感染并发症风险增加,例如当 NHL 病人出现严重免疫抑制时可出现潜伏病毒再激活。所有接受抗 CD20 抗体治疗者均应进行乙肝表

笔记

面抗原(HBsAg)和核心抗体(HBcAb)检测。建议所有 HBsAg 阳性并接受抗淋巴瘤治疗者采用恩替卡韦预防性抗病毒治疗。HBcAb 阳性,首先预防性抗病毒治疗。活动性肝炎需考虑治疗性处理。

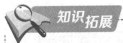

肿瘤溶解综合征

肿瘤溶解综合征(tumor lysis syndrome,TLS)是一种潜在的抗肿瘤治疗的严重并发症,其特征是抗肿瘤治疗引发细胞分解,导致细胞内容物突然释放至外周血而导致代谢和电解质异常。通常在开始化疗后的 12~72h 内观察到。未经治疗的 TLS 可引起明显的代谢变化,导致心律失常、癫痫、肌肉失控、急性肾衰竭,甚至死亡。

实验室特点:高钾、高尿酸、高磷、低钙。

临床症状:恶心呕吐、呼吸短促、心律不齐、尿液浑浊、嗜睡和/或关节不适。

高危特征:组织学类型为伯基特淋巴瘤和淋巴母细胞淋巴瘤,偶尔出现于 DLBCL 和 CLL;自发性 TLS;白细胞计数升高;骨髓受累;已经存在尿酸升高;别嘌醇无效;肾脏疾病或肿瘤肾脏转移。

TLS 治疗:①化疗前预期可能发生 TLS 即开始治疗,可很好地防治 TLS。②关键治疗包括严格输液、处理高尿酸血症、严密监测电解质并积极纠正电解质紊乱。③高尿酸血症一线治疗及再治疗,化疗前 2~3 天开始给予别嘌醇,持续 10~14 天;有以下任何一种风险因素给予拉布立酶:有任何高危特征存在、大肿块病人迫切需要开始放疗、充分输液可能困难或不可能的情况下、急性肾衰竭。

2. 预后 NHL 常见的预后因素包括肿瘤的病理类型、基因表达、肿瘤分期、肿瘤浸润范围、LDH及病人年龄和一般状况等。

(1) 肿瘤病理类型:不同病理类型的 NHL 预后差异明显。某些惰性 NHL 如结外黏膜相关淋巴瘤、滤泡性淋巴瘤、小淋巴细胞淋巴瘤预后较好;某些 T 淋巴母细胞淋巴瘤、Burkitt 淋巴瘤、套细胞淋巴瘤预后极差;鼻腔 NK/T 细胞淋巴瘤则预后中等;弥漫性淋巴细胞分化好者 6 年生存率 60% 以上,分化差者 6 年生存率 40% 左右。

(2) 基因表达:有研究发现血清中肿瘤坏死因子 α(TNF-α)、淋巴毒素(LTα)较高的 NHL 病人预后差;瘤体内基因 *BCL-XL* 过表达往往提示滤泡性淋巴瘤病人预后不良。

(3) 国际预后指数(international prognostic index,IPI):NHL 的预后比较复杂,国际淋巴瘤协作组通过多中心大宗病例的多因素分析,提出了 IPI,对指导 NHL 的临床治疗具有重要意义。低危组:危险指数为 0 或 1;低中危组:危险指数为 2;高中危组:危险指数为 3;高危组:危险指数为 4 或 5(表 10-5)。

表 10-5 NHL 的国际预后指数

预后因素	0	1	结外侵犯部位	<2	≥2
年龄/岁	≤60	>60	ECOG 评分	0 或 1	≥2
分期	Ⅰ 或 Ⅱ 期	Ⅲ 或 Ⅳ 期	LDH	正常	升高

(二)霍奇金淋巴瘤

1. 治疗原则 大多数 HL 需要放、化疗综合治疗,综合治疗的广泛使用使 HL 的疗效不断提高。HL 的治疗原则的选用往往取决于病人的病理类型和预后因素。Ⅰ~Ⅱ期结节性淋巴细胞为主型 HL以放疗为主要治疗手段;经典型 HL 往往需要先行化疗再行放疗的化放综合治疗;Ⅲ~Ⅳ期 HL 化疗后有病变残留或化疗前伴大肿块时需放疗。

(1) 放射治疗

1) 适应证:①Ⅰ~Ⅱ期不论有无不良预后因素者,化疗后均需行受累部位放疗(involved-site ra-

diotherapy,ISRT);②Ⅲ～Ⅳ期（晚期病变）化疗后，需行巩固性受累淋巴结区域放疗;③Ⅰ～Ⅱ期结节性淋巴细胞为主型 HL 可行单纯 ISRT。

2）禁忌证:无法配合放疗者;恶病质;需再次放疗的部位已发生明显严重的并发症或后遗症;有出血危险或伴有其他无法耐受放疗的情况。

3）靶区勾画:HL 的淋巴结受累有按淋巴结分区逐站进行的特点,最初 HL 的照射范围分为全淋巴照射（total lymphoid irradiation,TLI）、次全淋巴照射（sub-total lymphoid irradiation,STLI）,这种大面积不规则野放疗是 HL 有别于恶性肿瘤野照射的独特之处。

图片:淋巴结照射野图

过去的放疗方式为区域性照射,即包括 2 个或 2 个以上相邻淋巴区域。常见如斗篷野（mantal）,包括全颈、锁骨下、腋窝、纵隔及肺门淋巴结区。小斗篷野（mini-mantal）则为不照射纵隔及肺门的斗篷野。倒 Y 形野包括腹主动脉旁、髂总和髂内外动脉旁及腹股沟淋巴结区。锄形野包括腹主动脉旁淋巴结区及向左延伸包括脾脏或脾蒂（脾切除后）区域。TLI:包括斗篷野、倒 Y 形野及锄形野;STLI:包括斗篷野和锄形野范围。

随着化疗的加入,HL 的生存率显著提高。为了减少因大面积照射带来的远期并发症,目前照射范围常采用 ISRT,即包括受累淋巴结所在的整个淋巴区域。

4）放疗剂量:联合治疗方案如下:

a. Ⅰ～Ⅱ期（无不良预后因素:无肿块型病变、<3 处病变、ESR<50mm/h 且无结外病变）:建议 ABVD 方案（多柔比星、博来霉素、长春碱、达卡巴嗪）×2 周期后加 ISRT 20Gy 或 Sanford V（氮芥、长春碱、长春新碱、博来霉素、依托泊苷、泼尼松、G-CSF）方案×2 周期后加 ISRT 30Gy,未达 CR 者可适当提高照射剂量。

b. Ⅰ～Ⅱ期（有不良预后因素）:非大肿块型建议 ABVD 方案×4 周期加 ISRT 30～36Gy,如 ABVD 方案×2 周期后接受 PET-CT 复查,评价为阳性则序贯 BEACOPP 方案（博来霉素、依托泊苷、多柔比星、长春新碱、甲基苄肼、泼尼松）×2 周期加 ISRT 30～36Gy。大肿块、淋巴结直径>5cm 且存在 B 症状者建议 ABVD 方案×（4～6）周期后加 ISRT 30～36Gy,未达 CR 者可适当提高照射剂量。

c. Ⅲ～Ⅳ期（晚期病变）:建议 ABVD 方案×（6～8）周期后,行巩固性受累淋巴结区域放疗 36～45Gy。

Ⅰ～Ⅱ期结节性淋巴细胞为主型 HL 可行单纯 ISRT:受累区域,30～36Gy;非受累区域,25～30Gy。Ⅲ～Ⅳ期病人行联合放化疗。姑息放疗:4～30Gy。

5）放疗并发症

a. 继发性肿瘤:通常在完成治疗后 10 年以上发生。NHL 和白血病的发病风险显著增高,肺癌和乳腺癌是 HL 最常见的继发性肿瘤。接受胸部和腋窝放疗的女性,应在治疗结束后 8～10 年内或 40 岁时开始,每年进行 1 次乳腺癌筛查（乳腺 X 线检查和 MRI 检查）。

b. 心血管疾病:纵隔放疗和使用蒽环类药物化疗是发生心脏疾病的最高危险因素,病人可无明显症状。放疗引发的心脏毒性通常在治疗结束后 5～10 年以上表现出来,但心血管疾病症状可出现于任何年龄。建议每年进行血压监测,治疗结束 10 年后考虑行基线负荷试验或超声心动图检查（胸部放疗病人）和颈动脉超声检查（颈部放疗病人）。

c. 甲状腺功能减退:曾接受颈部或上纵隔放疗的长期生存者中约 50%报道有甲状腺功能减退,治疗结束后的复查应包括至少每年一次甲状腺功能检查。

d. 骨髓抑制:曾行 HDT/ASCR 或以 HSCT 的病人可能骨髓抑制持续时间延长,有更高的感染持续性风险。对行脾脏放疗或脾切除病人,建议 5 年注射 1 次肺炎球菌疫苗、脑膜炎球菌疫苗及 H 流感疫苗。

e. 不育症:某些联合化疗方案（如 BEACOPP）可能导致病人即刻和终身不育。治疗时应予以考虑,在放疗中必要时对生殖器官给予铅块遮挡保护。

f. 肺纤维化:肺部放疗以及采用含有博来霉素的化疗方案均可导致肺纤维化,两者联合使用时更易出现。肺毒性反应重在预防。控制的风险因素包括年龄大、博来霉素累计剂量、肺部放疗剂量及肺

笔记

部原发病史。肺纤维化表现为干咳、呼吸困难等,必要时可给予皮质激素治疗。

(2)化学治疗:经典型 HL 一线常用的化疗方案包括 ABVD 方案、Stanford V 方案和 BEACOPP 方案,有效率高达 80% 以上,无交叉耐药。结节性淋巴细胞为主型 HL 一线化疗方案为:ABVD 方案、CHOP 方案、CVP 方案等±利妥昔单抗。

(3)其他治疗:对于一般状态好的年轻病人,解救治疗缓解后,应选择高剂量化疗联合自体造血干细胞移植(ASCT)作为巩固治疗,对于初治时未曾放疗的部位可行放疗。对于复发/难治病人可选择程序性细胞死亡蛋白 1(programmed cell death protein 1,PD-1)单抗作为解救治疗。对于 CD30 阳性的复发/难治病人,可选择 CD30 单抗(brentuximab vedotin,BV)。

HL 首程治疗后常在 1~5 年内复发,极少 10 年以上复发。HL 复发时,需要和第二原发肿瘤如 NHL 或实体瘤鉴别,部分 NHL 可能被误诊为 HL。因此,HL 病变进展或复发时建议重新取病理活检证实,重新进行临床分期,再分期对预后有一定的指导意义。单一淋巴结复发的预后优于广泛受侵。挽救性治疗方法取决于首程治疗方法及失败间隔时间,见表 10-6。

表 10-6 进展或复发 HL 治疗的指导原则

复发或进展情况	治 疗 建 议
首程治疗后复发	以 ABVD 作为首选标准化疗方案
化疗后淋巴结复发,再分期为 ⅠA~ⅡA	挽救性放疗
首程治疗中进展(病变未达 CR)	HDCT+ASCT
化疗后早期复发(CR 后 12 个月内复发)	HDCT+ASCT

注:HDCT,高剂量化疗;ASCT,自体干细胞移植。

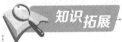

HL 常用的化疗方案

ABVD 方案是 HL 的标准化疗方案,该方案主要限制毒性为多柔比星的心脏毒性及博来霉素的肺毒性,但没有诱发生殖功能障碍及白血病等不良反应,对年轻病人尤为适用。其他 HL 常用化疗方案如下:

MOPP(氮芥、长春新碱、甲基苄肼、泼尼松)

MOPP/ABV(氮芥、长春新碱、甲基苄肼、泼尼松、多柔比星、博来霉素、长春碱)

BEACOPP(博来霉素、依托泊苷、多柔比星、长春新碱、甲基苄肼、泼尼松)

COPP(环磷酰胺、长春新碱、甲基苄肼、泼尼松)

Stanford V(氮芥、长春碱、长春新碱、博来霉素、依托泊苷、泼尼松、G-CSF)

2. 预后 影响 HL 预后的因素,见表 10-7 和表 10-8。淋巴细胞为主型预后最好,5 年生存率 94.3%,而淋巴细胞消减型最差,5 年生存率仅为 24.7%。Ⅰ期与Ⅱ期 5 年生存率在 90% 以上,Ⅳ期为 31.9%,有全身症状者、儿童及老年病人预后较差。

表 10-7 HL 的预后危险因素

GHSG 危险因素	EORTC/GELA 危险因素
1. 大纵隔	1. 大纵隔
2. 结外受侵	2. 年龄≥50 岁
3. ESR>50,无 B 症状 或 ESR>50,有 B 症状	3. ESR>50,无 B 症状 或 ESR>50,有 B 症状
4. ≥3 个淋巴结区域受侵	4. ≥4 个淋巴结区域受侵

注:ESR,红细胞沉降率(单位:mm/h);EORTC,欧洲癌症治疗研究组织;GELA,成人淋巴瘤协作组;GHSG,德国淋巴瘤协作组。

表 10-8 晚期 HL 的国际预后评分 IPS

项目	0 分	1 分
白蛋白	≥40g/L	<40g/L
血红蛋白	≥105g/L	<105g/L
男性	否	是
Ⅳ期	否	是
白细胞	$<15\times10^9/L$	$\geqslant15\times10^9/L$
淋巴细胞	占白细胞比例<8%和/或计数$<0.6\times10^9/L$	占白细胞比例≥8%和/或计数$\geqslant0.6\times10^9/L$

第二节 恶性浆细胞瘤

恶性浆细胞瘤包括多发性骨髓瘤(multiple myeloma,MM)、骨孤立性浆细胞瘤(solitary plasmacytoma of bone,SPB)和髓外浆细胞瘤(extramedullary plasmacytoma,EMP)。MM 是一种以骨髓中积聚浆细胞为特征的恶性肿瘤,是恶性浆细胞瘤最为常见的一种类型,可导致骨质破坏和骨髓衰竭。该病因骨髓中浆细胞克隆性增殖,产生大量的单克隆免疫球蛋白或 κ/λ 轻链蛋白(M 蛋白);正常多克隆浆细胞的增生和多克隆免疫球蛋白的分泌受到抑制。我国 MM 的发病率为 1/10 万,较欧美国家低,发病年龄大多为 50~60 岁,40 岁以下者较少见,男女比例约为 3:2。其病因尚不明确,电离辐射、慢性抗原刺激、遗传因素及病毒感染可能与发病有关,多数 MM 病人存在着 14 号染色体长臂的异常。MM 的主要治疗手段有化疗、放疗、造血干细胞移植等。SPB 指原发于骨骼的单个孤立的浆细胞瘤,约占全部恶性浆细胞瘤的 3%,较少见。男女发病率之比 3:1。发病年龄较 MM 年轻,多数病人超过 50 岁,部分发病年龄低于 50 岁,个别在 20~30 岁。EMP 指原发于骨骼、骨髓之外的任何其他部位(如软组织)的浆细胞瘤,占全部恶性浆细胞瘤的 4%。发病年龄与 MM 近似,男性多于女性。SPB 和 EMP 在治疗上首选放疗。

【诊断方法】

(一)症状

1. 瘤细胞对骨髓和其他组织器官的浸润表现

(1)骨骼破坏:骨髓瘤细胞分泌破骨细胞活性因子而激活破骨细胞,导致骨质疏松及溶骨性破坏。骨痛是常见症状,约占 70%,随病情发展而加重,多为腰骶、胸廓和肢体,有自发性骨折的可能,多处肋骨或脊柱骨折可引起胸廓或脊柱畸形。若浸润骨髓可引起骨髓病性贫血。SPB 以局部骨骼肿物伴有疼痛为特征。

(2)髓外浸润:①器官肿大,如淋巴结、肾、肝、脾大。②神经损害,脊椎破坏压迫脊髓所致截瘫较常见,其次为神经根受累;多发性神经病变呈双侧对称性远端感觉和运动障碍;若同时有多发性神经病变、器官肿大、内分泌病、单株免疫球蛋白血症和皮肤改变者,称为 POEMS 综合征。③髓外骨髓瘤,孤立性病变多位于口腔及呼吸道等软组织中。④浆细胞白血病,若瘤细胞浸润外周血,浆细胞超过 $2.0\times10^9/L$ 时即可诊断,大多是 IgA 型,其症状和治疗同其他急性白血病。

2. MM 分泌大量 M 蛋白引起的症状

(1)继发感染:是导致死亡的第一位原因。因正常免疫球蛋白产生受抑制及中性粒细胞减少,免疫力降低,容易发生各种感染,如细菌性肺炎、泌尿系感染、败血症,病毒感染以带状疱疹多见。

(2)高黏滞综合征:血中 M 蛋白增多,可使血液黏滞性过高,引起血流缓慢、组织淤血和缺氧。在视网膜、中枢神经和心血管系统尤为显著。可表现为眩晕、眼花、视力障碍,并可突发晕厥、意识障碍。多见于 IgM 型 MM。

(3)出血倾向:鼻出血、牙龈出血和皮肤紫癜多见。主要因为血小板减少、凝血障碍和血管壁受损所致。

(4)淀粉样变和雷诺现象:见于少数病人,尤其是 IgD 型,常发生于舌、皮肤、心脏、胃肠道等部位。表现为巨舌、腮腺肿大、心脏扩大、心律失常、腹泻便秘、皮肤苔藓样变、外周神经病变及肝、肾功能不全等。若 M 蛋白为冷球蛋白,则引起雷诺现象。

3. 肾功能损害 是仅次于感染的致死原因。临床表现有蛋白尿、管型尿和急、慢性肾衰竭。急性肾衰竭多因脱水、感染、静脉肾盂造影等引起。

（二）体征

MM 的 Ⅱ、Ⅲ 期病人见贫血貌,睑结膜苍白;有或无淋巴结肿大;心率增快;肝脾轻、中度大;MM 和 SPB 可表现为胸骨、肋骨、腰椎骨等部位压痛或骨局部触及骨肿块,可出现病理性骨折;MM 伴出血可见皮肤瘀点瘀斑;伴肺部感染时,常有湿性啰音。

（三）实验室检查

1. 血象 多中度贫血,血红蛋白水平 70~90g/L,多为正细胞正色素性贫血;血涂片中红细胞常呈钱串状(缗钱状叠迭),可伴有少数幼粒、幼红细胞;红细胞沉降率明显增快;晚期全血细胞减少。

2. 骨髓检查 异常浆细胞>10%且伴质的改变。细胞大小形态不一,胞质呈灰蓝色,有时可见多核,核内有 1~4 个核仁,核旁淡染区消失,胞质内可有嗜苯胺蓝颗粒,偶见嗜酸性球状包涵体(Russel 小体)或大小不等的空泡(Mott cell)。核染色质疏松,有时凝集成大块,但不呈车轮状排列。自骨压痛处穿刺,可提高阳性率。骨髓瘤细胞免疫表型为 $CD38^+$、$CD56^+$,80%的骨髓瘤病人 IgH 基因重排阳性。SPB 和 EMP 多部位骨髓穿刺均为正常骨髓象。

3. 血液生化检查 血清免疫球蛋白定量分析(IgG、IgA 和 IgM);血清蛋白电泳(SPEP);血清免疫固定电泳(SIFE),以获得更具体的 M 蛋白类型信息。血钙、磷测定、β_2-微球蛋白、白蛋白、C 反应蛋白、LDH 测定等。SPB 和 EMP 一般很少伴有单克隆免疫球蛋白增多。

4. 尿液检查 尿常规、24h 尿轻链和尿免疫固定电泳、24h 尿蛋白谱。尿本周(Bence-Jones)蛋白可呈阳性。

（四）影像学检查

1. X 线检查 建议全身平片检查,包括头颅、骨盆、股骨、肱骨、胸椎、腰椎、颈椎。MM 主要表现为广泛骨质疏松和多发性骨质破坏。在受累的骨质中,可以发现多数溶骨性穿凿形缺损,颅顶骨多见,周围无反应性新骨增生,此为骨髓瘤的特点。病理性骨折较多。椎体受累时,则产生压缩性骨折。四肢发生病理性骨折时,可引起轻度骨膜反应性。SPB 在 X 线显示病变多呈"多孔状"或"肥皂泡状"溶骨性改变,病变边界常不像 MM 溶骨性病变那样锐利、清晰。

2. CT 与 MRI 检查 可以明确骨髓瘤侵犯中枢神经系统或脊椎骨压缩性骨质损伤脊髓、神经根等病变。

3. 内镜检查 可直接观察空腔脏器的病变,这些对于确定肿块的位置和范围具有重要作用。

（五）病理学检查

骨髓穿刺找到大量异常浆细胞可确诊 MM。镜下可见瘤体主要由大量密集的瘤细胞组成,间质极少。瘤细胞多呈圆形或卵圆形,但具有不同程度的幼稚性。按分化程度的差异,可分为高分化型(小细胞型)及低分化型(大细胞型)两种。前者分化较成熟,体积小,具有圆形而偏心性的核,染色质呈车轮状,亦称浆细胞型骨髓瘤;后者分化差,体积大,有时有双核,核仁明显,核分裂较多见,亦称网状细胞型骨髓瘤。骨髓涂片呈现增生性骨髓象,浆细胞数至少占有核细胞的 8%。骨髓检查应包括对骨髓穿刺所取浆细胞进行中期细胞遗传学分析和荧光原位杂交检测(FISH)。MM 病人中已确定的特殊染色体异常包括异位、缺失或扩增。17p13 缺失(肿瘤抑制基因的基因座,*P53*)可导致 *TP53* 基因杂合性丢失,被认为是 MM 的高危特征。

图片:恶性浆细胞瘤病理图

SPB 可通过肿瘤组织活检证实,同时多部位骨髓穿刺均为正常骨髓象;浆细胞克隆性增殖造成髓外单一肿块;EMP 为浆细胞克隆性增殖造成的髓外单一肿块。

【分类与分期】

（一）MM 的诊断

骨髓瘤依照异常增殖的免疫球蛋白类型分为:IgG 型、IgA 型、IgD 型、IgM 型、IgE 型、轻链型、双克隆型以及不分泌型。每一种又可以根据轻链类型分为 κ 型和 λ 型。多发性骨髓瘤诊断标准,见表 10-9。

笔记

表 10-9　多发性骨髓瘤诊断标准

主要指标

1. 骨髓中单克隆浆细胞比例>30%

2. 组织活检证实为浆细胞瘤

3. 血清中有 M 蛋白:IgG>35g/L,IgA>20g/L 或尿中本-周蛋白>1g/L

次要指标

1. 骨髓中单克隆浆细胞比例 10%~30%

2. 血清中有 M 蛋白,但未达上述标准

3. 出现溶骨性病变

4. 其他正常的免疫球蛋白低于正常值的 50%

注:诊断 MM 至少要有 1 个主要指标和 1 个次要指标,或者至少包括次要指标 1 和 2 的 3 条次要指标。明确 MM 诊断后应根据固定免疫电泳的结果,按 M 蛋白种类行 MM 分型诊断。

（二）MM 的分期

按照传统的 Durie-Salmon 分期体系和国际分期体系(ISS)进行分期(表 10-10 和表 10-11)。MM 分期各体系中,Durie-Salmon 分期主要反映肿瘤负荷;ISS 主要用于判断预后;R-ISS 是新修订的用于预后判断的分期系统,其中细胞遗传学以及乳酸脱氢酶是独立于 ISS 之外的预后因素,因此 R-ISS 具有更好的预后判断能力,对多发性骨髓瘤病人的预后区分更加清晰、有效。此外,Mayo 骨髓瘤分层及风险调适治疗(Mayo stratification of myeloma and risk-adapted therapy,mSMART)分层系统也较为广泛使用,它是 Mayo 诊所最初在 2007 年提出,以细胞遗传学检测为基础,希望有助于治疗方式的选择。2014 年 IMWG 共识中联合应用 ISS 和荧光原位杂交(FISH)结果对病人进行危险分层(表 10-12)。

表 10-10　Durie-Salmon 分期体系

分期	分期标准
I 期	满足以下所有条件:
	1. 血红蛋白>100g/L
	2. 血清钙≤2.65mmol/L(11.5mg/dl)
	3. 骨骼 X 线片　骨骼结构正常或骨型孤立性浆细胞瘤
	4. 血清骨髓瘤蛋白产生率低　①IgG<50g/L;②IgA<30g/L;③本周蛋白<4g/24h
II 期	不符合 I 和 III 期的所有病人
III 期	满足以下 1 个或多个条件:
	1. 血红蛋白<85g/L
	2. 血清钙>2.65mmol/L(11.5mg/dl)
	3. 骨骼检查中溶骨性病变大于 3 处
	4. 血清或尿骨髓瘤蛋白产生率高　①IgG>70g/L;②IgA>50g/L;③本周蛋白>12g/24h
亚型	A 亚型:肾功能正常[肌酐清除率>40ml/min 或血清肌酐水平<177μmol/L(2.0mg/dl)] B 亚型:肾功能不全[肌酐清除率≤40ml/min 或血清肌酐水平≥177μmol/L(2.0mg/dl)]

表 10-11　国际分期体系(ISS)及修订的国际分期体系(R-ISS)

分期	ISS 标准	R-ISS 标准
I 期	β_2-MG<3.5mg/L 和白蛋白≥35g/L	ISS I 期和非细胞遗传学高危病人同时 LDH 水平正常
II 期	不符合 ISS I 期和 III 期的所有病人	不符合 ISS I 期和 III 期的所有病人
III 期	β_2-MG≥5.5mg/L	ISS III 期和细胞遗传学高危病人[a] 或者 LDH 高于正常水平

注:β_2-MG 为 β_2-微球蛋白;[a] 细胞遗传学高危指间期荧光原位杂交检出 del(17p),t(4;14)t(14;16)。

表 10-12　mSMART 的危险分层

危险分层	分 层 标 准
高危	FISH:del(17p),t(14;16)t(14;20)
	GEP:高危标志
中危	FISH:t(4;14)
	常规核型分析技术检出 del(13)
	亚二倍体
	浆细胞标记指数≥3%
低危	其他异常包括 FISH 检出 t(11;14)t(6;14)

注:mSMART 为 Mayo 骨髓瘤分层及风险调整治疗;FISH 为荧光原位杂交;GEP 为基因表达谱。

【治疗原则与预后】

（一）治疗原则

对于无症状的冒烟型 MM(骨髓瘤细胞的数量和 M 蛋白已达 MM 诊断标准,但无溶骨性破坏、贫血、肾衰竭和高钙血症等临床表现)或无进展的惰性 MM(即虽然有 3 个以下的溶骨病变,M 蛋白达到中等水平如 IgG<70g/L,IgA<50g/L,但并无临床症状和进展者)可不治疗,但如果疾病进展及有症状者,需要进行治疗。SPB 和 EMP 在治疗上首选放疗。

1. 化学治疗　化疗是 MM 的主要治疗手段。初始治疗可选 MPT 方案,其中沙利度胺有抑制新生血管生长的作用。VAD 方案不含烷化剂,适用于 MPT 无效者。难治性病例可使用 DT-PACE 方案,也可选用蛋白酶体抑制药硼替佐米(bortezomib)和三氧化二砷,见表 10-13。

表 10-13　MM 常用化疗方案

方案	药物	剂量	用法
MPT	美法仑	4mg/(m²·d)	口服 1~7d
	泼尼松	40mg/(m²·d)	口服 1~7d
	沙利度胺	100mg/d	qd,连续半年
VAD	长春新碱	0.4mg/d	静脉滴注 1~4d
	多柔比星	10mg/d	静脉滴注 1~4d
	地塞米松	40mg/d	口服 1~4d,9~12d,17~20d
DT-PACE	地塞米松	40mg/d	口服,1~4d
	沙利度胺	100mg/d	口服,连续
	顺铂	10mg/(m²·d)	静脉滴注 1~4d
	多柔比星	10mg/d	静脉滴注 1~4d
	环磷酰胺	400mg/(m²·d)	静脉滴注 1~4d
	依托泊苷	40mg/(m²·d)	静脉滴注 1~4d

2. 放射治疗

（1）适应证:①MM 存在无法控制的疼痛,或即将发生病理性骨折,或即将发生脊髓压迫时可采用低剂量的姑息放疗;②SPB 病变局限且易于切除者,可以手术治疗,术后行局部放射治疗;③EMP 对放疗高度敏感,首选放射治疗。特殊情况也可考虑手术切除。原发灶在头颈部时单用放疗,避免手术治疗;原发灶在头颈部以外,可考虑手术完全切除。

（2）靶区勾画:EMP 的 CTV 应包含原发灶及周围至少 2cm,将 CTV 按摆位误差和呼吸移动度外扩为 PTV。

（3）放疗剂量:SPB/EMP 剂量为 40~50Gy,1.8~2.0Gy/F。EMP<5cm,40Gy/20F;EMP>5cm,50Gy/25F。MM 低剂量的姑息放疗为 8Gy/1F 或 10~30Gy,2.0~3.0Gy/F。

3. MM 的造血干细胞移植　包括自体和异基因造血干细胞移植。化疗诱导缓解后进行移植,效果较好,疗效与年龄、性别无关。预处理一般多采用大剂量美法仑(140~200mg/m²)治疗和全身大剂量(20Gy)放射性核素 ^{153}Sm 内照射。现有经验表明应争取早期治疗,先化疗诱导缓解,然后移植,死亡率低,效果较好。年轻、高危病人可考虑同种异基因造血干细胞移植。

4. MM 的支持治疗

(1)骨病的治疗:所有需要治疗的有症状的 MM 病人应行双膦酸盐类药物或地诺单抗。使用双膦酸盐类药物治疗时应监测肾功能。无症状骨髓瘤不建议使用双膦酸盐,除非进行临床试验。存在无法控制的疼痛,或即将发生病理性骨折,或即将发生脊髓压迫时可采用低剂量的姑息放疗(8Gy×1F 或 10~30Gy,2.0~3.0Gy/次)。为避免影响干细胞采集或影响潜在的后续治疗,应只对受累野进行放疗。有症状的椎体压缩性骨折应考虑行椎体成形术或椎体后凸成形术。

(2)高钙血症:水化、碱化,如尿量正常,则补液 2 000~3 000ml/d;补液同时合理使用利尿药以保持尿量>1 500ml/d;药物治疗包括地诺单抗、大剂量糖皮质激素、降钙素以及双膦酸盐(首选唑来膦酸);应用作用较快的针对原发病治疗的方案如含硼替佐米的方案,可达到快速纠正高钙血症的效果。

(3)肾功能不全:应持续水化、碱化、利尿治疗,以避免肾功能不全;有肾衰竭者,应积极透析;避免使用非甾体抗炎药(NSAIDs)等肾毒性药物;避免使用静脉造影剂;长期接受双膦酸盐治疗的病人需监测肾功能。

(4)贫血:可考虑促红细胞生成素治疗;在用促红细胞生成素的同时,酌情补充铁剂、叶酸、维生素 B_{12} 等造血原料。

(5)感染:如反复发生感染或出现危及生命的感染,可考虑静脉使用免疫球蛋白治疗;若使用大剂量地塞米松方案,应考虑预防肺孢子菌肺炎、疱疹病毒和真菌感染;使用硼替佐米和接受造血干细胞移植(包括自体和异基因造血干细胞移植)的病人应该预防性使用抗病毒药物;HBV 携带者应预防性使用抑制病毒复制的药物,并注意监测病毒载量。

(6)凝血/血栓:在接受免疫调节剂为基础的治疗时,建议使用全剂量阿司匹林。建议有血栓高危因素的病人进行预防性抗凝治疗。

(7)高黏滞血症:血浆置换可作为症状性高黏滞血症病人的辅助治疗。

(二)预后

MM 血清 β_2-MG、LDH、CRP、sIL-6R 等增高、高 PCLI 及 13q14、17p13 缺失和 11q 等染色体异常是主要的不利预后因素。骨髓微血管密度(MVD)、原始浆细胞形态等也是重要的预后因素。

SPB 约有 75% 的病例在 10 年内进展为 MM,一般在 2~5 年内发生,少数也可在 10 年后发生。总的平均生存时间为 7.5~12 年,10 年无病生存率 15%~46%。大约有 20% 的病人死于非相关疾病,局部复发率约为 10%。总体预后优于 MM,少数病人病情可稳定,长期存活 10~20 年。

EMP 较 SPB 的预后要好。10 年生存率 50%~90%。一般认为 EMP 的局部复发率小于 5%,远处复发率小于 30%,远小于 SPB 的复发率。少数病例也可发展为 SPB。约 15% 进展为 MM,即使发展为 MM 的病人 5 年生存率也将近 100%。具有 κ 型轻链者较 λ 型轻链者预后好。原发于上呼吸道、局限性 EMP 预后最好。发生于头颈部之外的巨大 EMP 或多发性髓外浆细胞瘤易发生扩散,预后较差。

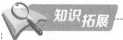

知识拓展

随 访 监 测

1. 无症状骨髓瘤　每 3 个月复查相关指标。包括血肌酐、白蛋白、乳酸脱氢酶、血清钙、β_2-MG、血清免疫球蛋白定量、血清蛋白电泳及血免疫固定电泳、24h 尿总蛋白、尿蛋白电泳及尿免疫固定电泳。血清 FLC 有助于判断疾病进展,骨骼检查每年进行 1 次或在有临床症状时进行。

2. 孤立性浆细胞瘤　孤立性浆细胞瘤分为骨型和骨外型,需排除 MM。随访和监测开始时每 4 周进行 1 次;若浆细胞瘤治疗后 M 蛋白完全消失,则每 3~6 个月进行 1 次,或在有临床症状时进行相关检查;如 M 蛋白持续存在,则继续每 4 周 1 次的监测。每 6~12 个月进行 1 次影像学检查。

3. 有症状骨髓瘤　诱导治疗期间每 2~3 个疗程进行 1 次疗效评估;不分泌型骨髓瘤的疗效评估需行骨髓检查;血清 FLC 有助于疗效评估,尤其是不分泌型骨髓瘤的疗效评估;骨骼检查每 6 个月进行 1 次,或根据临床症状进行。

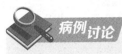

本章小结

　　本章介绍了淋巴瘤和恶性浆细胞瘤的诊断方法、分类与分期及治疗原则。淋巴瘤是分类极其复杂的一类恶性肿瘤,有独特的分类与分期方法。在治疗上依据不同的病理类型各有侧重。恶性浆细胞瘤根据发病程度及实验室检查的结果可分为不同的亚型。各亚型有不同的诊断标准,在疾病的后期可以相互转化。

病例讨论

　　病人余某,男性,50 岁,腰骶部疼痛,乏力、头晕半个月,伴恶心、呕吐。查体:T 38℃,P 86 次/min,R 24 次/min,BP 136/90mmHg。贫血貌,全身皮肤黏膜无出血点及黄染,心、肺查体正常,腹软,中上腹部压痛。肠鸣音减弱,胸骨及腰骶部压痛。实验室检查如下:血常规,WBC 6.51×10^9/L,Hb 53g/L,PLT 138×10^9/L,N 0.361,L 0.436,M 0.187。尿常规,尿蛋白(+++),血钙 2.73mmol/L,尿酸 631μmol/L,尿素氮 7.14mmol/L,肌酐 91μmol/L,白蛋白 30.3g/L,球蛋白 41.5g/L,血淀粉酶 2 207U/L。X 线片示:腰椎、胸椎、肋骨骨折。骨髓检查:异常浆细胞成堆分布。免疫球蛋白定量:IgA 0.08g/L,IgG 2.85g/L,IgM 0.09g/L。既往无疫水接触史,否认疫区居住史,无长期外地居住史。结婚年龄 27 岁,育 1 子,配偶健康,父母健在,母亲有高血压病史。

病例讨论分析

（丁秀平　闫雷）

扫一扫,测一测

思考题

1. 简述淋巴瘤的 Ann Arbor 临床分期。
2. 简述 SPB 和 EMP 的初始治疗原则。

思考题答案

第十一章　皮肤软组织及骨肿瘤

案例导学

病人，老年女性，69岁，因"发现右拇指肿物6个月"来诊。病人于6个月前无意中发现右拇指甲床下黑色肿物，无手指疼痛、麻木不适及活动异常，未行特殊处理。期间右拇指肿物逐渐增大，于1周前出现拇指阵发性疼痛，就诊于当地医院，给予"右拇指肿物活检术"。活检病理示：恶性黑色素瘤。为求进一步治疗来诊。既往"高血压病"10余年，口服"硝苯地平缓释片"降压治疗。无吸烟、饮酒嗜好。查体：右拇指末端轻压痛，周围肿胀明显，甲床及周围部分皮肤呈黑红色，无表面分泌物。手指活动无异常，末梢血运可。

问题：

1. 恶性黑色素瘤的诊断方法有哪些？

2. 恶性黑色素瘤的治疗原则是什么？

第一节　皮　肤　癌

皮肤癌（epidermal cancer）在我国发病率很低，约为4/10万，但在白种人中是常见的恶性肿瘤之一，其发病率是非白种人的45倍之多。全球范围男女发病比例为3:1。紫外线照射是皮肤癌最重要的发病因素，因此最常暴露于阳光的头颈部是最常见的发病部位。此外，放射线、长久不愈的慢性溃疡、窦道和不稳定性瘢痕、化学致癌物质、HPV感染等也是导致皮肤癌的因素。皮肤癌最常见的组织类型为基底细胞癌（60%）与鳞状细胞癌（30%）。手术、放疗为皮肤癌的主要治疗手段。

【诊断方法】

（一）症状和体征

1. 基底细胞癌　本病多发生在50岁以上的老年人，多见于长期日光曝晒者，好发于身体的暴露部位，最常见的部位为颜面部，占85%，男性多于女性。基底细胞癌最常见的表现是面部溃疡性结节；其次，是由完整表皮所覆盖的皮下结节；另外是扁平的溃疡性、鳞屑性、红斑性病变。发展较为缓慢，以直接浸润扩散为主,一般极少发生区域淋巴结转移,多无远处转移。

2. 鳞状细胞癌　65%的病变发生在头面部,尤其是颞颊耳前和头皮部位。25%的病变发生在上肢,手背部多见。早期多为疣状斑块或淡黄色结节,病情进展后可出现溃疡灶。转移途径以局部浸润扩散为主,但生长速度较基底细胞癌快,偶有淋巴结转移,血行转移率为1%~10%。

（二）实验室检查

1. 实验室一般检查　应对血、淋巴系统功能状态、免疫抑制及凝血功能异常者进行血液系统检查。

2. 各种辅助检查　如真菌培养、特殊染色、皮肤活检等。

（三）影像学检查

在皮肤癌的诊断中,临床上常用的有超声检查、CT 检查、MRI 检查等。

1. 超声检查　皮肤癌有区域及远处淋巴结转移可能,需常规行超声检查明确有无转移。

2. CT 检查　根据病人皮肤癌所在部位,可行相应部位的 CT 检查以明确有无软组织、骨、软骨侵犯及内脏转移。

3. MRI 检查　对于怀疑有神经或软组织受侵时,MRI 要优于 CT 检查。

（四）病理学检查

当怀疑为皮肤癌时,应进行皮肤活检。如果病灶浸润程度超过浅表范围,活检范围应包括深部真皮层。

图片:头皮巨大基底细胞癌

【分类与分期】

（一）分类

1. 基底细胞癌　基底细胞癌可分为许多亚型,常见的组织学类型有 4 类。

（1）结节溃疡型:此型最为常见,初起为单个半透明黄豆大小的小结节,质硬,表面有少数扩张的毛细血管,结节增长缓慢,中央发生凹陷,逐渐形成溃疡,溃疡底部呈颗粒状,极易出血结痂,常表现为缓慢生长的溃疡周边绕以珍珠样隆起边缘,形成一个有蜡样光泽的盘形斑块,参差不齐,呈鼠咬状,称为侵蚀性溃疡。溃疡可部分愈合而发生瘢痕,亦可侵袭至皮下组织甚至软骨及骨骼。各种组织可被破坏形成深坑,严重者可引起出血或毁容。

（2）色素型:皮肤损害与结节溃疡型相同,皮损处有较多不均匀色素沉着,自灰褐色至深黑色,边缘部分较深,与恶性黑色素瘤类似,容易误诊。

（3）浅表型:较少见,多见于青年男性,多发生于躯干等非暴露部位,皮损表浅,多表现为一个或数个浸润性红斑,边界清晰,周围常有轻度隆起的线样边缘,斑片表面可见色素沉着、细鳞屑、糜烂和血痂。类似银屑病、湿疹或脂溢性皮炎等皮肤损害。

（4）硬化型:本型较为罕见,常见于青少年,好发于头颈部,多为单发、大小不等的局限硬化型斑块。病灶略微隆起,边界不清,似硬斑病样,可长期保持完整,最后发生溃疡。

2. 鳞状细胞癌　根据细胞分化程度,鳞状细胞癌可分为 4 级。

Ⅰ级:为分化成熟的鳞状细胞,可见细胞间桥及癌株,癌株作为鳞状细胞癌的特征性结构,是由同心性排列的角化癌细胞组成。

Ⅱ级:以棘细胞为主要成分,并具有明显的异型性,包括细胞体积增大、核大小不等、染色深浅不一,核分裂象多见,癌株少见且中央有角化不全。

Ⅲ级:细胞分化差,表皮层大部分细胞排列紊乱,细胞体积增大。核大且异形明显,核分裂象多见,无癌株,但个别细胞角化不良。病变在表皮内呈辐射状扩展,垂直浸润真皮层较晚。

Ⅳ级:为未分化型,无棘细胞、细胞间桥和癌株。癌细胞小而呈梭形,核细长而染色深,伴有坏死和假腺样结构。少数呈鳞状的癌细胞和角化细胞可作为诊断依据。

（二）临床分期

鉴于皮肤基底细胞癌的良好预后,目前 2016 年最新的 AJCC 分期已没有基底细胞癌的 TNM 分期,仅针对恶性程度相对较高的皮肤鳞状细胞癌进行分期,见表 11-1。

表 11-1 皮肤鳞状细胞癌的 TNM 分期（AJCC,2016,第 8 版）

原发肿瘤（T）

T_X	原发肿瘤无法评估
Tis	原位癌
T_1	肿瘤最大径<2cm
T_2	肿瘤最大径≥2cm,但<4cm
T_3	肿瘤最大径≥4cm 或轻微骨侵蚀或神经周围浸润或深部浸润*
T_4	肿瘤伴肉眼可见的骨皮质/骨髓、颅底受侵和/或颅底孔道受侵
T_{4a}	肿瘤伴肉眼可见的骨皮质/骨髓受侵
T_{4b}	肿瘤伴颅底受侵和/或颅底孔道受侵

区域淋巴结（N）

N_X	区域性淋巴结无法确定
N_0	无区域淋巴结转移
N_1	同侧单个淋巴结转移,最大径≤3cm 且无淋巴结外侵犯（ENE）
N_2	
N_{2a}	同侧单个淋巴结转移,最大径≤3cm 且有 ENE 或同侧单个淋巴结转移,最大径>3cm 但≤6cm 且无 ENE
N_{2b}	同侧多个淋巴结转移,最大径均≤6cm 且无 ENE
N_{2c}	双侧或对侧淋巴结转移,最大径均≤6cm 且无 ENE
N_3	
N_{3a}	一个转移淋巴结最大径>6cm 且无 ENE
N_{3b}	同侧单个淋巴结转移,最大径>3cm 且有 ENE 或同侧多个、对侧,或双侧淋巴结转移,任何大小且有 ENE 或对侧单个任何大小的淋巴结转移且有 ENE

远处转移（M）

M_0	无远处转移
M_1	有远处转移

分期

0 期	Tis	N_0	M_0
Ⅰ 期	T_1	N_0	M_0
Ⅱ 期	T_2	N_0	M_0
Ⅲ 期	T_3	N_0	M_0
	$T_{1\sim3}$	N_1	M_0
Ⅳ 期	$T_{1\sim3}$	N_2	M_0
	任何 T	N_3	M_0
	T_4	任何 N	M_0
	任何 T	任何 N	M_1

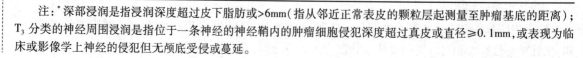

注：* 深部浸润是指浸润深度超过皮下脂肪或>6mm(指从邻近正常表皮的颗粒层起测量至肿瘤基底的距离)；T_3 分类的神经周围浸润是指位于一条神经的神经鞘内的肿瘤细胞侵犯深度超过真皮或直径≥0.1mm,或表现为临床或影像学上神经的侵犯但无颅底受侵或蔓延。

【治疗原则与预后】

（一）治疗原则

皮肤癌的治疗方法有手术、放疗、化疗、刮除、冷冻治疗等。治疗方法的选择不仅以皮肤癌的组织学类型为基础，还要根据解剖学部位与病人年龄、性别、一般状态来决定。治疗的目标为控制疾病，取得最佳的美容效果、保存功能和最小的副作用。对基底细胞癌多采用局部治疗，对于晚期的鳞状细胞癌采取局部及全身治疗。对于发生于面部的皮肤癌多采取创伤小的治疗方法，放疗对头颈、面部皮肤肿瘤具有一定优势，如肿瘤邻近眼球等重要位置，放疗也需谨慎。

1. 手术治疗　为首选治疗方法，对于病灶小、边界清楚的皮肤癌，可在距肿瘤边缘 0.5~1cm 处切除。对病灶范围大、浸润广、边界模糊的皮肤癌，应距肿瘤边缘 3~5cm 处切除。

2. 放射治疗

（1）适应证

1）鼻及眼睑周围等头面部，无淋巴结转移或骨与软骨侵犯的皮肤癌以放疗作为首选，放疗后可保存功能及面容。

2）因全身原因不能手术或拒绝手术者。

3）对基底固定的病变，宜行术前放疗；对病变巨大的肿瘤，单纯手术范围大，术前放疗可使肿瘤缩小、手术范围变小，增加美观及功能的可能性；也可根据病理结果给予术后放疗。

4）对于复发或不能手术的晚期病人，姑息放疗也可取得良好的治疗效果。

（2）禁忌证：无法配合放疗者；恶病质；同一部位多程放疗后肿瘤未控、复发或再转移；需再次放疗部位已发生明显严重不良反应；有出血高危险者或伴有其他无法耐受放疗情况。

（3）靶区勾画及放疗剂量：依病理类型、病变大小、深度，以及放射野的大小、剂量、分割方式、总的治疗时间而定，一般情况下，可采用每天 1 次的分割，2~5Gy/次。

1）根治性放疗：①肿瘤<2cm，外扩 1~1.5cm，60~64Gy/6~7 周，50~55Gy/3~4 周，40Gy/2 周，30Gy/2~3 周；②肿瘤≥2cm，外扩 1.5~2cm，60~70Gy/6~7 周，45~55Gy/3~4 周。

2）术后辅助放疗：瘤床区外扩 1~2cm，60~64Gy/6~7 周，50Gy/4 周。

3）区域性病变：①淋巴结清扫术后，如切缘阴性、无包膜外浸润，50~60Gy/5~6 周，60~66Gy/6~7 周；如切缘阳性或包膜外浸润，60~66Gy/6~7 周。②淋巴结区未清扫，如临床阴性但存在风险，50Gy/5 周；临床阳性，60~70Gy/6~7 周；临床存在风险的神经，50~60Gy/5~6 周。

（4）放疗并发症及处理

1）临床表现：皮肤癌放疗的并发症主要是放射性皮炎。放疗的皮肤损害主要与放射剂量、面积和部位有关，表现因人而异。美国肿瘤放射治疗协作组织（RTOG）急性放射性皮肤损伤的分级标准为：

0 级：无变化。

Ⅰ级：皮肤出现滤泡样暗色红斑、脱发、干性脱皮、出汗减少，一般发生于常规放疗的第 1~2 周，放疗累计剂量为 20Gy。

Ⅱ级：触痛性或鲜红色斑、片状湿性脱皮、中度水肿，一般发生于放疗的第 3~4 周，放疗累计剂量为 40Gy。放疗致表皮细胞脱落加快，存活的基底细胞亦加快分裂增殖，以替代脱落的表层细胞，表现为表皮表面鳞片样变和瘙痒；同时汗腺受累，功能下降。

Ⅲ级：皮肤皱褶以外部位的融合性湿性脱皮、凹陷性水肿，一般发生于放疗的第 5~6 周，放疗累计剂量为 50Gy。表皮脱落，基底细胞分裂，不足以补充修复脱落的表皮细胞，使真皮外露、血清渗出，表现为放疗区域皮肤热、触痛、渗出，有时结痂；后期出现皮肤萎缩沉着、纤维化、溃疡、坏死和癌变。

Ⅳ级：溃疡，出血，坏死。

皮肤潮湿、褶皱较多者，皮肤反应出现的可能较早且严重；如果放疗过程中使用皮肤填充物，也会加重皮肤反应。

2）处理：Ⅰ~Ⅱ级的皮肤反应不影响放疗，通过保守治疗多数可治愈；Ⅲ级皮肤反应经保守治疗后如不能较快恢复，则需暂停放疗，待皮肤基本愈合后再恢复放疗；发生Ⅳ级皮肤反应要立即停止放疗，患处需要植皮。

治疗主要是对症处理。保持患处皮肤干燥、暴露,避免摩擦。常用药物包括:①湿润烧伤膏,为皮肤炎症创面创造了湿润环境,有利于放疗所致的异常皮肤组织结构向正常状态再生修复,减少瘢痕愈合过程,增强了创面自愈能力;②庆大霉素,为广谱抗生素,多种革兰氏阴性菌及阳性菌都具有较强的抑菌和杀菌作用,可控制创面的继发性感染;③康复新液,具有通利血脉,养阴生肌的作用,可以促进创面的愈合,应用时注意无菌操作。

3. 局部化疗 采用氟尿嘧啶软膏和博来霉素软膏等局部治疗,对表浅的基底细胞癌和鳞状细胞癌的原位癌疗效甚好。

4. 刮除治疗 适用于浅表而小的基底细胞癌、浅表的鳞状细胞癌、癌前病变和良性病变。术前应行病灶活检。

5. 冷冻治疗 适合行刮除术的皮肤癌亦适于冷冻治疗,特别是一些富于纤维成分不利于刮除术的病例,经刮除术及放射治疗后复发的病例更适于冷冻治疗。

（二）预后

皮肤癌预后很好,尤其是基底细胞癌,早、中期病人治疗后多能痊愈,对于第二次治疗的病例,也绝不能认为是姑息性治疗。但鳞状细胞癌效果比基底细胞癌差,尤其是伴有区域淋巴结转移的病人效果更差,5 年生存率为 73%。肿瘤的预后因素与肿瘤大小、存在时间、部位、病理类型密切相关。

第二节 皮肤黑色素瘤

皮肤黑色素瘤(cutaneous melanoma)是起源于黑色素细胞的恶性肿瘤,仅少数为无色素型。好发于 30~60 岁,男性多发生于躯干,女性多见于四肢。90% 以上原发病变发生于皮肤,多见于手掌、足底、指(趾)间、头皮、颈部等。其发病率较皮肤基底细胞癌及鳞状细胞癌少见,约占皮肤恶性肿瘤的 5%,但恶性程度较高,易转移,死亡率高。其病因尚不明确,目前认为主要与发育不良痣、紫外线照射、内分泌紊乱、外伤和遗传因素等有关。手术、放疗及化疗为皮肤黑色素瘤的主要治疗手段。

【诊断方法】

（一）症状和体征

可总结为 ABCDE 法则:

不对称性(aymmetry):色素痣为非对称性。

边缘不规则(border irregularity):边缘参差不齐呈锯齿状改变。

颜色改变(color variation):颜色不均或有多种不同颜色。

直径(diameter):>5mm 或病变突然增大。

隆起(elevation):病损呈隆起、斑块、结节状,或蕈状、菜花状。

转移方式主要为淋巴和血行转移。转移至局部区域淋巴结时,触诊淋巴结坚硬、肿大,但彼此不粘连。晚期血行转移至内脏如肝、肺、脑等(图 11-1),其中最常见的转移部位为肺部,病变深黑色,界限清楚。

（二）实验室检查

实验室常规检测,如血常规、生化、凝血系统、病毒学等,为活检做好前期准备。另外,乳酸脱氢酶可以指导预后。

（三）影像学检查

推荐的影像学检查方法包括:超声、CT、MRI、PET-CT 检查等。

1. 超声检查 由于黑色素瘤容易发生淋巴结转移,彩超作为方便、经济的检测手段,可在评价疗效及复查时应用。

2. CT 检查 根据黑色素瘤发生部位,选择颈部、胸部、上腹部及盆腔 CT 检查了解肿瘤有无转移,还可在治疗后进行疗效评估。

3. MRI 检查 MRI 特别适用于判定脑有无转移,尤其对于出现头晕、头痛、四肢无力的病人,应行脑 MRI 检查评估有无脑转移。

4. PET-CT 检查 PET-CT 将代谢图像与功能图像的融合,双方信息的互补能够明显提高肿瘤诊断和分期的准确性,特别是显著提高了对小病变的诊断能力。可用于黑色素瘤的诊断、分期与再分

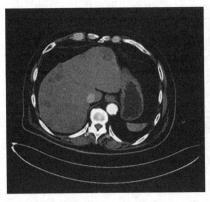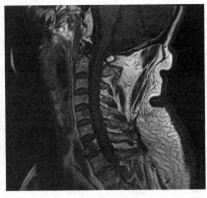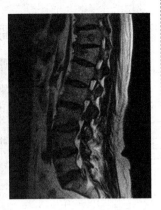

图 11-1 恶性黑色素瘤伴有多发肝转移、椎体转移图像

期、疗效评价和预后评估。

图片：恶性黑色素瘤病理图片

（四）病理学检查

皮肤活检，即皮肤病理检查，是采用皮肤活检钻或小手术取下小部分病灶皮肤，经过固定、染色等在显微镜下观察其变化的重要诊断技术，可以明确诊断，具有操作简单、风险小的特点。

（五）分子诊断

目前，恶性黑色素瘤的分子诊断指标主要有 S-100 蛋白、HMB-45。其中 S-100 蛋白几乎在所有黑色素瘤上表达；HMB-45 在部分黑色素瘤细胞上表达有一定特异性。

【分类与分期】

（一）分类

1. 浅表蔓延型 约占 70%，可见于体表任何地方。先沿体表浅层向外扩展，后纵深扩向皮肤深层，即所谓"垂直发展期"。5 年生存率为 70%，预后较结节型好。

2. 结节型 占 15%~30%，一般无侧向蔓延，以垂直发展为主，侵向皮下组织，易于发生淋巴转移，预后最差，5 年生存率为 45%。

3. 肢端黑痣型 占 10%~15%，多发生于手掌足底、甲床及黏膜等处。

4. 雀斑型 约占 5%，发生自老年人面部已长期存在的黑色雀斑。此型向水平方向生长，可向四周扩出 2~3cm 或更多，预后较好。

（二）临床分期

皮肤黑色素瘤的分期多采用 AJCC 分期，见表 11-2。

表 11-2 皮肤黑色素瘤的 TNM 分期（AJCC，2016，第 8 版）

原发肿瘤（T），根据肿瘤厚度、有无溃疡、有丝分裂率而定	
T_X	原发肿瘤不能确定（原发灶切除而未做病理检查者）
T_0	无原发肿瘤的证据
Tis	原位癌
T_1	肿瘤厚度≤1.0mm，伴或不伴溃疡
T_{1a}	肿瘤厚度<0.8mm，不伴溃疡
T_{1b}	肿瘤厚度<0.8mm，伴溃疡或≥0.8mm 且≤1.0mm，伴或不伴溃疡
T_2	肿瘤厚度>0.8mm 且≤2.0mm，伴或不伴溃疡
T_{2a}	肿瘤厚度>0.8mm 且≤2.0mm，不伴溃疡
T_{2b}	肿瘤厚度>0.8mm 且≤2.0mm，伴溃疡
T_3	肿瘤厚度>2.0mm 且≤4.0mm，伴或不伴溃疡
T_{3a}	肿瘤厚度>2.0mm 且≤4.0mm，不伴溃疡
T_{3b}	肿瘤厚度>2.0mm 且≤4.0mm，伴溃疡

笔记

续表

T_4	肿瘤厚度>4.0mm,伴或不伴溃疡		
T_{4a}	肿瘤厚度>4.0mm,不伴溃疡		
T_{4b}	肿瘤厚度>4.0mm,伴溃疡		

区域淋巴结(N)

N_X	区域性淋巴结无法确定		
N_0	无区域淋巴结转移		
N_1			
N_{1a}	1个隐匿性淋巴结转移灶(经前哨淋巴结活检证实)		
N_{1b}	1个临床可探及的淋巴结转移		
N_{1c}	无区域淋巴结病变,但存在移行、卫星灶,和/或微卫星转移		
N_2			
N_{2a}	2~3个隐匿性淋巴结转移(经前哨淋巴结活检证实)		
N_{2b}	2~3个,至少1个临床可探及的淋巴结转移		
N_{2c}	1个淋巴结转移灶,同时存在移行、卫星灶,和/或微卫星转移		
N_3			
N_{3a}	4个或以上隐匿性淋巴结转移(经前哨淋巴结活检证实)		
N_{3b}	4个或以上淋巴结转移,至少1个临床可探及的淋巴结转移或任何数目的融合淋巴结转移		
N_{3c}	2个或以上淋巴结转移,和/或任何数目的融合淋巴结转移,同时存在移行、卫星灶,和/或微卫星转移		

远处转移(M)

M_X	远处转移无法确定		
M_0	无远处转移		
M_1	有远处转移		
M_{1a}	皮肤、软组织(包括肌肉),或远处淋巴结转移		
M_{1b}	肺转移		
M_{1c}	非中枢神经系统的内脏转移		
M_{1d}	中枢神经系统转移		

分期

0 期	Tis	N_0	M_0
ⅠA 期	T_{1a}	N_0	M_0
	T_{1b}	N_0	M_0
ⅠB 期	T_{2a}	N_0	M_0
ⅡA 期	T_{2b}	N_0	M_0
	T_{3a}	N_0	M_0
ⅡB 期	T_{3b}	N_0	M_0

	T_{4a}	N_0	M_0
ⅡC 期	T_{4b}	N_0	M_0
ⅢA 期	$T_{1a/b}$,T_{2a}	N_{1a},N_{2a}	M_0
ⅢB 期	T_0	N_{1b},N_{1c}	M_0
	$T_{1a/b}$,T_{2a}	$N_{1b/c}$,N_{2b}	M_0
	T_{2b},T_{3a}	$N_{1a/b/c}$,$N_{2a/b}$	M_0
ⅢC 期	T_0	$N_{2b/c}$,$N_{3b/c}$	M_0
	$T_{1a/b}$,$T_{2a/b}$,T_{3a}	N_{2c},$N_{3a/b/c}$	M_0
	T_{3b},T_{4a}	任何 N	M_0
	T_{4b}	$N_{1a/b/c}$,$N_{2a/b/c}$	M_0
ⅢD 期	T_{4b}	$N_{3a/b/c}$	M_0
Ⅳ 期	任何 T	任何 N	M_1

【治疗原则与预后】

（一）治疗原则

恶性黑色素瘤的治疗上，应综合考虑肿瘤生长部位、分期、有无高危因素等方面，来制订最佳治疗方案。

1. 手术治疗　对于较早期的恶性黑色素瘤，手术是最有效的治疗手段，切除范围应根据具体肿瘤部位而定，尤其对于发生在肢端的黑色素瘤（如手、足），原则是手术切除的同时，尽可能保留病人的肢体功能。

2. 化学治疗　尽管化疗的缓解率很低，然而化疗仍是治疗晚期恶性黑色素瘤的主要手段之一。达卡巴嗪（DTIC）是目前最有效的化疗药物，通常联合铂类化疗可提高疗效，有效率达32%。

3. 放射治疗

（1）适应证

1）病变位于面部且病变较厚，或年龄小、手术可能影响面容而拒绝手术者。

2）不能手术切除的局部晚期、复发转移的恶性黑色素瘤病变。

3）术后辅助放疗：Ⅰ～Ⅱ期病人根治术后不需常规放射治疗，但是对于纤维增生性黑色素瘤等局部侵袭性较强者，需要行术后放疗。

4）60岁以上、病变厚度>1mm者，放射治疗疗效与手术相近，可根据病人意愿进行选择。

（2）禁忌证：全身多处转移放疗不会改善生活质量、提高生存期者；无法配合放疗者；恶病质；同一部位多程放疗后肿瘤未控、复发或再转移。

（3）靶区勾画：射野边界为原位癌为瘤外1cm；浸润性癌依肿瘤深度不同而不同，肿瘤厚度<1mm时为2cm，1～4mm及>4mm时为3cm。

（4）放疗剂量：分割剂量2.5～5Gy/F，每周3～5次。浸润癌总剂量70～80Gy，原位癌为70Gy。

（5）复发转移恶性黑色素瘤的放射治疗

1）淋巴结转移灶的放射治疗：选择45～50Gy/10～15F的放射治疗，可达到80%以上的疾病控制率。

2）脑转移的放射治疗：如果病变为孤立病灶，在≥5Gy的单次剂量下可提高疾病控制率及客观缓解率。

3）骨转移的放射治疗：病人出现骨转移后中位生存期仅为4个月，采用放射治疗可减轻病人疼痛，常选择剂量为20Gy/5F，30Gy/10F。

（6）快中子治疗：快中子具有高LET射线的放射生物学优势，致死性损伤比例高，损伤修复差；氧增强比小；放射敏感性受不同细胞周期的影响小。快中子治疗恶性黑色素瘤的适应证为：①不宜手术部位的病灶；②术后复发的病灶；③转移灶，如皮肤、淋巴结、软组织等部位。

4. 生物治疗　最常用的细胞因子为白介素-2与干扰素。

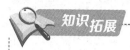

恶性黑色素瘤的免疫及靶向治疗进展

近年来,黑色素瘤的免疫及靶向治疗取得了令人瞩目的进展。免疫治疗药物主要有抗 PD-1 的派姆单抗(pembrolizumab)、抗 PD-L1 的纳武单抗(nivolumab)、抗 CTLA4 的伊匹单抗(ipilimumab)等,在黑色素瘤的治疗中具有良好的临床应用前景。对于无特异性基因突变的晚期黑色素瘤病人,派姆单抗的有效率在 40% 左右,无进展生存期将近 2 年。大剂量伊匹单抗能够使无进展生存期延长至 26.1 个月。另外,恶性黑色素瘤 NCCN 指南还推荐了 *BRAF* 抑制剂维罗非尼(vemurafenib)、达拉非尼(dabrafenib)以及 *MEK* 抑制剂曲美替尼(trametinib)、考比替尼(cobimetinib)等靶向药物。我国 *BRAF V600* 突变的黑色素瘤病人占 26% 左右,对于既往未治疗的Ⅳ期及复发转移的病人,单药 *BRAF* 抑制剂客观缓解率为 53%。而 *BRAF* 抑制剂与 *MEK* 抑制剂联合应用可以使客观缓解率进一步提高至 69%,总生存期达到 25.1 个月。对于 *C-kit* 变异的晚期黑色素瘤病人可以用伊马替尼治疗,疾病控制率为 35%~55%。因此,免疫治疗及靶向治疗已成为晚期及复发转移性黑色素瘤的主要治疗方法,也是临床研究的热点之一。

(二)预后

经过合理的综合治疗后,Ⅰ期病人 10 年生存率可达 90% 以上,Ⅱ期及Ⅲ期病人 5 年生存率为 50%~90%,Ⅳ期 2 年生存率为 10%~20%。肿瘤厚度与淋巴结转移是影响预后的重要因素,病灶不同部位其疗效亦各异,躯干处预后最差,头颈处次之,四肢者较好。另外小于 45 岁病人的预后好于年老者,女性病人的预后明显优于男性,无溃疡者预后要好于有溃疡者。

第三节 软组织肉瘤

软组织肉瘤(soft tissue sarcoma)起源于间叶组织,包括纤维组织、脂肪、平滑肌、横纹肌、滑膜、间皮、血管、淋巴管等软组织。软组织肉瘤发病率较低,仅占所有恶性肿瘤的 1%,可发生于全身各部位的软组织内,其中四肢及躯干占 79%,其余部位如腹膜后、头颈部、胸腹脏器等占 21%。软组织肉瘤的病因尚不明确,但是与长期接触某些化学物质、病毒、放射损伤、外伤及遗传因素密切相关。手术、放疗及化疗为软组织肉瘤的主要治疗手段。

【诊断方法】

(一)症状

1. 肿块 常表现为生长迅速的疼痛或无痛性肿块,体积较大。

2. 疼痛 肿瘤体积明显增大时常出现疼痛,如果肿瘤累及神经则疼痛为首要症状。肉瘤出现疼痛常预后不佳。

3. 全身症状 部分恶性肿瘤可伴有高热、寒战、食欲下降、体重下降。

(二)体征

1. 硬度 肿瘤成分中以纤维、平滑肌为主者则质地较硬,而血管、淋巴管及脂肪成分较多者则质地较软。

2. 部位 纤维源性肿瘤多发于皮下组织,脂肪源性肿瘤多发生于臀部、下肢及腹膜后,间皮瘤多发生于胸腹腔,平滑肌源性肿瘤多发生于腹腔及躯干部,滑膜肉瘤则易发生于筋膜及关节附近。

3. 活动度 低度恶性肿瘤,常位于表浅部位,活动度佳。位置较深或浸润性生长的肿瘤,其活动度较小。腹膜后或盆腔肿瘤也较固定。

4. 温度 软组织肉瘤的血供丰富,新陈代谢旺盛,局部温度可高于周围正常组织。

5. 区域淋巴结 上皮型滑膜肉瘤、横纹肌肉瘤、恶性纤维组织细胞瘤和上皮样肉瘤较容易出现区域淋巴结肿大。

(三)实验室检查

病人在诊断治疗前,需行血常规、肝肾功能、凝血功能及病毒学检测等实验室一般检测,为活检及手术治疗做好准备。

（四）影像学检查

在软组织肉瘤的诊断与治疗中,影像学检查有着重要的地位,临床上常用的有 X 线、超声、CT、MRI、PET-CT 检查等。

1. X 线检查　X 线摄片有助于进一步了解软组织肉瘤的范围、密度以及其与邻近骨质的关系。如边界清晰,常提示为良性瘤;如边界清楚并有钙化,则提示为高度恶性肉瘤,该情况多发生于滑膜肉瘤、横纹肌肉瘤等。

2. 超声检查　该法可检查肿瘤的体积范围、包膜边界和瘤体内部肿瘤组织的回声,从而区别良性还是恶性。恶性者体积大且边界不清,回声模糊,如横纹肌肉瘤、滑膜肉瘤、恶性纤维组织细胞瘤等。超声检查还能引导进行深部肿瘤的针刺吸取细胞学检查。

3. CT 检查　CT 具有对软组织肉瘤高密度分辨率和高空间分辨率的特点,是常用来诊断软组织肉瘤的一种方法。

4. MRI 检查　MRI 可以弥补 X 线平片与 CT 的不足,可从纵切面把肿瘤的全部范围显示出来,并可显示各种不同组织的层次,对于腹膜后软组织肉瘤、盆腔向臀部或大腿根部伸展的肿瘤、腘窝部位肿瘤以及侵袭骨质或骨髓的肿瘤显示更为清晰,是制订治疗计划的很好依据。软组织肉瘤 X 线及 MRI 影像学表现见图 11-2。

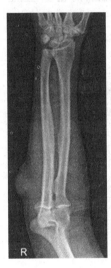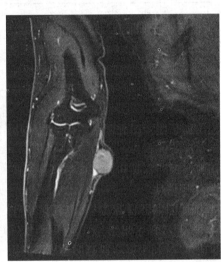

图 11-2　软组织肉瘤图像

5. PET-CT 检查　在给予 ^{18}F 标记的脱氧 D-葡萄糖后,恶性肿瘤的糖代谢摄取率高于正常组织,通过对肿瘤放射性活性度的测定和显示,可对肿瘤的播散范围、恶性程度、组织学分级作出初步判断。

（五）病理学检查

1. 细胞学诊断　是一种简单、快速的病理学检查方法,最适用于以下几种情况:

（1）已破溃的软组织肉瘤,用涂片或刮片的采集方法取得细胞,镜检确诊。

（2）软组织肉瘤引起的胸腔积液、腹水,必须用刚取到的新鲜标本,立即离心沉淀浓集,然后涂片。

（3）穿刺涂片检查适用于瘤体较大、较深而又拟作放疗或化疗的肿瘤,也适用于转移及复发病灶。

2. 钳取活检　肿瘤已破溃,细胞学检查阴性而不能确诊的病人,可行钳取活检获得组织学标本明确诊断。

3. 切取活检　多在手术中采用此法。较大的肢体肿瘤,在截肢前做切取活检以便得到确切的病理学诊断。肿瘤位于胸、腹或腹膜后时,不能彻底切除,通过切取活检确诊后采用放疗或化疗。

4. 切除活检　适用于体积较小的软组织肉瘤,可连同肿瘤周围部分正常组织整块切除送病理检查。

图片:软组织肉瘤病理图片

【分类与分期】

（一）分类

1. 脂肪细胞性肿瘤　去分化脂肪肉瘤、黏液样脂肪肉瘤、多形性脂肪肉瘤。

2. 成纤维细胞/肌成纤维细胞性肿瘤　纤维肉瘤、黏液样纤维肉瘤、低级别纤维黏液样肉瘤。

3. 纤维组织细胞性肿瘤　多形性未分化肉瘤（恶性纤维组织细胞瘤）、腱鞘巨细胞肿瘤（色素沉着性绒毛结节性滑膜炎）。

4. 平滑肌肿瘤。

5. 横纹肌肿瘤。

6. 脉管肿瘤　上皮样血管内皮瘤、血管肉瘤。

7. 神经鞘膜肿瘤。

（二）临床分期

由于软组织肉瘤发病部位对预后的重要性，AJCC 第 8 版中对软组织肉瘤的分期进一步细化，分别对头颈部软组织肉瘤、躯体和肢体软组织肉瘤、胸腹脏器软组织肉瘤、胃肠道间质瘤（gastrointestinal stromal tumor, GIST）、腹膜后软组织肉瘤进行分期，在此列出发病率较高的躯体和肢体软组织肉瘤分期（表 11-3），其余不再赘述。

表 11-3　躯体和肢体软组织肉瘤的 TNM 分期（AJCC,2016,第 8 版）

原发肿瘤（T）				
T_X	原发肿瘤不能确定			
T_0	未发现原发肿瘤			
T_1	肿瘤最大直径≤5cm			
T_2	5cm<肿瘤最大直径≤10cm			
T_3	10cm<肿瘤最大直径≤15cm			
T_4	肿瘤最大直径>15cm			
区域淋巴结（N）				
N_0	无区域淋巴结转移			
N_1	有区域淋巴结转移			
远处转移（M）				
M_0	无远处转移			
M_1	有远处转移			
FNCLCC（法国国家抗癌中心联合会）组织学分级				
G_X	不能评估组织病理学分级			
G_1	分化,核分裂象计数和坏死积分为 2 或 3 分			
G_2	分化,核分裂象计数和坏死积分为 4 或 5 分			
G_3	分化,核分裂象计数和坏死积分为 6、7 或 8 分			
分期的具体对应关系和范围				
ⅠA 期	T_1	N_0	M_0	G_1,G_X
ⅠB 期	$T_{2\sim4}$	N_0	M_0	G_1,G_X
Ⅱ 期	T_1	N_0	M_0	G_2,G_3
ⅢA 期	T_2	N_0	M_0	G_2,G_3

续表

ⅢB 期	T_3	N_0	M_0	G_2,G_3
	T_4	N_0	M_0	G_2,G_3
Ⅳ期	任何 T	N_1	M_0	任何 G
	任何 T	任何 N	M_1	任何 G

组织学分级(G)

FNCLCC 组织学分级是由 3 个参数确定的:分化、核分裂活性和坏死程度。每一参数的计分如下:分化(1~3 分),核分裂活性(1~3 分),坏死(0~2 分),这些分数相加即可确定肿瘤分级

肿瘤分化

1 分:肉瘤与正常成人间叶组织极为相似(例如,低级别平滑肌肉瘤)

2 分:肉瘤的组织学类型明确(例如,黏液样/圆细胞型脂肪肉瘤)

3 分:胚胎样和未分化肉瘤、类型可疑的肉瘤、滑膜肉瘤、软组织骨肉瘤、尤因肉瘤/软组织原发性神经外胚层瘤(PNET)

核分裂象计数

在肉瘤核分裂最活跃的区域,使用×40 物镜连续评估 10 个高倍镜视野(HPF:在放大 400 倍时每 1HPF = $0.173\ 4mm^2$)

1 分:0~9 个有丝分裂/10HPF

2 分:10~19 个有丝分裂/10HPF

3 分:≥20 个有丝分裂/10HPF

肿瘤坏死

大体检查评估并通过组织切片核实

0 分:无坏死

1 分:<50% 肿瘤坏死

2 分:≥50% 肿瘤坏死

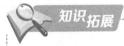

胃肠道间质瘤

　　胃肠道间质瘤(GIST)是最常见的胃肠道软组织肉瘤,最常见的病因是 KIT 或 PDGFRA 激活突变。GIST 可起源于胃肠道的任何部位,但胃部(60%)和小肠(30%)是最常见的原发部位。主要症状有腹部肿块、腹部疼痛、腹腔出血、胃肠道出血或贫血相关性乏力。手术是首选的治疗方案,对于晚期转移性病人或手术无法完全切除的病人,首选靶向药物伊马替尼。

【治疗原则与预后】

(一)治疗原则

　　软组织肉瘤治疗的关键是早期发现、早期诊断和早期治疗,获得理想治疗效果取决于首次治疗的正确性和彻底性,只有这样才能较为有效地控制局部复发和远处转移,并最大限度地保存机体功能。软组织肉瘤的主要治疗方法包括:手术切除、放射治疗、动脉灌注化疗、全身化疗等。应根据病理结果及有无转移来进行选择。

　　1. 手术治疗　外科手术是治疗软组织肉瘤的主要方法。过去由于局部复发率高,手术切除范围不断扩大,但效果并不满意。近年来在综合治疗的原则下,手术治疗已趋于保守。在最大限度保留机体功能的前提下,做最适度的切除手术,以保证病人的生活质量。手术方式主要包括局部切除术、广泛切除术、截肢术、根治性间室切除术、修复重建术、肢体功能性切除。临床上常根据病人具体情况来选择合适的手术方法。

　　2. 化学治疗　软组织肉瘤治疗失败的主要原因是复发和转移,目前一半以上的病人需要接受化学治疗。常用的化疗药物为异环磷酰胺和多柔比星,单药有效率分别为 30% 和 26%。目前认为两药

化疗可作为软组织肉瘤的首选方案。

3. 放射治疗 目前软组织肉瘤的治疗方式由单纯外科手术治疗转变为手术与放疗相结合的方式,常用的放射治疗种类有:术前放疗、术后放疗及组织间近距离照射等方式。

（1）术前放疗

1）适应证:适用于瘤体较大、直接手术需要截肢者。术前放疗可降低瘤细胞侵袭性,减少术中种植及远处播散的危险,并可使瘤体缩小,使肿瘤与正常组织间出现反应区,便于术中分离,增加手术切除度。

2）靶区勾画

a. GTV:为 MRI 显示的肿瘤病变。

b. CTV:GTV 头脚方向外扩 4cm,环周方向外扩 1.5~2cm,如肿瘤周围存在水肿,CTV 需包括水肿区。

c. PTV:CTV 各方向外扩 1cm。

3）放疗剂量:处方剂量为 50Gy/25F。

（2）术后放疗

1）适应证:是临床上应用最广泛的一种放疗方式,在术后 10~20d 伤口愈合后开始进行,适于肿瘤较小者。术后放疗的优点是能确切了解肿瘤的病理类型、恶性程度、侵犯范围及手术情况,为制订放疗方案提供依据。缺点是由于手术操作致使放射范围增大,照射部位血供受手术影响,乏氧程度增加,影响放疗敏感性。

2）靶区勾画

第一期为手术区域,①GTV:术前肿瘤病灶;②CTV:头脚方向外扩 4cm,环周方向外扩 1.5cm 的区域;③PTV:CTV 各方向外扩 1cm。

第二期为加量区域,①GTV:术前肿瘤病灶;②CTV:头脚方向外扩 2cm,环周方向外扩 1.5cm 的区域;③PTV:CTV 各方向外扩 1cm。

3）放疗剂量:第一期处方剂量为 45~50.4Gy,每次 1.8~2.0Gy,第二期处方剂量为 10~16Gy,每次 1.8~2.0Gy。

（3）放疗并发症预防

1）避免整个肢体的照射,不要照射肢体的全周径,以利于正常血供和淋巴回流。

2）承重骨至少保护横切面的一半。

3）尽量减少骨关节区和大肌腱的照射。

（4）急症处理

1）皮肤反应:见皮肤癌放疗急症处理。

2）胃肠道反应:对于腹盆腔的软组织肉瘤,放疗中易出现恶心、呕吐、腹痛、腹泻或消化道出血等,需对症用药,控制放疗总量及单次剂量。

（二）预后

目前肢体肉瘤经过综合治疗后,5 年生存率已达 60%~75%,局部复发率<15%。早期发现、早期诊断及早期治疗对软组织肉瘤的预后具有重要意义。对适当病例给予包括手术治疗、辅助化疗、术后放疗的综合治疗,可提高疗效。位于表浅皮肤、皮下组织的肿瘤预后比深在肿瘤的预后好;位于四肢的肿瘤其解剖条件比其他部位好,故预后较好;位于骨盆、腹膜后等部位,常不易施行根治性外科手术,预后较差。

第四节 骨 肉 瘤

骨肉瘤(osteosarcoma)是起源于成骨细胞的恶性肿瘤,是一种最常见的原发性骨肿瘤。但在人类恶性肿瘤中,其发病率仅为 0.2%,常发生在骨发育最快的远端股骨、近端胫骨。大多数病人年龄在 10~25 岁,男女之比约为 2:1。发病因素尚不明确,目前认为与接触放射性物质、病毒感染、免疫缺陷、创伤史有关。手术为骨肉瘤的主要治疗手段。

【诊断方法】

（一）症状

1. 疼痛 是骨肉瘤的主要症状，开始为轻微的间断性疼痛，进行性加重，夜间痛是骨肉瘤的重要特征，常影响睡眠。常常轻微外伤即可引起骨折，临床上常因病理性骨折为首发症状而就诊。

2. 肿胀 肿瘤侵及周围软组织所致，位置表浅时肿胀出现较早，位置较深则肿胀不明显。

3. 功能障碍 因疼痛或肿块影响患肢活动，靠近关节的骨肉瘤可限制关节活动。

（二）体征

1. 皮肤改变 肿瘤使局部皮肤充血、温度增高，并可有粘连。

2. 肿块 呈硬橡皮样感，压痛明显，边缘不清。

3. 畸形 由于生长年龄、部位、肿瘤性质等因素，可引发畸形。

（三）实验室检查

1. 常规检查 血尿常规、肝肾功能、病毒学、凝血功能，为组织活检明确诊断做好准备。

2. 碱性磷酸酶 早期、分化较好的骨肉瘤和硬化型骨肉瘤常常在正常范围，瘤体较大、出现转移者则有明显升高（正常成人 30～130U/L）。大部分病人在化疗或手术后碱性磷酸酶明显降低，肿瘤进展后可再度升高，因此可作为疗效评估及复查的重要参考指标。

3. 红细胞沉降率 瘤体较大、分化差、发生转移的骨肉瘤病人红细胞沉降率加快。红细胞沉降率可作为骨肉瘤发展过程中的动态观察指标，但并不十分敏感。

（四）影像学检查

在骨肉瘤的诊断与治疗中，影像学检查有着重要的地位，临床上常用的有 X 线、CT、MRI、全身骨显像检查等。

1. X 线检查 骨膜增生病变进展，已形成的骨膜新生骨可被破坏，破坏区两侧的残留骨膜新生骨与骨皮质之间呈三角形改变，称为 Codman 三角。

2. CT 检查 可以确定髓内、软组织病变的范围及远处转移病灶。在疗效评估及随诊中起着重要作用。

3. MRI 检查 MRI 对判断肿瘤在髓内及周围软组织中的侵犯范围较 CT 更清晰，骨肉瘤 X 线及MRI 影像学表现见图 11-3。

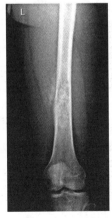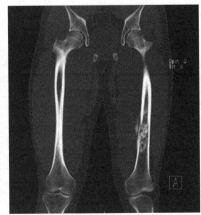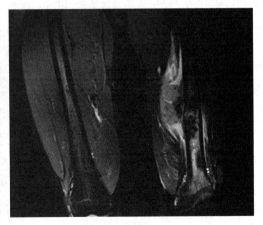

图 11-3 骨肉瘤图像

4. 全身骨显像检查 可以明确原发骨肉瘤的部位以及骨与骨骼外转移的部位。方法简便，定位准确。但骨显像中放射性核素聚集部位常较真正骨肉瘤的范围大，这是因为骨髓内充血、骨及骨膜反应等都可引起核素聚集的缘故。

（五）病理学检查

骨肉瘤的病理学检查主要为组织学诊断，这是确诊骨肉瘤唯一可靠的检查，包括闭合活检（细针、套针）和切开活检（切开、切除）。只要怀疑骨肉瘤首先选择闭合活检，尽量避免切开活检。

【分类与分期】

（一）分类

典型骨肉瘤通常不易区分，85%的病变为3~4级，1级病变少于1%。骨肉瘤依据基质细胞和梭形细胞的数量分为成骨细胞性（50%）、成纤维细胞性（25%）、成软骨细胞性（25%），这三组间预后无明显差别。WHO的2002版中骨肉瘤包括普通型骨肉瘤、软骨母细胞型骨肉瘤、成纤维细胞型骨肉瘤、骨母细胞型骨肉瘤、血管扩张性骨肉瘤、小细胞性骨肉瘤、低恶性中央性骨肉瘤、继发性骨肉瘤、皮质旁骨肉瘤、骨膜骨肉瘤、表面高恶性骨肉瘤。

（二）临床分期

目前临床上应用较多的是 AJCC 分期，见表11-4。

表 11-4 骨肉瘤的 TNM 分期（AJCC,2016,第 8 版）

原发肿瘤（T）				
T_x	原发肿瘤不能确定			
T_0	未发现原发肿瘤			
T_1	肿瘤最大直径≤8cm			
T_2	肿瘤最大直径>8cm			
T_3	原发部位肿瘤不连续			
区域淋巴结（N）				
N_x	区域性淋巴结无法确定			
N_0	无区域淋巴结转移			
N_1	有区域淋巴结转移			
远处转移（M）				
M_x	远处转移无法确定			
M_0	无远处转移			
M_1	有远处转移			
M_{1a}	肺转移			
M_{1b}	骨或其他远隔部位			
组织学分级				
G_x	不能评估组织病理学分级			
G_1	高分化—低级别			
G_2	中分化—高级别			
G_3	低分化—高级别			
分期的具体对应关系和范围				
Ⅰ A 期	T_1	N_0	M_0	G_1,G_x
Ⅰ B 期	T_2	N_0	M_0	G_1,G_x
	T_3	N_0	M_0	G_1,G_x
Ⅱ A 期	T_1	N_0	M_0	G_2,G_3
Ⅱ B 期	T_2	N_0	M_0	G_2,G_3
Ⅲ 期	T_3	N_0	M_0	G_2,G_3
Ⅳ A 期	任何 T	N_0	M_{1a}	任何 G
Ⅳ B 期	任何 T	N_1	任何 M	任何 G
	任何 T	任何 N	M_{1b}	任何 G

注：由于骨肉瘤极少出现淋巴结转移，N_x 可能不恰当，除非有足够的证据证明存在淋巴结转移，一般可视为 N_0。

【治疗原则与预后】

（一）治疗原则

近年来骨肉瘤的治疗主要有两方面的进展：一是以大剂量化疗为主的综合治疗的应用；二是保肢手术的开展，使肢体的截肢率明显降低。目前公认对骨肉瘤应采取综合治疗。早期可手术的病例先行手术治疗，手术后根据病理分期及手术切除情况再做放化疗；不能手术的转移病例，一般先作化疗，以后视情况加以手术或放疗，术后再巩固化疗几个疗程。

1. 手术治疗　对于无远处转移的病人，术前先行大剂量化疗，然后根据肿瘤浸润范围做根治性切除。如有截肢指征，截肢平面应超过患骨的近侧关节。对于有肺转移的病人，还可行手术切除肺转移灶。

2. 化学治疗　骨肉瘤对化疗敏感性相对较低，仅少数药物有效。常用化疗方案为：大剂量甲氨蝶呤（需亚叶酸钙解救）；大剂量多柔比星与顺铂；大剂量异环磷酰胺（与美司钠合用缓解膀胱毒性）。

3. 放射治疗

（1）适应证：骨肉瘤对放射治疗不敏感，但继发于畸形性骨炎（佩吉特病）的骨肉瘤对放疗较敏感。临床上主要对阳性切缘、次全切除或无法切除的病人实施放疗。

（2）照射野靶区的设置及剂量：①术后放疗（R1 切除和 R2 切除），55Gy 照射联合 9～13Gy 加量照射镜下残留病变或大体残留病变（高危部位总剂量达到 64～68Gy）；②无法切除的病变，60～70Gy（总剂量取决于正常组织的耐受性）；③设野应包括软组织肿块，尽量留有一条淋巴、血液循环通路，近端关节面应包括在内。

（二）预后

传统的治疗方法（截肢、放疗）效果差，5 年生存率不超过 20%，一般在截肢术后 1～2 年出现肺转移，以 1 年者最多，2 年以后（10%～15%）甚至 5 年后（2%～5%）发生转移者较少。然而，近年来由于新辅助化疗的应用，骨肉瘤 5 年生存率超过 50%。因此，最重要的预后因素是对手术前化疗的反应如何，化疗后肿瘤细胞坏死率越高，其预后越好。

第五节　软　骨　肉　瘤

软骨肉瘤是软骨分化的恶性肿瘤，从缺乏类骨质的肿瘤组织中生成软骨基质。软骨肉瘤发病率约占恶性骨肿瘤的 20%。大多数病人年龄在 50～70 岁，男性多于女性。多见于股骨、胫骨和骨盆等部位。软骨肉瘤发病原因不明，目前认为软骨肉瘤与病毒感染有关。手术为软骨肉瘤的主要治疗手段。

【诊断方法】

（一）症状和体征

1. 疼痛　是最常见的症状，但多见于肿瘤体积较大者。中央型以疼痛开始，逐渐加剧。

2. 肿块　慢性增长的包块，周围型多以肿块开始，疼痛较轻。

3. 好发部位　多见于躯干骨及近躯干部的四肢骨，局部包块，紧贴于骨，不能推动。

（二）实验室检查

行血、尿常规，肝、肾功能，病毒学，凝血功能等常规检查，无特征性血清学检查。

（三）影像学检查

临床上常用的有 X 线、CT、MRI、全身骨显像检查等。

1. X 线检查　可见不规则的斑片状钙化及絮状骨化影。

2. CT 检查　可以了解肿瘤在骨内及软组织中的范围。

3. MRI 检查　可以更清楚地显示肿瘤在骨髓及周围软组织中的范围。

4. 全身骨显像检查　可用于确定软骨肉瘤的边界以及发现全身其他部位骨转移灶。

（四）病理学检查

软骨肉瘤的病理学检查主要为组织学诊断。如怀疑软骨肉瘤，建议行穿刺活检明确诊断。

【分类与分期】

（一）大体分类

按部位可分为中央型与周围型软骨肉瘤。

（二）组织学分型

主要包括间质型、去分化型、透明细胞型、黏液型。

（三）临床分期

同骨肉瘤。

【治疗原则与预后】

（一）治疗原则

1. 手术治疗 以手术治疗为主。可根据肿瘤所在部位、骨破坏范围、软组织侵犯情况和病理组织学分级来确定手术切除的方式，对低度恶性肿瘤局限者可采用切缘阴性的广泛切除术，高度恶性及侵犯型应施行广泛切除术甚至截肢术。软骨肉瘤呈浸润性生长，易侵入周围软组织，手术应对肿瘤周围软组织作广泛切除，防止肿瘤细胞残留。

2. 化学治疗 软骨肉瘤化疗效果差，目前无固定化疗方案。

3. 放射治疗 软骨肉瘤对放射线较不敏感。但不完全切除后或是缓解晚期、无法切除肿瘤的病人的症状时，可考虑放疗。放疗用于术后局部肿瘤的控制可以减少复发，其中质子束放疗可获得良好的肿瘤局部控制率。DT:55~65Gy/5.5~6.5周。使用多野照射技术，光子-中子联合照射疗效优于单纯中子治疗，中位生存期可达 38 个月。

（二）预后

软骨肉瘤的中位生存期为 27 个月，5 年生存率为 37%~61%。复发可发生在术后 10 年或更长时间。影响软骨肉瘤预后的因素包括病理分级、肿瘤大小、细胞类型、肿瘤部位、临床分期、病人年龄、局部浸润程度、有无疼痛等。间叶组织和分化程度差的软骨肉瘤恶性程度更高，透明细胞和皮质旁病变比典型骨肉瘤侵袭性差。

第六节 尤 因 肉 瘤

尤因肉瘤（Ewing sarcoma）是起源于骨髓，以小圆细胞为主要结构的原发性骨恶性肿瘤。多见于10~25 岁的青少年。最常见的发生部位为股骨、骨盆及胸骨。我国发病率低，占恶性骨肿瘤的 2%~5%。肺、骨及骨髓为最常见的转移部位。手术、放疗及化疗为尤因肉瘤的主要治疗手段。

【诊断方法】

（一）症状

1. 疼痛 起始时疼痛常不剧烈，呈间歇性，活动时加剧，并逐渐加重为持续性疼痛。

2. 肿胀 约 70% 的病人有受侵骨周围软组织的局部肿胀。

3. 全身症状 一般病情进展较快，常出现发热、体重下降、周身乏力等症状。

（二）体征

1. 皮肤改变 肿瘤可使局部皮肤温度升高、发红。

2. 肿块 位置表浅者早期即可发现局部肿块，伴有压痛。

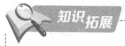

尤因肉瘤的分子生物学特征

尤因肉瘤的分子生物学特征是染色体 22q12 的 *EWS* 基因（*EWSR1*）与 *ETS* 基因家族的不同成员（*FLI1*、*ERG*、*ETV1*、*ETV4* 和 *FEV*）发生融合。约 85% 的尤因肉瘤病人中发现 *EWS* 基因与 11 号染色体上的 *FLI1* 形成的融合基因转录本 *EWS-FLI1* 与对应的染色体易位 t（11;22）（q24;q12）。在5%~10% 的病例中，*EWS* 与 *ETS* 基因家族的其他成员融合。尤因肉瘤还具有细胞表面糖蛋白 *MIC2*（*CD99*）高表达的特征。*MIC2* 的表达可用于尤因肉瘤和原始神经外胚层肿瘤（*PNET*）与其他小圆细胞肿瘤的鉴别诊断，但 *MIC2* 对于这些肿瘤并非具有特异性。

（三）实验室检查

1. 血常规 常出现白细胞增多及红细胞沉降率升高。

2. 乳酸脱氢酶(LDH)　是判断预后的指标,治疗前 LDH 的升高程度与肿瘤负荷相关。

（四）影像学检查

在尤因肉瘤的诊断与治疗中,影像学检查有着重要的地位,临床上常用的有 X 线、CT、MRI、全身骨显像检查等。

1. X 线检查　溶骨性病灶伴有斑块状反应性成骨或骨外膜成骨,即"洋葱皮样"表现。

2. CT 检查　可以评估受侵骨、周围软组织及远处转移的情况。

3. MRI 检查　在区分软组织侵犯及髓质受侵方面优于 CT,能清晰地显示原发肿瘤的特征、周围软组织侵犯范围以及肿瘤与周围器官、血管及神经的关系。

4. 全身骨显像　放射性核素(^{99m}Tc)骨显像可以帮助诊断无症状骨转移及了解肿瘤在骨髓中的侵犯程度。

（五）病理学检查

尤因肉瘤行活体组织检查,因为取材未包括瘤细胞巢时确诊也很困难,需要电镜及免疫组织化学才能确诊。因此活检时取材要足够,应包括软组织、骨膜、骨质和瘤骨。镜下可见小圆形均匀一致的瘤细胞。

【分类与分期】

（一）组织学分型

尤因肉瘤无特定的组织学分类。

（二）临床分期

见骨肉瘤。

【治疗原则与预后】

（一）治疗原则

尤因肉瘤对化疗和放疗较骨肉瘤敏感,治疗应采用以手术、化疗、放疗为主的综合治疗,5 年生存率可达到 35%~80%。

1. 手术治疗　手术一般作为尤因肉瘤初始治疗。多数病人术前多药联合化疗降低肿瘤分期,增加镜下切缘阴性的完全切除率。

2. 化学治疗　化疗方案应包含以下药物中的至少两种:异环磷酰胺或环磷酰胺、依托泊苷、多柔比星、长春新碱。主要包括新辅助化疗、术后化疗及姑息化疗 3 种方式。其中新辅助化疗可消除微转移灶,减轻瘤负荷,提高手术完全切除率。

3. 放射治疗

（1）适应证:适用于不能手术切除的肿瘤,如原发在盆腔和椎体的肿瘤;手术切除不彻底、切缘阳性或近切缘的肿瘤。

（2）靶区勾画

1）GTV:范围为手术或化疗前 MRI 中所见的骨异常病变和软组织肿块。

2）CTV:外扩 0.5~2.0cm 包括亚临床病灶为 CTV。

3）PTV:根据摆位的误差和病人的移动度来确定 PTV,通常为 CTV 各方向外扩 1cm。

（3）放疗剂量:肉眼可见肿瘤 55.8Gy,显微镜下残留病变 50.4Gy,原发椎体肿瘤的放疗剂量为45Gy。常规分割 1.8~2.0Gy。

（4）放疗并发症及处理

1）急性放疗反应:通常在放疗开始的 2 周后出现,并随着治疗的继续而加重。大多数病人在放疗期间都感到疲劳,并有皮肤红斑和暂时性的皮肤脱落,尤其是肢体放疗时更明显。放疗引起的血细胞减少仅见于像骨盆肿瘤这样需将大量骨髓包括在放射野内的情况。其他急性放疗反应很少见,主要取决于解剖位置。放疗期间至少每周对病人的血常规等评估一次,以便及时发现并处理可能的急性放疗反应。

2）晚期放疗反应

a. 肌纤维化:放疗后数个月至数年后病人的肌肉可发生纤维化。轻者可无症状,严重的会影响功能,伸展运动锻炼有利于康复。

b. 骨与关节损伤:大剂量放疗会降低骨强度并影响关节功能,但症状严重引起骨折或需关节置换者则很少见。

c. 肢体水肿:肢体水肿的发生概率取决于手术范围和放疗照射的软组织范围,因此不能大剂量照射肢体全周径,尽量保留一部分肢体周径不受照射。

d. 继发性恶变:常发生在放疗 20 年后,成人中很少见,但在儿童时有发生。

e. 骨生长抑制:椎体放疗一定要注意对称,以免引起医源性脊柱侧凸。

(二)预后

未发生转移的尤因肉瘤 5 年生存率可达到 80%,初诊时已发生转移的病人预后较差。尤因肉瘤的预后主要与下列因素有关:①发热、体重减轻、贫血,白细胞计数升高、红细胞沉降率快,血清 LDH 升高(>170U/L),预后较差;②肿瘤位于肢体者比位于躯干者预后差;③初次诊断时发现远处转移者预后差;④肿瘤直径超过 8cm 比小于 8cm 者预后差;⑤放化疗敏感的病人预后较好。

本章小结

皮肤软组织及骨肿瘤在我国发病率较低,但在临床工作中也会遇到。皮肤癌通常恶性度较低,病人可长期存活。而其他肿瘤,尤其是恶性黑色素瘤和尤因肉瘤,极易发生转移,这就需要肿瘤放疗技师全面掌握其临床表现、分类与分期及治疗原则,做到早期发现、早期诊断及早期治疗,根据肿瘤分期选择最适合病人的治疗方法,达到既能提高病人无进展生存期、总生存期,又能最大限度地减少治疗并发症的目的。

病例讨论

病人,男性,73 岁。因"发现右下肢肿物 1 年,进行性增大 2 个月"入院。病人于 1 年前无意间发现右下肢浅表肿物,约黄豆大小,无疼痛肿胀感,无周围皮肤麻木感,未到医院就诊。于 2 个月前发现右下肢肿物进行性增大,伴有疼痛及周围皮肤麻木感,无肢体活动障碍,无乏力、食欲缺乏。就诊入院,行彩超示:右下肢肿物,恶性可能性大;行右下肢 MRI 示:右股骨近端皮下软组织内可见多个类圆形占位,T_1WI 为低信号,T_2WI 为高信号,边界尚清楚,范围约 4.1cm×2.5cm,DWI 呈高信号,ADC 图呈略低信号,与邻近血管关系密切。右股骨皮下软组织占位,考虑为恶性可能。现为进一步诊断来院。病人既往体健,有吸烟嗜好,20 支/d×50 年,无饮酒嗜好。查体:右下肢可见一大小约 4cm×2.5cm 肿物,质韧,压痛明显,活动度可,与周围组织分界尚清,未触及波动感,局部皮肤感觉麻木。病人入院后完善相关检查,行胸部 CT 及腹部彩超均未发现异常,无手术禁忌证,给予全身麻醉下行"右下肢肿瘤扩大切除+区域淋巴结清扫术",术后病理示:(右下肢)未分化软组织肉瘤,约 4.3cm×2.6cm 大小,切缘阴性,核分裂象计数:8 个有丝分裂/10HPF,<50% 肿瘤坏死,区域淋巴结转移(0/15)。

(刘文稚)

病例讨论分析

扫一扫,测一测

思考题

1. 简述皮肤癌的放疗适应证。
2. 简述皮肤恶性黑色素瘤的临床表现。
3. 简述应该如何预防软组织肉瘤放疗并发症。

1. 掌握:肾母细胞瘤、神经母细胞瘤和视网膜母细胞瘤的诊断方法、临床分期和综合治疗原则。
2. 熟悉:肾母细胞瘤、神经母细胞瘤和视网膜母细胞瘤的流行病学。
3. 了解:肾母细胞瘤、神经母细胞瘤和视网膜母细胞瘤的预后因素。

病例导学

病人,女性,19月龄,因"左侧腹部包块 3 天"就诊。该病人于入院前 3 天发现左侧腹部包块,无血尿、腹痛等。查腹部彩超:左侧腹腔可探及一大小 11.2cm×6.8cm×6.7cm 的中等回声包块,边界清,包膜完整,内部回声不均匀,呈多结节感,可见多处不规则囊腔。行穿刺活检病理:肾母细胞瘤。查体:左侧腹膨隆,可触及质硬包块,大小约 10cm×7cm。既往:否认肿瘤性疾病家族史,否认药物及食物过敏史。

问题:
1. 肾母细胞瘤的诊断方法有哪些?
2. 肾母细胞瘤的分期及治疗原则是什么?

第一节　肾母细胞瘤

肾母细胞瘤(nephroblastoma)又称威尔姆斯瘤(Wilms tumor,WT),是最常见的儿童腹部肿瘤。有报道称,20 世纪 90 年代儿童肾母细胞瘤的发病率为(7~8)/100 万,占儿童肿瘤的 6%。肾母细胞瘤的发病与基因突变相关,也与病人父母的环境暴露有一定相关性。发病高峰年龄为 3 岁。肾母细胞瘤的主要治疗方式有化疗、手术、放疗等,是应用现代综合治疗技术最早且疗效最好的恶性实体瘤之一,其生存率已从 20 世纪 30 年代的 30% 显著提高到如今的 85% 以上。

【诊断方法】

(一)症状体征

1. 腹部肿块　肾母细胞瘤最常见的表现是腹部膨大并扪及肿块,常在家长给病人更衣或洗澡时发现,肿块表面平滑,中等硬度,无压痛。

2. 腹痛　约 1/3 的病人由于肿瘤侵犯或压迫邻近器官或自发性瘤内出血和坏死而引起腹痛。腹痛多数是局限性隐痛或胀痛,也可以因肿瘤破裂而表现为较为广泛的急性腹痛。

3. 血尿　当肿瘤侵及肾盂和输尿管时,可引起血尿。

4. 压迫症状　直接侵犯到肾外组织以及邻近器官或肿瘤巨大时,还可以引起压迫症状,如下肢水肿、腹壁静脉曲张、疝气和睾丸增大等。

5. 全身症状　可以出现发热、高血压(肾素活性增加引起)、充血性心力衰竭、低血糖、库欣综合征、脑积水和胸腔积液等表现。

6. 其他　部分病人合并有先天畸形,如虹膜缺损、泌尿生殖系统畸形、精神发育迟缓综合征及半身肥大等。

知识拓展

肾母细胞瘤相关基因

与肾母细胞瘤有关的基因主要有 *WT1* 基因和 *WT2* 基因。*WT1* 基因位于染色体的 11p13 区域,是一种抑癌基因,如 *WT1* 基因丧失功能,则导致细胞过度增殖而发生肿瘤。*WT2* 基因位于染色体的 11p15 区域,可引发遗传性肾母细胞瘤。肾母细胞瘤的一种前期病变被称为肾源性剩余,表现为肾包膜下小结节,为良性病变,绝大多数可退化消失,一部分可发展为肾母细胞瘤,此类型肾母细胞瘤多为早发性、多灶性或双侧性。由肾源性剩余发展起来的肾母细胞瘤预后较好。

(二)实验室检查

1. 常规检查　包括血常规、尿常规、血生化检查。可了解重要器官功能,有无贫血,有无血尿,尤其是对侧肾脏功能是否正常,因为手术切除患肾是肾母细胞瘤的主要治疗手段,所以要保证对侧肾脏有正常功能。如伴有脏器功能损害,一般提示为晚期病变,早期肿瘤通常不影响脏器功能。

2. 肿瘤相关检查　肾母细胞瘤无特殊的肿瘤标志物。在进行鉴别诊断时,测定儿茶酚胺及其代产物香草扁桃酸(VMA)和高香草酸(HVA)有助于鉴别神经母细胞瘤,AFP 用于鉴别肝母细胞瘤。

(三)影像学检查

治疗前应进行完整的影像学检查,以明确治疗前肿瘤大小、周围组织和脏器的浸润情况,是否存在肾静脉和下腔静脉直至右心房的瘤栓,以及是否存在远处转移灶。

1. 超声检查　肿块的部位、大小、质地可由超声检查得到证实,通常肿块密度不均,可伴有液化灶。超声也可探测到肾静脉和下腔静脉瘤栓。

2. CT 或 MRI 检查　可见原发于肾脏的大肿块,可伴有坏死灶或囊性变,通常无钙

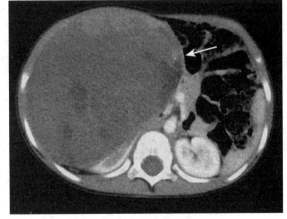

图 12-1　肾母细胞瘤 CT 图像

化,大部分肿瘤有包膜(图 12-1)。当肿瘤沿肾静脉和下腔静脉生长时,CT 和 MRI 相应部位可见瘤栓,少数病人瘤栓直至右心房。肺部是较为常见的远处转移部位,因此应常规在治疗前进行胸部 CT 扫描。

3. 全身骨显像检查　晚期肾母细胞瘤易发生骨转移,必要时应行全身骨显像检查排除骨转移。

(四)病理学检查

肾母细胞瘤的确诊主要依靠活检或手术,病理学诊断对指导治疗的选择极为重要,病理标本的完整性、取材的正确性均可影响精确的病理学诊断,因此需特别加以重视。病理报告基本内容应包括肿瘤大小和重量、肿瘤包膜是否完整及有无浸润、肿瘤边缘组织浸润情况、淋巴结浸润及部位、血管内浸润(瘤栓)、切缘浸润,作出病理分型诊断及病理分期,见彩图 12-2。

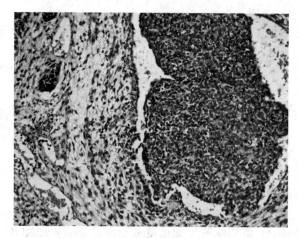

图 12-2 肾母细胞瘤病理图像

【分类与分期】

（一）病理分型

肾母细胞瘤起源于原始后肾胚基,主要含有胚基、上皮和间质 3 种成分,按照以上 3 种组织成分所占比例不同,可分为 4 种类型,包括胚基型、上皮型、间质型和混合型,其中混合型和胚基型最为常见。

国际儿童肿瘤协会(International Society of Pediatric Oncology, SIOP)根据组织学特征分为 3 组。①低危组(良好型):包括囊性部分分化型、纤维样结构型、高分化上皮型、术前化疗后完全坏死者、中胚层肾母细胞瘤;②中低危(标准型):包括无间变特征、肾母细胞瘤坏死但有<10%特征残留;③高危(不良型):包括间变型肾母细胞瘤、肾透明细胞肉瘤和肾横纹肌样瘤。

美国肾母细胞瘤协作组(National Wilms Tumor Study Group, NWTSG)按照细胞分化程度将肾母细胞瘤分为预后良好型(favorable histology, FH)和预后不良型(unfavorable histology, UH)。FH 类型具有典型肾母细胞瘤的组织学特点,无间变或肉瘤成分。UH 类型主要为间变型肾母细胞瘤,有以下表现:细胞核的直径大于同类肿瘤细胞核的 3 倍;染色质增多增粗;有多级核分裂象或多倍体的异常有丝分裂象。肾透明细胞肉瘤和肾横纹肌样瘤在组织学上不是肾母细胞瘤的变型,但因预后差,也可归于 UH 类型。

（二）临床分期

肾母细胞瘤的临床分期是评估疾病扩散状态、指导选择相应治疗方案、判断预后的基本依据。目前应用较广泛的为 NWTSG 与 SIOP 临床分期,两者分期大体一致,但因手术时期的不同而存在部分差异,SIOP 常采用术前化疗。两者的分期标准和差别详见表 12-1。本文以 NWTSG 分期为标准。

表 12-1 NWTSG 与 SIOP 的分期标准

		NWTSG	SIOP
I 期		肿瘤局限于肾包膜内,肾包膜未受侵犯,手术完整切除,切除边缘无肿瘤残留依据;肾窦血管未受累或未做活检(细针穿刺除外);切除前或切除中无包膜破裂	肿瘤局限于肾,肾包膜、假包膜可能有肿瘤浸润,但未浸润包膜外层,切除边缘无肿瘤残留依据;肿瘤可能突入肾盂系统,甚至进入输尿管,但无壁浸润;肾窦血管未受累,肾内血管可能受累
II 期		肿瘤超出肾脏范围,但能完整切除,切除边缘无肿瘤残存依据;肿瘤有局部扩散,如穿透包膜,或侵犯肾窦,或超出肾门的肾血管内;有肿瘤活检史(细针穿刺除外);局限于侧后腹膜的术前、术中破溃	肿瘤超出肾脏范围,穿透肾包膜和/或纤维假包膜,达到肾周脂肪,但能完整切除,切除边缘无肿瘤残存依据;侵犯肾窦和/或肾实质外的血管和淋巴管,或邻近器官、静脉腔,但能完整切除
III 期		局限于腹部的非血行转移性肿瘤,有术后肿瘤残留依据,可以是以下任何一种情况:①腹部或盆腔的淋巴结侵犯(肾门、主动脉旁);②肿瘤穿透腹膜表面;③腹膜种植;④术后镜下发现切除边缘肿瘤存在;⑤因肿瘤浸润重要组织未能完全切除;⑥超出侧后腹膜的肿瘤术前、术中破溃	未全切除,术后镜下发现切除边缘肿瘤存在,包含任何腹腔淋巴结;肿瘤穿透腹膜表面;血管或输尿管切缘有瘤栓,横切或逐个切除;术前或化疗前有手术楔形活检;术前或术中肿瘤破裂
IV 期		血行转移(肺、肝、骨骼、脑等),腹部或盆腔以外的淋巴结转移	基本同左
V 期		双侧肾肿瘤。在活检之前应对每侧根据以上标准分期	双侧肾肿瘤

【治疗原则与预后】

（一）治疗原则

儿童肾母细胞瘤的治疗方案需根据病理类型和临床分期制订，一般采用手术、化疗和放疗等综合治疗模式。Ⅰ期和Ⅱ期 FH 型肾母细胞瘤可仅手术和化疗，不需放疗，Ⅲ期和Ⅳ期的 FH 型需联合放疗。对 UH 型肾母细胞瘤，Ⅰ期局灶性间变型不需放疗，Ⅱ~Ⅳ期需放疗。对于不能完全切除或有远处转移的肿瘤，在病理活检明确诊断后先行化疗 2 周期，使原发灶及转移灶缩小后，再手术切除肿瘤，术后再化疗和放疗。

1. 手术治疗

（1）单侧肾母细胞瘤手术切除的原则：一般采用经腹部切口，充分暴露肿瘤，术中减少对肿瘤的牵拉和搬动，从而避免因手术导致肿瘤播散。手术时将肿瘤连同邻近组织和局部淋巴结作整块切除。若肾静脉或下腔静脉有瘤栓，取出瘤栓。若手术切除有困难，可行姑息性手术，肿瘤残留区域放置金属夹，作为术后放疗标记。

（2）术前化疗适应证：根据 NWTSG 以往的经验和 SIOP 的研究显示，术前化疗可缩小肿瘤体积，使肿瘤易于切除，同时最大限度地保留邻近组织。但术前化疗不能提高生存率，而且可能干扰术后的病理学诊断。因此建议仅在评估为手术不可完全切除的肿瘤时，先行活检以明确诊断，再行术前化疗。

（3）肾母细胞瘤活检的原则：肿瘤活检只有在术前评估肿瘤无法完全切除时进行；鼓励开腹活检方式，以获得足够活检组织满足病理学诊断要求；对全身情况极差、难以承受手术风险的病人，建议采用影像（超声或 CT）引导下切割针活检方式（即粗针穿刺活检）。

（4）转移灶的手术处理：有广泛远处转移者，需先接受化疗至少 2 个周期，当仅残留 ≤2 个可切除病灶后，可考虑择期手术切除。

（5）双侧肾母细胞瘤手术原则：可先化疗 2~4 周期，再评估后行手术。一侧肾脏作根治性切除，另一侧作肾部分切除术，尽可能多地保留一侧肾组织。

2. 化学治疗　Ⅰ期 FH 型的常用化疗方案为放线菌素 D+长春新碱，Ⅱ~Ⅴ期 FH 型、Ⅰ~Ⅱ期 UH 型化疗方案为放线菌素 D+长春新碱+多柔比星，Ⅲ~Ⅴ期 FH 型以及 UH 型可联合使用环磷酰胺、卡铂或依托泊苷等。

3. 放射治疗

（1）适应证：Ⅲ、Ⅳ期的 FH 型以及Ⅰ~Ⅳ期 UH 型（除外Ⅰ期局灶性间变型）均需术后放疗，Ⅳ期不能手术的原发灶和转移灶可选择姑息放疗。

（2）放疗时机：根据 NWTSG 的建议，术后放疗时间不要迟于术后第 9 天，术后尽早放疗对切口愈合无明显影响。

（3）放疗技术：治疗方法和照射野必须使治疗体积内的剂量分布均匀（剂量变化不超过±5%）；通常使用 4~6MeV 能量加速器，源瘤距 100cm。

（4）放疗靶区

1）瘤床放疗：术前 CT 等影像学检查确定的肾和肿瘤的轮廓即为瘤床。上界为肾上极或肿瘤上方 1cm，下界在肿瘤下 2cm，内外界为肿瘤外 1cm，一般不包括膈顶（除膈顶有侵犯者）。靶区应包括剂量层面内完整的脊柱，脊柱两侧接受相同剂量的照射，使脊柱两侧发育的抑制程度相同，避免脊柱侧弯。如为单侧病灶，靶区尽量不包括对侧肾。如腹主动脉淋巴链受侵犯，应包括双侧腹主动脉旁淋巴结。

2）全腹放疗：应用于腹腔内广泛种植或巨大肿瘤的术后放疗，术前放疗一般采用全腹放疗。设野上界为膈顶，下界为闭孔下缘，避开髋臼和股骨头。

3）全肺照射：对于肺转移病例可行全肺照射，上界到锁骨上区，下界到腰 1 水平，避开双侧肱骨头和未受累肾脏。

（5）放疗剂量：分割方式一般为 1.8Gy/F，每周 5 次；当放疗体积较大时（如全腹），单次剂量可减少至 1.5Gy。放疗剂量应根据年龄做适当调整，一般 <6 月龄不宜放疗，6~12 月龄剂量不宜超过 10.8Gy。

视频：肾母细胞瘤靶区勾画

1）Ⅲ、Ⅳ期的 FH 型肾母细胞瘤术后放疗：全腹放疗，单次 1.8Gy，总量 10.8Gy，如有残留，缩野局部加量 10.8Gy。

2）Ⅰ、Ⅱ期 UH 型肾母细胞瘤术后放疗：瘤床放疗，单次 1.8Gy，总量 19.8Gy。

3）Ⅲ、Ⅳ期的 UH 型肾母细胞瘤术后放疗：全腹放疗，单次 1.8Gy，总量 10.8Gy，局部瘤床加量 9Gy。

4）转移灶放疗：远处转移灶在化疗无效时，可考虑放疗。肝转移：全肝 19.8Gy，缩野后局部病灶加量 5.4~10.8Gy。肺转移：单次 1.5Gy，双肺 12Gy，局部加量 7.5Gy。

（6）放疗注意事项：放疗前告知病人放疗目的、放疗中会出现的急性放疗反应和晚期组织损伤表现、是否需要合并同期化疗等事项。病人多年幼，腹部及盆腔照射可能会影响病人的生长发育，使生育功能受损。若病人年龄过小，不能配合放疗定位、摆位，需定位或治疗前口服水合氯醛，使病人安静入睡后再行定位摆位，摆位过程中尽量保证周围环境的安静、昏暗，见图 12-3；为防止病人定位或治疗中跌落，可给予真空垫和束带固定体位。

（7）放疗并发症及处理：针对放疗可能出现的不良反应，包括放射性皮肤反应、放射性肠炎和放射性骨损伤等，给予对症处理；针对放疗期间可能出现骨髓抑制，应定期复查血常规及升高白细胞治疗。

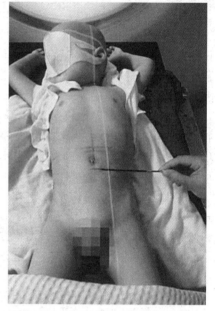

图 12-3 肾母细胞瘤放疗摆位图像

（二）预后

肾母细胞瘤 FH 型预后良好，5 年无事件生存率（event free survival，EFS）可达 70% 以上，但 UH 型预后明显较 FH 型差。分期误差也是导致预后不良的原因之一，尤其是一些Ⅲ期肿瘤接受Ⅱ期治疗方案时，会因治疗强度的相对不足使复发率明显增高。合理采用手术、放疗、化疗等综合治疗手段，使包括 UH 型及双侧型肾母细胞瘤的远期生存率明显提高。因此，远期生存质量问题不容忽视。双侧肾母细胞瘤病人手术或放疗可能引起急、慢性肾衰竭；使用蒽环类药物容易引发心肌病，肺部放疗增加心力衰竭的危险，并会影响肺功能；对于女孩，腹部放疗还会引起性腺损害而影响生育，部分病人甚至在若干年后产生第二肿瘤。所以，必须重视化疗和放疗的合理配置，在预后好的病人中应尽量减少放疗的使用；对预后差的病人，应加强治疗并密切监测并发症。

第二节 神经母细胞瘤

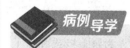

病人，男，22 月龄，因"乏力、食欲减退 2 个月，发现左侧腹部包块 1 天"来诊，该病人于 2 个月前无明显诱因出现乏力、食欲减退，无腹痛、腹泻，无发热、寒战，1 天前家长给病人洗澡时发现左侧腹部包块，腹部 CT 提示左侧肾上腺区软组织占位，最大层面 7.5cm×5.5cm。既往健康。

问题：

1. 病人需要完善哪些检查？

2. 神经母细胞瘤的治疗原则是什么？

神经母细胞瘤（neuroblastoma，NB）是儿童颅外最常见的恶性实体瘤，占儿童恶性肿瘤的 8%~10%，发病率约为 1/10 万。神经母细胞瘤起源于交感神经嵴细胞，可发生在交感神经系统的任何部位，最常见的发生部位是肾上腺，其他常见部位包括腹膜后、后纵隔和盆腔等，临床上难以早期诊断。神经母细胞瘤异质性大，有的肿瘤可自然消退或转化为良性肿瘤，预后差异较大。神经母细胞瘤的确切病因尚不清楚,遗传因素可能参与其发病。约90%发生在5岁以下儿童,平均诊断年龄是1~2岁。神经母细胞瘤的治疗方法主要有手术、放疗和化疗。

【诊断方法】

(一)症状和体征

神经母细胞瘤可起源于交感神经系统分布的任意位置,病人的临床表现主要取决于原发肿瘤和转移灶的占位效应,或者儿茶酚胺代谢产物产生的症状。

1. 腹胀、腹部包块　神经母细胞瘤约65%发生于腹部,主要表现为腹胀、不适,肿瘤较大时可由家人偶然触及质硬的包块,很少合并肠梗阻、肠套叠和肠穿孔等急腹症,如果肿瘤压迫泌尿系统或肠道,会出现相应的压迫症状,如排尿、排便困难等,如果肿瘤压迫精索静脉,精索静脉曲张可为首发症状。

2. 呼吸困难、喘息　肿瘤位于后纵隔或合并胸腔积液时可出现呼吸困难、喘息等症状。当脊柱旁肿瘤扩展到椎间孔、椎管内时,压迫神经根或脊髓可产生相关的症状,如神经根痛、截瘫及排尿排便障碍等。

3. 颈部肿块　颈部肿瘤可表现为颈部肿块,可引起 Horner 综合征,表现为患侧上睑下垂、瞳孔缩小和面部无汗。

4. 腹泻　神经母细胞瘤可释放血管活性肠肽(VIP)引起顽固性水样泻,常伴有低钾和低钙,这部分病人往往预后较好,手术切除肿瘤能完全消除症状。

5. 其他症状　骨转移或骨髓转移病人可出现相应部位疼痛,部分病人可出现不明原因的发热、苍白、食欲缺乏和乏力。肿瘤浸润眼眶骨骼和眶周软组织,可以导致眼球突出、眼眶周围瘀斑。部分病人可出现眼球快速不规则运动、肢体多向运动的眼阵挛-共济失调综合征。

(二)实验室检查

1. 神经元特异性烯醇化酶(neuron specific enolase,NSE)　神经元和神经内分泌细胞所特有的一种酸性蛋白酶,在细胞破坏时释放出来,可在一定程度上反映肿瘤负荷程度,可以作为监测疗效和复发的辅助指标。

2. 血清铁蛋白(serum ferritin,SF)　当机体的免疫反应以及恶性肿瘤细胞对脏器的浸润使肝、脾受累时,可以导致其对铁蛋白的运转清除能力降低和铁释放入血增加。神经母细胞瘤病人的铁蛋白可出现升高,但是特异性不高。

3. 香草扁桃酸(VMA)和高香草酸(HVA)　两者均是儿茶酚胺代谢产物,灵敏性和特异性较高,临床上多选择尿标本,留取24h尿测定的准确性更高,对神经母细胞瘤的诊断具有重要意义。

4. 乳酸脱氢酶(LDH)　指标升高代表肿瘤细胞快速转化、增殖和高肿瘤负荷,特异性差,不作为鉴别诊断指标,作为随访的常规检查指标。

(三)骨髓穿刺

神经母细胞瘤病人初诊时,超过一半以上存在骨髓转移,对肿瘤准确分期和预后的判断有重要意义。应常规骨髓穿刺和活检,推荐穿刺部位为髂后上棘。

(四)影像学检查

神经母细胞瘤的诊断与治疗中,影像学检查有着重要的地位,临床上常用的有超声、CT、MRI、PET-CT检查等。

1. 超声检查　超声是腹盆腔肿物筛查最常用的检查方法,可以发现肿瘤的同时确定有无淋巴结和肝转移、血管受压情况等。

2. CT检查　是首选的检查方法,影像上肿瘤密度不均,常见囊变和坏死,钙化多见,腹膜后神经母细胞瘤可包绕腹主动脉,见图12-4。肿瘤较大时,可侵犯肝脏或者肾脏,较难准确定位肿瘤来源,需要与肾母细胞瘤和肝母细胞瘤鉴别。

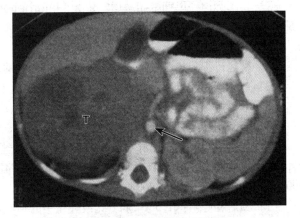

图12-4　神经母细胞瘤 CT 图像
注:T 为肿瘤,箭头所示为腹主动脉。

3. MRI 检查 对于脊柱周围病变评估更加准确,可以评估肿瘤是否向神经孔扩散和是否压迫脊髓。

4. 全身骨显像检查 对骨转移的敏感性可达90%,但是特异性低。

5. PET-CT 检查 PET-CT 将代谢图像与功能图像融合,明显提高肿瘤诊断和分期的准确性,是神经母细胞瘤诊断、分期与再分期、疗效评价和预后评估的重要方法。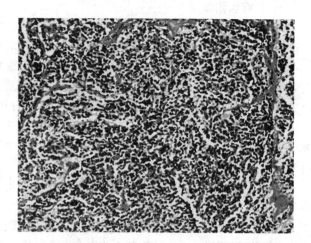^{18}F-FDG PET-CT 对骨骼骨髓及软组织转移灶的检出率优于骨扫描,但是价格昂贵,可作为有条件病人的选择性检查。

（五）病理学检查

显微镜下典型的神经母细胞瘤为小圆细胞,胞质少,核染色质丰富,核仁不清,部分肿瘤可见特征性的嗜酸性神经纤维网,部分肿瘤细胞可呈菊花形排列(彩图12-5)。

图 12-5 神经母细胞瘤病理图像

（六）分子诊断

1. *MYCN* 基因 位于2号染色体短臂的远端,分裂间期荧光原位杂交技术(FISH)可以证实 *MYCN* 扩增状态。该扩增可激活肿瘤血管形成和肿瘤播散,提示预后不良。

2. DNA 指数 神经母细胞瘤的 DNA 指数(DI)可反映化疗疗效和预后,DI>1(高倍体表型)通常为早期病变,提示预后良好,DI=1(二倍体)提示预后不良。

3. 1p 缺失、11q 缺失 神经母细胞瘤病人初诊时25%~35%存在1p缺失,1p的等位缺失与MY-CN扩增高度相关。35%~45%的神经母细胞瘤病人存在11q的等位缺失,与高危因素(如分期高、病理类型不良)高度相关,在缺乏 *MYCN* 扩增和/或1p缺失的肿瘤病人中,11q缺失可以提示预后。

神经母细胞瘤鉴别诊断

显微镜下小圆细胞并非神经母细胞瘤特有,其他肿瘤如原始神经外胚层肿瘤、横纹肌肉瘤和尤因肉瘤等也可以在镜下表现为小圆细胞,需要通过免疫组织化学染色进行鉴别诊断。一般情况下,神经母细胞及成熟神经节细胞的 NSE、Syn、CgA 为阳性,S-100 在神经母细胞及成熟的神经节细胞为阴性,在 Schwann 细胞基质成分中呈阳性表达。CD99、MyoD1、CK 及 LCA 均为阴性。

【分类与分期】

（一）国际神经母细胞瘤病理学分类（International Neuroblastoma Pathology Committee, INPC）

1. 形态学分类

（1）神经母细胞瘤(Schwann 间质贫乏):未分化的;弱分化的;分化中的。

（2）节细胞神经母细胞瘤,混合型(Schwann 间质丰富)。

（3）节细胞神经瘤(Schwann 间质优势):成熟中;成熟型。

（4）节细胞神经母细胞瘤,结节型(混合型,Schwann 间质丰富/优势和贫乏)。

2. 病理预后分类 根据肿瘤细胞的分化程度、有丝分裂指数(mitosis karyorrhexis index, MKI)和年龄因素,分为预后良好组(FH)和预后不良组(UH)。MKI 分为3级:低度(<100/5 000);中度[(100~200)/5 000];高度(>200/5 000)。

（1）预后良好组:<1.5岁,弱分化或分化中的神经母细胞瘤,并且 MKI 为低度或中度;1.5~5岁,分化中的神经母细胞瘤,并且 MKI 为低度;节细胞神经母细胞瘤,混合型(Schwann 间质丰富);节细胞神经瘤(Schwann 间质优势)。

（2）预后不良组：<1.5岁，未分化的或高度MKI神经母细胞瘤；1.5~5岁，未分化或弱分化神经母细胞瘤，或中度或高度MKI神经母细胞瘤；≥5岁的各种亚型神经母细胞瘤；节细胞神经母细胞瘤，结节型(混合型,Schwann间质丰富/优势和贫乏)。

（二）临床分期

临床分期采用国际神经母细胞瘤分期系统(International Neuroblastoma Staging System,INSS)，见表12-2。

表12-2 国际神经母细胞瘤分期系统

分期	依 据
Ⅰ期	局灶肿瘤肉眼完全切除,伴或不伴显微镜下残留病灶,同侧与肿瘤非粘连性淋巴结镜下阴性(与原发肿瘤融合粘连且一并切除的淋巴结可以阳性)
ⅡA期	局限性病变,肉眼不完全切除,同侧与肿瘤非粘连性淋巴结镜下阴性
ⅡB期	局限性病变,肉眼完全或不完全切除,同侧与肿瘤非粘连性淋巴结镜下阳性,对侧肿大的淋巴结镜下阴性
Ⅲ期	无法切除的单侧肿瘤超越中线,区域性淋巴结阴性/阳性；单侧肿瘤未超越中线,对侧肿大淋巴结阳性；中线部位肿瘤,通过肿瘤直接侵犯(无法切除)或淋巴结转移方式向两侧延伸
Ⅳ期	任何原发肿瘤伴有远处淋巴结、骨髓、肝、皮肤和/或其他脏器转移(除外Ⅳs期)播散
ⅣS期	原发肿瘤为局限病变(Ⅰ、Ⅱ期),并仅限于皮肤、肝和/或骨髓转移(年龄<1岁),骨髓微量受累,即骨髓穿刺或活检显示神经母细胞占所有有核细胞的比例<10%；如果行间碘苄胍(MIBG)扫描,骨髓必须是阴性的

注:中线为脊柱,越过中线是指侵犯到或越过脊柱的对侧缘；若存在多发原发病变,按照受累范围最广的病变进行分期。

（三）危险度分组

临床危险度分组通常使用儿童肿瘤协会(Children's Oncology Group,COG)危险度分组,见表12-3。

表12-3 COG临床危险度分组

危险度分组	分组标准(满足任何一项)
低危组	（1）所有Ⅰ期 （2）<1岁所有Ⅱ期 （3）>1岁,*MYCN*未扩增Ⅱ期 （4）>1岁,*MYCN*虽扩增但INPC为预后良好型Ⅱ期 （5）*MYCN*未扩增,INPC为预后良好型且DNA为多倍体ⅣS期
中危组	（1）<1岁,*MYCN*未扩增Ⅲ期 （2）>1岁,*MYCN*未扩增且INPC为预后良好型Ⅲ期 （3）<1岁半,*MYCN*未扩增Ⅳ期 （4）*MYCN*未扩增,DNA为二倍体ⅣS期 （5）*MYCN*未扩增且INPC为预后良好型ⅣS期
高危组	（1）>1岁,*MYCN*扩增INPC为预后不良型Ⅱ期 （2）<1岁,*MYCN*扩增Ⅲ期 （3）>1岁,*MYCN*未扩增但INPC为预后不良型Ⅲ期 （4）>1岁,*MYCN*扩增Ⅲ期 （5）<1岁,*MYCN*扩增Ⅳ期 （6）>1岁半的所有Ⅳ期 （7）*MYCN*扩增的ⅣS期

【治疗原则与预后】

（一）治疗原则

临床低危组：以手术治疗为主，术后密切随访，每个月1次。对于小于1岁的Ⅰ期神经母细胞瘤，部分病人肿瘤有自然消退的可能，可密切随访，暂不手术。对于存在影像学危险因素（如肿瘤包绕重要的大血管或神经、侵犯邻近的组织器官等）或具有脊髓压迫、泌尿及消化道梗阻、严重凝血异常等症状的病人可先行化疗。临床中、高危组：先行4个疗程化疗后择期手术，术后再化疗4个疗程。对高危组病人，常规化疗结束后可序贯自体干细胞移植，在两次自体干细胞移植之间进行瘤床放疗，停化疗后给予13-顺式维A酸治疗6个月。

1. 化学治疗　化疗具有重要作用，化疗后肿瘤退缩降期提高了手术的可能性，常见的化疗方案包括环磷酰胺+依托泊苷、长春新碱+顺铂+多柔比星+环磷酰胺和长春新碱+顺铂+依托泊苷+环磷酰胺等。另外，自体干细胞移植在国际上已成为高危神经母细胞瘤的标准治疗，若不具备干细胞移植条件，可继续进行化疗至12个疗程。

2. 手术治疗　神经母细胞瘤的手术应在保证安全的前提下进行，对于存在影像危险因素（如肿瘤包绕大血管、神经，明显侵犯邻近组织器官）时，应推迟手术，通过化疗降低手术并发症风险后再手术。手术应切除原发灶及区域内转移淋巴结，当完全切除可能导致不可接受的并发症时，可行部分切除，残留肿瘤可行化、放疗。

3. 放射治疗

（1）适应证：①所有高危组病人均需接受原发部位放疗，对持续存在的转移灶也应放疗；②低至中危组出现脊髓压迫症状、呼吸窘迫综合征、化疗反应不够迅速者，可考虑放疗；③中危组病灶进展者。

（2）放疗模拟定位：儿童放疗定位存在一定的特殊性，由于病人年龄小，对放疗过程感到恐惧，经常哭闹不配合，放疗前医生、技术员可提前沟通消除陌生感并耐心指导儿童适应治疗流程，使儿童内心克服对治疗的恐惧会提高定位成功率。多数3岁以下儿童不能安静平躺配合放疗，建议给予丙泊酚进行全身麻醉，不具备全身麻醉条件时可行灌肠镇静。3岁以上能够配合的儿童应尽量避免全身麻醉。

（3）放疗靶区：神经母细胞瘤对射线敏感，放疗对于提高局控率有重要意义。神经母细胞瘤易包绕大血管、神经或侵犯邻近组织器官，化疗后多数肿瘤明显退缩，术后放疗的靶区需参考初治的CT、MRI和PET-CT，注意肿瘤与周围组织器官的关系，同时需参考外科医生手术记录的描述，比如肿瘤包膜是否完整，是否侵犯大血管和是否完整切除肿瘤，术后照射野主要包括瘤床区，通常不包括未受累的淋巴引流区。对于不能手术的病人照射野为肿瘤区和肿大淋巴结。另外，调强放疗过程中应进行影像引导提高治疗精度，常规行锥形束CT验证。靶区要尽量包括剂量层面内完整的脊柱，脊柱两侧接受相同剂量的照射，使脊柱两侧发育抑制程度相同，避免脊柱侧凸。

（4）放疗剂量：推荐的瘤床预防剂量21~24Gy，单次剂量1.5~1.8Gy，肿瘤区加量至30~36Gy。

（5）放疗并发症及处理：神经母细胞瘤病人放疗并发症主要取决于照射范围，急性放疗反应包括消化道反应、放射性皮肤黏膜反应和骨髓抑制等，可给予止吐、抑酸、升白细胞及升血小板等对症治疗。儿童正处于生长发育的特殊阶段，放疗对于儿童生长发育有一定的影响，尤其是骨骼生长、性腺及智力发育等。放疗远期并发症包括骨骼畸形、听力下降、生长发育延迟、不孕不育、智力下降和第二原发肿瘤等。放疗剂量大于31Gy时骨骼肌肉畸形的风险明显提高，长期生存病人可能出现脊柱畸形如脊柱后凹或侧凸等。

（二）预后

神经母细胞瘤的预后经综合治疗较前明显提高，预后与多种因素相关，预后不良因素包括：年龄>1岁，*MYCN*扩增，1号染色体短臂缺失，肿瘤分期为Ⅲ、Ⅳ期，神经元特异性烯醇化酶≥100ng/ml，铁蛋白≥150mg/L，血清乳酸脱氢酶≥1 500U/L，DNA指数二倍体。5年无进展生存率为40%，5年和10年总体生存率分别为64.6%和50.4%。

第三节 视网膜母细胞瘤

病人，男，21个月，因"发现左眼瞳孔泛白3天"就诊。3天前在照相时发现瞳孔泛白，行检眼镜检查见视网膜位于黄斑外侧方白色肿块，肿块约3个视盘直径大小，肿块周围血流丰富。既往：否认肿瘤性疾病家族史，否认药物及食物过敏史，否认肿瘤家族史。查体：一般情况可，左眼对光反射及视力正常，右眼眼底未见异常。

问题：

1. 视网膜母细胞瘤的诊断方法有哪些？

2. 视网膜母细胞瘤的治疗原则是什么？

视网膜母细胞瘤（retinoblastoma，RB）是儿童最常见的眼内恶性肿瘤，肿瘤起源于神经上皮细胞，发生于单眼或双眼的视网膜层。全世界范围内发病率为（5~6.6）/10万。视网膜母细胞瘤的发生无种族、性别及左右眼差异。65%~80%的病人单侧发病。具体病因尚不完全清楚，一般认为与遗传有关。近80%的病例为3岁以下儿童，中位诊断年龄为2岁，6岁以上罕见。治疗上，以手术、化疗、放疗、冷冻、激光、温热等综合治疗手段为主。

【诊断方法】

（一）症状体征

1. 瞳孔改变　最常见的体征为瞳孔泛白（白瞳症），常常是在给儿童用闪光灯拍照时发现。当肿瘤很大或已引起整个视网膜脱离时，可通过瞳孔看到晶状体后肿块。若出现视网膜血管积血或发生玻璃体积血，则瞳孔出现黑色反光。

2. 视力改变　当肿瘤长大到一定程度时，会导致眼底出血，进而出现视力下降、突眼、斜视等体征和相关症状。

3. 异色症　即每个虹膜具有不同颜色，这常是视网膜母细胞瘤的早期体征。也有部分病例出现发红的虹膜，大于50%的晚期视网膜母细胞瘤会出现该体征。

4. 眼眶肿物　当肿瘤出现局部侵袭时，会出现眼球肿胀或明显的眼眶肿物，引起突眼，甚至肿物突出于眼眶外。

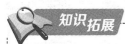

视网膜母细胞瘤病因研究

视网膜母细胞瘤被认为是一种常染色体隐性遗传病。25%~40%的视网膜母细胞瘤病人具有家族性遗传特征，这些病例通常累及双眼或多灶性，而且发病年龄通常比散发的小，这可以用致癌基因的"二次突变假说"进行解释。家族性视网膜母细胞瘤病例被认为先存在一个胚胎细胞突变的 *Rb* 基因，但是单个突变不会致病，随后的一次随机的体细胞突变导致 *Rb* 基因的双等位基因均发生突变，从而导致肿瘤的发生。而散发的病例需要两个独立的体细胞突变事件导致双等位基因的突变而致病，这种情况较难发生且发生于体细胞，故散发病例的发病时间较晚，多为单眼或单灶性。

（二）影像学检查

1. 检眼镜　检眼镜可见视网膜上突出到玻璃体肿块，可呈白色、淡黄色或红色，血供丰富。肿瘤细胞可以脱落到玻璃体内，呈散在的白色颗粒。如伴随视网膜脱离、玻璃体积血等情况常使检查困难，故为完全评估病灶情况，需要扩大瞳孔并在麻醉情况下检查病人。

2. 超声检查　超声可以描述肿瘤的位置和大小，测量从角膜到晶状体后的距离，帮助确定放疗侧野的边界。

3. CT 检查 CT 检查可有效地确定肿瘤的侵及范围及钙化情况,同时头颅 CT 可发现肿瘤是否向颅内侵犯或是否伴有松果体瘤。在麻醉下仔细进行超声探查或 CT 扫描对小肿瘤病人的诊断极为重要。

4. MRI 检查 MRI 的组织分辨率较高,可以明确肿瘤累及视神经、眼球壁或眼眶等重要结构的情况。这些检查还可用于评估有无肺、肝、脑等脏器的远处转移。

5. 全身骨显像检查 对于已有视神经受侵、眶骨破裂、颅内受侵等的局部晚期病人易出现远处转移,这类病人需行全身骨显像检查。

（三）其他检查

局限于眼眶的视网膜母细胞瘤出现脑脊液阳性和骨髓阳性的概率很低,一般无需行脑脊液和骨髓穿刺检查。对于已有视神经受侵、眶骨破裂、颅内受侵等的局部晚期病人需行脑脊液和骨髓穿刺。

【分类与分期】

（一）大体分类

视网膜母细胞瘤是一种分化很差、起源于神经外胚层的恶性肿瘤。按不同的生长方式,可将其分为 4 种生长类型。

1. 内生型 呈肿块状生长,突入玻璃体。肿块质地脆伴坏死,常有一团团肿瘤细胞脱落而形成肿瘤卫星结节。玻璃体内先出现局部肿瘤结节,随后肿瘤结节不断增多,直到播散至整个玻璃体。

2. 外生型 从视网膜外层生长并沿脱落的视网膜下扩展至脉络膜。肿瘤种植在视网膜色素上皮,进一步侵袭至脉络膜层。

3. 隐性播散型 与常见的形态学类型不同,肿瘤播散性隐性生长在视网膜上,不形成可见肿块。

4. 内生外生混合型 即内生和外生两种类型同时出现。

（二）临床分期

视网膜母细胞瘤分期必须体现两个原则:①分期必须能反映预后,预测治愈的可能性;②要能预测保存视力的可能性。目前没有统一的 AJCC 分期,最广泛应用的分期系统是 Algernon Reese-Robert Ellsworth 分期,见表 12-4。但这个分期对整体预后的预测能力有限,它更倾向于对外照射放疗等保守治疗后视力保存的预测。随着全身化疗及局部治疗的进步,目前视网膜母细胞瘤的主要治疗方法为全身化疗联合局部治疗,这时使用 St. Jude 儿童研究医院分期可更好地反映预后,见表 12-5。

表 12-4 Algernon Reese-Robert Ellsworth 分期

分 期	定 义
I 期	预后非常好
	A:单个肿瘤,直径小于 4 个视盘直径,或者肿瘤位于赤道后方
	B:多个肿瘤,所有肿瘤直径均小于 4 个视盘直径,均在赤道或赤道后方
II 期	预后好
	A:单个肿瘤,直径为 4~10 个视盘直径,在赤道上或赤道后方
	B:多发肿瘤,直径为 4~10 个视盘直径,在赤道上或赤道后方
III 期	预后欠佳
	A:任何在赤道前方的肿瘤
	B:单个肿瘤,直径大于 10 个视盘直径,在赤道后方
IV 期	预后不好
	A:多发肿瘤,部分直径大于 10 个视盘直径
	B:任何超过视网膜齿状缘的肿瘤
V 期	预后极差
	A:侵犯超过一半视网膜的巨大肿瘤
	B:玻璃体种植

表 12-5 St. Jude 儿童研究医院分期

分 期	定 义
Ⅰ期	肿瘤局限于眼球内
	ⅠA:视网膜肿瘤,单发或多发
	ⅠB:肿瘤侵犯巩膜筛板
	ⅠC:肿瘤侵犯葡萄膜层
Ⅱ期	肿瘤局限于眼眶
	ⅡA:眼眶肿瘤
	ⅡA1:巩膜上有散在的肿瘤细胞
	ⅡA2:眼眶受侵
	ⅡB:视神经受侵
	ⅡB1:肿瘤侵犯到视神经断端
	ⅡB2:肿瘤侵犯视神经断端以远
Ⅲ期	颅内转移
	ⅢA:脑脊液阳性
	ⅢB:中枢神经系统内有占位病变
Ⅳ期	远处转移
	ⅣA:骨髓受侵
	ⅣB:颅面骨破坏,伴或不伴骨髓受侵
	ⅣC:其他器官受侵

【治疗原则与预后】

（一）治疗原则

视网膜母细胞瘤的治疗原则,最重要的是挽救病人的生命,其次是争取根治及保存视力。目前对视网膜母细胞瘤的治疗方式较多,具体如下:

1. 非手术局部治疗 多适用于小肿瘤的治疗,经诱导化疗后体积缩小的肿瘤联合非手术局部治疗可取得良好的疗效。

（1）放射治疗

1）适应证:①当肿瘤是多灶性,或靠近黄斑或视神经时,或肿瘤较大合并玻璃体种植时;②晚期视网膜母细胞瘤,特别对弥漫性玻璃体播散者疗效显著;③对于晚期病人出现的脑、骨或其他转移灶,可行姑息放疗。

2）体位固定与麻醉:采用热塑膜头罩固定头部,真空垫固定躯体,头罩的眼部需开窗,以避免眼球受压。多数病人年龄较小,定位前需要进行麻醉,但不可以使用氯胺酮麻醉,因氯胺酮可引起眼球震颤,影响定位精度。

3）照射技术:①适形放疗一般采用侧野或斜侧野,可加一小权重的前野改善剂量分布,为减少晶状体受照,侧野前界一般位于眶骨前缘,如加前野需遮挡晶状体;②采用调强放疗技术,可有效减少对晶状体及眼眶骨的损伤,但低剂量区较高,可能增加发生第二肿瘤的风险;③质子放疗因其 Bragg 峰的特性,可获得最理想剂量分布。

4）放疗靶区:视网膜母细胞瘤常为多灶性且玻璃体种植时有发生,故 CTV 应包括患眼整个视网膜原基和玻璃体。

5）放疗剂量:对于单纯外照射放疗,剂量推荐为 40~45Gy。对于化疗后和其他局部治疗之后的局部晚期视网膜母细胞瘤,放疗总剂量可为 26Gy。

6）放疗并发症及处理:眼部危及器官包括晶状体、视神经以及泪腺等,放疗并发症主要为上述危及器官受照后可能出现的器官损伤,在使用精确放疗技术时,这些并发症的危险会降至最低。

（2）冷冻疗法:该疗法是重要的局部治疗方法。冷冻疗法主要用于治疗眼球中纬线及周边的视网膜母细胞瘤,肿瘤直径≤3.5mm、厚度≤2.0mm 者。1 个月内做 1~2 次冷冻治疗,即可破坏肿瘤。伴有玻璃体播散会导致治疗失败,后续可采用外照射放疗。冷冻疗法的并发症多较轻,无需特殊处置。若为多灶性肿瘤,冷冻疗法可能引起严重视网膜剥脱或裂孔,甚至导致眼球摘除。单纯冷冻疗法可使约80%的肿瘤得到控制,未控制者可进一步进行外照射放疗、化疗或眼球摘除术等后续治疗。

(3)激光光凝法:利用激光的光凝作用来治疗小且后位的视网膜母细胞瘤,多用于眼球赤道部后且体积较小的肿瘤。通常选择肿瘤基部为4.5mm或更小,厚度为2.5mm左右且无玻璃体播散者。通常在1个月内做2~3次光凝疗法就足以控制大部分肿瘤。激光光凝不能与化疗联合,单纯激光治疗有效率约75%。

(4)温热疗法:应用超声波、微波或红外线对眼部加热。可全眼或仅集中于眼的一部分。多用于治疗邻近于中心凹或视神经的视网膜母细胞瘤。单用温热疗法常用于小的视网膜母细胞瘤,如肿瘤较大或已播散者,应联合其他治疗。

(5)放射性核素敷贴放疗:是一种近距离放疗,将放射性核素放在视网膜母细胞瘤对应的巩膜部位,主要用于<16mm、基底厚度<8mm者,对肿瘤剂量达到40~45Gy,平均分配到2~4天完成。可用作原发性或复发肿瘤的治疗,有效率超过85%。

2. 手术治疗

(1)眼球摘除术:眼球摘除术目前仍是视网膜母细胞瘤的一种常见而重要的方法。当肿瘤侵袭到视神经、脉络膜或眼眶,以及患眼视力无法保存时,多采用该治疗方法,对有继发性青光眼、肿瘤平面播散或前房侵袭者通常亦做眼球摘除术,取出肿瘤尚未波及眼眶的整个眼球。

(2)眶内容摘除术:摘除眼球、眼外肌、眼睑、视神经和眶内脂肪组织。适应证:局部广泛浸润,肿瘤破坏眼球及周围组织,通常在眶内容摘除术后进行局部放射治疗和全身化疗。

3. 化学治疗 视网膜母细胞瘤化疗多采用长春新碱+卡铂+依托泊苷方案。对于巩膜受累、眼眶或骨受累、视神经切断以上受累、累及脑或其他部位的转移性疾病,以及三侧性视网膜母细胞瘤(双眼病灶加松果体或鞍上区病灶)均需化疗。化疗联合冷冻治疗、激光光凝、温热治疗等局部治疗手段,能够有效控制肿瘤,减少玻璃体或视网膜下种植及复发,避免眼球摘除和外照射放疗,以保留眼部和保存部分视力,是目前眼内视网膜母细胞瘤最佳的治疗方法。对于眼外视网膜母细胞瘤,化疗后联合放疗,也可以减少照射剂量及缩小照射范围,降低放射损伤,化疗的减容作用,提高了保眼率。对于部分病例,可以选择局部化疗。对于侵袭性视网膜母细胞瘤,可在眼球摘除术后行预防性化疗。

(二)预后

早期诊断及治疗是视网膜母细胞瘤诊治的关键。近年来,发达国家视网膜母细胞瘤治疗后5年生存率可达90%以上,这多得益于早期诊断和有效的治疗手段。在发展中国家,5年生存率远不如发达国家。对于视力的预后,单侧视网膜母细胞瘤病人未受累眼3年后发生肿瘤者极罕见。双侧视网膜母细胞瘤,对视力的预后取决于肿瘤累及的程度及治疗疗效,若肿瘤小且远离视力最敏感的视网膜中央部,则在成功治疗后可保存视力。但对于转移性疾病,生存和视力的预后均不佳。

本章小结

本章主要介绍了肾母细胞瘤、神经母细胞瘤、视网膜母细胞瘤3种儿童实体肿瘤的诊断、分期和治疗原则。儿童肿瘤在发病方面,与家族遗传性和基因易感性有密切关系;在诊断方面,儿童肿瘤的诊断方法与成人肿瘤相近;儿童肿瘤因发病率不高,没有统一的TNM分期,每种肿瘤根据各自的临床特点和预后,都有各自的临床分期和预后分组。在治疗方面,儿童肿瘤均以手术、化疗、放疗的综合治疗为主,对预后较好的病人,要兼顾并发症的预防,给予充分、合理的综合治疗。放射治疗对儿童肿瘤的治疗起着重要作用,需合理地使用放射治疗手段作为综合治疗的一部分,注意射线导致儿童发育并发症的危险。在放疗定位、摆位方面,儿童缺乏自主的配合,有时需要使用全身麻醉等手段。

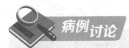

病例讨论

　　病人，女，3岁，因"间断腹痛1年，腹腔肿物破裂9d，诊断为肾母细胞瘤7d"入院。病人入院前1年无明显诱因出现腹痛，入院前9d碰撞后出现剧烈腹痛，持续不能缓解，于当地医院行相关检查后考虑右肾破裂，行急诊手术，术中见腹膜血肿，肾周积血及血凝块，右肾破裂严重，可见右肾背侧一约6.0cm×5.0cm大小肿瘤，行右肾切除术，术后病理：(右侧部分肾)肾母细胞瘤。术后PET-CT提示：右侧肾术后；腹腔内高代谢灶，与肠道分界不清；腹主动脉旁、腹股沟小淋巴结显示。

病例讨论分析

（董丽华　闫雷）

扫一扫，测一测

思考题

1. 简述肾母细胞瘤的综合治疗原则。
2. 简述神经母细胞瘤的综合治疗原则。

思考题答案

笔记

实 验 指 导

图片:病例模板 01、02

实验指导一　临床诊疗思维培养

【实验目的】

1. 学会如何询问病史、查体及需要完善的辅助检查。

2. 学会临床病历的书写及加强医患沟通能力和人文关怀。

【实验材料】

病例模板,见二维码"图片:病例模板 01、02"。

【实验内容和方法】

（一）病史采集培训

在病史采集过程中应注意条理性,能抓住重点;能够围绕病情询问,语言通俗易懂;避免使用暗示性、诱导性、责难性提问(示例请结合病例模板)。

1. 一般项目　询问病人的姓名、性别、年龄、婚姻、出生地、民族、职业、工作单位、住址、入院日期等项目,记录准确。

2. 现病史　询问病人起病情况,包括患病时间,发病缓急,可能病因或诱因,主要症状或体征的特点:部位,性质,持续时间,程度,缓解或加重因素;病情的发展与演变;伴随症状及鉴别诊断症状;诊疗过程包括是否到医院就诊、做过的检查、治疗用药情况及效果;一般状况及相关现病史。

3. 相关病史　包括病人的既往史、个人史、月经史、婚育史及家族史。

（二）体格检查培训

注意查体前物品齐全,体检过程中注意手法正确,顺序得当。针对不同部位肿瘤做到重点部位的专科查体。本实验重点示范肿瘤科常见部位查体。

1. 颈部淋巴结查体　注意按顺序触诊颈部淋巴结,包括耳前、耳后、枕后、颈前三角、颈后三角、锁骨上淋巴结。

（1）颈前三角:双手指沿胸锁乳突肌前缘触诊,被检者头稍低向左侧,检查者右手指尖分别触摸颌下和颏下淋巴结,同法触摸右侧颌下淋巴结。

（2）颈后三角:双手指尖沿斜方肌前缘和胸锁乳突肌后缘触诊。

（3）锁骨上淋巴结:被检者头部稍前屈,用双手指尖在锁骨上窝内由浅部逐渐触摸至锁骨后深部。

2. 乳腺及腋窝淋巴结查体　女性乳房检查应先查健侧,后查患侧。按外上、外下、内下、内上顺序（左侧乳房顺时针,右侧乳房逆时针方向）由浅入深触诊,最后触诊乳头。触诊腋窝淋巴结:左手扶着被检者左前臂,右手指并拢,掌面贴近胸壁向上直达腋窝顶部滑动触诊。然后依次按尖群、中央群、胸肌群、肩胛下群、外侧群的顺序进行触诊。触诊腋窝前壁时,注意拇指和四指的配合。再翻掌向外,触诊腋窝外侧壁。左手检查右腋窝淋巴结,方法同前。

（三）进一步完善各项辅助检查

不同疾病所需要的辅助检查不尽相同,但总体都包括:①常见的肿瘤标志物检查,如肺癌的 CEA、NSE、CYFRA21-1、血清胃泌素释放肽前体等;②影像学检查,如钡剂、CT、MRI、ECT 及 PET-CT 等;③内镜检查,如胃镜、肠镜及支气管镜等;④病理学检查为恶性肿瘤诊断的"金标准",原则上所有肿瘤治疗前均应取得病理学诊断;⑤分子病理学诊断在靶向治疗及免疫治疗中起到指导性作用,如肺癌 TKI 治疗前检查 *EGFR* 基因是否突变,免疫治疗前检查 PD-L1 表达高低等。

笔记

（四）病历书写培训

1. 病历内容　包括一般项目、主诉、现病史、其他病史、体格检查、辅助检查、摘要、诊断等几大部分。

2. 书写要求　应注意格式、医学术语规范,记录内容与问诊、查体时一致,字迹清晰,无涂改,无错别字,签名规范。

（五）医患沟通能力及人文关怀培训

在医疗活动中,医生应加强医患沟通的培养和人文关怀,在问诊过程中要巧妙引导,沟通过程中应注意倾听,不要强行打断病人的叙述,需要注意工作中服务态度要好,对病人关心体贴,比如在查体前当病人面洗手,对听诊器头进行人为的手摩擦,避免因仪器冰凉而造成病人不适。

实验指导二　头颈部肿瘤典型病例分析

一、鼻咽癌典型病例分析

【实验目的】

掌握鼻咽癌诊疗过程及临床关键点。

【实验材料】

鼻咽癌病例1例。

【实验内容和方法】

（一）病情介绍

病人,男性,50岁,广东人,因"晨起血涕5个月"就诊。病人5个月前无明显诱因出现晨起血涕,就诊于当地诊所,给予止血等对症处理无明显好转。转诊当地医院,行鼻咽镜检查发现鼻咽部肿物,活检提示鼻咽癌。为进一步治疗就诊入院,体检示:鼻咽顶后壁见隆起型肿块,左侧咽隐窝消失,左上颈部触及一枚肿大淋巴结,约黄豆大小,质硬,活动度欠佳。脑神经检查未见明显异常。病人吸烟30年,每日20支,否认有结核等传染病病史、家族遗传史,无疫水接触史,否认疫区居住史,无长期外地居住史。

（二）病情分析

问题1:鼻咽癌主要临床表现是什么?

思路:①肿瘤本身破溃等引发血涕;②根据鼻咽各壁及邻近部位受侵程度引发相应症状及体征:后鼻孔受侵引起鼻塞,咽隐窝受侵引发咽鼓管通气及内耳淋巴液循环障碍而出现耳闷、耳鸣及听力下降,颅底骨质、筋膜、血管、脑神经、颅内组织可引发头痛,眼眶、颅底、海绵窦及视神经、展神经等受侵引发眼部异常,翼内肌、翼外肌及翼腭窝受侵所致张口困难,耳咽管周围受侵所致软腭麻痹;③脑神经受侵引起症状及体征:鼻咽癌侵及或压迫三叉神经可出现面部麻木等;颅底受侵引发眶上裂综合征、眶尖综合征、垂体蝶窦综合征、岩蝶综合征、颈静脉孔综合征、舌下神经孔综合征等脑神经麻痹综合征;④颈部淋巴结转移引发面颈胀痛、发作性突然晕厥等;⑤远处转移引发骨痛、骨折、胸痛、咳嗽、血丝痰、肝区疼痛等。

问题2:接诊时应进行何种检查?

思路:肿瘤病人检查一般包括病理确诊检查、分期检查及全身状态评估检查。对于鼻咽癌而言,鼻咽镜下组织活检为最常见的病理学检查手段;分期检查中区域检查的最佳影像学手段首选 MRI,分期检查全身检查包括 CT、X 线、超声、PET-CT 等;治疗前基线 EB 病毒 DNA 拷贝数测定、EB 病毒抗体 VCA-IgA 和 EA-IgA;全身状态检查包括血常规、生化、肝肾功能、凝血功能、心电图等。

问题3:鼻咽癌需与哪些疾病鉴别?

思路:

（1）恶性淋巴瘤:原发鼻咽部及颈部淋巴瘤,但其发病常较年轻,发病较急,病程较短,少见头痛及脑神经麻痹而常伴发热、肝大、脾大等全身症状和体征。确诊需要病理免疫组织化学证实。

（2）纤维血管瘤:青少年多见,以鼻咽反复出血为特征,常无淋巴结肿大,少见头痛和脑神经麻痹。因其活检极易大出血,必要时可在手术室活检后病理确诊。

（3）鼻咽部腺样体增大:大部分人30岁前鼻咽部腺样体已萎缩,但部分人出现感染,可出现鼻咽部腺样体增大表现。

（4）颅底脊索瘤:低度恶性,生长慢,以局部侵袭性生长为主,可有溶骨性破坏,以头痛、脑神经麻痹及中线部位颅底骨破坏为特征临床表现,颈部肿大淋巴结少见。确诊需要病理免疫组织化学证实。

（5）其他部位引起的颈部淋巴结转移:其他头颈部恶性肿瘤均可能发生颈部淋巴结转移,在鼻咽部肿瘤病灶不明显,尤其需要鉴别。

（6）结核:病人多有结核病史,常有午后低热、乏力、盗汗等症状,分泌物涂片常可找到抗酸杆菌,穿刺可找到结核分枝杆菌。

问题4:鼻咽癌的诊断和分期是什么?

思路:鼻咽癌根据病理学检查结果明确诊断。既往国内、国外鼻咽癌分期不一致,但2017年中国鼻咽癌临床分期工作委员会基于循证医学进行充分讨论和沟通,并达成共识,中国鼻咽癌分期2017版与美国癌症联合委员会(AJCC)第8版TNM分期保持一致。根据体格检查、鼻咽镜检查、区域检查和远处转移检查等相关检查结果进行分期。

问题5:鼻咽癌的治疗原则是什么?

思路:早期鼻咽癌可予单纯根治性放射治疗,局部晚期鼻咽癌采取以放化疗为主的综合治疗,转移性鼻咽癌治疗予以化疗为主的多学科综合治疗,残存病灶、局部复发及区域复发的鼻咽癌病人予以个体化治疗。

问题6:影响鼻咽癌的预后因素是什么?

思路:目前资料表明,病人一般情况、年龄、性别、人种、血红蛋白、临床分期、病理类型、治疗相关因素（放疗技术、放疗方式、化疗与否、放疗剂量等）、分子生物学（*EGFR*、EB病毒、*VEGF*、COX-2、microRNA等）因素与预后密切相关。

二、喉癌典型病例分析

【实验目的】
掌握喉癌诊疗过程及临床关键点。

【实验材料】
喉癌病例1例。

【实验内容和方法】

（一）病情介绍

病人,男性,57岁,以“反复咽异物感半年”为主诉。病人半年前无明显诱因出现咽异物感,就诊于当地诊所,按“慢性咽炎”治疗后无明显好转。转诊当地医院,行电子喉镜提示:会厌喉面肿物,活检提示鳞癌。为进一步治疗就诊入院,体检示:会厌喉面可见一肿物,呈锥形,表面尚光滑,局部可见苍白溃疡,遮蔽声门,双声带运动尚可,声门闭合尚拢,双侧梨状窝及会厌谷未及明显异常,左上颈部触及一枚肿大淋巴结,约黄豆大小,质硬,活动度欠佳。病人饮酒20余年,每日1瓶啤酒,吸烟30年,每日20支,否认有结核等传染病病史、家族遗传史,无疫水接触史,否认疫区居住史,无长期外地居住史。

（二）病情分析

问题1:喉癌主要临床表现是什么?

思路:喉癌的常见症状有声嘶、咽部不适、咽部阻挡感、咽部异物感、咽部及咽下疼痛,进展期可出现饮水呛咳、痰中带血、吞咽困难、呼吸困难或牵扯性耳痛等。喉癌因病情早晚不同体征有所不同,可出现甲状软骨膨大、异位,喉部隆起、肿块占位,颈部淋巴结肿大、喉摩擦音消失等。

问题2:接诊时应进行何种检查?

思路:肿瘤病人检查一般包括病理确诊检查、分期检查及全身状态评估检查。对于喉癌而言,电子喉镜下组织活检为最常见的病理学检查手段;分期检查中区域检查主要选择 MRI 或 CT,分期检查全身检查包括 X 线、超声、ECT、PET-CT 等;全身状态检查包括血常规、生化、肝肾功能、凝血功能、心电图等。胃镜及纤维支气管镜检查以排除消化道第二原发癌和呼吸道早期癌变。

问题3:喉癌需与哪些疾病鉴别?

思路:

(1) 咽部肿瘤:喉部和下咽相邻,需要内镜和影像学检查以明确肿瘤来源部位。

(2) 颈段食管肿瘤:颈段食管与喉部和下咽紧邻,累及喉部和下咽部,症状与喉癌、下咽癌相似。

(3) 咽炎及咽喉部神经官能症:咽炎可出现声嘶、咽部不适等症状,但内镜检查未见肿物。

(4) 喉其他肿瘤:良性病变以及肉瘤、淋巴瘤等其他恶性肿瘤。确诊需要病理免疫组织化学证实。

(5) 其他部位引起的颈部淋巴结转移:其他头颈部恶性肿瘤均可能发生颈部淋巴结转移,在喉部肿瘤病灶不明显,尤其需要鉴别。

(6) 喉结核:目前少见,病人多有结核病史,常有午后低热、乏力、盗汗等症状,分泌物涂片常可找到抗酸杆菌,穿刺可找到结核分枝杆菌。

问题4:喉癌的诊断和分期是什么?

思路:喉癌根据病理学检查结果以明确诊断。根据体格检查、鼻咽镜检查、区域检查和远处转移检查等相关检查结果进行分期。

问题5:喉癌的治疗原则是什么?

思路:在彻底根治肿瘤的病变同时尽量保留和重建喉功能,治愈肿瘤同时提高病人的生存质量。早期喉癌可予单纯根治性放射治疗或手术治疗,局部晚期喉癌予放疗与手术相结合的综合治疗,转移性喉癌治疗予化疗为主的多学科综合治疗。

问题6:影响喉癌的预后因素是什么?

思路:目前资料表明,病人一般情况、血红蛋白、临床分期、病理类型及分级、肿瘤大小、肿瘤生长方式、是否伴有第二原发肿瘤、放疗技术、放疗方式、放疗剂量等与预后密切相关。

实验指导三　胸部肿瘤典型病例分析

一、局部晚期肺腺癌典型病例分析

【实验目的】

掌握局部晚期肺腺癌诊疗过程及临床关键点。

【实验材料】

局部晚期肺腺癌病例 1 例。

【实验内容和方法】

(一)病情介绍

病人,男性,68 岁,汉族。因"咳嗽伴胸闷憋气 1 个月余"入院。病人 1 个月前无明显诱因出现咳嗽,伴胸闷憋气,无咳痰,无声音嘶哑及饮水呛咳,无头痛、头晕,无发热及盗汗,就诊于某省级医院。行胸部 CT 检查示:左肺门见不规则软组织肿块,其最大截面约 4.8cm×4.5cm,内密度不均,边缘清晰,可见分叶,内见点状钙化,明显不均质强化,病变包绕肺门血管。左肺门及纵隔内多发肿大淋巴结影(4L、7 区)。诊断:①符合左肺癌并左肺上叶阻塞性肺炎;纵隔淋巴结肿大;②胸椎低密度,建议行 MRI,排除转移。病人为求进一步治疗就诊入院。病人自发病以来神志清,精神尚可,饮食、睡眠及大小便正常,体重无明显减轻。既往身体健康,无吸烟史。查体:全身浅表淋巴结未触及肿大,双肺呼吸音清,未闻及干湿性啰音。心脏及腹部查体未查及阳性体征。双下肢无水肿。

(二)病情分析

问题1:肺癌的临床表现是什么?

思路:肺癌的临床表现可人为地分为由原发灶及转移淋巴结引起的症状、远处转移引起的症状及副肿瘤综合征,这些症状常常相互关联,密不可分。由原发灶及转移淋巴结引起的症状主要有:咳嗽、咳痰、痰中带血、胸痛、胸闷、憋气、发热等。肺癌易通过血行途径发生远处转移,常见的转移部位为骨、脑、肺、肾上腺、肝脏等。副肿瘤综合征如肺源性骨关节综合征、抗利尿激素分泌异常综合征等。

问题2:该例病人接诊时应进行哪些检查?

思路:①血液学检查(包括血常规、肝肾功能、糖脂、电解质、血型、血凝、梅毒+病毒血清学)、大小便常规及心电图检查。②纤维支气管镜活检病理细胞学检查。③颅脑 CT 或 MR 检查、上腹部 B 超或 CT 检查、胸椎 MR 检查,或者全身 PET-CT 检查。④肺功能测试。

问题3:该疾病需与哪些疾病鉴别?

思路:

(1)肺癌:临床表现为咳嗽、咳痰、咯血、发热、呼吸困难等症状,肿瘤出现邻近组织受侵、纵隔淋巴结转移或远处转移会表现出相应症状,如胸痛、声音嘶哑、头痛、头晕等,CT 多表现为肺内占位性病变,形状不规则,带有毛刺等,最终诊断需经病理学明确。

(2)肺炎:临床表现为咳嗽、咳脓痰,高热等。痰培养可查到致病菌。胸部 CT 检查提示炎症性改变。抗生素治疗有效。

(3)肺结核:多有肺结核接触史,临床表现为低热、盗汗、消瘦等结核中毒症状,此外还表现为咳嗽、咯血等胸部症状。胸部 CT 检查可表现多样性,抗结核治疗有效。

(4)肺其他良性病灶:如肺炎性假瘤,临床表现可为咳嗽、咳脓痰、发热等。胸部 CT 检查示病变呈圆形、卵圆形或分叶状,密度均匀或不均匀,强化后呈环状,均匀或不均匀强化。炎性假瘤实际上是炎症的吸收过程,应详细了解临床过程,观察肿物内部变化,必要时穿刺病理学能够明确诊断。

问题4:该病人完善相关检查后,颅脑及上腹部 CT 检查提示颅脑及上腹部 CT 扫描未见异常。胸椎 MR 检查提示胸椎退行性改变。纤维支气管镜活检病理提示:低分化腺癌。则该病人的诊断和分期是什么?

思路:左肺低分化腺癌左肺门及纵隔淋巴结转移($cT_4N_2M_0$ ⅢB 期)。

问题5:该病人的治疗原则是什么?

思路:非小细胞肺癌治疗方法包括手术、放疗、化疗、分子靶向治疗、免疫治疗等。对于ⅢB 期病人,同步放化疗是标准治疗。放疗靶区包括肿瘤原发灶及转移性淋巴结区。放疗剂量是 60~70Gy/30~35 次,6~7 周。

二、局限期小细胞肺癌典型病例分析

【实验目的】

掌握局限期小细胞肺癌诊疗过程及临床关键点。

【实验材料】

局限期小细胞肺癌病例 1 例。

【实验内容和方法】

(一)病情介绍

病人,女性,57 岁。因"刺激性干咳 2 个月余"入院。病人 2016 年 8 月无明显诱因出现刺激性干咳,无咳痰及痰中带血,无胸闷及憋气,无胸背部疼痛不适,无发热及盗汗,2016 年 10 月行胸部 CT 检查示:①左肺下叶占位性病变并阻塞性肺不张,考虑为肺癌,建议结合支气管镜检查;②纵隔肿大淋巴结,考虑转移。行支气管镜示气管通畅,隆突锐利,主支气管及右侧隔断支气管管腔通畅,左肺上叶、舌叶支气管口通畅,左肺下叶支气管管口见菜花样新生物,完全阻塞管腔,表面覆有坏死物,活检病理学诊断:(左肺下叶支气管口新生物)小细胞癌。免疫组织化学示:LCA(−)、CK(+)、CAM5.2(+)、CD56(+)、Syn(+)、TTF-1(+)、Ki-67(+20~30%)。为行进一步诊疗就诊入院。病人自发病以来,饮食尚可,睡眠及大小便正常,体重无明显减轻。病人既往身体健康,无吸烟史。查体:全身浅表淋巴结未触及肿大,左下肺呼吸音稍低,未闻及干湿性啰音,余双肺呼吸音清,未闻及干湿性啰音。心脏及腹部查体未查及阳性体征。双下肢无水肿。

（二）病情分析

问题1:病人诊断为左肺小细胞肺癌,下一步的分期检查主要有哪些?

思路:主要有颅脑CT或MRI、上腹部CT或彩超及全身骨扫描检查。

问题2:病人诊断为左肺小细胞肺癌,分期方法是什么?

思路:小细胞肺癌的分期一直沿袭美国退伍军人肺癌协会（VALG）的二期分期法,分为局限期和广泛期两期。局限期是指肿瘤局限于一侧胸腔内,但不能有明显的上腔静脉压迫、声带麻痹和胸腔积液。广泛期是指病变超过局限期范围。

问题3:病人完善问题1要求的检查后,诊断为左肺小细胞肺癌（局限期）,病人下一步的治疗原则是什么?

思路:同步放化疗为局限期小细胞肺癌标准治疗,CR或近CR者予以颅脑预防性放射治疗。局限期病人放疗靶区应包括肿瘤原发灶及受累淋巴引流区。小细胞肺癌的放疗剂量,一般推荐为45Gy/30次,3周,每日2次或60Gy/30次,6周,每日1次。

问题4:病人左肺小细胞肺癌精确放疗主要的并发症有哪些?

思路:放疗并发症主要有放射性肺炎、放射性食管炎、放射性脊髓炎、放射性心脏损伤、放射性皮肤损伤等。放射性肺炎是肺癌放疗中较多见且危害较大的并发症,严重者甚至危及病人生命,放射性肺炎的发生与双肺 X_{20}、双肺平均受量、既往病人肺功能情况、慢性支气管炎、吸烟等因素有关,此外与联合应用有肺毒性的药物（如吉西他滨等）有关。放射性食管炎是较为常见的并发症。

问题5:肺癌的预后因素有哪些?

思路:肺癌的预后与分期的早晚、病理类型、治疗手段的选择、病人的身体状况有关。一般来说,分期越早治疗效果越好,综合治疗好于单一治疗,身体状况好、能够耐受治疗者的预后好于一般状况较差者。

三、食管癌典型病例分析

【实验目的】

掌握食管癌诊疗过程及临床关键点。

【实验材料】

食管癌病例1例。

【实验内容和方法】

（一）病情介绍

病人,男性,54岁。因"声音嘶哑4个月余,进食阻挡感1个月"入院。病人于4个月前无明显诱因出现声音嘶哑,无饮水呛咳,在某医院以"喉炎"治疗,症状无明显好转。1个月前病人出现进食阻挡感,无吞咽疼痛,无饮水呛咳,无口吐黏液,无发热不适,行电子胃镜示:于进镜17~18cm处可见食管占位性病变。活检病理示:(食管)鳞状细胞癌。现为求进一步治疗,门诊以"食管癌"收入院。病人自发病以来饮食量可,无发热,无恶心、呕吐,无腹痛、腹泻,睡眠及大小便正常,体重无明显减轻。病人既往身体健康,无吸烟及饮酒史。查体:全身浅表淋巴结未触及肿大,双肺呼吸音清,未闻及干湿性啰音。心脏及腹部查体未查及阳性体征。双下肢无水肿。

（二）病情分析

问题1:进展期食管癌的临床表现有哪些?

思路:进展期食管癌因肿瘤生长浸润造成管腔狭窄而出现食管癌的典型症状。主要有:①进行性吞咽困难,是进展期食管癌最典型的症状。②胸背部疼痛,由肿瘤生长侵犯周围结构引起,通常表现为模糊的痛感而难以定位。③呕吐食物或黏液,往往发生在梗阻比较严重的病人,常在进食后发生,吐出大量黏液和食物。

问题2:食管癌常用的影像学检查有哪些?

思路:食管癌常用的影像学检查主要有食管钡剂检查、食管CT/MR检查、食管内镜超声检查、PET-CT检查等。①食管钡剂检查是诊断食管癌最简便、实用、有效的方法。②食管癌CT检查可以清晰显示食管病灶大小、肿瘤侵犯范围及程度和区域淋巴结转移情况,明确食管癌分期,有利于制订治疗方案。③食管内镜超声检查对食管癌的分期特别是非手术食管癌治疗前T分期有明显的优势,对于食管癌的部位、长度、癌瘤侵犯食管深度、与周围结构关系、附近淋巴结是否肿大等都能显示清楚,有助于食管癌分期诊断和制订治疗计划。④PET-CT检查对于确定食管癌局部范围和全身转移均有很好的指导价值,对于放疗靶区的确定也有很大帮助,但因其检查费用高,目前不推荐作为常规检查手段。

问题3:病人完善检查后诊断为颈段食管鳞癌($cT_4N_1M_0$),病人下一步诊疗原则是什么?放疗的靶区及剂量如何?

思路:颈段食管癌首选放化疗。放疗靶区包括肿瘤原发灶及受累或高危淋巴引流区。放疗剂量是$50\sim60Gy$,$1.8\sim2Gy/F$。

问题4:食管癌放疗的适应证是什么?

思路:放疗的适应证包括有手术禁忌证的早期食管癌的根治性放疗、局部晚期食管癌的根治性放疗(一般与化疗联合)、选择性的手术治疗病人辅助放疗、转移或复发病人的姑息性放疗等。

问题5:食管癌放疗的并发症主要有哪些?

思路:食管癌最常见的放疗并发症为放射性食管炎及气管炎,另外还有可能出现食管出血穿孔、放射性肺炎、脊髓放射性损伤等严重并发症。

四、乳腺癌典型病例分析

【实验目的】

掌握乳腺癌诊疗过程及临床关键点。

【实验材料】

乳腺癌病例1例。

【实验内容和方法】

(一)病情介绍

病人,女性,65岁。因"左侧乳腺癌改良根治术后化疗后1周"入院。病人半年前无意中发现左乳外上象限肿物,大小约2.8cm×1.8cm,轻压痛,无乳头内陷及溢液,邻近皮肤无异常改变。行乳腺钼靶检查提示左乳上象限可见不规则类肿块样密度增高影,边界不清,大小约3.0cm×2.1cm,其密度不均,其内可见簇状分布钙化灶,左侧腋窝见肿大淋巴结,大小约2.7cm×2.1cm。颅脑、胸部及上腹部CT检查提示左侧乳腺癌并左侧腋窝淋巴结转移,行左乳肿物空心针穿刺活检病理示:浸润性导管癌。遂在全身麻醉下行左乳腺癌改良根治术,术后病理示:(左)乳腺浸润性导管癌Ⅲ级,肿瘤大小约3.3cm×2.5cm,切缘阴性,乳头未见癌侵犯。区域淋巴结状态:L1(3/20)、L2(0/4)、L3为脂肪组织。免疫组织化学:ER(+90%)、PR(+50%)、HER-2阴性(评分1+)、Ki-67(+50%)。术后给予8个周期AC-T方案辅助化疗(表柔比星100mg/m² d1 q21d+环磷酰胺600mg/m² d1 q21d共4周期,序贯多西他赛100mg/m² d1 q21d共4周期)。病人自发病以来,饮食尚可,睡眠及大小便正常。既往身体健康。查体:左侧乳腺术后改变,刀口愈合良好。双侧腋窝未触及肿大淋巴结。

(二)病情分析

问题1:乳腺癌常见的临床表现有哪些?

思路:①乳腺肿块,绝大多数乳腺癌病人以无痛性肿块就诊,常发生于外上象限。②乳头溢液,也是乳腺癌常见症状之一。③乳房皮肤改变常表现为皮肤酒窝征、皮肤红肿、皮肤浅表静脉曲张、皮肤肿块溃疡及皮肤卫星结节等。④淋巴转移的表现,最多见的淋巴转移部位为同侧腋窝淋巴结,其次为同侧内乳区淋巴结。⑤远处转移的表现,常见的转移部位是非区域淋巴结、肺、肾上腺、骨、肝和脑等。

问题2:乳腺癌常用的影像学检查有哪些?

思路:①乳腺钼靶是目前最有效、最为经济的早期发现乳腺癌的方法,乳腺癌的典型 X 线表现为边缘不规则的肿块影,周围呈毛刺状,微小钙化灶也是诊断乳腺癌的征象。②超声检查是乳腺癌重要的无创检查手段。③MRI 检查能够发现其他影像学检查不能发现的多灶性病变和多中心病变且有助于评价肿瘤对胸大肌、胸壁的浸润等。

问题3:病人目前诊断分期是什么? 依据是什么?

思路:病人目前诊断为左侧乳腺癌根治术后化疗后($pT_2N_1M_0$)。分期依据:病人术后病理肿瘤大小为 3.3cm×2.5cm,肿瘤最大径>2cm 但≤5cm,T 分期为 T_2,病理提示区域淋巴结状态:L1(3/20)、L2(0/4)、L3 为脂肪组织,3 个腋淋巴结转移,N 分期为 N_1。

问题4:病人下一步放疗的靶区及剂量是什么?

思路:放疗靶区为胸壁加高危淋巴引流区放疗。放疗剂量推荐为 50Gy/25 次,5 周。

问题5:乳腺癌术后放疗的并发症有哪些?

思路:乳腺癌放疗并发症主要有早期反应和晚期反应。早期反应主要包括放射性皮肤损伤、放疗区域局部水肿疼痛、放射性肺炎、骨髓抑制、疲劳等。晚期反应主要表现为同侧上肢水肿、臂丛神经炎、肋骨骨折、心脏损伤等。

实验指导四　腹部肿瘤典型病例分析

一、胃癌典型病例分析

【实验目的】

掌握胃癌诊疗过程及临床关键点。

【实验材料】

胃癌病例 1 例。

【实验内容和方法】

（一）病情介绍

病人,老年男性,63 岁,因"食欲缺乏伴恶心、呕吐 10 余天"就诊。病人于 10 天前无明显诱因出现食欲缺乏,进食量明显减少,约为平时 1/3,伴有恶心、呕吐,呕吐为非喷射性,呕吐物为胃内容物,无明显加重、缓解因素,无反酸、胃灼热感、腹痛及肉眼黑便。逐于当地医院就诊,行"上消化道钡剂检查"提示胃部病变（具体不详）。为求进一步诊治来医院就诊,门诊以"胃占位性病变"收入院。近期病人睡眠尚可,大小便无明显异常,明显消瘦,体重减轻 7kg。病人既往有"急性胰腺炎""胆系结石"病史。无高血压、心脏病、糖尿病史,否认肝炎、结核病病史。

入院查体:T 36.6℃,P 82 次/min,R 20 次/min,BP 120/70mmHg;神志清,精神尚可,发育正常,全身皮肤黏膜无黄染,双肺呼吸音清,无明显干湿性啰音存在,心律齐,无病理学杂音,腹部平坦,全腹无明显压痛、反跳痛。移动性浊音阴性。

（二）病情分析

问题1:胃癌的主要临床表现是什么?

思路:胃癌早期无明显典型特征性症状,随着疾病进展,最常见的症状是腹部胀痛,同时可出现食欲减退和消瘦、进食梗阻和呕吐、呕血、黑便、贫血及肠梗阻症状。

问题2:接诊疑似胃癌的病人时应进行的检查有哪些?

思路:门诊接诊疑似胃癌的病人时,需提高警惕,与胃溃疡、胃炎等良性疾病相鉴别,要充分考虑到恶性肿瘤可能,以免出现漏诊。常规需行详细体格检查,血液肿瘤标志物检测、上消化道造影或者上腹部强化 CT/MR,必要时行胃镜+活检病理学检查,取得病理学诊断。如确诊胃癌,需进一步行全身检查,评估病情及 TNM 分期,确定分期治疗方案。

问题3:胃癌需与哪些疾病鉴别?

思路:胃癌诊断主要依据活组织病理检查。胃癌早期症状和体征不明显,进展期症状也缺乏特异性,有时因转移和合并症的症状与体征使病情复杂多变,临床上需与有临床类似症状或体征的各种疾病鉴别。包括:①胃良性疾病,如胃溃疡、胃结核、胃息肉、胃巨大皱襞症等;②其他恶性肿瘤,如胰腺癌、胃恶性淋巴瘤等。

问题4:该病人的诊断和分期的依据是什么?

思路:分期的依据为第8版胃癌TNM分期。与AJCC第7版胃癌TNM分期相比,第8版分期采取了综合分期系统,细化了淋巴结亚组,对食管胃结合部腺癌归属做了重新分类。在pTNM基础上,新增了cTNM、ypTNM。

问题5:胃癌的治疗原则是什么?

思路:胃癌的治疗方法有手术、放射治疗、化学治疗、靶向治疗等。①原位癌及早期(T_1期)胃癌:首选根治性手术治疗,对于早期胃癌,首选的手术方式为内镜治疗(EMR/ESD),可选的手术方式为传统手术方式、腹腔镜手术等。②进展期胃癌($T_{2\sim4}N_{0\sim3}M_0$):根治性D2手术是主要的治疗手段,手术切除为主,并辅助术前、术后的放射治疗及化学治疗,可提高生存率。③转移癌(任何T任何NM_1):多数采取对症姑息性治疗,对于局限的转移灶,放疗及肿瘤消融治疗有一定疗效。

问题6:影响胃癌的预后因素是什么?

思路:胃癌预后主要受临床分期的影响,其他因素包括组织学类型和肿瘤分级、肿瘤体积、浸润深度、淋巴结受累情况、淋巴血管间隙是否受侵、HER-2及MSI情况等。

二、原发性肝癌典型病例分析

【实验目的】

掌握原发性肝癌诊疗过程及临床关键点。

【实验材料】

原发性肝癌放射治疗病例1例。

【实验内容和方法】

(一)病情介绍

病人,男性,53岁,因"原发性肝癌介入治疗术后1周"入院。病人1个月前因"右腹部疼痛1周"行肝脾CT平扫,示肝右叶巨大低密度影(11.3cm×7.2cm),动脉期明显强化,门脉期和静脉期密度下降。临床诊断:原发性肝癌。经多学科会诊,考虑失去手术及肝移植机会,行介入栓塞治疗1次,效果欠佳,门诊以"原发性肝癌"收入院。既往:慢性病毒性肝炎(乙型)20余年,未规律治疗。入院查体:PS评分0分,一般状态佳,神清语明,对答正确,腹部移动性浊音阴性。

(二)病情分析

问题1:原发性肝癌的主要症状和体征是什么?

思路:原发性肝癌早期一般无特殊症状,多于体检时发现,典型症状有肝区疼痛、乏力、食欲缺乏等,晚期出现转移,可出现骨痛、头痛等症状。早期肝癌一般无特殊阳性体征,部分晚期病人阳性体征可表现为肝硬化、肝大、血管杂音等。

问题2:该病人需完善哪些检查?

思路:

(1)实验室检查:血清甲胎蛋白(AFP)、血清酶学及其他肿瘤标志物、肝炎病毒感染指标。

(2)影像学检查:超声、CT、MRI、数字减影血管造影。CT和MRI常用于原发性肝癌的确诊,CT具有较高的分辨率,对肝癌的诊断符合率可达90%以上,平扫大多呈低密度或等密度,增强扫描动脉期呈不均匀明显强化,静脉期及平衡期强化程度减低,即"快进快出"现象,为诊断肝癌的特征性影像学征象。肝癌在MRI上强化方式与CT大致相同,呈"快进快出"的增强方式。

检查结果如下:①实验室检查,甲胎蛋白51.51ng/ml;AST 49U/L,ALT 54U/L,γ-谷氨酰转肽酶831U/L,碱性磷酸酶267U/L,总胆红素33.8μmol/L,血清白蛋白38g/L;乙肝表面抗原>250.00U/ml,乙肝e抗体0.010S/CO,乙肝核心抗体8.950S/CO;白细胞12.58×10⁹/L,红细胞4.81×10¹²/L,血红蛋白149g/L,血小板243×10⁹/L;凝血常规,纤维蛋白原(FBG)4.45g/L,凝血酶原时间延长1s。②影像学检查,肝三期增强 CT 肝右叶可见不规整形低密度影,最大层面约 11.3cm×7.2cm,其内密度不均,可见坏死,动脉期病灶不均匀强化,静脉期及平衡期强化程度减低,见实验图 4-1。

问题 3:该病人的肝功能 Child-Pugh 分级是什么?

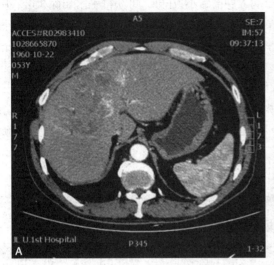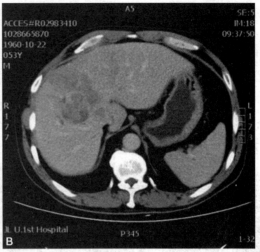

实验图 4-1　肝癌 CT 图像
A. 动脉期图像;B. 平衡期图像。

思路:病人入院后血常规、肝功能检查基本正常。总胆红素 33.8μmol/L,血清白蛋白 38g/L,凝血酶原时间延长 1s,病人无腹水、无肝性脑病。根据以上结果,该病人评分为 5 分,为 Child-Pugh A 级。

问题 4:该病人的诊断是什么?

思路:在肝癌的诊断中,可不需病理学诊断即作出临床诊断,临床诊断标准要求至少同时满足以下 3 项条件中的 2 项:①具有肝硬化以及 HBV 和/或 HCV 感染的证据。②典型的 HCC 影像学特征,CT 和/或 MRI 检查显示肝脏占位在动脉期强化、静脉期及平衡期强化程度减低,即"快进快出"现象,其中,如果肝脏占位直径≥2cm,需要 CT 或 MRI 中任何 1 项影像学检查显示肝脏占位具有肝癌特征,如果肝脏占位直径 1~2cm,需要 CT、MRI 或超声中的 2 项影像学检查均显示肝脏占位具有肝癌特征。③血清 AFP≥400μg/L 持续 1 个月或 AFP≥200μg/L 持续 2 个月,并且能够排除其他原因引起的 AFP 升高,包括妊娠、生殖系胚胎源性肿瘤、活动性肝病及转移性肝癌等。该病人具有 HBV 感染证据,CT 呈现"快进快出"的典型征象,可临床诊断为原发性肝癌。

问题 5:该病人的分期是什么?

思路:肝癌常用的分期系统有巴塞罗那分期(BCLC)、UICC/AJCC 分期。BCLC 分期比较全面地考虑了肿瘤、全身情况(PS 评分)和肝功能状态(Child-Pugh 分级)。病人一般状态好,PS 评分为 0 分,肝癌病灶为单个肿瘤,肝功能分级为 Child-Pugh A 级,故 BCLC 分期为 A 期。UICC/AJCC 分期是最规范的肿瘤分期方式。病人 CT 见肿瘤最大层面约 11.3cm×7.2cm,未见区域淋巴结转移,未见远处转移,故 UICC/AJCC 分期为ⅢA 期($cT_3N_0M_0$)。

问题 6:原发性肝癌治疗方式怎样选择?

思路:原发性肝癌是一种发病率、死亡率均较高的恶性肿瘤,在治疗选择上需综合考虑肿瘤分期(大小、累及部位),门脉主干有无癌栓,Child-Pugh 分级,病人的全身情况(年龄、心肺功能及有无严重的内科疾病),病人的治疗意愿等因素。手术切除是首选、最有效的方法。因为起病隐匿,发现时或肿瘤进展或肝功能差、失去手术的机会,仅有 20% 病人可接受手术。对于合并内科疾病、拒绝手术、不能手术的中晚期病灶,以及复发灶、转移灶、门脉癌栓,可选择射频消融、肝动脉化疗栓塞(TACE)、放疗等姑息性治疗方法。

问题7:肝癌的放射治疗适应证是什么？该病人有无放疗适应证或禁忌证？

思路:肝癌的放射治疗适应证为:①中央型肝癌切缘距肿瘤≤1cm的窄切缘术后可以辅助放疗;②对小肝细胞癌不宜手术切除者,可行立体定向放疗;③对伴有门静脉/下腔静脉癌栓或肝外转移的ⅢA期、ⅢB期肝癌病人,可行姑息性放疗,有一部分病人肿瘤缩小或降期,可获得手术切除机会;④对肝外转移(包括淋巴结转移、肺转移、骨转移、肾上腺转移、脑转移、腹膜和胸膜转移等),放疗可减轻疼痛、梗阻或出血等症状,使肿瘤发展减缓;⑤肝癌肝移植前,也可行局部放疗。该病人 UICC/AJCC 分期为ⅢA期($cT_3N_0M_0$),可行姑息放疗,肝功能分级为 Child-Pugh A 级,无放疗禁忌证。

问题8:该病人放射治疗的靶区勾画、处方剂量如何设计？

思路:肝癌的照射范围仅包括原发灶,不包括淋巴引流区。病灶较小的情况下,可采用体部立体定向放射治疗(SBRT)。该病人靶区包括肝癌原发灶,处方剂量为 54Gy/(1.8Gy/F·30F),见实验彩图4-2。

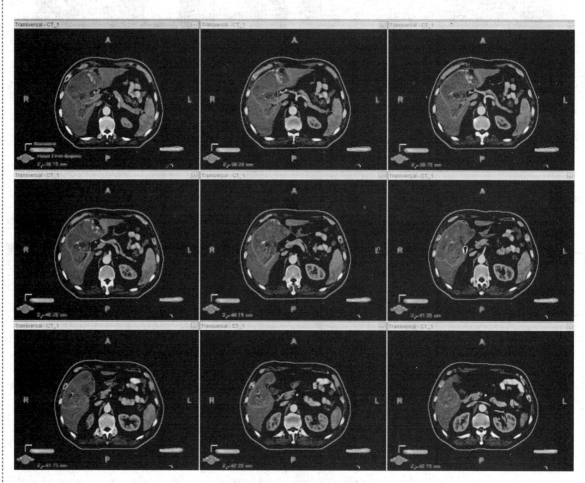

实验图4-2 肝癌的靶区勾画

治疗结果:放疗后右上腹疼痛明显减轻,放疗结束后1个月,复查 CT 可见肝癌病灶明显缩小,见实验图4-3。

三、直肠癌典型病例分析

【实验目的】

掌握直肠癌诊疗过程及临床关键点。

【实验材料】

直肠癌病例1例。

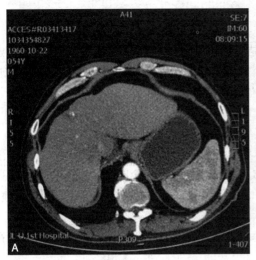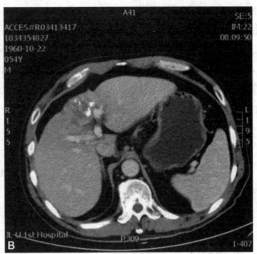

实验图 4-3　肝癌放疗后 CT 图像
A.动脉期图像;B.平衡期图像。

【实验内容和方法】
（一）病情介绍

病人,中年男性,56 岁,因"大便性状改变 10 余天,下腹坠胀感 10 天"就诊。病人于 10 天前无明显诱因出现下腹部坠胀感,无发热、寒战、盗汗,无恶心、呕吐及反酸,无肉眼可见黑便。遂于当地医院就诊。入院查体:T 36.6℃,P 82 次/min,R 20 次/min,BP 120/70mmHg,神志清,精神尚可,发育正常,营养中等,全身皮肤黏膜无黄染,双肺呼吸音清,无明显干湿性啰音存在,心律齐,无病理学杂音,腹部平坦,全腹无明显压痛、反跳痛。移动性浊音阴性。

（二）病情分析

问题 1:直肠癌的主要临床表现是什么?

思路:直肠癌的主要临床症状为:①粪便异常如便血、大便变形或变细,也可出现黏液便或脓血便。②直肠刺激症状主要为排便习惯的改变,如便前肛门有下坠感,里急后重,便意频繁,便之不尽感,并可伴腹胀或者下腹不适。③梗阻症状常为肿瘤侵犯致肠管狭窄时,有排便困难或伴腹痛、腹胀,严重者可见肠型并有肠鸣音亢进等。④肿瘤浸润及转移症状,结直肠癌最常见的浸润形式是局部侵犯,肿瘤侵及周围组织或器官,造成相应的临床症状。结肠癌的远处转移主要有两种方式:淋巴转移和血行转移。肿瘤细胞通过淋巴管转移至淋巴结,也可通过血行转移至肝脏、肺部、骨等部位。

问题 2:接诊结直肠癌疑似病人时进一步检查有哪些?

思路:接诊结直肠癌疑似病人,首先常规进行详细的体格检查,初步筛查尽量行肛诊。如初步检查怀疑肿瘤可能,需进一步行影像学检查如血清 CEA 检查、盆腔 MRI、胸腹部 CT,结肠镜检查及病理学检查,明确病理学诊断,确定病人 TNM 分期及完善基因检测,根据评估情况选择合适治疗。

问题 3:该疾病需与哪些疾病鉴别?

思路:直肠癌误诊率高达 60%~80%,其主要原因是没有对高风险、疑似病人进行充分的检查,特别是肛门指诊和直肠镜检查。需要鉴别的疾病如下:

（1）良性疾病:痔、细菌性痢疾、慢性结肠炎等。

（2）结肠其他肿瘤:如结肠直肠类癌、恶性淋巴瘤。

（3）直肠黏膜外肿物:此类疾病更容易误诊,良、恶性也难以鉴别。直肠黏膜外肿块其起源复杂,可来自黏膜外肠壁组织或肠外组织。根据病变性质,这些肿块可分为 3 类外肿物:①良性肿瘤,如平滑肌瘤、纤维瘤等;②恶性肿瘤（包括原发和转移）,如平滑肌肉瘤、恶性淋巴瘤、畸胎瘤、胃癌种植转移等;③炎性肿块或其他良性增生,如痔注射治疗后组织反应性增生或机化,结核性病性肉芽肿等。

问题 4:该肿瘤的病理分类有哪些?

思路:依据 WHO2010 年结直肠癌组织学分类,结直肠癌可分为 4 类:①普通类型腺癌;②特殊类型腺癌,如筛状粉刺型腺癌、髓样癌、微乳头状癌、黏液腺癌、锯齿状腺癌、印戒细胞癌;③少见类型癌,如腺鳞癌、梭形细胞癌、鳞状细胞癌、未分化癌;④其他特殊类型等。

问题 5:该肿瘤的治疗原则是什么?

思路:

(1)可切除结肠癌的治疗:①结肠腺瘤或 T_1N_0 期结肠腺癌可采用内镜下治疗,可选择的方法有 EMR、ESD、PEMR,也可选择手术治疗。②$cT_{1~4}N_{0~2}M_0$ Ⅰ~Ⅲ期,首选结肠切除术+区域淋巴结清扫术+术后辅助治疗如放疗、化疗、分子靶向药物治疗等。③如果伴有需急诊处理的肠梗阻、穿孔、出血,可予以急诊手术治疗,同时或者择期处理结直肠肿瘤。

(2)不可切除结肠癌的治疗($T_{4b}M_0$):转化治疗、姑息性化疗是首选的治疗方案,部分病人可行局部外科/消融治疗、介入治疗、同步放化疗等。

问题 6:影响该疾病的预后因素是什么?

思路:结直肠癌预后主要受临床分期的影响,其他因素包括病理组织学类型、分级、年龄、手术情况等。可分为:

(1)临床因素

1)年龄:年龄小的大肠癌病人的预后较差,同时年轻病人的临床症状不明显,分化较差的黏液腺癌较多。

2)肿瘤部位:结肠癌的预后往往比直肠癌好,直肠癌的预后也与病灶位置关系密切。

3)肿瘤临床表现:肿瘤直径、肿瘤的浸润固定、外侵均可影响预后。

4)临床分期:肿瘤分期与肿瘤预后密切相关,病期越晚则预后往往越差。

(2)生物学特性

1)癌胚抗原(CEA):研究显示,在 Dukes B、C 期病人中,复发的可能性与术前 CEA 浓度有关,CEA 的含量与肿瘤分化程度成反比。

2)肿瘤的倍体和染色体:癌细胞的恶性程度取决于癌细胞 DNA 含量、倍体的构成、增殖及染色体的畸变等不同程度的改变。

实验指导五　妇科肿瘤典型病例分析

一、宫颈癌典型病例分析

【实验目的】

掌握宫颈癌诊疗过程及临床关键点。

【实验材料】

宫颈癌病例 1 例。

【实验内容和方法】

(一)病情介绍

病人,女,43 岁,"同房阴道流血 4[+]个月,阴道流血 10[+]天"就诊。病人于入院前 4[+]个月无明显诱因出现同房后阴道流血,色鲜红,量少,可自行停止,伴腰骶胀痛,无恶心、呕吐,无腹痛、腹胀,无尿频、尿痛、肉眼血尿,无肛门坠胀等,未重视诊治。10[+]天前月经来潮,淋漓不尽,偶有阴道流血增多,伴血块,于县妇幼保健院就诊,行妇科检查提示"宫颈病变",建议进一步诊治,今为求进一步治疗来门诊就诊。病人既往体健。25 岁结婚,生育史为孕 3 产 1,足月顺产 1 女,人工流产 2 次。月经史:13 岁初潮,平素月经规律,无痛经等,平素白带正常,未避孕。体格检查:生命体征平稳,皮肤无瘀点,浅表淋巴结未扪及肿大,心肺查体未见异常,腹软,无压痛。妇科检查:外阴已婚经产式,阴道畅,壁不充血,阴道内见少许红色分泌物,无异味,宫颈下唇可见大小约 5cm×4cm 赘生物,触血阳性,质脆,宫颈无举摆痛,子宫后位、质中、压痛,双附件区未扪及包块,无压痛。三合诊:扪及宫旁韧带无增厚、缩短,直肠指检未扪及包块,退出指套未见血液。

（二）病情分析

问题 1:宫颈癌的主要临床表现是什么?

思路:宫颈癌早期典型表现为少量的接触性阴道出血,常见于性生活后和妇科检查后,随着病情的发展,阴道流血的频度和每次出血量增加,严重者可发生大出血。

问题 2:接诊时应进行何种检查?

思路:门诊接诊此类接触性阴道出血病人,需提高警惕,要考虑到恶性肿瘤可能,千万不能疏忽大意,当作良性疾病而漏诊。常规需行详细妇科检查,宫颈刮片细胞学检查,有条件的单位可行阴道镜检查。如门诊检查怀疑肿瘤可能,需进一步行组织病理学检查,盆腔 MRI、胸腹部 CT、PET-CT 影像学检查,鳞状上皮细胞癌抗原、癌胚抗原等检测。

问题 3:该疾病需与哪些疾病鉴别?

思路:宫颈癌诊断主要依据宫颈活组织病理检查。临床上需与有临床类似症状或体征的各种宫颈病变鉴别。包括:①宫颈良性病变,如宫颈柱状上皮异位、宫颈息肉、宫颈糜烂、宫颈子宫内膜异位症和宫颈结核性溃疡等;②宫颈良性肿瘤,如宫颈黏膜下肌瘤、宫颈管肌瘤、宫颈乳头瘤等。

问题 4:该病人的诊断和分期是什么?

思路:病人入院后进行宫颈活检及盆腔 MRI 检查。盆腔 MRI 示:宫颈异常信号,考虑宫颈癌(宫颈见大小约 4.8cm×4.0cm×3.0cm 肿块,形态欠规则,病灶累及半周,基质环不完整,与直肠后壁分界欠清,上缘见累及宫体,阴道上段受累)。活检结果:低分化鳞状细胞癌。根据 FIGO 2009 分期。病人临床分期为ⅡB 期。

问题 5:该肿瘤的治疗原则是什么?

思路:宫颈癌治疗方法有手术、放射治疗、化学治疗、靶向治疗。对于ⅡA 期以上宫颈癌病人,放射治疗是主要的治疗手段,放疗期间同步化学治疗可提高病人肿瘤局部控制率及生存率。对于此病例,标准治疗方案为根治性同步放化疗。放射治疗采用体外照射联合腔内后装放疗进行,体外照射建议采用 IMRT 技术,剂量 50.4Gy/28F,5 周;后装放疗采用二维或三维后装治疗,剂量 36Gy,每次 6Gy,共 6 次。放疗期间同步顺铂单药化学治疗。

问题 6:影响该疾病的预后因素是什么?

思路:宫颈癌预后主要受临床分期的影响,其他因素包括肿瘤体积、浸润深度、淋巴结受累情况、淋巴血管间隙是否受侵、组织学类型和肿瘤分级等。

二、卵巢癌典型病例分析

【实验目的】

掌握卵巢癌诊疗过程及临床关键点。

【实验材料】

卵巢癌病例 1 例。

【实验内容和方法】

（一）病情介绍

病人,女,54 岁,"腹胀 6^+ 个月,腹痛 1^+ 个月"就诊。入院 6^+ 个月前,无明显诱因出现腹胀,无腹痛、腹泻、发热、心悸、胸闷、呕吐等不适,未予重视及诊治。1^+ 个月前无明显诱因出现腹痛,具体性质无法描述,腹痛时常有便意,伴大便次数增多至 4~5 次/d,不成形,无脓血便、黑便等,腹胀同前,无阴道流血,无尿频、尿急等。2^+ 天前于当地医院就诊,行盆腔彩超检查示:附件异常回声团、腹腔积液。今为求进一步治疗来门诊就诊。病人既往体健。22 岁结婚,生育史:孕 3 产 3,足月顺产 1 子 2 女。月经史:14 岁初潮,47 岁绝经,既往月经规律,无痛经等,平素白带正常。体格检查:生命体征平稳,皮肤无瘀点,浅表淋巴结未扪及肿大,心肺查体未见异常,腹软,无压痛。妇科检查:外阴已婚已产式,阴道通畅,黏膜无充血,白带不多,子宫无举摆痛,右侧附件区扪及一约 6cm×6cm 的肿块,质软,压痛,左附件区未扪及确切包块,无压痛。

（二）病情分析

问题 1:卵巢癌的主要临床表现是什么？

思路:卵巢癌早期常无症状,不易早期发现。腹胀不适是病人最多见的症状。随着肿瘤疾病进展,病人可出现腹痛、肠梗阻等症状。

问题 2:接诊时应进行何种检查？

思路:门诊接诊此类病人,需详细行体格检查。门诊初步筛查可行腹部超声及 CA125 检查。如初步检查怀疑肿瘤可能,需进一步行影像学检查如盆腔 MRI、胸腹部 CT,根据检查情况选择合适手段（腹腔镜/剖腹探查/腹水穿刺细胞学检查）行病理学检查。

问题 3:该疾病需与哪些疾病鉴别？

思路:卵巢癌确诊依靠组织病理学检查。本病需与卵巢良性肿瘤,子宫内膜异位症,结核性腹膜炎,转移性卵巢肿瘤,生殖道以外的肿瘤等疾病鉴别。

问题 4:该病人的诊断和分期是什么？

思路:病人进行腹部超声、CA125、胸腹部增强 CT 检查。腹部彩超:右侧附件区异常回声团,腹腔积液（最大前后径约 3.2cm）。CA125>1 000U/ml。胸腹部 CT:右侧附件区 6cm×5cm 大小囊实性占位,盆腹膜、大网膜多发结节,最大直径约 1cm,明显强化,腹腔积液。病人诊断卵巢癌可能性极大,初步临床分期为Ⅲ期,需行腹腔镜下探查术了解具体情况。病人行腹腔镜探查术,术中见盆腹腔内弥漫浑浊黄色液体约 400ml,见腹壁、膀胱后壁弥漫黄白色细小结节,可见肠管僵硬充血,大网膜呈饼状粘连左侧盆壁及左附件。右侧输卵管卵巢包裹成团,形成约 5cm×5cm×4cm 包块,行卵巢、膀胱壁、腹壁取病检。术后病检:（膀胱后壁、腹壁及右侧卵巢结节）卵巢浆液性癌,膀胱后壁及腹壁结节为转移性腺癌;（腹腔冲洗液）涂片见成团转移性腺癌细胞。

问题 5:该肿瘤的治疗原则是什么？

思路:卵巢癌总的治疗原则是以手术为主的综合治疗,第一次手术彻底性与预后密切相关。本病人分期为Ⅲ期,需尽可能行肿瘤细胞减灭术,术后辅助化学治疗。病人在腹腔镜探查术后 1 周,行卵巢癌根治术,切除全子宫及双侧附件,切除腹膜和大网膜肿瘤转移病灶,进行盆腔和腹主动脉淋巴结清扫。病人术后接受了 6 周期紫杉醇联合卡铂方案辅助化疗,并定期随访复查。

问题 6:影响该疾病的预后因素是什么？

思路:卵巢癌预后主要受临床分期的影响,其他因素包括病理组织学类型、分级、年龄、肿瘤减灭术情况、手术残余肿瘤的大小和术后化疗疗程数等。

实验指导六　晚期肿瘤病人姑息放疗实施及 MDT 诊疗模式

【实验目的】

掌握 MDT 诊疗模式及晚期肿瘤姑息放疗原则和流程。

【实验材料】

晚期肿瘤病例 1 例。

【实验内容和方法】

（一）病情介绍

病人,女,54 岁,因"右侧胸锁关节肿物 4 个月,腰痛 3 个月"入院。入院前 4 个月出现右侧胸锁关节肿物,逐渐增大,3 个月前出现腰痛,下肢麻木逐渐加重,行走、活动受到影响,3 天前查骨扫描、MRI 见全身多发骨破坏,第 1 腰椎骨质破坏、压缩性骨折。肺部 CT 见左肺占位。全身 PET-CT 可见左肺下叶空洞样肿物,呈高代谢,双肺可见多发高代谢结节,全身骨可见多处代谢增高。肿瘤标志物:细胞角蛋白 19 片段升高。行右侧胸锁关节肿物穿刺活检,病理回报:右侧胸锁关节穿刺纤维组织内可见腺癌浸润,免疫组织化学结果提示原发于肺。免疫组织化学:Ki-67(+40%),CA153(+),GCDFP-15(+),CK7(+),CK20(-),Villin(-),TTF-1(+),CK5/6(-),P63(散在+)。分子病理检测:检测到 *EGFR* 基因第 19 外显子缺失突变。入院诊断:左肺腺癌Ⅳ期、双肺多发转移、右侧锁骨胸骨端骨转移癌、腰骶椎骨转移癌(实验彩图 6-1 至实验图 6-3)。

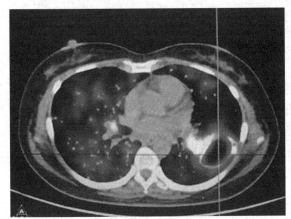

实验图 6-1　肺部原发灶 PET-CT

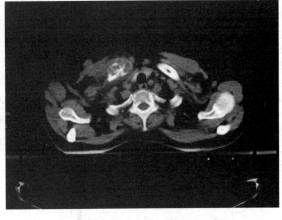

实验图 6-2　右侧锁骨胸骨端骨转移

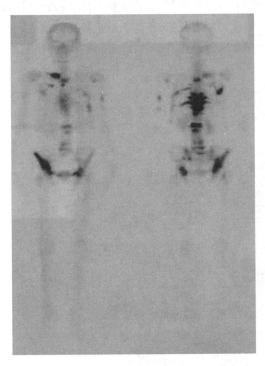

实验图 6-3　全身骨 ECT

(二)MDT 诊疗模式

1. MDT 诊疗模式的概述　多学科诊疗模式(multiple disciplinary team,MDT)起源于 20 世纪 90 年代,由美国的医疗专家组率先提出。在该模式下,来自外科、内科、放疗科、影像科、病理科等科室的专家组成一个比较固定的 MDT 诊疗团队,针对某一疾病、某个病人,通过专家会诊形式,提出适合病人目前病情的最佳治疗方案。MDT 诊疗模式是以病人为中心,将多学科的诊治优势强强联合,以达到临床治疗的最大获益。

2. MDT 诊疗过程

(1)影像科:首先在 CT 发现病人全身多发骨质破坏以及在 ECT 发现右侧胸锁关节、胸腰骶椎多发放射性核素代谢增高,第 1 腰椎呈肿瘤侵犯骨质所致的病理性骨折改变。全身 PET-CT 可见左肺下叶空洞样肿物,呈高代谢,双肺可见多发高代谢结节,全身骨可见多处代谢增高。以上影像学征象符合原发性肺癌、肺内转移、多发骨转移。

(2)病理科:病人病理活检取材于右侧胸锁关节骨转移灶,免疫组织化学结果:Ki-67(+40%),CA153(+),GCDFP-15(+),CK7(+),CK20(-),Villin(-),TTF-1(+),CK5/6(-),P63(散在+)。根据以上结果,支持骨转移来自肺癌,病理类型为腺癌。分子病理检测:检测到 *EGFR* 基因第 19 外显子缺失突变。该突变为酪氨酸激酶抑制剂敏感型突变,可使用小分子酪氨酸激酶抑制剂分子靶向治疗。

(3)胸外科:外科手术针对肺癌早期病灶的局部治疗有重要作用。该病人为Ⅳ期病人,存在肺内多发转移及全身多发骨转移,不适合手术治疗肺部原发灶。治疗上应以全身系统性治疗为主。

(4)肿瘤内科:该病人诊断为左肺腺癌Ⅳ期、双肺多发转移、右侧胸锁关节转移癌、腰骶椎骨转移癌。治疗上应以全身治疗为主,一线首选小分子酪氨酸激酶抑制剂治疗,如疾病出现进展,建议行二次穿刺或采集外周血再次进行基因检测。如存在 *T790M* 突变,则应用三代 TKI(奥希替尼)或者采用系统性化疗。针对骨转移的治疗,建议使用双膦酸盐,抑制骨破坏、预防高钙血症、减轻骨痛。

（5）放疗科:病人多发骨转移疼痛明显且已有第1腰椎病理性骨折,应行姑息放疗减少疼痛、减少脊髓压迫的危险。放疗可使80%的骨转移疼痛得到缓解,并可减少肿瘤侵犯所致的病理性骨折危险。针对该病人,放疗可缓解骨转移所致疼痛,并可明显降低脊髓压迫导致截瘫的危险。放疗靶区为第12胸椎至骶骨转移病灶,总剂量30Gy,3Gy/F。

（6）MDT诊疗意见:在全身治疗方面,选择全身化疗或小分子酪氨酸激酶抑制剂分子靶向治疗作为一线治疗。针对腰痛、下肢感觉异常等骨转移局部症状,给予胸腰椎骨转移病灶姑息放疗。

（三）骨转移姑息性放疗实施过程

1. 放疗前注意事项　和病人或其家属充分沟通,签署放疗知情同意书。告知放疗目的为姑息性放疗,其疗效为止痛、预防截瘫、提高生活质量。告知放疗的主要不良反应为放射性皮炎,表现为照射区皮肤色素沉着,严重者可出现脱皮、溃疡,可出现胃肠道不良反应,表现为恶心、食欲下降,严重者可出现呕吐,还可出现骨髓抑制,一般表现为轻微的血细胞减低。放疗期间应减少日常活动、卧床休息以避免加重脊髓压迫,应每周复查血常规。

2. CT模拟定位(实验图6-4)　定位装置为体架、热塑体膜、头枕。病人仰卧于CT模拟定位机的平板床上,双手上举,互相抱肘,放于头顶,确保病人的姿势舒适、稳定。操作CT模拟定位机的平板床,选取预计靶区中心的层面,在病人体表标记激光对位线,并记录该体表线对应的体架上的刻度值。将准备好的热塑膜覆盖于预计照射范围之内,使热塑膜的各方向尽量贴合病人的身体,待热塑膜冷却塑形后,操作CT模拟定位机的平板床,选取预计靶区中心的层面,在热塑膜上标记激光对位线,形成3个"十字线"。在3个"十字线"的中心粘贴铅点作为初始标记。按5mm层厚进行扫描,扫描范围为膈肌至耻骨联合。

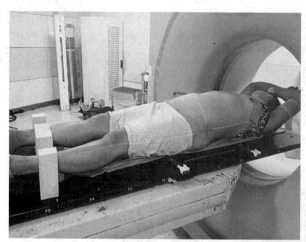
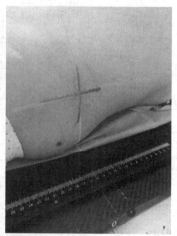
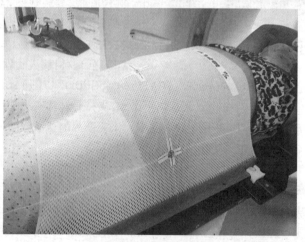

实验图6-4　CT模拟定位

3. 靶区勾画(实验彩图 6-5)　参照骨扫描及 MRI 图像,在定位 CT 上逐层勾画骨转移病灶,勾画第 12 胸椎至骶骨转移病灶为 GTV,外扩 5mm 为 PGTV。

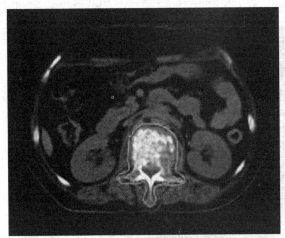
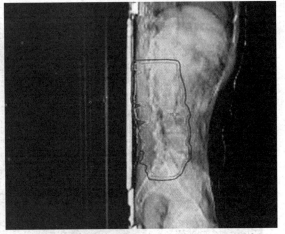
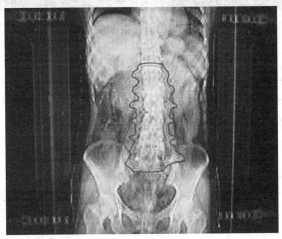

实验图 6-5　靶区勾画

4. 放疗计划设计(实验彩图 6-6)　综合病人的经济条件及靶区位置等因素,采用三维适形放疗技术。照射野设计时,采用一个后前野,加两个后斜野照射,以保护肾脏、小肠等危及器官。

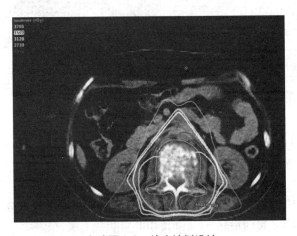

实验图 6-6　放疗计划设计

5. 放疗计划评价 采用 DVH 图评价放疗计划,蓝色线为靶区 PGTV 的剂量曲线,图像示 PGTV 体积的 90% 达到了处方剂量;红色线为肾脏的剂量曲线,绿色线为小肠的剂量曲线,图像示肾脏和小肠受到的照射剂量在安全限值内(实验彩图 6-7)。放疗计划审核通过,准备开始放疗。

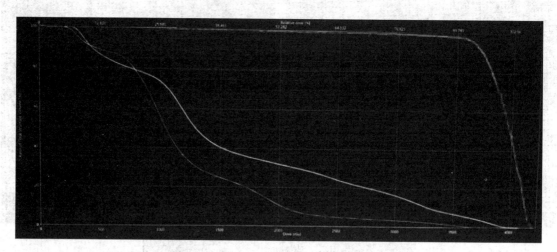

实验图 6-7 剂量体积直方图(DVH)

6. 复位验证 按照与 CT 模拟定位完全一致的体位姿势、固定装置、固定方式,将病人固定于 CT 模拟定位机的平板床上,按照放疗计划单所示的复位数值,将热塑膜表面的初始标记"十字线"调整到实施治疗时所需的新的"十字线",于新的"十字线"中心处粘贴铅点,薄层扫描。取铅点层面图像,与放疗计划单上的治疗等中心图像对照,如有偏差,则再次调整、再次扫描、再次对照;如完全一致,则复位验证结束(实验图 6-8)。

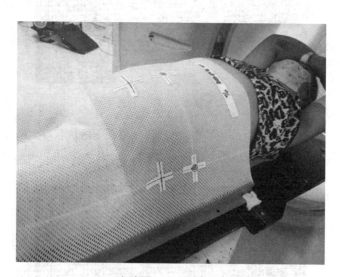

实验图 6-8 复位验证

7. 摆位放疗 按照与复位验证后完全一致的体位姿势、固定装置、固定方式,将病人固定于直线加速器的平板床上,操作加速器的平板床,将热塑膜上复位验证后的新"十字线"对准加速器室内的激光灯,锁定加速器平板床。摆位结束,开始放疗(实验图 6-9)。

8. 出院注意事项 10 次放疗结束后,病人腰痛明显减轻,下肢感觉恢复正常。告知病人出院休息 2 周后,继续行化疗或分子靶向治疗,每 4 周使用双膦酸盐 1 次,每隔 3 个月复查肺 CT、头 MRI、骨扫描、腹部 CT、肿瘤标志物等。如疼痛加重需及时就诊,进行正规的癌痛治疗,如其他部位的骨转移出现疼痛,还可行姑息放疗。

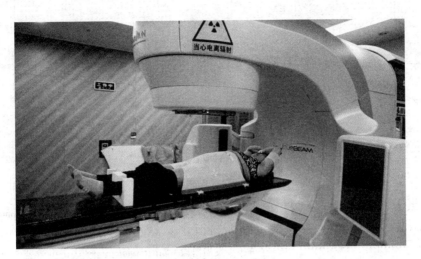

实验图 6-9　摆位放疗

中英文名词对照索引

参 考 文 献

［1］ 汤钊猷.现代肿瘤学［M］.3版.上海:复旦大学出版社,2011.

［2］ 魏于全,赫捷.肿瘤学［M］.2版.北京:人民卫生出版社,2015.

［3］ 曾益新.肿瘤学［M］.3版.北京:人民卫生出版社,2012.

［4］ 万德森.临床肿瘤学［M］.4版.北京:科学出版社,2016.

［5］ 蒋国梁,叶定伟,李进.常见恶性肿瘤的多学科综合诊断和治疗［M］.上海:复旦大学出版社,2011.

［6］ 赵玉沛,陈孝平.外科学［M］.3版.北京:人民卫生出版社,2015.

［7］ 中国鼻咽癌临床分期工作委员会.中国鼻咽癌分期2017版(2008鼻咽癌分期修订专家共识)［J］.中华放射肿瘤学杂志,2017,26(10):1119-1125.

［8］ 潘建基,NG W T,宗井凤,等.基于IMRT时代的第八版AJCC/UICC鼻咽癌临床分期建议［J］.中华放射肿瘤学杂志,2016,25(3):197-206.

［9］ 李晔雄.肿瘤放射治疗学［M］.5版.北京:中国协和医科大学出版社,2018.

［10］ 石远凯,孙燕.临床肿瘤内科手册［M］.6版.北京:人民卫生出版社,2015.

［11］ 纪春祥,李宝生.肿瘤学［M］.北京:人民卫生出版社,2009.

［12］ 中国抗癌协会妇科肿瘤专业委员会.子宫内膜癌诊断与治疗指南(第四版)［J］.中国实用妇科与产科杂志,2018,34(8):880-886.

［13］ 赵洁,潘慈,徐敏,等.婴幼儿神经母细胞瘤远期随访研究［J］.中华儿科杂志,2017,55(10):754-759.

［14］ WEINBERG R A. The Biology of Cancer［M］. New York:Garland Science,Taylor& Francis Group,LLC,2014.

［15］ CASSIDY J,BISSETT D,SPENCE R. Oxford Handbook of Oncology［M］. London:Oxford University Press,2002.

［16］ AI M,CURRAN M A. Immune checkpoint combinations from mouse to man［J］. Cancer Immunol Immunother,2015,64(7):885-892.

［17］ TRAN E,ROBBINS P F,LU Y C,et al. T-cell transfer therapy targeting mutant KRAS in cancer［J］. N Engl J Med,2016,375(23):2255-2262.

［18］ YU J,ZHANG G,LIANG P,et al. Midterm results of percutaneous microwave ablation under ultrasound guidance versus retroperitoneal laparoscopic radial nephrectomy for small renal cell carcinoma［J］. Abdom Imaging,2015,40(8):3248-3256.

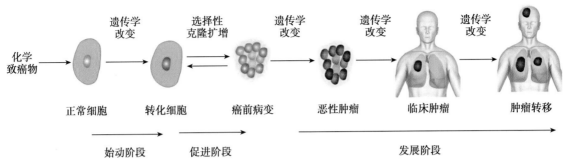

图 2-1　化学致癌的多阶段过程示意图

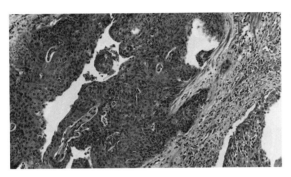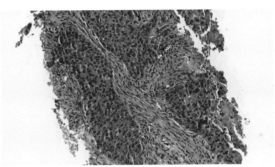

图 3-6　食管鳞癌及肺鳞癌组织病理

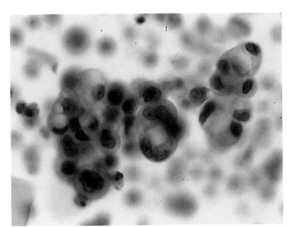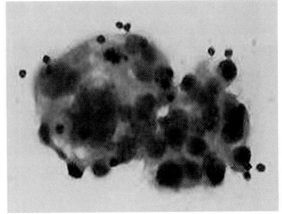

图 3-7　肺泡灌洗液及胸腔积液细胞病理

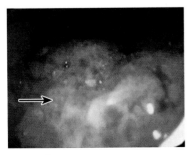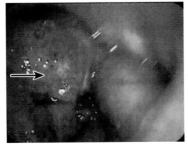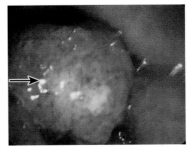

图 5-2　鼻咽镜检查图像

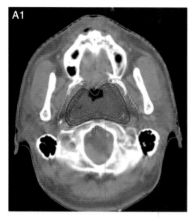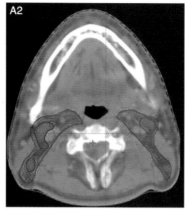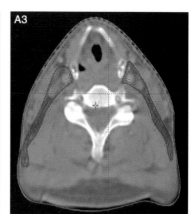

图 5-3　鼻咽癌放疗靶区

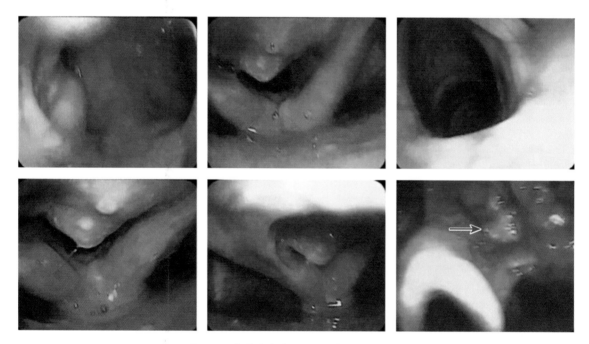

图 5-5　喉癌治疗前纤维支气管镜检查图像

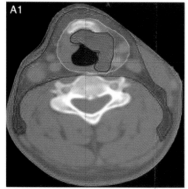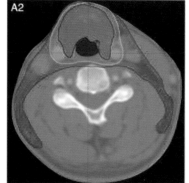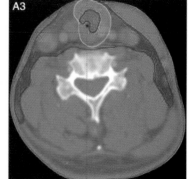

图 5-6　喉癌术后靶区

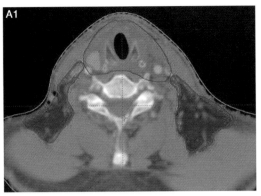
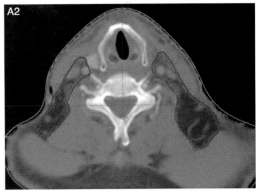

图 5-8　甲状腺癌术后靶区

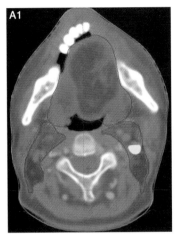
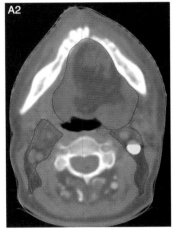
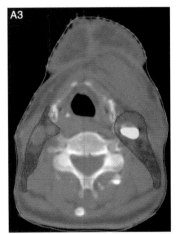

图 5-10　舌癌术后靶区

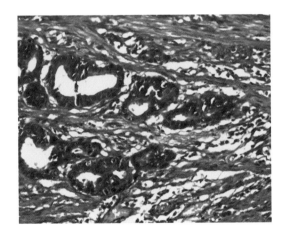

图 7-2　胃癌病理图片

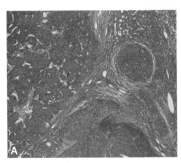
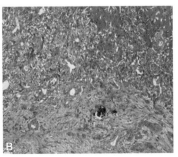
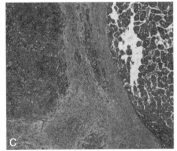

图 7-5　原发性肝癌病理图片
A. 肝细胞癌；B. 肝内胆管癌；C. 混合型肝癌。

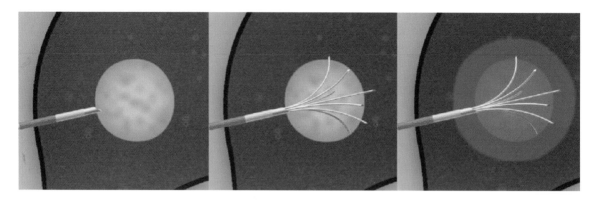

图 7-6　原发性肝癌射频消融示意图

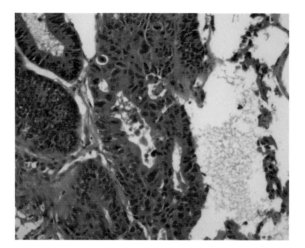

图 7-9　结直肠癌病理图片

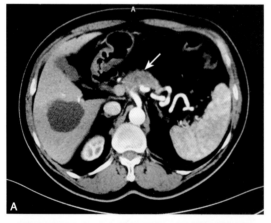

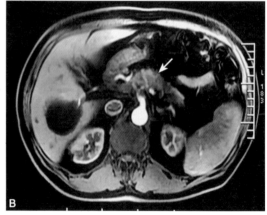

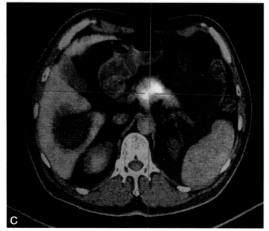

图 7-10　胰腺癌 CT、MRI、PET-CT 图像
A：CT；B：MRI；C：PET-CT。

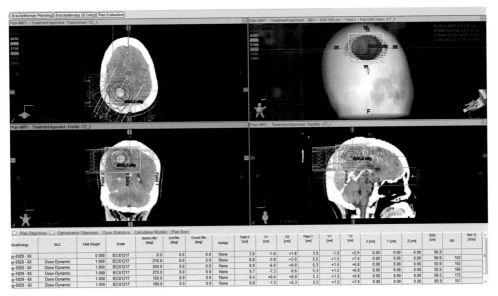

图 8-2　肾细胞癌脑转移立体定向放疗计划图

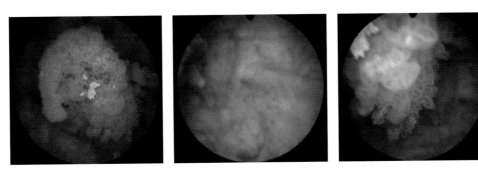

图 8-3　膀胱癌的膀胱镜下影像

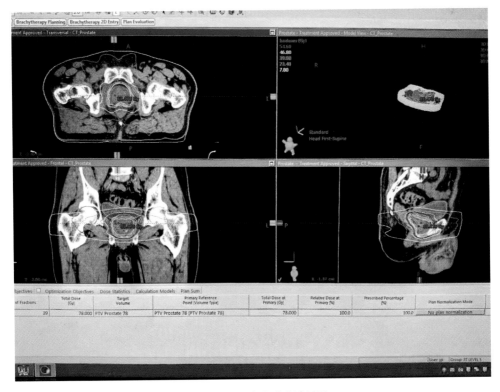

图 8-5　前列腺癌放疗计划图

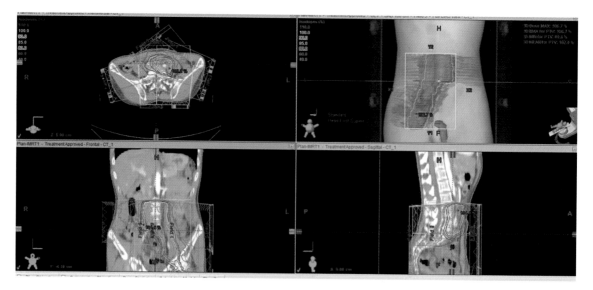

图 8-6　精原细胞瘤放疗 DL 野

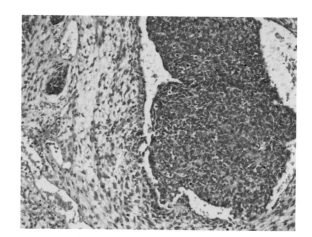

图 12-2　肾母细胞瘤病理图像

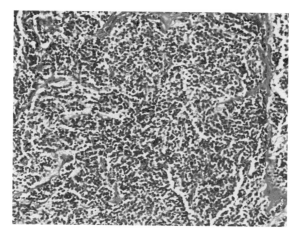

图 12-5　神经母细胞瘤病理图像

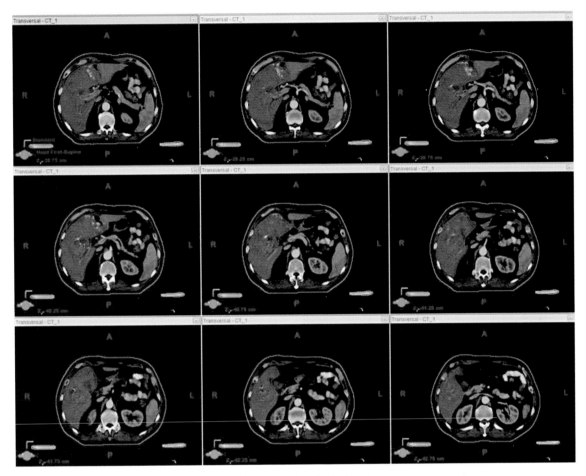

实验图 4-2 肝癌的靶区勾画

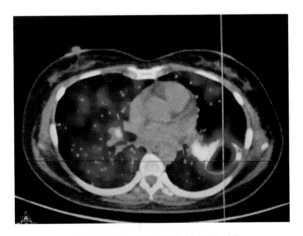

实验图 6-1 肺部原发灶 PET-CT

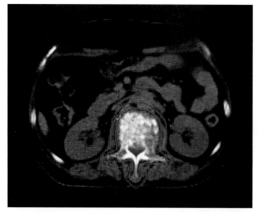
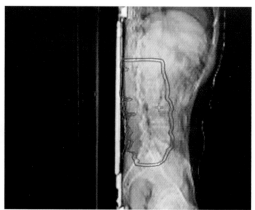
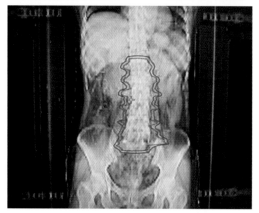

实验图 6-5　靶区勾画

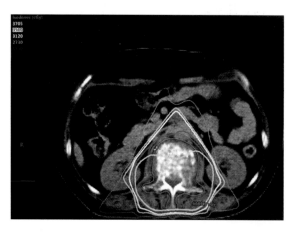

实验图 6-6　放疗计划设计

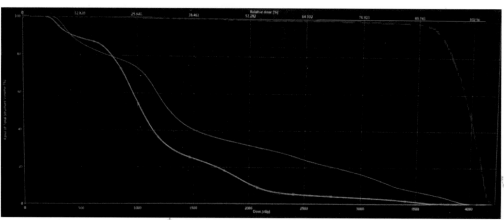

实验图 6-7　剂量体积直方图（DVH）

08